特殊形式穿支皮瓣

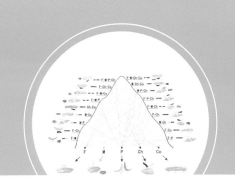

主　编　唐举玉

副主编　吴攀峰　张　兴　谢松林

编　者（以姓氏汉语拼音为序）

陈彦名　南华大学附属南华医院　　　　　陶友伦　徐州市中心医院

崔怀瑞　温州医科大学　　　　　　　　　吴攀峰　中南大学湘雅医院

丁茂超　温州医科大学　　　　　　　　　夏晓丹　清远市人民医院

黄雄杰　南华大学附属南华医院　　　　　谢松林　南华大学附属南华医院

李匡文　南方医科大学深圳医院　　　　　尹　路　天津医院

刘　俊　郴州市第一人民医院　　　　　　俞　芳　中南大学湘雅医院

刘鸣江　南华大学附属长沙中心医院　　　曾　磊　中南大学湘雅医院

毛以华　温州医科大学　　　　　　　　　张　兴　平顶山湛河骨伤科医院

彭伶丽　中南大学湘雅医院　　　　　　　周小兵　南华大学衡阳医学院

卿黎明　中南大学湘雅医院　　　　　　　周征兵　上海交通大学医学院附属第六人民医院

唐举玉　中南大学湘雅医院　　　　　　　朱孜冠　浙江省人民医院

唐茂林　温州医科大学

人民卫生出版社

·北京·

图书在版编目（CIP）数据

特殊形式穿支皮瓣 / 唐举玉主编． -- 北京 ：人民
卫生出版社，2024.10． -- ISBN 978-7-117-36907-7

Ⅰ．R622

中国国家版本馆 CIP 数据核字第 202465GA56 号

| 人卫智网 | www.ipmph.com | 医学教育、学术、考试、健康，购书智慧智能综合服务平台 |
| 人卫官网 | www.pmph.com | 人卫官方资讯发布平台 |

特殊形式穿支皮瓣
Teshu Xingshi Chuanzhi Piban

主　　编：唐举玉
出版发行：人民卫生出版社（中继线 010-59780011）
地　　址：北京市朝阳区潘家园南里 19 号
邮　　编：100021
E - mail：pmph @ pmph.com
购书热线：010-59787592　010-59787584　010-65264830
印　　刷：北京盛通印刷股份有限公司
经　　销：新华书店
开　　本：889×1194　1/16　印张：28
字　　数：847 千字
版　　次：2024 年 10 月第 1 版
印　　次：2024 年 11 月第 1 次印刷
标准书号：ISBN 978-7-117-36907-7
定　　价：498.00 元

打击盗版举报电话：010-59787491　E-mail: WQ @ pmph.com
质量问题联系电话：010-59787234　E-mail: zhiliang @ pmph.com
数字融合服务电话：4001118166　E-mail: zengzhi @ pmph.com

主编简介

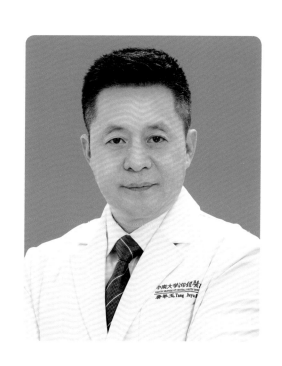

唐举玉　1968年出生，湖南邵东人，医学博士，一级主任医师，二级教授，博士研究生导师，博士后合作导师。现任中南大学湘雅医院骨科主任、中南大学骨科研究所所长、中南大学湘雅显微重建临床研究中心主任，国家临床重点专科（骨科学）学科带头人。

主要学术任职：
中华医学会显微外科学分会第九、十届副主任委员
中华医学会手外科学分会常务委员
中华医学会手外科学分会再植再造学组组长
中国医师协会手外科医师分会副会长
中国医师协会显微外科医师分会常务委员
中国医师协会显微外科医师分会骨修复专业委员会主任委员
亚太重建显微外科联盟中国部副主席
国际矫形与创伤外科学会（SICOT）显微外科分会副主席
国际矫形与创伤外科学会（SICOT）中国部骨显微外科专业委员会主任委员
中国康复医学会修复重建外科专业委员会皮瓣外科学组组长
湖南省医学会显微外科学专业委员会主任委员
《中华显微外科杂志》副总编辑
《中国美容整形外科杂志》副主编
《中国临床解剖学杂志》副主编
《组织工程与重建外科》副主编
《中华手外科杂志》编委
《中华整形外科杂志》编委

1992 年毕业于苏州大学（原苏州医学院）临床医学系，1996—1997 年在中国人民解放军第四〇一医院（现海军第九七一医院）全军手外科中心专修手显微外科，2000—2002 年在中南大学湘雅医学院攻读硕士学位，2004—2007 年在中南大学湘雅医学院攻读外科学博士学位，2011—2012 年留学美国宾夕法尼亚大学医学院，从事同种异体复合组织移植基础研究。

扎根显微外科临床工作 30 年，在四肢显微重建外科领域实现了系列技术创新与理论创新，在国际上率先联合应用嵌合穿支皮瓣移植技术成功开展前臂复杂断肢寄养再植术，联合应用 Ilizarov 技术与吻合血管的腓骨瓣移植治疗合并肢体重度短缩的先天性胫骨假关节、合并肢体重度短缩的股骨骨不连，联合应用 Ilizarov 技术与改良背阔肌皮瓣移植技术治疗合并胫骨大段骨缺损的小腿大面积皮肤软组织缺损，率先开展吻合血管的髂骨瓣移植治疗股骨头缺血性坏死，吻合血管的肱骨瓣移植治疗腕舟骨骨不连骨坏死，吻合血管的多段网膜淋巴结组织瓣移植治疗双下肢淋巴水肿等。特别是在穿支皮瓣领域不断开拓创新，首创穿支逆行四面解剖切取法并在临床推广应用，大大提高了穿支皮瓣切取速度与安全性，先后研发了 18 种特殊形式穿支皮瓣新术式，成功解决了临床各种复杂体表组织与器官缺损个性化精准重建的世界难题，成功开展穿支皮瓣组合移植修复巨大面积皮肤软组织缺损，改变了穿支皮瓣只能修复中、小面积创面的传统观念。在国际上首先提出了穿支皮瓣"微创与美学"新理念、"一级源动脉 + 穿支皮瓣"的穿支皮瓣命名法和"特殊形式穿支皮瓣"新概念，并创建了特殊形式穿支皮瓣理论体系。2022 年，鉴于在显微重建外科穿支皮瓣领域取得的重大突破和原创性成果，按国际惯例，系列特殊形式穿支皮瓣新术式被命名为唐氏穿支皮瓣。

深耕显微外科临床的同时，坚持教书育人与科学研究，先后培养硕士、博士研究生 66 名，先后主持国家级、省部级课题 13 项（其中国家自然科学基金面上项目 3 项），发表论文 279 篇（其中 SCI 收录论文 101 篇），先后在国内牵头制订了穿支皮瓣领域专家共识 5 部、临床教程 3 部，获得国家专利授权 5 项，主 / 参编专著 8 部。为了传承和发展显微外科技术，2010 年开始举办穿支皮瓣培训班，手把手传授穿支皮瓣技术，先后举办大师班 62 期、全国穿支皮瓣高级培训班 9 届，为国家培养了显微外科高级骨干人才 400 余名，将穿支皮瓣技术在全国 31 个省（自治区、直辖市）推广应用，为我国显微外科发展作出了突出贡献。先后荣获中南大学医疗新技术成果奖 5 项，湖南省医学科技奖一等奖 1 项、二等奖 1 项，湖南省科技进步奖二等奖 1 项，湖南省创新精英奖二等奖 1 项。2014 年荣获中南大学湘雅医院特别贡献奖，2015 年获评中南大学"湘雅名医"，多次荣获中南大学"优秀共产党员"称号，2016 年荣获"敬佑生命•荣耀医者"公益评选外科领域最高荣誉"金柳叶刀奖"，2019 年被评为"白求恩式好医生"，2021 年入选"人民名医"卓越建树榜单，2022 年入选湖南省卫生健康高层次人才领军人才名单，2023 年《穿支皮瓣系列关键技术创新与临床推广应用》项目荣获湖南省临床十大新技术奖（排名第一）。

序 一

1973 年我国首例游离皮瓣移植取得成功，标志着我国的显微重建外科水平步入国际领先行列。随后，前臂皮瓣、股前外侧皮瓣等技术的问世进一步奠定了我国皮瓣外科的国际地位。穿支皮瓣系 20 世纪 80 年代末兴起的皮瓣外科新技术，该术式打破了深筋膜血管网是皮瓣赖以存活的基础这一传统观念，实现了以最小的供区损害获得最佳的受区功能和外形的目标，代表了皮瓣外科的发展方向。但传统穿支皮瓣有其局限性，欧美国家主要将其应用于乳房再造与一些简单创面的修复，不能解决复杂体表组织与器官缺损的个性化精准重建难题。我国人口众多，显微重建存在巨大的临床需求，之前的皮瓣应用多注重皮瓣成活，对受区功能与外形恢复的关注较少，对皮瓣供区损害问题的关注更少。唐举玉教授潜心研究穿支皮瓣 20 年，在穿支皮瓣领域取得了卓越成就。由他研发和创立的系列特殊形式穿支皮瓣新术式与特殊形式穿支皮瓣全新理论体系，是我国近年来在显微重建外科领域取得的重大突破，成功解决了各种复杂体表组织与器官缺损的个性化精准重建难题，也使得我国穿支皮瓣技术后来居上，跃居世界领先水平。

有幸先睹唐举玉教授主编的专著《特殊形式穿支皮瓣》，印象深刻，全书内容堪称全新术式与理论的汇聚，总论部分系统介绍了特殊形式穿支皮瓣的创新理论体系，各论部分详细介绍了临床常见 11 个血管体区各种常用特殊形式穿支皮瓣的适应证、手术方法、优缺点及注意事项，每一种术式都附有典型病例，便于读者理解与掌握。全书内容理论新颖、系统、全面，一幅幅手术照片堪称艺术，插图亦绘制精美，可读性强，是一本皮瓣外科领域迄今尚无与伦比的新著作。

唐举玉教授是推动我国穿支皮瓣技术发展的领军人物，近年来牵头组织全国皮瓣外科专家制订了多个有关穿支皮瓣的专家共识，发表了系列有影响力的穿支皮瓣研究论文，尤其是其主办的全国穿支皮瓣高级培训班，取得很好的反响，为国家培养了大批皮瓣外科骨干人才，使穿支皮瓣技术在我国获得了很好的推广应用。相信《特殊形式穿支皮瓣》的出版，必将进一步提升我国的显微修复重建技术水平，更好地造福广大患者。

中国工程院院士
复旦大学附属华山医院手外科
2023 年 11 月 16 日

序 二

∙ ∙ ∙ ∙ ∙ ∙ ∙

穿支皮瓣是以管径细小的皮肤穿支供血的皮瓣，是显微外科在皮瓣移植中的新发展，是以不破坏受区知名血管，用显微外科技术重建血液循环进行创面修复的一种新皮瓣。1988 年穿支皮瓣应用于临床，30 余年来该皮瓣在供区开发与设计方面有了新的发展。

本书作者在对穿支皮瓣进行灌注解剖研究的基础上，自 2007 年以来在临床施行大量穿支皮瓣移植，为减少供区损害、减轻患者多部位多次手术的痛苦、美化皮瓣外形，进行了多年创新性探索。他巧妙地利用穿支血管的解剖分布特点，"化宽度为长度"优化穿支皮瓣设计，采用血流桥接穿支皮瓣、显微削薄穿支皮瓣、分叶穿支皮瓣、嵌合穿支皮瓣及联体穿支皮瓣五种特殊形式穿支皮瓣基本术式，使诸多复杂组织缺损患者一期获得了理想美观的创面修复与重建，而供区仅呈线状瘢痕。在此基础上，本书作者又根据不同临床病例修复与重建的需要，开发出特殊形式穿支皮瓣的 18 种衍生术式，将其灵活应用于各种临床病例并获得可喜成功，使特殊形式穿支皮瓣术式与理论体系趋于完善。特殊形式穿支皮瓣是皮瓣外科的新发展，丰富了穿支皮瓣的内涵，扩大了穿支皮瓣的适应证，为各种复杂体表组织与器官缺损一期获得个性化精确修复与重建提供了新方法。2020 年中华显微外科传承与创新论坛及 2021 年特殊形式穿支皮瓣专题研讨会对特殊形式穿支皮瓣及其 18 种衍生术式的命名进行了研讨论证并达成共识，将其命名为"特殊形式穿支皮瓣衍生术式唐氏分类"。唐举玉教授研发的特殊形式穿支皮瓣是我国皮瓣外科的一枝独秀！为我国皮瓣外科的发展与提高做出了重要贡献！是新时代具有中国特色的外科皮瓣，这一学术成就获得了国内外同行专家的高度赞赏和好评。

本书各论详细介绍了临床 11 个常用血管体区的特殊形式穿支皮瓣的各种应用术式，并用大量临床病例证实，使我们耳目一新，同时也证实了穿支皮瓣技术从实践到理论、又从理论到实践、再理论再实践的发展过程。唐举玉教授热爱显微外科事业，为了造福患者，为了学科发展，他秉持着将穿支皮瓣做得更好更完美的敬业与创新精神，在临床工作中不断探索和创新，才达成了今天的成就。我曾观看过一次唐举玉教授的手术过程，受区经扩创、精确裁剪布样后，他细心地用超声多普勒血流仪在供区探测穿支浅出点并标记定位，根据皮瓣血管的分布位置合理地设计出双叶穿支皮瓣，皮瓣设计在同一纵轴，宽度控制在 10cm 以内，以利供区创面直接缝合。掀起皮瓣后，细心进行显微削薄并精确裁剪分割皮瓣，再准确拼接成与布样相同的皮瓣进行创面修复重建，真正做到量身定做，丝毫不浪费供区组织。手术结束后，受区皮瓣覆盖及供区线状缝合创面外形美观，令人赞不绝口。通过手术操作的点滴细节，可以看到他精益求精、一丝不苟的敬业精神。

《特殊形式穿支皮瓣》是作者在临床实践中根据患者不同伤情修复与重建的需要，使各种复杂体表组织与器官缺损一期获得个性化理想美观修复与重建的丰富宝贵经验的总结。本书的出版，是专业发展提高的必然，是提高手术疗效的需要，也是患者的期盼，值得专业工作者参考分享，以拓宽认知面，少走弯路。

中华医学会手外科学分会第一、二、三届副主任委员
中国人民解放军海军第九七一医院全军手外科中心
2023 年 11 月 10 日

序 三

　　1973 年 2 月，上海华山医院杨东岳教授成功实施了中国首例游离皮瓣移植，改变了组织移植的传统观念，开启了中国皮瓣外科新纪元。50 年来，中国皮瓣外科经历了 20 世纪 60 年代以前的随意型皮瓣，70 年代的轴型皮瓣、肌皮瓣，以及 80 年代穿支皮瓣三个发展阶段。以穿支血管为供血血管的穿支皮瓣的出现，彻底改变了皮瓣需依赖深筋膜血管网才能成活的传统观念，从而为皮瓣切取的小型化、超薄化以及同一血管蒂多个或多种组织瓣的组合应用提供了解剖学基础，是当前皮瓣外科发展的最高阶段。

　　唐举玉教授潜心研究穿支皮瓣 20 年，在穿支皮瓣领域取得重大突破，研发的逆行四面解剖切取法使穿支皮瓣的切取变得更加安全快捷，系列特殊形式穿支皮瓣术式的创新成功解决了临床各种复杂体表组织缺损个性化精准重建的难题，特殊形式穿支皮瓣组合移植在巨大创面修复中的成功应用，改变了穿支皮瓣只能修复中、小面积创面的传统观念，这些研究成果均已在临床推广应用，为中国皮瓣外科发展作出了杰出贡献。

　　《特殊形式穿支皮瓣》系唐举玉教授在穿支皮瓣领域取得的理论创新成果，系统介绍了特殊形式穿支皮瓣的诞生与发展、命名、分型，以及各种特殊形式穿支皮瓣的适应证、手术方法、注意事项等，并附有大量典型临床病例，诠释了作者如何力求以最小的供区损伤达到完美修复的目的。在纪念中国皮瓣外科发展 50 周年之际，《特殊形式穿支皮瓣》一书的出版，必将对中国皮瓣外科，尤其是穿支皮瓣的普及和发展，发挥巨大推动作用。

中华医学会显微外科学分会第五、六届主任委员

海军军医大学第二附属医院骨科

2023 年 10 月 30 日

前　言

　　二十年前我在准备博士研究课题时,首次读到穿支皮瓣文献,顿时感到耳目一新,发现穿支皮瓣颠覆了深筋膜血管网是皮瓣赖以生存必备条件的传统观念,实现了以最小的供区损害获得最佳的受区外形和功能,必定会成为皮瓣外科的未来发展方向。当时穿支皮瓣在国内少有开展,仅有自欧美留学回国的几位整形外科医师报道了少量腹壁下动脉穿支皮瓣(deep inferior epigastric artery perforator flap, DIEP)移植病例。2004 年我开始着手穿支皮瓣的灌注解剖研究,2007 年在临床成功开展了旋股外侧动脉降支穿支皮瓣、旋股外侧动脉横支穿支皮瓣和小儿腹壁下动脉穿支皮瓣游离移植,2008 年又相继开展了胸背动脉穿支皮瓣、旋肩胛动脉穿支皮瓣、骨间后动脉穿支皮瓣、桡侧副动脉穿支皮瓣、腓肠内侧动脉穿支皮瓣、胫后动脉穿支皮瓣等术式,2009 年应邀在杭州召开的全国显微外科学术会议上做了穿支皮瓣专题汇报,得到了国内显微外科界的关注与重视。之后随着临床研究的不断深入,我发现传统的穿支皮瓣面临三大瓶颈影响其推广应用:其一,穿支大多为肌皮穿支,穿支的肌内解剖分离困难;其二,传统穿支皮瓣仅适合中、小面积浅表创面修复,无法实现复杂创面的个性化修复与重建;其三,巨大创面无法采用穿支皮瓣技术来修复。针对传统穿支皮瓣的技术瓶颈,我潜心研究十余年,实现了三大技术突破:第一,成功研发逆行四面解剖法,使穿支解剖程序化、无创化,且成功解决了血管变异难题,使穿支皮瓣切取变得轻松快捷;第二,研发了系列特殊形式穿支皮瓣新术式,成功解决了各种复杂体表组织与器官缺损个性化精准修复与重建的临床难题;第三,成功开展特殊形式穿支皮瓣组合移植修复巨大创面,打破了穿支皮瓣只能修复中、小面积创面的传统观念。为了区别于传统穿支皮瓣技术,推广穿支皮瓣的新技术、新理念,我于 2012 年在浙江宁波召开的第二届中国穿支皮瓣高峰论坛提出了特殊形式穿支皮瓣(special forms of perforator flap)新概念及其五种基本类型(血流桥接、显微削薄、分叶、嵌合及联体穿支皮瓣),并初步建立了其理论体系,随后于 2014 年在上海会议报道了特殊形式穿支皮瓣的 18 种衍生术式(源于特殊形式穿支皮瓣五种基本类型中两种、三种或四种技术的集成组合,如显微削薄 - 分叶穿支皮瓣、显微削薄 - 分叶 - 嵌合穿支皮瓣、血流桥接 - 显微削薄 - 分叶 - 嵌合穿支皮瓣等),使特殊形式穿支皮瓣理论体系趋于完善。2010 年开始举办全国穿支皮瓣高级培训班、2014 年开始举办穿支皮瓣大师班,至今已举办全国穿支皮瓣高级培训班 9 届、穿支皮瓣大师班 62 期,先后培训皮瓣外科骨干技术人才 400 余名,已将特殊形式穿支皮瓣新技术在全国 31 个省(自治区、直辖市)推广应用。

　　为了更好地推广特殊形式穿支皮瓣新技术,让更多医师尽快掌握穿支皮瓣新技术、新理论,2014 年开始着手撰写本著作,在繁重临床工作之余,加班加点,初稿完成后又几经修改,时至今日终于完稿。本书分总论与各论两个部分,总论系统介绍了特殊形式穿支皮瓣的产生背景、术式发展及其相关基础理论,各论详细介绍了临床常用血管体区的各种特殊形式穿支皮瓣新术式,全书大多为原创性理论并结合了大量临床创新实例,内容新颖翔实,可读性强,适合于骨科、手外科、显微外科、整形外科、头颈颌面外科等学科的各级专科医师、研究生、规培生参考阅读。

　　本书从立项到完稿历时近十年,其间得到了唐茂林教授、徐达传教授、张世民教授的诸多指导和帮助,在此谨表感谢!感谢我的学生符劲飞博士、贺继强博士、李诚博士及秘书欧原为本书资料的收集与整理付出了辛勤的劳动！特别感谢河南省平顶山市湛河骨伤科医院张兴主任的倾力相助，为本书的整理加班无数个日夜，还为全书绘制了 236 幅精美插图，使得本书更加通俗易懂。最后我要由衷感谢顾玉东院士、程国良教授、侯春林教授三位德高望重的前辈百忙之中为本书作序并提出宝贵意见。

　　由于时间有限，虽然历时多年，经过多次修改，书中仍然可能存在错误或有争议之处，敬请广大读者提出宝贵意见，特殊形式穿支皮瓣衍生术式将会不断发展，有待进一步补充，若有机会，会在再版时予以修正和完善。

2023 年 10 月 21 日于长沙

目 录

总 论

各 论

总 论

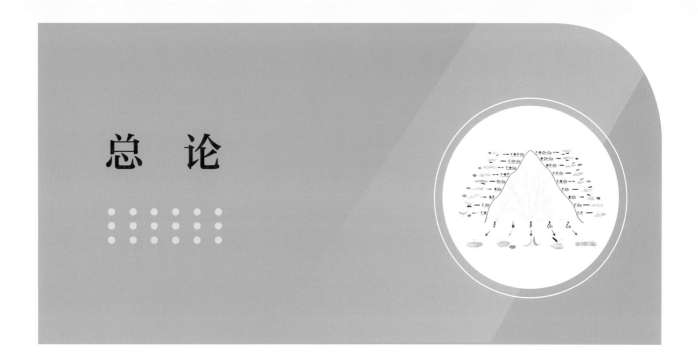

第一章

特殊形式穿支皮瓣的诞生与发展

穿支皮瓣（perforator flap）系日本学者 Koshima 于 1989 年首先报道，是在肌皮瓣与筋膜皮瓣基础上发展而来的一种新型皮瓣，皮瓣切取只包括皮肤与浅筋膜组织，不携带深筋膜与肌肉，该技术突破了深筋膜血管网是皮瓣赖以生存的基础的传统观念，使皮瓣供区选择与切取获得了自由，明显改善了皮瓣受区的外形和功能，最大限度地减少了对皮瓣供区外观与功能的损害。30 余年来，穿支皮瓣技术已被广泛应用于乳房重建及头颈躯干与四肢创面的修复。但随着临床应用的推广与深入研究，我们发现传统的穿支皮瓣仍然存在诸多问题，其临床应用存在一定局限性，具体表现在以下几个方面：①穿支皮瓣只包括皮肤与浅筋膜组织，适合浅表创面修复，不适合合并深部死腔的创面修复（图 1-0-1）；②虽然穿支皮瓣切取不携带肌肉和深筋膜，但部分患者皮瓣供区浅筋膜脂肪肥厚，修复浅表创面外形臃肿（图 1-0-2），影响受区的美观和功能；③穿支皮瓣切取宽度、长度有一定限制，修复宽大和超长创面受到限制（图 1-0-3，图 1-0-4）；④部分穿支皮瓣可以采用穿支血管与受区主干血管的分支吻合，或与受区主干血管端侧吻合，但由于皮瓣受区主干血管无合适分支或者位置特殊（如小腿近 2/3 节段胫后血管位置深）端侧吻合操作困难，因此，临床应用更多的是采用穿支皮瓣的一级源血管与受区主干血管端端吻合，需要牺牲受区一组主干血管。

为了解决传统穿支皮瓣存在的上述问题，在秉承穿支皮瓣的"微创与美学"核心理念的基础上，依据创面的特点与重建要求，将同一血管体区的骨皮瓣、肌皮瓣或筋膜皮瓣合理分割成由同一源血管供血的两块或多块独立的组织瓣（穿支皮瓣、肌瓣、筋膜瓣或骨瓣），使其能够实现深部死腔和浅表创面的立体修复，由此衍生出了嵌合穿支皮瓣；为了避免皮瓣臃肿，将传统穿支皮瓣的穿支血管在浅筋膜内进一步镜下（放大镜或显微镜）解剖分离再去除多余的浅筋膜层脂肪以进一步提高受区修复效果和减少皮瓣供区损害，由此衍生出了显微削薄穿支皮瓣；依据一级源血管发出多个穿支并间隔一定距离供养浅筋膜与皮肤的解剖特点，将同一血管体区穿支皮瓣分割成两块或多块穿支皮瓣，吻合一组血管、牺牲一个皮瓣供区即能同时修复邻近的两个/多个创面、洞穿性缺损及宽大创面，由此衍生出了分叶穿支皮瓣；为了修复创面的同时重建（或不牺牲）受区主干血管，衍生出了血流桥接穿支皮瓣；为了牺牲一个供区即能实现超长创面的修复，衍生出了联体穿支皮瓣。

血流桥接穿支皮瓣、显微削薄穿支皮瓣、分叶穿支皮瓣、嵌合穿支皮瓣、联体穿支皮瓣的应用解决了许多传统穿支皮瓣不能解决或治疗效果不佳的难题，取得了更好的治疗效果，但在随后的临床工作中发现，部分特殊创面（如合并深部死腔的宽大创面、供区皮瓣浅筋膜层脂肪肥厚合并深部死腔的浅表创面等）仍不能很好地解决，为此，我们将以上五种术式中的两种或两种以上技术组合，从而衍生出了血流桥接-显微削薄穿支皮瓣、血流桥接-分叶穿支皮瓣、血流桥接-嵌合穿支皮瓣、血流桥接-联体穿支皮瓣、显微削薄-分叶穿支皮瓣、显微削薄-嵌合穿支皮瓣、显微削薄-联体穿支皮瓣、分叶-嵌合穿支皮瓣、嵌合-联体穿支皮瓣、血流桥接-显微削薄-分叶穿支皮瓣、血流桥接-显微削薄-嵌合穿支皮瓣、血流桥

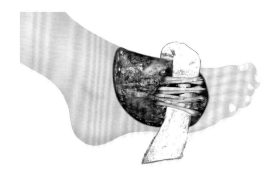

图 1-0-1 合并深部死腔的创面

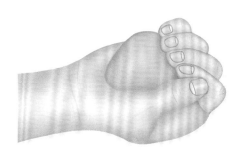

图 1-0-2 皮瓣臃肿影响受区外形与功能

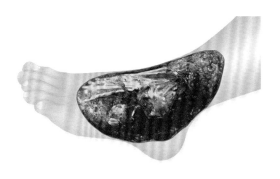

图 1-0-3 宽大创面

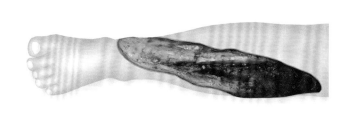

图 1-0-4 超长创面

接 - 显微削薄 - 联体穿支皮瓣、血流桥接 - 分叶 - 嵌合穿支皮瓣、血流桥接 - 嵌合 - 联体穿支皮瓣、显微削薄 - 分叶 - 嵌合穿支皮瓣、显微削薄 - 嵌合 - 联体穿支皮瓣、血流桥接 - 显微削薄 - 分叶 - 嵌合穿支皮瓣、血流桥接 - 显微削薄 - 嵌合 - 联体穿支皮瓣 18 种新术式，每一种术式都有其特定的适应证，如：血流桥接 - 显微削薄穿支皮瓣适合于皮瓣供区脂肪肥厚合并主干血管缺损的浅表创面修复，血流桥接 - 分叶穿支皮瓣适合于合并主干血管缺损的相邻两个 / 多个创面或宽大创面修复，分叶 - 嵌合穿支皮瓣适合于合并深部死腔的相邻两个 / 多个创面或宽大创面修复，血流桥接 - 显微削薄 - 分叶穿支皮瓣适合于皮瓣供区脂肪肥厚合并主干血管缺损的两个 / 多个创面或宽大创面修复。

血流桥接穿支皮瓣、显微削薄穿支皮瓣、分叶穿支皮瓣、嵌合穿支皮瓣、联体穿支皮瓣及其衍生的 18 种新术式是传统穿支皮瓣的衍生和发展，是穿支皮瓣的更高形式，解决了传统穿支皮瓣难以解决或治疗效果不佳的复杂体表组织与器官缺损个性化精准重建的难题，丰富了穿支皮瓣的内涵，扩大了穿支皮瓣的适应证，对提升临床显微重建水平具有重要意义。

参 考 文 献

[1] KOSHIMA I，SOEDA S. Inferior epigastric artery skin flaps without rectus abdominis muscle[J]. Br J Plast Surg，1989，42（6）：645-648.

[2] KOSHIMA I，MORIGUCHI T，SOEDA S，et al. Free thin paraumbilical perforator-based flaps[J]. Ann Plast Surg，1992，29（1）：12-17.

[3] KOSHIMA I，MORIGUCHI T，SOEDA S，et al. The gluteal perforator-based flap for repair of sacral pressure sores[J]. Plast Reconstr Surg，1993，91（4）：678-683.

[4]　KOSHIMA I, FUKUDA H, YAMAMOTO H, et al. Free anterolateral thigh flaps for reconstruction of head and neck defects[J]. Plast Reconstr Surg, 1993, 92（3）: 421-428.

[5]　ALLEN R J, TREECE P. Deep inferior epigastric perforator flap for breast reconstruction[J]. Ann Plast Surg, 1994, 32（1）: 32-38.

[6]　ALLEN R J, TUCKER C. Superior gluteal artery perforator free flap for breast reconstruction[J]. Plast Reconstr Surg, 1995, 95（7）: 1207-1212.

[7]　ANGRIGIANI C, GRILLI D, SIEBERT J. Latissimus dorsi musculocutaneous flap without muscle[J]. Plast Reconstr Surg, 1995, 96（7）: 1608-1614.

[8]　BLONDEEL P N, VAN LANDUYT K H I, MONSTREY S J M, et al. The "Gent" consensus on perforator flap terminology: preliminary definitions[J]. Plast Reconstr Surg, 2003, 112（5）: 1378-1383.

[9]　BEAUSANG E S, MCKAY D, BROWN D H, et al. Deep inferior epigastric artery perforator flaps in head and neck reconstruction[J]. Ann Plast Surg, 2003, 51（6）: 561-563.

[10]　HAMDI M, VAN LANDUYT K, MONSTREY S, et al. Pedicled perforator flaps in breast reconstruction: a new concept[J]. Br J Plast Surg, 2004, 57（6）: 531-539.

[11]　唐举玉, 罗令, 何洪波, 等. 小儿腹壁下动脉穿支皮瓣移植修复足踝部软组织缺损 [J]. 中华显微外科杂志, 2008, 31（4）: 249-252.

[12]　唐举玉, 李康华, 廖前德, 等. 穿支皮瓣移植修复四肢软组织缺损 108 例 [J]. 中华显微外科杂志, 2010, 33（3）: 186-189.

第二章

特殊形式穿支皮瓣的命名与分型

一、命名

传统穿支皮瓣的切取内容仅包括皮肤和浅筋膜组织,切取平面在深筋膜表面,皮瓣切取形状与受区创面一致。血流桥接穿支皮瓣、显微削薄穿支皮瓣、分叶穿支皮瓣、嵌合穿支皮瓣、联体穿支皮瓣及其衍生的18种新术式是应用穿支皮瓣的"微创与美学"理念对选定的血管体区的一级源血管各分支、穿支支配的组织内容进行优化设计、无创解剖和分割,根据受区创面重建需要切取不同组织块(嵌合)或相同组织块(分叶),然后再削薄、组装、拼接而成与受区创面内容、形状及血液循环重建相匹配的一种新型穿支皮瓣,其切取内容包括一块或多块穿支皮瓣,也可切取骨瓣、肌瓣或筋膜瓣,皮瓣根据受区需要可厚可薄,它继承了传统穿支皮瓣的优点,也吸取了传统的血流桥接皮瓣、分叶皮瓣、嵌合皮瓣和超薄皮瓣的优点。为了区分于传统穿支皮瓣、血流桥接皮瓣、超薄皮瓣、分叶皮瓣、嵌合皮瓣与联体皮瓣,将其命名为特殊形式穿支皮瓣。

二、唐氏分类

特殊形式穿支皮瓣分为基本术式与衍生术式,基本术式(传统穿支皮瓣基础上增加一种技术难度)包括血流桥接穿支皮瓣、显微削薄穿支皮瓣、分叶穿支皮瓣、嵌合穿支皮瓣和联体穿支皮瓣五种术式。衍生术式(传统穿支皮瓣基础上增加两种或两种以上的技术难度)是由特殊形式穿支皮瓣五种基本术式中两种或两种以上的技术组合衍生的18种术式,包括血流桥接 - 显微削薄穿支皮瓣、血流桥接 - 分叶穿支皮瓣、血流桥接 - 嵌合穿支皮瓣、血流桥接 - 联体穿支皮瓣、显微削薄 - 分叶穿支皮瓣、显微削薄 - 嵌合穿支皮瓣、显微削薄 - 联体穿支皮瓣、分叶 - 嵌合穿支皮瓣、嵌合 - 联体穿支皮瓣、血流桥接 - 显微削薄 - 分叶穿支皮瓣、血流桥接 - 显微削薄 - 嵌合穿支皮瓣、血流桥接 - 显微削薄 - 联体穿支皮瓣、血流桥接 - 分叶 - 嵌合穿支皮瓣、血流桥接 - 嵌合 - 联体穿支皮瓣、显微削薄 - 分叶 - 嵌合穿支皮瓣、显微削薄 - 嵌合 - 联体穿支皮瓣、血流桥接 - 显微削薄 - 分叶 - 嵌合穿支皮瓣和血流桥接 - 显微削薄 - 嵌合 - 联体穿支皮瓣(图2-0-1)。

为便于交流与推广,由《中华显微外科杂志》主办的中华显微外科传承与创新论坛先后于2020年7月11日在长沙、2021年4月11日在张家界召开了专题研讨会,重点讨论了特殊形式穿支皮瓣及其18种衍生术式的命名问题,以既能体现中国原创、又力求简单易记为命名原则,达成以下命名共识。

名称全称为:特殊形式穿支皮瓣衍生术式唐氏分类(derivative surgery of special forms of perforator flap Tang classification),该命名按国际惯例,体现中国学者对其贡献和命名提出地,分4级,用罗马数字表示。

唐氏Ⅰ型:即为特殊形式穿支皮瓣5种基本术式,用其英文首字母大写表示;唐氏Ⅱ型:

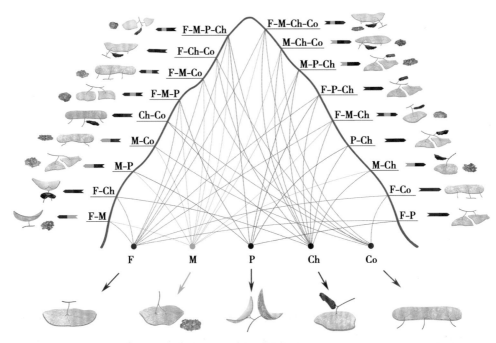

图 2-0-1 特殊形式穿支皮瓣基本及衍生术式树状图

F. 血流桥接穿支皮瓣；M. 显微削薄穿支皮瓣；P. 分叶穿支皮瓣；Ch. 嵌合穿支皮瓣；Co. 联体穿支皮瓣；F-M. 血流桥接-显微削薄穿支皮瓣；F-P. 血流桥接-分叶穿支皮瓣；F-Ch. 血流桥接-嵌合穿支皮瓣；F-Co. 血流桥接-联体穿支皮瓣；M-P. 显微削薄-分叶穿支皮瓣；M-Ch. 显微削薄-嵌合穿支皮瓣；M-Co. 显微削薄-联体穿支皮瓣；P-Ch. 分叶-嵌合穿支皮瓣；Ch-Co. 嵌合-联体穿支皮瓣；F-M-P. 血流桥接-显微削薄-分叶穿支皮瓣；F-M-Ch. 血流桥接-显微削薄-嵌合穿支皮瓣；F-M-Co. 血流桥接-显微削薄-联体穿支皮瓣；F-P-Ch. 血流桥接-分叶-嵌合穿支皮瓣；F-Ch-Co. 血流桥接-嵌合-联体穿支皮瓣；M-P-Ch. 显微削薄-分叶-嵌合穿支皮瓣；M-Ch-Co. 显微削薄-嵌合-联体穿支皮瓣；F-M-P-Ch. 血流桥接-显微削薄-分叶-嵌合穿支皮瓣；F-M-Ch-Co. 血流桥接-显微削薄-嵌合-联体穿支皮瓣。

特殊形式穿支皮瓣 5 种基本术式中 2 种技术的组合，暂分 9 种亚型，用 2 种基本术式英文首字母大写表示；唐氏Ⅲ型：特殊形式穿支皮瓣 5 种基本术式中 3 种技术的组合，暂分 7 种亚型，用 3 种基本术式英文首字母大写表示；唐氏Ⅳ型：特殊形式穿支皮瓣 5 种基本术式中 4 种技术的组合，暂分 2 种亚型，用 4 种基本术式英文首字母大写表示（表 2-0-1）。上述衍生术式随临床应用还会增多组合形式，按上述原则命名。

1. 唐氏Ⅰ型（Tang Ⅰ） 特殊形式穿支皮瓣 5 种基本术式。

Tang Ⅰ F：即血流桥接穿支皮瓣（flow-through perforator flap），适合于合并主干血管缺损的浅表创面修复，该术式在重建穿支皮瓣血运的同时可以一期重建受区缺损的主干血管。

Tang Ⅰ M：即显微削薄穿支皮瓣（microdissected thin perforator flap），适合于皮瓣供区脂肪肥厚患者浅表创面修复，该术式可改善皮瓣受区外形，避免二期皮瓣修薄整形。

Tang Ⅰ P：即分叶穿支皮瓣（polyfoliate perforator flap），适合于相邻两个或多个创面、宽大创面或洞穿性缺损修复。该术式可实现牺牲一个供区、吻合一组血管即能修复相邻的两个或多个创面，宽大创面亦可应用该技术，从而避免第二供区损害。

Tang Ⅰ Ch：即嵌合穿支皮瓣（chimeric perforator flap），适合于合并深部死腔的创面修复。该术式可按需切取，实现创面的立体修复，提升了多元组织缺损修复质量，减少了皮瓣供区损害。

Tang Ⅰ Co：即联体穿支皮瓣（conjoined perforator flap），适合于超长创面或四肢环形宽大创面修复。该术式只需牺牲一个供区即可修复超长创面或肢体环形宽大创面。

表 2-0-1　特殊形式穿支皮瓣基本术式与衍生术式对应表

中文名称	英文名称	英文缩写
唐氏Ⅰ型（Tang Ⅰ）		
血流桥接穿支皮瓣	flow-through perforator flap	Tang Ⅰ F
显微削薄穿支皮瓣	microdissected thin perforator flap	Tang Ⅰ M
分叶穿支皮瓣	polyfoliate perforator flap	Tang Ⅰ P
嵌合穿支皮瓣	chimeric perforator flap	Tang Ⅰ Ch
联体穿支皮瓣	conjoined perforator flap	Tang Ⅰ Co
唐氏Ⅱ型（Tang Ⅱ）		
血流桥接 - 显微削薄穿支皮瓣	flow-through microdissected thin perforator flap	Tang Ⅱ F-M
血流桥接 - 分叶穿支皮瓣	flow-through polyfoliate perforator flap	Tang Ⅱ F-P
血流桥接 - 嵌合穿支皮瓣	flow-through chimeric perforator flap	Tang Ⅱ F-Ch
血流桥接 - 联体穿支皮瓣	flow-through conjoined perforator flap	Tang Ⅱ F-Co
显微削薄 - 分叶穿支皮瓣	microdissected thin polyfoliate perforator flap	Tang Ⅱ M-P
显微削薄 - 嵌合穿支皮瓣	microdissected thin chimeric perforator flap	Tang Ⅱ M-Ch
显微削薄 - 联体穿支皮瓣	microdissected thin conjoined perforator flap	Tang Ⅱ M-Co
分叶 - 嵌合穿支皮瓣	polyfoliate chimeric perforator flap	Tang Ⅱ P-Ch
嵌合 - 联体穿支皮瓣	chimeric conjoined perforator flap	Tang Ⅱ Ch-Co
唐氏Ⅲ型（Tang Ⅲ）		
血流桥接 - 显微削薄 - 分叶穿支皮瓣	flow-through microdissected thin polyfoliate perforator flap	Tang Ⅲ F-M-P
血流桥接 - 显微削薄 - 嵌合穿支皮瓣	flow-through microdissected thin chimeric perforator flap	Tang Ⅲ F-M-Ch
血流桥接 - 显微削薄 - 联体穿支皮瓣	flow-through microdissected thin conjoined perforator flap	Tang Ⅲ F-M-Co
血流桥接 - 分叶 - 嵌合穿支皮瓣	flow-through polyfoliate chimeric perforator flap	Tang Ⅲ F-P-Ch
血流桥接 - 嵌合 - 联体穿支皮瓣	flow-through chimeric conjoined perforator flap	Tang Ⅲ F-Ch-Co
显微削薄 - 分叶 - 嵌合穿支皮瓣	microdissected thin polyfoliate chimeric perforator flap	Tang Ⅲ M-P-Ch
显微削薄 - 嵌合 - 联体穿支皮瓣	microdissected thin chimeric conjoined perforator flap	Tang Ⅲ M-Ch-Co
唐氏Ⅳ型（Tang Ⅳ）		
血流桥接 - 显微削薄 - 分叶 - 嵌合穿支皮瓣	flow-through microdissected thin polyfoliate chimeric perforator flap	Tang Ⅳ F-M-P-Ch
血流桥接 - 显微削薄 - 嵌合 - 联体穿支皮瓣	flow-through microdissected thin chimeric conjoined perforator flap	Tang Ⅳ F-M-Ch-Co

2. 唐氏Ⅱ型（Tang Ⅱ）　特殊形式穿支皮瓣 5 种基本术式中 2 种技术的组合，包括 9 种亚型。

Tang Ⅱ F-M：即血流桥接 - 显微削薄穿支皮瓣（flow-through microdissected thin perforator flap），系血流桥接穿支皮瓣和显微削薄穿支皮瓣技术的组合，适合于合并受区主干血管缺损、供区皮下脂肪肥厚患者的手（腕）、足（踝）、胫前、肘部、膝部、颈部、头面等区域浅表创面修复。该术式既可重建受区主干血管缺损，又可获得满意的皮瓣受区外形，避免二期手术修薄整形。

Tang Ⅱ F-P：即血流桥接 - 分叶穿支皮瓣（flow-through polyfoliate perforator flap），系血流桥接穿支皮瓣和分叶穿支皮瓣技术的组合，适合于合并主干血管缺损的相邻两个或多个创面、洞穿性缺损或宽大创面修复，该术式既可重建受区缺损的主干血管，又可避免牺牲第二供区，用于修复足跟等特殊区域能够更好地重塑外形。

Tang Ⅱ F-Ch：即血流桥接 - 嵌合穿支皮瓣（flow-through chimeric perforator flap），系血流桥接穿支皮瓣和嵌合穿支皮瓣技术的组合，适合于合并主干血管缺损和深部死腔的创面修复。该术式吸取了嵌合穿支皮瓣血供好、抗感染能力强、术式多样、可实现立体修复等优点，同时可重建受区缺损的主干血管。

Tang Ⅱ F-Co：即血流桥接 - 联体穿支皮瓣（flow-through conjoined perforator flap），系血流桥接穿支皮瓣和联体穿支皮瓣技术的组合，适合于合并主干血管缺损的超长或环形宽大创面修复。该术式只需牺牲一个供区即可修复超长或肢体环形宽大创面，同时可重建受区缺损的主干血管。

Tang Ⅱ M-P：即显微削薄 - 分叶穿支皮瓣（microdissected thin polyfoliate perforator flap），系显微削薄穿支皮瓣与分叶穿支皮瓣技术的组合，适合于皮瓣供区脂肪肥厚患者的手（腕）、足（踝）、胫前、肘部、膝部、颈部、头面等区域的宽大浅表创面或相邻两个（或多个）浅表创面修复。该术式既可改善皮瓣受区外形，避免二期皮瓣修薄整形，同时又可实现皮瓣供区的直接闭合，有效避免第二供区损害。

Tang Ⅱ M-Ch：即显微削薄 - 嵌合穿支皮瓣（microdissected thin chimeric perforator flap），系显微削薄穿支皮瓣和嵌合穿支皮瓣技术的组合，适合于皮瓣供区皮下脂肪肥厚患者合并深部死腔的浅表创面修复。该术式吸取了嵌合穿支皮瓣血供好、抗感染能力强、术式多样、可实现立体修复等优点，同时也整合了显微削薄穿支皮瓣改善皮瓣受区外形、避免二期皮瓣修薄整形手术的优点。

Tang Ⅱ M-Co：即显微削薄 - 联体穿支皮瓣（microdissected thin conjoined perforator flap），系显微削薄穿支皮瓣和联体穿支皮瓣技术的组合，适应于皮瓣供区皮下脂肪肥厚患者超长创面或四肢环形宽大创面的修复。该术式只需牺牲一个供区即可修复超长创面或肢体环形宽大创面，并可一期获得良好的皮瓣受区外形。

Tang Ⅱ P-Ch：即分叶 - 嵌合穿支皮瓣（polyfoliate chimeric perforator flap），系分叶穿支皮瓣和嵌合穿支皮瓣技术的组合，适合于合并深部死腔的相邻两个或多个创面、宽大创面或洞穿性缺损修复。该术式整合了分叶穿支皮瓣和嵌合穿支皮瓣的优点，术式灵活多样，可实现创面立体修复，避免第二供区损害。

Tang Ⅱ Ch-Co：即嵌合 - 联体穿支皮瓣（chimeric conjoined perforator flap），系嵌合穿支皮瓣和联体穿支皮瓣技术的组合，适合于合并深部死腔的超长创面或四肢环形宽大创面修复。该术式具备嵌合穿支皮瓣和联体穿支皮瓣的优点，可以实现创面的立体修复，牺牲一个供区即可修复超长创面或四肢环形宽大创面。

3. 唐氏Ⅲ型（Tang Ⅲ） 特殊形式穿支皮瓣 5 种基本术式中 3 种技术的组合，包括 7 种亚型。

Tang Ⅲ F-M-P：即血流桥接 - 显微削薄 - 分叶穿支皮瓣（flow-through microdissected thin polyfoliate perforator flap），系血流桥接穿支皮瓣、显微削薄穿支皮瓣和分叶穿支皮瓣三种技术的组合，适合于皮瓣供区皮下脂肪肥厚患者合并四肢主干血管缺损的相邻两处（或多处）创面或宽大创面修复。该术式既可避免第二供区损害，又可重建受区缺损的主干血管，还可改善皮瓣受区的外形和功能，避免二期皮瓣修薄整形。

Tang Ⅲ F-M-Ch：即血流桥接 - 显微削薄 - 嵌合穿支皮瓣（flow-through microdissected thin chimeric perforator flap），系血流桥接穿支皮瓣、显微削薄穿支皮瓣和嵌合穿支皮瓣三种技术的组合，适合于皮瓣供区脂肪肥厚患者合并主干血管缺损和深部死腔的浅表创面修复。该术式既可实现创面的立体修复重建，又可重建受区主干血管缺损，还可改善皮瓣受区的外形和功能，避免二期皮瓣削薄整形。

Tang Ⅲ F-M-Co：即血流桥接 - 显微削薄 - 联体穿支皮瓣（flow-through microdissected thin conjoined perforator flap），系血流桥接穿支皮瓣、显微削薄穿支皮瓣和联体穿支皮瓣三种技术的组合，适合于皮瓣供区脂肪肥厚患者合并主干血管缺损的超长创面或四肢环形宽大浅表创面修复。该术式牺牲一个供区即可修复超长创面或四肢环形宽大创面，又可重建受区主干血管缺损，还可获得良好的皮瓣受区外形。

Tang Ⅲ F-P-Ch：即血流桥接 - 分叶 - 嵌合穿支皮瓣（flow-through polyfoliate chimeric perforator flap），系血流桥接穿支皮瓣、分叶穿支皮瓣和嵌合穿支皮瓣三种技术的组合，适合于合并主干血管缺损和深部死腔的相邻两个（或多个）创面、宽大创面或洞穿性缺损修复。该术式既可实现创面的立体修复重建，又可重建受区主干血管缺损，还可避免第二供区损害。

Tang Ⅲ F-Ch-Co：即血流桥接 - 嵌合 - 联体穿支皮瓣（flow-through chimeric conjoined perforator flap），系血流桥接穿支皮瓣、嵌合穿支皮瓣和联体穿支皮瓣三种技术的组合，适合于合并主干血管缺损和深部死腔的超长创面或四肢环形宽大创面修复。该术式可以实现创面的立体修复，牺牲一个供区即可修复超长创面或四肢环形宽大创面，又可重建受区主干血管缺损。

Tang Ⅲ M-P-Ch：即显微削薄 - 分叶 - 嵌合穿支皮瓣（microdissected thin polyfoliate chimeric perforator flap），系显微削薄穿支皮瓣、分叶穿支皮瓣和嵌合穿支皮瓣三种技术的组合，适合于皮瓣供区脂肪肥厚患者合并深部死腔的相邻两个或多个创面、合并深部死腔的宽大创面或洞穿性缺损修复。该术式既可实现创面的立体修复重建，还可一期获得良好的皮瓣受区外形和避免第二供区损害。

Tang Ⅲ M-Ch-Co：即显微削薄 - 嵌合 - 联体穿支皮瓣（microdissected thin chimeric conjoined perforator flap），系显微削薄穿支皮瓣、嵌合穿支皮瓣和联体穿支皮瓣三种技术的组合，适合于皮瓣供区脂肪肥厚患者合并深部死腔的超长创面或四肢环形宽大创面修复。该术式既可实现创面的立体修复重建，只需牺牲一个供区即可修复超长或肢体环形宽大创面，还可一期获得良好的皮瓣受区外形。

4. 唐氏Ⅳ型（Tang Ⅳ） 特殊形式穿支皮瓣5种基本术式中4种技术的组合，包括2种亚型。

Tang Ⅳ F-M-P-Ch：即血流桥接 - 显微削薄 - 分叶 - 嵌合穿支皮瓣（flow-through microdissected thin polyfoliate chimeric perforator flap），系血流桥接穿支皮瓣、显微削薄穿支皮瓣、分叶穿支皮瓣和嵌合穿支皮瓣四种技术的组合，适合于皮瓣供区脂肪肥厚患者合并主干血管缺损和深部死腔的相邻两个（或多个）创面、宽大创面或洞穿性缺损修复。该术式既可实现创面的立体修复重建，又可重建受区主干血管缺损，还可一期获得良好的皮瓣受区外形，避免第二供区损害。

Tang Ⅳ F-M-Ch-Co：即血流桥接 - 显微削薄 - 嵌合 - 联体穿支皮瓣（flow-through microdissected thin chimeric conjoined perforator flap），系血流桥接穿支皮瓣、显微削薄穿支皮瓣、嵌合穿支皮瓣和联体穿支皮瓣四种技术的组合，适合于皮瓣供区脂肪肥厚患者合并主干血管缺损和深部死腔的超长浅表创面或四肢环形宽大浅表创面修复。该术式只需牺牲一个供区即可修复超长或肢体环形宽大创面，既可重建皮瓣受区缺损的主干血管，又可实现创面的立体修复重建，还可一期获得良好的皮瓣受区外形。

参 考 文 献

[1] 唐举玉. 穿支皮瓣的特殊形式 [C]. 宁波市医学会显微外科并手外科分会 2012 年学术年会暨第二届 "中国显微外科穿支皮瓣高峰论坛"论文集, 2012: 27-37.

[2] 唐举玉. 特殊形式穿支皮瓣的临床应用教程 [J]. 中华显微外科杂志, 2013, 36 (2): 201-205.

[3] 唐举玉, 章伟文, 张世民, 等. 中国特殊形式穿支皮瓣的名词术语与定义专家共识 [J]. 中华显微外科杂志, 2013, 36 (2): 113-114.

[4] 唐举玉, 吴攀峰, 俞芳, 等. 特殊类型穿支皮瓣在创伤骨科的临床应用 [J]. 中华创伤杂志, 2014, 30 (11): 1085-1088.

[5] 李苗钟, 潘佳栋, 王欣, 等. 特殊形式穿支皮瓣在四肢严重创伤修复中的应用进展 [J]. 中华创伤杂志, 2017, 33 (2): 137-140.

[6] 唐举玉. 特殊形式穿支皮瓣及其衍生术式的分型与命名 [J]. 中华显微外科杂志, 2021, 44 (3): 245-254.

[7] 唐举玉, 徐达传, 徐永清, 等. 特殊形式穿支皮瓣及其衍生术式命名专家共识 [J]. 中华显微外科杂志, 2022, 45 (1): 5-13.

第三章

特殊形式穿支皮瓣的基本术式

第一节　血流桥接穿支皮瓣

一、概述

Soutar 等于 1983 年报道应用桡动脉皮瓣重建头颈部缺损时将桡动脉桥接颈外动脉和面动脉，首先提出血流桥接（flow-through）皮瓣的概念。随后 Foucher 等于 1984 年将血流桥接穿支皮瓣应用于修复四肢皮肤软组织缺损并同时重建缺损的主干血管。2014 年唐举玉等报道了血流桥接穿支皮瓣的四种血流重建方式，进一步扩大了该术式的适用范围。

血流桥接穿支皮瓣（即 Tang Ⅰ F）是指利用穿支皮瓣源血管（一般为一级源血管，非主干血管，如旋股外侧动脉降支）的近端与受区主干血管（如桡动脉）近端吻合，其远端与受区主干血管远端吻合，在重建穿支皮瓣血液循环的同时，避免牺牲或重建受区主干血管的一种特殊形式穿支皮瓣（图 3-1-1，图 3-1-2）。

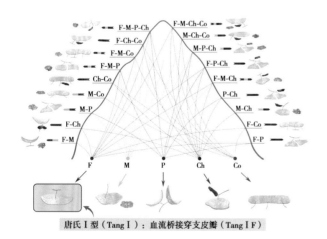

图 3-1-1　特殊形式穿支皮瓣基本及衍生术式树状图中的 Tang Ⅰ F

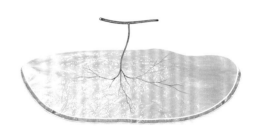

图 3-1-2　Tang Ⅰ F 示意图

二、适应证

血流桥接穿支皮瓣适应证包括：①皮瓣受区主干血管正常，以皮瓣的一级源动脉嵌入受区主干动脉，建立皮瓣血运同时重建受区主干动脉连续性，临床最常用（图 3-1-3）；②皮瓣受区主干动脉节段性缺损，以穿支皮瓣的一级源动脉桥接受区缺损动脉的近、远端，重建穿支皮瓣血运的同时重建了节段性缺损的动脉主干，此为血流桥接穿支皮瓣的最佳适应证（图 3-1-4）；③肢体套脱伤，浅静脉缺损，以皮瓣的一级源动脉及其伴行静脉嵌入受区主干动、静脉，建立皮瓣血运的同时重建受区主干动、静脉的连续性（图 3-1-5）；④创面巨大，需采用穿支皮瓣组合移植，以皮瓣的一级源动脉近端与受区主干动脉近端吻合，一级源动脉远端与另一皮瓣供血动脉吻合（图 3-1-6），或皮瓣组合移植时将两条一级源动脉行双血流桥接，重建肢体主干动脉（图 3-1-7），若第二个皮瓣供血动脉管径较为细小时，主体皮瓣一级源动脉远端与受区主干动脉远端吻合，亦可采用其粗大分支与组合皮瓣的供血动脉吻合（图 3-1-8）。

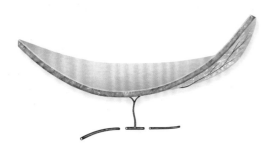

图 3-1-3　嵌入受区主干血管

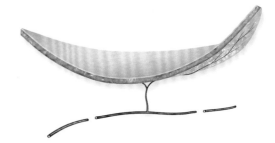

图 3-1-4　桥接受区缺损的主干血管

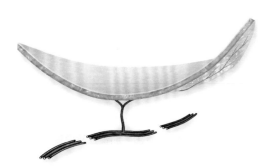

图 3-1-5　重建受区主干动、静脉连续性

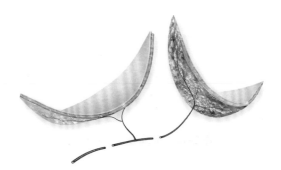

图 3-1-6　组合移植时桥接另一皮瓣供血动脉

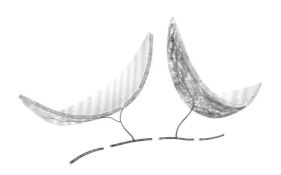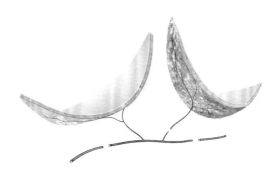

图 3-1-7　组合移植桥接受区缺损主干血管　　　　　图 3-1-8　分支与皮瓣供血动脉吻合

三、手术方法

1. 供区选择　要求一级源血管与穿支呈干 - 支型且一级源血管有一定的长度，发出穿支后具有一定的口径可供吻合。临床常用的有旋股外侧动脉降支穿支皮瓣和腓动脉嵌合穿支皮瓣，亦有应用胸背动脉穿支皮瓣、腹壁下动脉穿支皮瓣、骨间后动脉穿支皮瓣（如重建指动脉）、旋股外侧动脉横支穿支皮瓣、腓肠内侧动脉穿支皮瓣、股深动脉第三穿动脉穿支皮瓣等。

2. 皮瓣设计　术前采用提捏法判断皮肤质地、弹性、松弛度，并测量皮瓣可切取宽度（供区直接缝合情况下）和皮瓣厚度（图 3-1-9，图 3-1-10）。采用超声多普勒血流仪（或彩色多普勒超声）确定并标记皮瓣的第一穿支和位于其远侧邻近的第二穿支穿出深筋膜的体表位置。

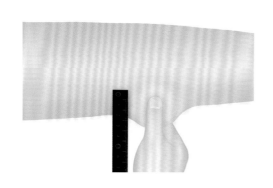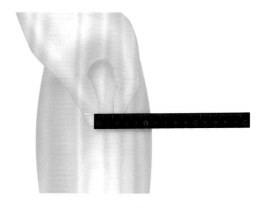

图 3-1-9　测量皮瓣可切取宽度　　　　　　　　　图 3-1-10　测量皮瓣厚度

点：以术前探测标记的第一穿支穿出深筋膜点为皮瓣的关键点。

线：以术前探测标记的第一穿支与第二穿支穿出深筋膜点连线为皮瓣轴线。

面：切取层次为深筋膜表面。

根据创面大小、形状剪取布样，以第一穿支穿出深筋膜点为皮瓣关键点，以第一穿支与第二穿支穿出深筋膜点连线为皮瓣轴线，依据创面形状、大小设计皮瓣，皮瓣较创面放大约0.5cm（图 3-1-11）。

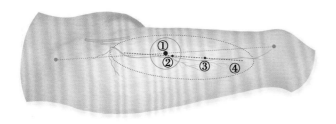

图 3-1-11　旋股外侧动脉降支穿支皮瓣设计
①髂髌线中点；②"点"：旋股外侧动脉降支主穿支（第一穿支）穿出深筋膜点；③旋股外侧动脉降支副穿支（第二穿支）穿出深筋膜点；④"线"：主穿支穿出深筋膜点与副穿支穿出深筋膜点的连线。

3. 皮瓣切取　以血流桥接旋股外侧动脉降支穿支皮瓣为例，介绍血流桥接穿支皮瓣切取法。采用逆行四面解剖法切取皮瓣，即首先切开皮瓣外侧缘，切开皮肤、浅筋膜组织，自阔筋膜表面由外至内分离皮瓣，确认穿支可靠后，旁开穿支 3～5mm 切开阔筋膜。切开阔筋膜后，首先解剖面对术者的穿支血管剖面，即穿支解剖的第一个面。术者佩戴手术放大镜，应用显微剪和显微蚊式钳沿穿支血管由表至里分离解剖，第一助手以微型双极电凝和微型钛夹配合止血，顺股外侧肌纤维方向分离，尽量不切断或少切断股外侧肌纤维，穿支血管表面仅保留薄层透明疏松结缔组织，沿穿支血管解剖直至达到所需要的血管蒂长度和口径。第一个面解剖完成后解剖第二个面，即术者左侧的穿支血管剖面，保留穿支血管周围 2～3mm 的筋膜组织，锐性分离并保护好股神经的股外侧肌肌支；同法解剖第三个面，即术者右侧的穿支血管剖面。在三个面解剖完成后，切开皮瓣内侧缘，于阔筋膜表面自内至外会师至穿支处，最后解剖穿支血管的第四个面，即术者对侧的穿支血管剖面，保留 2～3mm 股外侧肌肌袖，处理沿途至股外侧肌的肌支血管。皮瓣解剖完成后检查皮瓣血供，根据受区所需血管蒂长度切取一级源血管，确认皮瓣血供可靠后，结扎、切断血管蒂（图 3-1-12～图 3-1-17）。

4. 皮瓣移植　皮瓣断蒂后，将皮瓣的 T 形血管蒂（图 3-1-18）近端与受区主干血管近端吻合，远端与受区主干血管远端吻合，如旋股外侧动脉降支及其伴行静脉近端与桡动脉及其伴行静脉近端吻合、旋股外侧动脉降支远端与桡动脉远端吻合（图 3-1-19）。在临床实际操作中，近端吻合动、静脉［动脉（A）：静脉（V）= 1 : 2］，而远端多仅吻合动脉，但修复肢体环形皮肤软组织缺损或合并主干动、静脉缺损创面时，主张同时吻合远端静脉以改善肢体远端静脉回流。

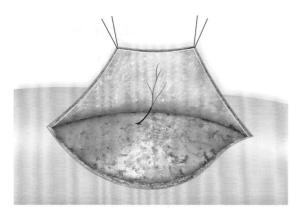

图 3-1-12　深筋膜表面寻至穿支

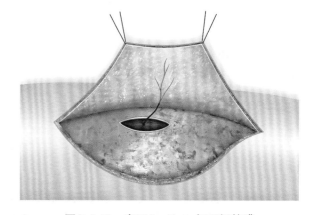

图 3-1-13　旁开 3～5mm 切开阔筋膜

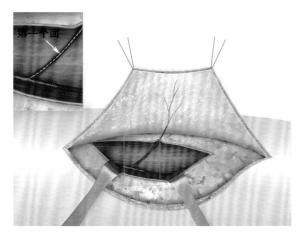

图 3-1-14　解剖第一个面

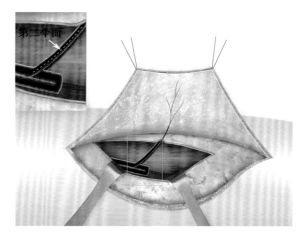

图 3-1-15　解剖第二个面

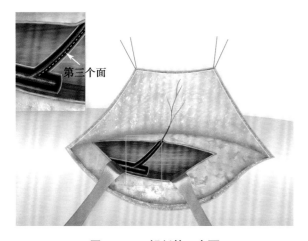

图 3-1-16　解剖第三个面

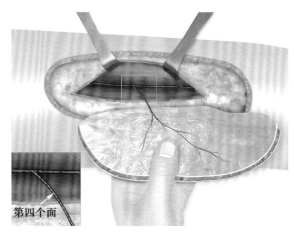

图 3-1-17　解剖第四个面

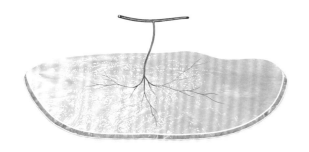

图 3-1-18　旋股外侧动脉降支 T 形血管蒂

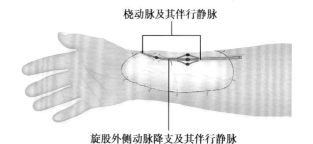

图 3-1-19　血液循环重建示意图

　　5. 皮瓣供区与受区创口闭合　　创面彻底止血后，在皮瓣供区切口深部放置负压引流管，采用精细减张美容缝合法闭合供区，即以 3-0 或 4-0 可吸收缝线分层缝合切开的肌肉组织和深筋膜，然后以 2-0 丝线间断减张缝合，3-0 可吸收缝线缝合真皮深层，拆除减张缝合线，再以 4-0 可吸收缝线缝合真皮中间层，3-0 单股滑线连续缝合真皮浅层。如供区创面皮肤缝合张力大，选择皮肤延展器、局部皮瓣转移、接力皮瓣或皮肤移植等方法闭合供区创面。皮瓣受区创口间断缝合，皮瓣下放置多根硅胶半管行低位引流。

四、术式评价

血流桥接穿支皮瓣最大的优点是修复创面的同时可以重建受区缺损的主干血管或避免牺牲皮瓣受区主干血管，其重建的皮瓣血流动力学接近正常生理状态（可平衡和缓冲血流），且万一近端吻合口栓塞，皮瓣仍可通过远端动脉逆向供血，临床与实验研究表明，该术式可以降低血管危象的发生率。部分穿支皮瓣一级源血管长，临床还可应用于修复合并主干血管节段性缺损的创面，做到修复创面的同时重建受区的主干血管，亦可利用其串联另一皮瓣，修复更大面积的皮肤软组织缺损。但该术式也存在其缺点，需要切取一级源血管，增加了血管吻合口数目，延长了手术时间。

五、注意事项

开展血流桥接穿支皮瓣的注意事项如下：①血流桥接穿支皮瓣需要携带一级源血管，临床不宜选用一级源动脉为四肢主干动脉的穿支皮瓣（如桡动脉穿支皮瓣等），避免在重建受区主干动脉的同时又造成供区主干动脉的损害；②受区主干动脉缺损时，应准确判断其缺损长度，以切取相应长度的血管蒂（一级源血管），如受区主干血管正常，利用 T 形血管蒂只是恢复受区主干动脉血流，则可以减少一级源血管的切取长度，从而减少皮瓣供区损害；③穿支自一级源血管中部发出的临床常见，适合于桥接受区主干动脉缺损；穿支自一级源血管起始部发出，穿支解剖分离距离长；穿支发出部位靠近一级源血管末端或为其终末支，则不能应用该术式（图 3-1-20～图 3-1-22）。

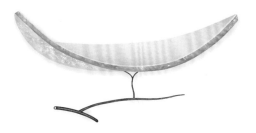

图 3-1-20　穿支自一级源血管中间发出

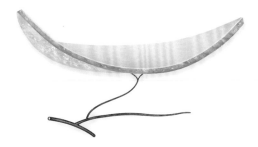

图 3-1-21　穿支自一级源血管近端发出

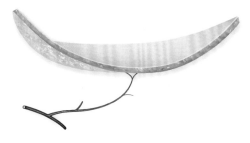

图 3-1-22　穿支自一级源血管远端发出

第二节 显微削薄穿支皮瓣

一、概述

  显微削薄穿支皮瓣（即 Tang Ⅰ M）系日本学者 Kimura 于 2002 年首先提出，是指保留穿支血管及其浅筋膜内分支和真皮下血管网，应用显微外科器械在放大镜或手术显微镜下去除了多余浅筋膜层脂肪的一种特殊形式穿支皮瓣。该术式的核心是将穿支的解剖自肌内、深筋膜延伸到了浅筋膜层，皮瓣除了不携带肌肉、深筋膜，还不携带大部分浅筋膜层脂肪组织。其技术的核心、难点、风险主要在于浅筋膜层的穿支解剖（图 3-2-1，图 3-2-2）。

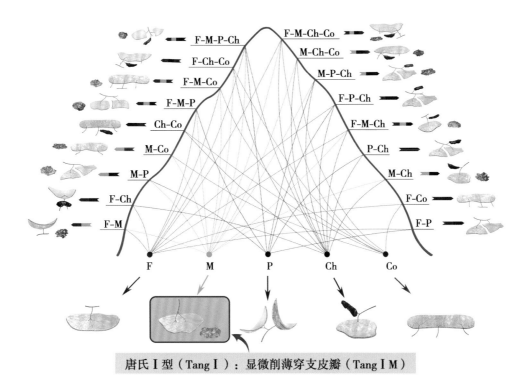

图 3-2-1　特殊形式穿支皮瓣基本及衍生术式树状图中的 Tang Ⅰ M

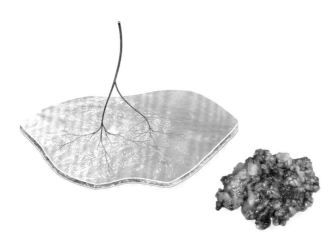

图 3-2-2　Tang Ⅰ M 示意图

二、适应证

显微削薄穿支皮瓣适合于皮瓣供区脂肪肥厚患者的手（腕）、足（踝）、胫前、肘与膝关节周围、颈部、头面等区域的浅表创面修复。

三、手术方法

1. **供区选择** 同血流桥接穿支皮瓣。
2. **皮瓣设计** 同血流桥接穿支皮瓣。
3. **皮瓣切取与削薄** 采用逆行四面解剖法切取穿支皮瓣，皮瓣游离确认血供可靠后，将皮瓣翻转，在放大镜或手术显微镜下沿穿支血管继续分离解剖至穿支进入真皮下血管网层面，显露、分离穿支血管在浅筋膜内的走行后，根据受区需要（一般建议至少保留真皮下3～5mm脂肪组织），剔除多余的脂肪组织（图3-2-3，图3-2-4），去除脂肪组织时注意在穿支血管周围留有少量疏松组织以保护穿支蒂免受损伤；该方法可在同一平面解剖分离，操作较为方便，断蒂前皮瓣保留血流灌注，穿支及其浅筋膜内分支的伴行静脉充盈，容易辨认和保护穿支在浅筋膜内的分支。亦有选择先于皮瓣一侧做切口，于深筋膜表面显露穿支，在显微镜下分离出穿支的浅筋膜内分支直至真皮下血管网，保护好穿支及其浅筋膜内分支，于浅筋膜浅层切取皮瓣。皮瓣完全游离后逆行解剖游离穿支血管，根据受区所需血管蒂长度与口径于相应平面切断血管蒂。

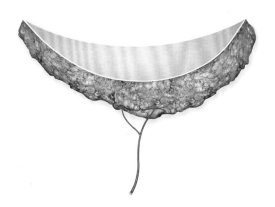

图 3-2-3　皮瓣浅筋膜层脂肪肥厚

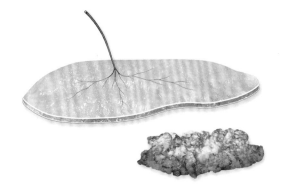

图 3-2-4　显微削薄后示意图

4. **皮瓣移植** 将皮瓣断蒂后移植至受区，调整位置间断缝合数针后，将皮瓣血管与受区血管在显微镜下吻合。
5. **皮瓣供区与受区创口闭合** 同血流桥接穿支皮瓣。

四、术式评价

显微削薄穿支皮瓣系一次性均匀修薄皮瓣，皮瓣受区可以获得满意的外观，避免了二期手术修薄整形，同时也减少了皮瓣供区损害（不修薄则需要切取更大面积皮瓣方能覆盖同样面积的创面）。但该术式操作较为复杂，且费力耗时，有损伤穿支及其在浅筋膜内分支的风险，对于有特定感觉神经支配的皮瓣，显微削薄可能损伤部分感觉神经分支，影响皮瓣的感觉功能恢复。

五、注意事项

开展显微削薄穿支皮瓣的注意事项如下：①穿支及其在浅筋膜内的分支纤细，削薄操作一定选择在断蒂前进行，以其充盈的伴行静脉为标识，不易误伤穿支及其浅筋膜内的分支；②解剖穿支及其在浅筋膜内的分支时，须应用显微器械于放大镜或手术显微镜下仔细解剖分离，显露穿支及其分支在浅筋膜内的整个行程直至穿入真皮下血管网；③穿支在浅筋膜内走行分布常见三种类型：a. 穿支进入浅筋膜层发出分支走行浅筋膜深层，穿支主干继续浅出进入真皮下血管网（图 3-2-5），此型在临床最为多见；b. 穿支粗大，直接穿浅筋膜层进入真皮下血管网（图 3-2-6），皮瓣容易均匀修薄（包括蒂部）；c. 穿支进入浅筋膜即分为弥散的分支血管（图 3-2-7），削薄费力耗时且有一定风险，术者需沉着、冷静，有足够耐心，在显微镜下仔细分离，保留穿支及其分支周围约 3mm 的疏松结缔组织，在蒂部只能避开分支血管将脂肪球逐个抽取，从而达到均匀削薄的目的。直接从浅筋膜层切取薄型穿支皮瓣的方法风险大，不推荐临床使用。

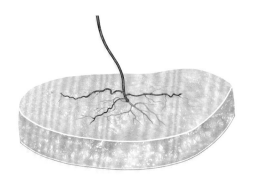

图 3-2-5　穿支在浅筋膜内走行分布——混合型

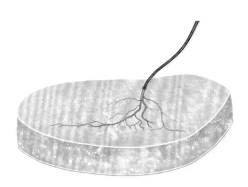

图 3-2-6　穿支在浅筋膜内走行分布——穿支粗大型

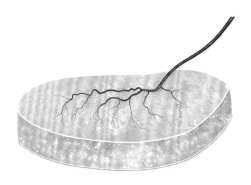

图 3-2-7　穿支在浅筋膜内走行分布——细小分支型

第三节　分叶穿支皮瓣

一、概述

　　2004 年 Tasi 首先报道了应用分叶股前外侧皮瓣修复宽大创面实现供区直接闭合。2008 年唐举玉成功应用分叶穿支皮瓣修复了足踝部宽大创面，并于 2012 年提出其理论体系：对宽大创面进行巧妙分割、将皮瓣化宽度为长度，从而实现皮瓣供区的直接闭合，有效避免第二供区损害。此后，该技术在临床得到了推广应用。分叶穿支皮瓣（即 Tang Ⅰ P）是指在同一血管体区（供区）切取的两个或两个以上的同类型穿支皮瓣，移植时只需吻合一组血管蒂即可重建两个或多个穿支皮瓣血液循环的一种特殊形式穿支皮瓣（图 3-3-1，图 3-3-2）。

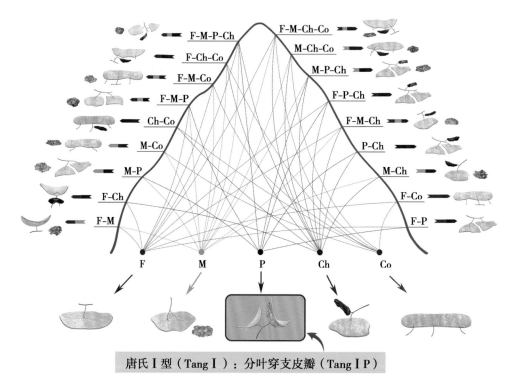

图 3-3-1　特殊形式穿支皮瓣基本及衍生术式树状图中的 Tang Ⅰ P

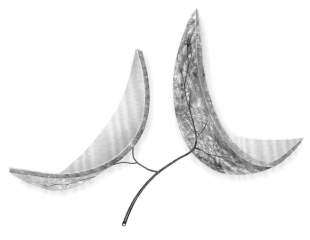

图 3-3-2　Tang Ⅰ P 示意图

对于分叶穿支皮瓣，目前临床上主要有两种分类方法：一是根据穿支皮瓣的叶数分类，分为双叶穿支皮瓣（图 3-3-3）、三叶穿支皮瓣（图 3-3-4）和多叶穿支皮瓣（图 3-3-5）；另一种是根据吻合血管的部位分类，分为吻合一级源血管的分叶穿支皮瓣（图 3-3-6）、吻合穿支血管的分叶穿支皮瓣（图 3-3-7）和吻合二级源血管的分叶穿支皮瓣（图 3-3-8）。

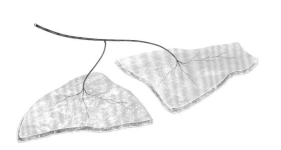

图 3-3-3　双叶穿支皮瓣

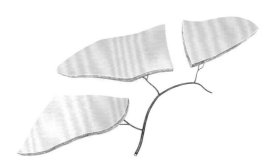

图 3-3-4　三叶穿支皮瓣

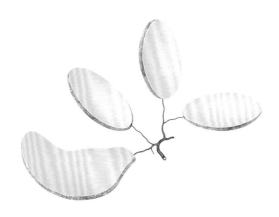

图 3-3-5　多叶穿支皮瓣

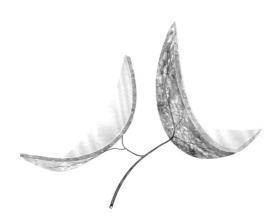

图 3-3-6　吻合一级源血管的分叶穿支皮瓣

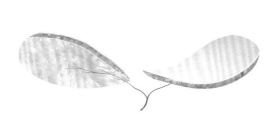

图 3-3-7　吻合穿支血管的分叶穿支皮瓣

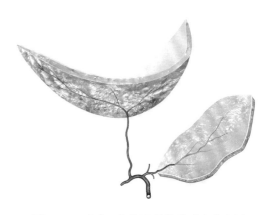

图 3-3-8　吻合二级源血管的分叶穿支皮瓣

二、适应证

分叶穿支皮瓣适合于修复相邻的两个或多个创面,亦可应用于修复洞穿性缺损,目前临床多利用其可灵活排列、组合的特点来修复宽大或不规则创面,以避免牺牲第二供区。

三、手术方法

1. 供区选择 切取分叶穿支皮瓣的前提条件是同一源血管发出两支或两支以上的穿支血管,并且相隔一定距离进入皮肤。临床可切取分叶穿支皮瓣的常用血管体区有旋股外侧动脉降支血管体区、腹壁下动脉血管体区、胸背动脉血管体区、旋肩胛动脉血管体区、骨间后动脉血管体区、桡侧副动脉血管体区、腓肠内侧动脉血管体区等。

2. 皮瓣设计 确定皮瓣供区后,应常规采用超声多普勒血流仪确定该血管体区穿支的数目及其穿出深筋膜部位,采用计算机体层成像血管造影(CT angiography,CTA)或磁共振血管成像(magnetic resonance angiography,MRA)检查了解穿支走行及会合情况。以测得的各穿支穿出深筋膜点为核心,分别设计每一叶穿支皮瓣。在四肢切取分叶穿支皮瓣时,尽可能将各叶穿支皮瓣的长轴设计于同一轴线或接近同一轴线上,从而可将多个穿支皮瓣组合成可分割的长梭形皮瓣(供区可直接缝合)。躯干部血管走行与分布不同于四肢,且横向、纵向皮肤都有一定松弛度,因此在躯干部切取分叶穿支皮瓣时可将分叶穿支皮瓣轴线设计为倒 T 形或斜 T 形(图 3-3-9～图 3-3-12)。修复一处宽大创面时,应依据创面形状、大小及皮瓣供区穿支数目与穿出部位来剪裁布样,将皮瓣化宽度为长度,从而使原本需要植皮修复的皮瓣供区可以直接闭合,如将梯形皮瓣转化成长梭形皮瓣(图 3-3-13～图 3-3-20)。

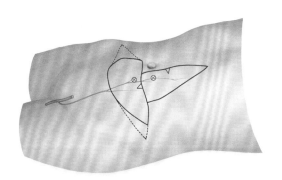

图 3-3-9 腹部分叶穿支皮瓣设计

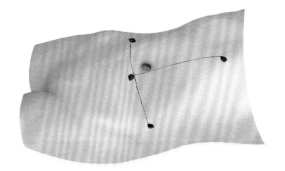

图 3-3-10 腹部供区闭合后呈倒 T 形

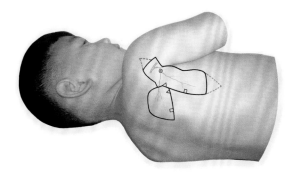

图 3-3-11 肩背部分叶穿支皮瓣设计

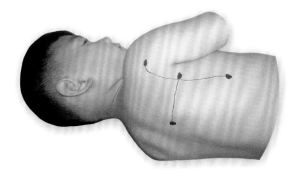

图 3-3-12 肩背部供区闭合后呈斜 T 形

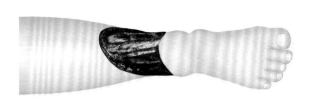

图 3-3-13 术前创面

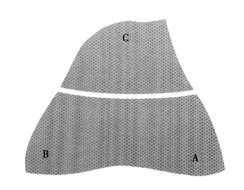

图 3-3-14 根据创面制作布样

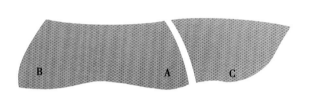

图 3-3-15 布样分割,将梯形转化为长梭形

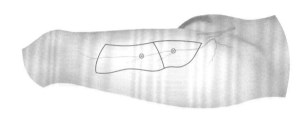

图 3-3-16 皮瓣设计

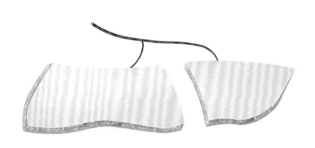

图 3-3-17 切取皮瓣

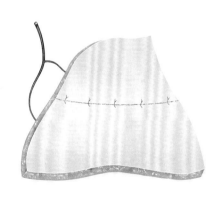

图 3-3-18 皮瓣组合拼接

旋股外侧动脉降支及其伴行静脉

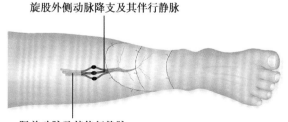

胫前动脉及其伴行静脉

图 3-3-19 皮瓣血液循环重建示意图

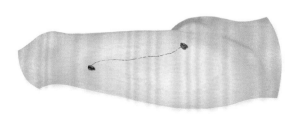

图 3-3-20 皮瓣供区直接闭合

3. 皮瓣切取　　先切开皮瓣的一侧皮缘，于深筋膜表面自周边向中央穿支部位解剖分离，显露确定穿支后，旁开穿支3～5mm切开深筋膜，采用逆行四面解剖法解剖分离各叶穿支皮瓣穿支，直至会师至其一级源血管，然后切开皮瓣另一侧，同样方法游离至穿支蒂部，再解剖各穿支血管的第四个面，完全游离后按设计标记线分割皮瓣，检查各叶穿支皮瓣血运，确定皮瓣血运可靠后，依据受区所需血管蒂长度，结扎、切断血管蒂。

4. 皮瓣移植　　将皮瓣断蒂后移植至受区，将分叶穿支皮瓣的一级源血管与受区备用的动、静脉吻合，重建皮瓣血液循环。修复一处宽大创面时，则先在无血状态下依据术前设计将皮瓣重新组合拼接成与创面形状一致的皮瓣，然后移植至受区，在显微镜下吻合血管。

5. 皮瓣供区与受区创口闭合　　同血流桥接穿支皮瓣。

四、术式评价

分叶穿支皮瓣除具备常规穿支皮瓣的优点外，其突出的两大优点是：①仅需吻合一组血管即可同时修复两个或多个创面；②修复宽大或不规则创面时，若按常规设计切取皮瓣，皮瓣供区无法直接缝合，而利用分叶穿支皮瓣技术则可巧妙地将皮瓣化宽度为长度，从而实现皮瓣供区的直接缝合，有效避免第二供区损害。但该术式对设计、切取的要求高，相比传统穿支皮瓣增加了手术难度与风险；此外，皮瓣受区增加一道线性瘢痕，皮瓣供区线性瘢痕的长度延长亦是其不足。

五、注意事项

开展分叶穿支皮瓣的注意事项如下：①设计分叶穿支皮瓣需要具备解剖学基础，深部一级源血管发出两支或两支以上的穿支供养体表皮肤及浅筋膜，穿支穿过深筋膜的位置存在一定的距离，并具备一定的蒂长、口径（图3-3-21）；②由于穿支解剖并不恒定，术前常规应用超声多普勒血流仪和CTA或MRA检查，了解穿支数目、口径和走行，以减少手术盲目性；③由于四肢与躯干部一级源血管与穿支的走行分布存在差异，分叶穿支皮瓣在四肢的设计不同于躯干部，在四肢切取分叶穿支皮瓣时，各分叶穿支皮瓣的长轴应尽可能位于或接近同一轴线，避免皮瓣切取过宽而致供区不能直接闭合，而在躯干部多采用倒T形或斜T形设计，利于供区闭合；④穿支存在一定变异，术中发现穿支来源于不同源血管时，则改为组合移植，吻合两组或两组以上血管来重建皮瓣血液循环，遇到穿支误伤或穿支细小时，可改为切取嵌合穿支皮瓣来补救；⑤皮瓣旋转拼接会增加血管蒂扭转发生率，皮瓣组合拼接时要注意理顺血管蒂，防止扭转与卡压；⑥穿支血管存在亚穿支时，可以以穿支为蒂切取分叶穿支皮瓣，但要注意穿支口径与亚穿支的血管蒂长，亚穿支蒂短（图3-3-22）会影响皮瓣的展开和旋转拼接，影响创面的有效覆盖，沿各亚穿支显微镜下做浅筋膜层内的解剖分离，可延长亚穿支血管蒂长度（图3-3-23，图3-3-24）；⑦穿支会合平面高，穿行肌肉距离长，解剖穿支费力耗时，术中解剖要有耐心，最好术前通过CT血管成像检查了解其会合平面，做到术前即有心理准备；⑧皮瓣血管一般限于一级源动脉，且非四肢主干血管，特殊情况下可携带二级源动脉，如儿童切取以肩胛下血管为蒂的旋肩胛动脉穿支与胸背动脉穿支分叶皮瓣；⑨分叶穿支皮瓣移植术后皮瓣受区会增加一道线性瘢痕，对局部外观有一定影响，重建面部等外观要求高的部位时需注意。

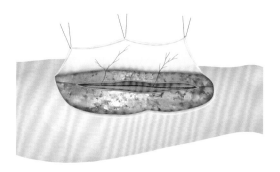

图 3-3-21　穿支相隔一定的距离

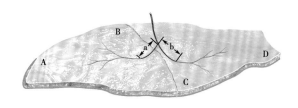

图 3-3-22　以穿支为蒂切取分叶穿支皮瓣

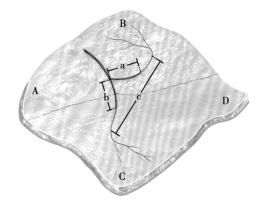

图 3-3-23　a+b<c

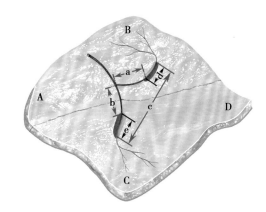

图 3-3-24　于浅筋膜层游离 d 和 e,增加亚穿支长度,要求 a+b+d+e>c

第四节　嵌合穿支皮瓣

一、概述

　　1991 年 Hallock 提出了嵌合股前外侧皮瓣的概念,但其采用传统的皮瓣切取方法,仍属于传统筋膜皮瓣的范畴。1993 年 Koshima 等首先提出了以穿支为基础的嵌合皮瓣概念并介绍了旋股外侧动脉系统嵌合皮瓣的临床应用经验,但其系通过显微吻合的连接方式构建的穿支蒂嵌合皮瓣,不属于真正的嵌合穿支皮瓣。2003 年 Huang 对嵌合皮瓣进行了分类,将其分为主干血管为蒂的嵌合皮瓣、穿支蒂为基础的嵌合穿支皮瓣和通过预制吻合血管的嵌合穿支皮瓣。嵌合穿支皮瓣的命名一直比较混乱,无统一的规范命名,直到近年来,Hallock、唐举玉对嵌合穿支皮瓣的应用进行了扩展并对其命名进行了规范。

　　嵌合穿支皮瓣（即 Tang I Ch）是指在同一个血管体区（供区）内切取的包含两个或两个以上不同种类的独立组织瓣（穿支皮瓣、肌瓣、筋膜瓣、骨瓣等），这些独立组织瓣中至少含有一个穿支皮瓣，且供血动脉起源于同一一级源动脉，吻合一组一级源血管即可同时重建多个独立组织瓣血液循环的一种特殊形式穿支皮瓣（图 3-4-1，图 3-4-2）。

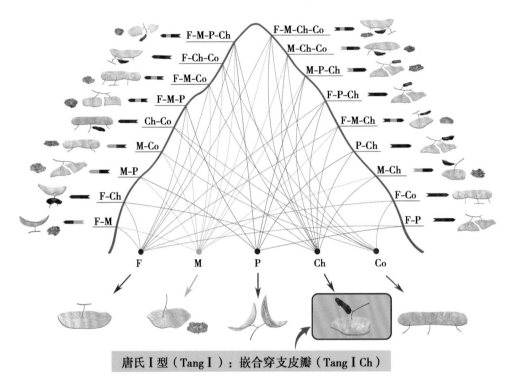

图 3-4-1　特殊形式穿支皮瓣基本及衍生术式树状图中的 Tang I Ch

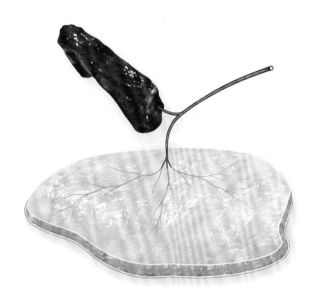

图 3-4-2　Tang I Ch 示意图

依据其嵌合成分不同,嵌合穿支皮瓣可分为骨瓣 - 穿支皮瓣嵌合、肌瓣 - 穿支皮瓣嵌合、筋膜瓣 - 穿支皮瓣嵌合、骨瓣 - 肌瓣 - 穿支皮瓣嵌合、肌瓣 - 筋膜瓣 - 穿支皮瓣嵌合、骨瓣 - 筋膜瓣 - 穿支皮瓣嵌合、骨瓣 - 肌瓣 - 筋膜瓣 - 穿支皮瓣嵌合七种类型(图 3-4-3~图 3-4-9)。

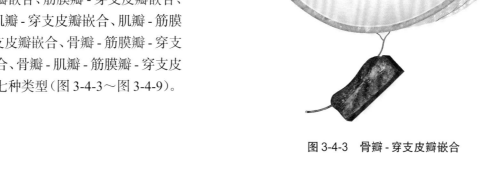

图 3-4-3 骨瓣 - 穿支皮瓣嵌合

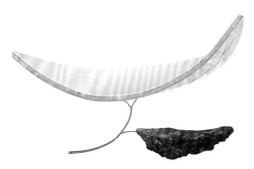

图 3-4-4 肌瓣 - 穿支皮瓣嵌合

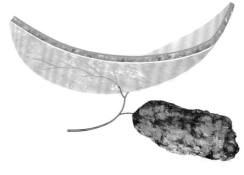

图 3-4-5 筋膜瓣 - 穿支皮瓣嵌合

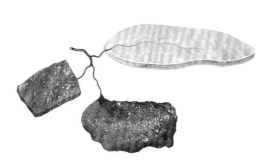

图 3-4-6 骨瓣 - 肌瓣 - 穿支皮瓣嵌合

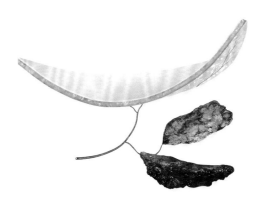

图 3-4-7 肌瓣 - 筋膜瓣 - 穿支皮瓣嵌合

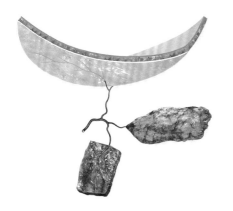

图 3-4-8 骨瓣 - 筋膜瓣 - 穿支皮瓣嵌合

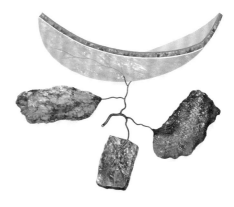

图 3-4-9 骨瓣 - 肌瓣 - 筋膜瓣 - 穿支皮瓣嵌合

二、适应证

嵌合穿支皮瓣适合于修复合并骨骼、肌肉、肌腱、韧带或关节囊等深部组织缺损（深部死腔）的创面，骨瓣重建骨缺损或肌瓣填塞深部死腔，筋膜瓣可重建肌腱、韧带或关节囊缺损，穿支皮瓣覆盖浅表创面。

三、手术方法

1. 供区选择　切取嵌合穿支皮瓣的前提条件是同一一级源血管在其血管体区内发出多个分支分别供养骨骼、肌肉和皮肤等多种组织。穿支皮瓣大多为深部肌肉穿支供养，切取嵌合穿支皮瓣的常用供区包括旋股外侧动脉降支血管体区、腹壁下动脉血管体区、胸背动脉血管体区、旋髂深动脉血管体区、腓肠内侧动脉血管体区和腓动脉血管体区等。

2. 皮瓣设计　嵌合穿支皮瓣包含穿支皮瓣和骨瓣、肌瓣或筋膜瓣等，其穿支皮瓣的设计与常规穿支皮瓣相同，骨瓣和肌瓣的设计要根据受区创面深部组织缺损的内容和体积来决定，如合并骨缺损，需精确测量其缺损长度、宽度和厚度，如为单纯的软组织缺损，则需估算其缺损体积（可应用容积法测量）。

3. 皮瓣切取　按穿支皮瓣常规切取方法切取皮瓣，穿支显露后，于穿支旁切开深筋膜，沿穿支游离合适的穿支蒂长度，转而显露分离出穿支源血管，确认其至骨骼的分支、肌肉的分支、筋膜瓣的分支及至皮瓣的穿支，分别以各分支为蒂切取骨瓣、肌瓣或筋膜瓣，直至汇入同一源血管，各独立组织瓣完全游离后逐一检查其血运，确定血运可靠后，依据所需血管蒂长度结扎、切断血管蒂。

4. 皮瓣移植　将皮瓣转移至受区后，理顺血管蒂，将骨瓣桥接骨缺损，以克氏针或螺钉固定，用肌瓣填塞死腔，间断缝合数针予以固定，应用筋膜瓣重建肌腱缺损时可先将筋膜瓣预制成形，再植入肌腱缺损处，采用改良 Kessler 缝合法进行缝合，然后将嵌合穿支皮瓣的血管蒂与受区备用动、静脉在显微镜下吻合。

5. 皮瓣供区与受区创口闭合　彻底止血后闭合创口，方法同血流桥接穿支皮瓣。

四、术式评价

嵌合穿支皮瓣是一种特殊类型的穿支皮瓣，沿用了传统穿支皮瓣的微创技术与美学理念，吸取了骨皮瓣和肌皮瓣血供好、抗感染能力强的优点，皮瓣与骨瓣、肌瓣、筋膜瓣仅以血管蒂相连，骨瓣、肌瓣、筋膜瓣有足够的自由度，可有效填塞死腔，穿支皮瓣自由覆盖浅表创面（深部死腔与浅表创面错位明显时，该术式优势更为明显），实现了创面的立体修复（图 3-4-10～图 3-4-13），其术式多种多样，可以设计穿支皮瓣与肌瓣嵌合移植，也可设计穿支皮瓣与骨瓣嵌合移植，必要时还可设计穿支皮瓣与肌瓣、骨瓣、筋膜瓣嵌合移植，穿支皮瓣可切取一个，也可切取多个。与传统的骨皮瓣、肌皮瓣相比，嵌合穿支皮瓣明显减少了供区损害，更为关键的是大大提高了受区修复效果（包括成活率、成活质量、外形与功能恢复），此类穿支皮瓣解决了其他穿支皮瓣难以解决的难题，因此，目前嵌合穿支皮瓣基本替代了传统的肌皮瓣和骨皮瓣，在临床已逐渐获得推广应用。但该术式需要切取肌瓣、骨瓣或筋膜瓣，相比传统穿支皮瓣增加了供区损伤、手术难度与风险。

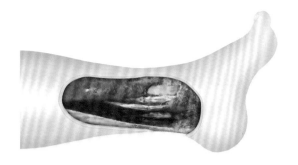

图 3-4-10　左小腿清创后残留死腔

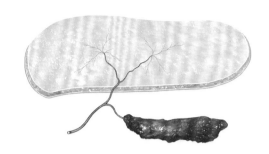

图 3-4-11　切取嵌合穿支皮瓣

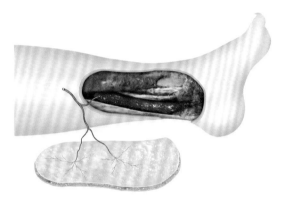

图 3-4-12　肌瓣填塞死腔，穿支皮瓣覆盖浅表创面

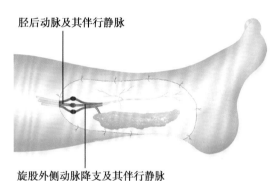

图 3-4-13　皮瓣血液循环重建示意图

五、注意事项

　　开展嵌合穿支皮瓣的注意事项如下：①命名问题，嵌合穿支皮瓣包括不同的组织瓣成分，但其中至少一块是穿支皮瓣，应避免与分叶穿支皮瓣混淆；②应精准评估深部死腔体积、骨与肌腱缺损长度或关节囊缺损面积，切取大小合适的组织瓣，过小达不到填充或重建效果，过大增加了供区损害，且影响创面闭合与局部外形；③切取次序：宜先切取穿支皮瓣，再显露、分离其一级源血管，然后根据一级源血管分支情况切取骨瓣、肌瓣或筋膜瓣；④移植时一定要理顺血管蒂，防止血管蒂扭转、卡压，固定骨瓣、肌瓣、筋膜瓣过程中一定要注意妥善保护好穿支血管，防止意外损伤与撕脱；⑤截骨和切断肌肉时出血较多，应彻底止血，并于低位放置引流管充分引流，防止局部血肿形成与感染。

第五节　联体穿支皮瓣

一、概述

　　1982 年宋儒耀等首先报道了联体皮瓣修复超长创面的临床应用；2008 年 Hallock 首先报道了联体穿支皮瓣并提出了相关命名原则；2012 年唐举玉将联体穿支皮瓣列入特殊形式穿支皮瓣的五种基本术式之一，并首先成功应用于四肢环形创面修复，拓宽了其适应证。

联体穿支皮瓣(即 Tang Ⅰ Co)又名跨体区穿支皮瓣,是指皮瓣切取长度或宽度超出了任何一个血管体区穿支血管所能供应的范围,必须在皮瓣的远端或近端(内侧或外侧)吻合其他血管体区穿支或一级源血管,方能保证皮瓣成活的一种特殊形式穿支皮瓣(图 3-5-1,图 3-5-2)。临床常用类型为跨两个血管体区的联体穿支皮瓣和跨三个血管体区的联体穿支皮瓣。

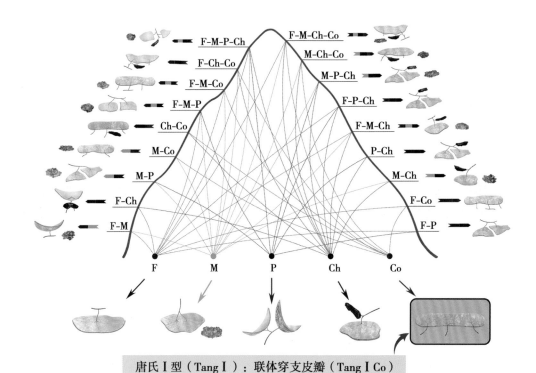

图 3-5-1　特殊形式穿支皮瓣基本及衍生术式树状图中的 Tang Ⅰ Co

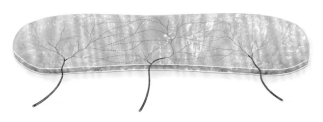

图 3-5-2　Tang Ⅰ Co 示意图

二、适应证

联体穿支皮瓣适应证包括以下几个方面:①超长浅表创面修复;②四肢环形宽大创面修复;③特殊部位超宽创面修复(如皮瓣移植全脸再造)。

三、手术方法

1. 供区选择　联体穿支皮瓣切取皮瓣长,其常用供区包括股前外侧(旋髂浅动脉血管体区 - 旋股外侧动脉横支血管体区 - 旋股外侧动脉降支血管体区 - 膝外上动脉血管体区)、股外侧(股深动脉第三穿动脉血管体区 - 膝外上动脉血管体区)、腹部(腹壁下动脉血管体区 - 对侧腹壁下动脉血管体区)、背部(旋肩胛动脉血管体区 - 胸背动脉血管体区 - 腰动脉血管体区)和侧胸腹部(胸背动脉血管体区 - 腹壁下动脉血管体区)等。临床常用股前外侧联体穿支皮瓣,下文以携带多穿支的股前外侧联体穿支皮瓣为例介绍其皮瓣设计与切取方法。

2. 皮瓣设计 股前外侧区域可供携带的穿支有旋股外侧动脉降支穿支、旋股外侧动脉横支穿支、膝外上动脉穿支和旋髂浅动脉穿支,一般以旋股外侧动脉降支穿支为主穿支,皮瓣设计以术前超声多普勒血流仪探测标记的旋股外侧动脉降支主穿支穿出阔筋膜点为中心,以该点与髂髌线附近探测标记的第二穿支穿出阔筋膜点连线为皮瓣轴线,依据受区创面大小、形状设计皮瓣(图 3-5-3)。

3. 皮瓣切取 首先切开皮瓣外侧缘,在阔筋膜以浅平面向皮瓣中央锐性分离,直至显露术前探测标记的穿支血管,然后切开皮瓣内侧缘,同法分离,会师至穿支,至此皮瓣仅通过数支穿支与皮瓣供区相连,以血管夹逐一阻断穿支血供,判断皮瓣远端与近端的动脉供血与静脉回流情况,依据各穿支的供血能力和范围确定携带穿支的数量(图 3-5-4)。确定所需携带的穿支后,按逆行四面解剖法分离解剖穿支与源血管,旁开穿支 3～5mm 切开阔筋膜,以显微器械在放大镜下沿穿支血管向深层解剖,旋股外侧动脉降支穿支系核心血管,分离时注意携带其 T 形蒂及粗大的肌支,各穿支分离至一级源血管后,再次以血管夹阻断其他备用穿支,证实皮瓣血运可靠后,结扎处理其他穿支,根据所需血管蒂长度于相应平面断蒂。

4. 皮瓣移植 将皮瓣断蒂后移植至受区,调整皮瓣位置,间断缝合固定,在显微镜下吻合血管重建皮瓣血液循环。联体穿支皮瓣的动脉重建分为内增压(turbocharge)和外增压(supercharge)两种方法(图 3-5-5,图 3-5-6),部分超长联体穿支皮瓣需携带多组穿支,需要采用内增压联合外增压方法来重建皮瓣的动脉供血(图 3-5-7)。第二穿支蒂(或其一级源动脉)能到达旋股外侧动脉降支远端或分支且受区只有一组可供吻合血管时,选择内增压方式重建,即将旋股外侧动脉降支近端与受区动脉吻合,同时携带的第二穿支或其源动脉与旋股外侧动脉降支远端吻合,或与其粗大的肌支吻合。受区有两组或两组以上可供吻合的血管时,则可选择外增压方式重建,即将所携带的两组穿支或一级源动脉分别与受区的两条动脉吻合。联体穿支皮瓣的静脉重建分内减压和外减压两种方法(图 3-5-8,图 3-5-9),部分超长联体穿支皮瓣需要采用内减压联合外减压方法(图 3-5-10)。

5. 皮瓣供区与受区创口闭合 同血流桥接穿支皮瓣。

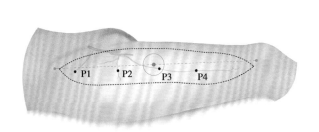

图 3-5-3 股前外侧区域设计联体穿支皮瓣
P1 来源于旋髂浅动脉的穿支;P2 来源于旋股外侧动脉横支的穿支;P3、P4 来源于旋股外侧动脉降支的穿支。

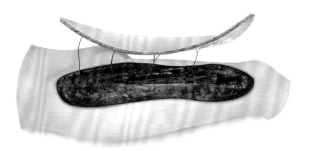

图 3-5-4 皮瓣携带 3 组穿支血管

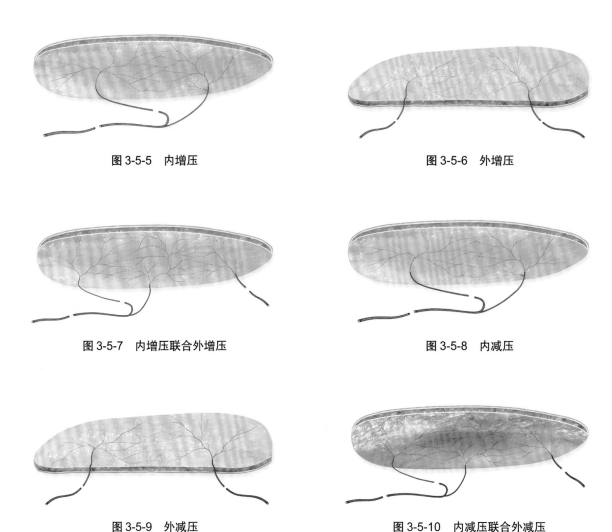

图 3-5-5　内增压　　　　　　　　　　　　　　　图 3-5-6　外增压

图 3-5-7　内增压联合外增压　　　　　　　　　　图 3-5-8　内减压

图 3-5-9　外减压　　　　　　　　　　　　　　　图 3-5-10　内减压联合外减压

四、术式评价

联体穿支皮瓣从一个供区切取皮瓣即能修复超长创面或四肢环形宽大创面，避免了牺牲其他皮瓣供区。采用内增压、内减压方式进行血液循环重建，受区只需提供一组血管蒂。与穿支皮瓣组合移植比较，皮瓣血供更为可靠，并减少了皮瓣供、受区瘢痕。但联体穿支皮瓣需要解剖两组或两组以上穿支，较为费力耗时；皮瓣切取只能由一个手术组完成，延长了皮瓣切取时间（组合移植时允许两个手术组同时切取皮瓣）；皮瓣血液循环重建较为复杂，有一定的技术要求。

五、注意事项

开展联体穿支皮瓣的注意事项如下：①解剖联体穿支皮瓣主穿支的一级源血管时，应精确计算所需血管蒂长度，同时应注意保留其较粗的分支，并预留一定的长度；②临床发现部分病例由于皮神经营养血管的存在，联体穿支皮瓣可以实现跨体区动脉供血，但存在跨体区静脉回流问题，此时须采用外减压或内减压技术（将皮瓣远端一静脉与受区创缘皮下静脉吻合或与一级源动脉伴行静脉远端吻合）以避免皮瓣远端坏死；③目前临床上术前无法精准确认任何联体穿支皮瓣所需携带的穿支数，因此，只能术中先保留多组穿支，待皮瓣游离后（仅穿支相连），逐一阻断皮瓣远、近端穿支，再根据皮瓣供血情况确定所需携带的穿支数；④联体穿支皮瓣移植用于全脸再造时，皮瓣供区多需植皮或接力皮瓣修复，需牺牲第二供区。

<h2 style="text-align:center">参 考 文 献</h2>

[1] SONG R，LING Y，WANG G，et al. One-stage reconstruction of the nose. The island frontal flap and the "conjoined" frontal flap[J]. Clin Plast Surg，1982，9（1）：37-44.

[2] SOUTAR D S，SCHEKER L R，TANNER N S，et al. The radial forearm flap: a versatile method for intraoral reconstruction[J]. Br J Plast Surg，1983，36（1）：1-8.

[3] FOUCHER G，VAN GENECHTEN F，MERLE N，et al. A compound radial artery forearm flap in hand surgery: an original modification of the Chinese forearm flap[J]. Br J Plast Surg，1984，37（2）：139-148.

[4] HALLOCK G G. Simultaneous transposition of anterior thigh muscle and fascia flaps: an introduction to the chimera flap principle[J]. Ann Plast Surg，1991，27（2）：126-131.

[5] KOSHIMA I，YAMAMOTO H，HOSODA M，et al. Free combined composite flaps using the lateral circumflex femoral system for repair of massive defects of the head and neck regions: an introduction to the chimeric flap principle[J]. Plast Reconstr Surg，1993，92（3）：411-420.

[6] KOSHIMA I，SAISHO H，KAWADA S，et al. Flow-through thin latissimus dorsi perforator flap for repair of soft-tissue defects in the legs[J]. Plast Reconstr Surg，1999，103（5）：1483-1490.

[7] HALLOCK G G. Simplified nomenclature for compound flaps[J]. Plast Reconstr Surg，2000，105（4）：1465-1472.

[8] KIMURA N. A microdissected thin tensor fasciae latae perforator flap[J]. Plast Reconstr Surg，2002，109（1）：69-80.

[9] HUANG W C，CHEN H C，WEI F C，et al. Chimeric flap in clinical use[J]. Clin Plast Surg，2003，30（3）：457-467.

[10] TSAI F C，YANG J Y，MARDINI S，et al. Free split-cutaneous perforator flaps procured using a three-dimensional harvest technique for the reconstruction of postburn contracture defects[J]. Plast Reconstr Surg，2004，113（1）：185-195.

[11] HALLOCK G G. Further clarification of the nomenclature for compound flaps[J]. Plast Reconstr Surg，2006，117（7）：151e-160e.

[12] HALLOCK G G. Branch-based conjoined perforator flaps[J]. Plast Reconstr Surg，2008，121（5）：1642-1649.

[13] MARSH D J，CHANA J S. Reconstruction of very large defects: a novel application of the double skin paddle anterolateral thigh flap design provides for primary donor-site closure[J]. J Plast Reconstr Aesthet Surg，2010，63（1）：120-125.

[14] 唐举玉,吴攀峰,俞芳,等. 特殊类型穿支皮瓣在创伤骨科的临床应用 [J]. 中华创伤杂志,2014,30（11）：1085-1088.

第四章

特殊形式穿支皮瓣的衍生术式

第一节 血流桥接－显微削薄穿支皮瓣

一、概述

血流桥接－显微削薄穿支皮瓣（即 Tang Ⅱ F-M）系血流桥接穿支皮瓣技术和显微削薄穿支皮瓣技术的组合，是指保留穿支血管及其浅筋膜内分支和真皮下血管网，应用显微外科器械在放大镜或显微镜下去除多余的浅筋膜层脂肪，移植时以其一级源血管的近端与受区主干血管近端吻合，其远端与受区主干血管远端吻合，在重建皮瓣血液循环的同时避免牺牲性或重建受区主干血管的一种特殊形式穿支皮瓣（图 4-1-1，图 4-1-2）。

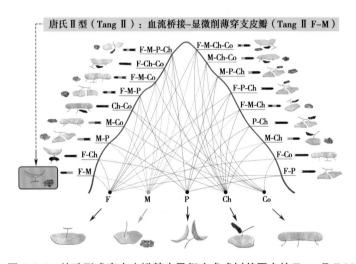

图 4-1-1 特殊形式穿支皮瓣基本及衍生术式树状图中的 Tang Ⅱ F-M

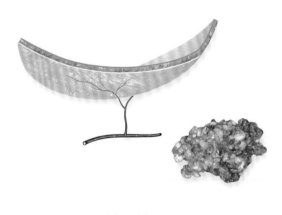

图 4-1-2 Tang Ⅱ F-M 示意图

二、适应证

血流桥接－显微削薄穿支皮瓣适合于受区合并主干血管缺损，供区皮下脂肪组织肥厚患者的手（腕）、足（踝）、胫前、前臂、肘部等区域浅表创面修复（图 4-1-3）。

34

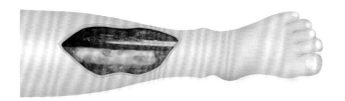

图 4-1-3　小腿胫前浅表创面

三、手术方法

1. 供区选择　同血流桥接穿支皮瓣。

2. 皮瓣设计　同血流桥接穿支皮瓣。

3. 皮瓣切取与削薄　皮瓣切取同血流桥接穿支皮瓣,皮瓣切取完成后按显微削薄穿支皮瓣要求行皮瓣削薄,证实其血供可靠后断蒂。

4. 皮瓣移植　将皮瓣移植至受区,将其一级源血管近端与受区主干血管近端吻合,其远端与主干血管远端吻合(图 4-1-4)。

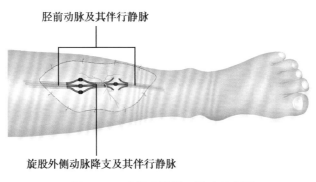

胫前动脉及其伴行静脉

旋股外侧动脉降支及其伴行静脉

图 4-1-4　皮瓣血液循环重建示意图

5. 皮瓣供区与受区创口闭合　同血流桥接穿支皮瓣。

四、术式评价

血流桥接-显微削薄穿支皮瓣系一次性均匀修薄皮瓣,皮瓣受区可以获得满意的外观,避免了二次手术修薄整形,减少了皮瓣供区损害(不修薄则需要切取更大面积皮瓣方能覆盖同样大小的创面),同时整合了血流桥接穿支皮瓣可重建受区主干血管缺损或避免牺牲受区主干血管的优点。但该术式需要切取一级源血管,增加了供区损伤,显微削薄有一定难度与风险,携带感觉神经的皮瓣可能影响皮瓣的感觉功能恢复。

五、注意事项

血流桥接-显微削薄穿支皮瓣的血管解剖经历肌下、肌内、深筋膜、浅筋膜,路径长,特别是肌内穿支解剖和穿支在浅筋膜内分支的显微解剖比较复杂、费时。解剖穿支及其在浅筋膜内的分支建议应用显微器械于放大镜或显微镜下进行。穿支发出部位靠近一级源血管近端时,其远端有一定长度和外径适合重建受区主干血管;穿支发出部位靠近一级源血管远端时,则常因一级源血管远端口径细小,不能重建四肢的主干血管缺损。

第二节　血流桥接-分叶穿支皮瓣

一、概述

　　血流桥接-分叶穿支皮瓣（即 Tang Ⅱ F-P）系血流桥接穿支皮瓣技术和分叶穿支皮瓣技术的组合，是指在同一血管体区（供区）切取两个或两个以上的相同类型穿支皮瓣，移植时利用其一级源血管（非主干血管，如旋股外侧动脉降支等）的近端与受区主干血管（如桡动脉等）近端吻合，其远端与受区主干血管远端吻合，在修复创面的同时重建或避免牺牲受区主干血管和第二供区的一种特殊形式穿支皮瓣（图4-2-1，图4-2-2）。

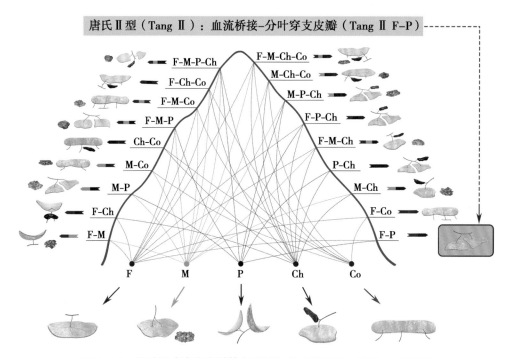

图4-2-1　特殊形式穿支皮瓣基本及衍生式树状图中的 Tang Ⅱ F-P

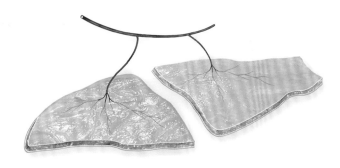

图4-2-2　TangⅡ F-P 示意图

二、适应证

血流桥接 - 分叶穿支皮瓣的适应证包括：①合并主干血管缺损的相邻两个或多个创面修复（图4-2-3）；②合并主干血管缺损的宽大或不规则创面修复（图4-2-4）；③合并主干血管缺损的洞穿性缺损修复。

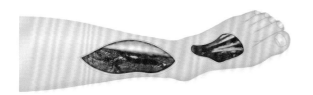

图 4-2-3 小腿及足背两处创面合并胫前动脉损伤

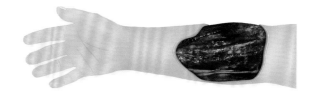

图 4-2-4 前臂宽大创面合并桡动脉损伤

三、手术方法

1. **供区选择**　切取血流桥接 - 分叶穿支皮瓣的前提条件是同一源血管发出两支或两支以上的穿支血管相隔一定距离进入皮肤，穿支与一级源血管具有一定长度，两者呈干 - 支型（或称为 T 形蒂），一级源血管发出穿支后仍具备一定的口径。在临床上，切取血流桥接 - 分叶穿支皮瓣的常用血管体区有旋股外侧动脉降支血管体区、腓动脉血管体区、胸背动脉血管体区和骨间后动脉血管体区等。

2. **皮瓣设计与切取**　同分叶穿支皮瓣。

3. **皮瓣移植**　将皮瓣断蒂后转移至受区，定位后予以缝合固定，将一级源血管的 T 形血管蒂近端与受区主干血管近端吻合，其远端与受区主干血管的远端吻合。修复一处宽大或不规则创面时，则先在无血状态下依据术前设计将皮瓣重新组合拼接成与创面形状一致的皮瓣（图4-2-5），然后移植至受区，再行血管吻合（图4-2-6）。

4. **皮瓣供区与受区创口闭合**　同血流桥接穿支皮瓣。

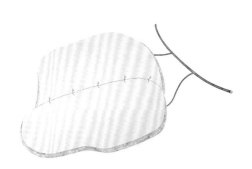

图 4-2-5 皮瓣组合拼接

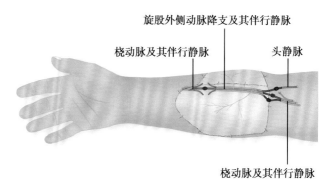

图 4-2-6 皮瓣血液循环重建示意图

旋股外侧动脉降支及其伴行静脉
桡动脉及其伴行静脉
头静脉
桡动脉及其伴行静脉

四、术式评价

血流桥接 - 分叶穿支皮瓣既可重建受区缺损的主干血管或避免牺牲受区主干血管，又可避免损害第二供区，修复足跟等特殊区域能够实现更好的外形重塑。但该术式需要携带一级源血管且需要解剖分离两组或两组以上的穿支，增加了供区损伤与手术时间。

五、注意事项

血流桥接 - 分叶穿支皮瓣要求同一源血管发出两支或两支以上的穿支血管，且穿支血管和一级源血管都具有一定长度和口径。血流桥接 - 分叶穿支皮瓣的设计、解剖要求高，临床应用时要注意以下几点：①术前常规应用超声多普勒血流仪和 CTA 或 MRA 检查，了解穿支数目、口径和走行，降低手术盲目性；②在四肢部位切取皮瓣时，各分叶穿支皮瓣的轴线应尽可能避免与肢体长轴成角或垂直，避免皮瓣切取过宽而致供区闭合困难；③术中如发现穿支来源于不同源血管，则可改为组合移植，吻合两组或两组以上血管来重建皮瓣血运；④遇到其中一叶皮瓣穿支被误伤或穿支细小时，可改为血流桥接 - 嵌合穿支皮瓣移植来补救；⑤穿支发出部位靠近一级源血管末端或为终末支时，则改为分叶穿支皮瓣移植。

第三节 血流桥接 - 嵌合穿支皮瓣

一、概述

血流桥接 - 嵌合穿支皮瓣（即 Tang II F-Ch）系血流桥接穿支皮瓣技术和嵌合穿支皮瓣技术的组合，是指在同一血管体区（供区）内切取的包含有两个或两个以上不同类型独立组织瓣（如肌瓣、皮瓣、筋膜瓣、骨瓣等），这些独立组织瓣中至少含有一个穿支皮瓣，且供血动脉均起源于同一一级源动脉，移植时利用其同一源血管的近端与受区主干血管近端吻合，其远端与受区主干血管远端吻合，在重建多个独立组织瓣血液循环的同时重建或避免牺牲受区主干血管的一种特殊形式穿支皮瓣（图 4-3-1，图 4-3-2）。

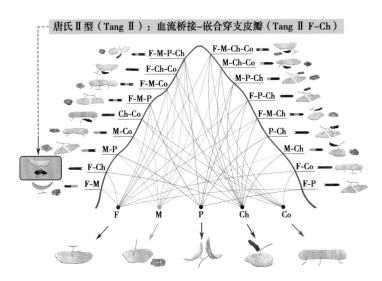

图 4-3-1 特殊形式穿支皮瓣基本及衍生术式树状图中的 Tang II F-Ch

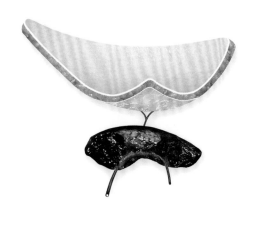

图 4-3-2 Tang II F-Ch 示意图

二、适应证

血流桥接 - 嵌合穿支皮瓣适合于合并主干血管缺损和骨骼、肌与肌腱、关节囊等深部组织缺损的创面修复（图 4-3-3）。

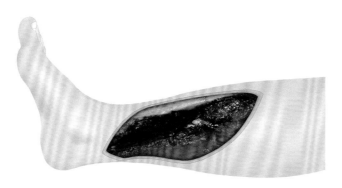

图 4-3-3　小腿创面合并深部死腔与胫后动脉损伤

三、手术方法

1. 供区选择　切取血流桥接 - 嵌合穿支皮瓣的前提条件是同一源血管在其血管体区内发出多个分支分别供养骨骼、肌肉、筋膜和皮肤等多种组织，穿支与一级源血管具有一定长度，两者呈干 - 支型。在临床上，可切取血流桥接 - 嵌合穿支皮瓣的常用血管体区有旋股外侧动脉降支血管体区、腓动脉血管体区、胸背动脉血管体区、腓肠内侧动脉血管体区等。

2. 皮瓣设计　同嵌合穿支皮瓣。

3. 皮瓣切取　按血流桥接穿支皮瓣切取方法先行穿支皮瓣切取，沿穿支逆行解剖至一级源血管，根据其分支情况于合适区域切取嵌合瓣。

4. 皮瓣移植　将嵌合穿支皮瓣断蒂后转移至受区，理顺血管蒂，将骨瓣重建骨缺损，以克氏针或螺钉固定，或将肌瓣填塞深部死腔、筋膜瓣重建肌腱或关节囊，将皮瓣调整位置后覆盖浅表创面，间断缝合数针予以固定。将一级源血管的 T 形血管蒂近端与受区主干血管近端吻合，一级源血管远端与主干血管远端吻合（图 4-3-4）。

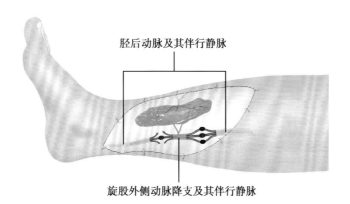

胫后动脉及其伴行静脉

旋股外侧动脉降支及其伴行静脉

图 4-3-4　皮瓣血液循环重建示意图

5. 皮瓣供区与受区创口闭合　同血流桥接穿支皮瓣。

四、术式评价

血流桥接 - 嵌合穿支皮瓣是一种特殊类型的穿支皮瓣，吸取了嵌合穿支皮瓣血供好、抗感染能力强、术式多样、可实现立体修复等优点，同时也整合了血流桥接穿支皮瓣能同时重建受区主干血管缺损或避免牺牲受区主干血管的优点。但该术式需要携带一级源血管，需要切取骨瓣、肌瓣或筋膜瓣，增加了供区损伤和手术时间，每个组织瓣都有一级源血管发出的独立血管蒂，增加了血管蒂扭转卡压的发生率。

五、注意事项

开展血流桥接 - 嵌合穿支皮瓣的注意事项如下：①血流桥接 - 嵌合穿支皮瓣需要携带一级源血管，不宜选用一级源动脉为四肢主干动脉的穿支皮瓣（如桡动脉穿支皮瓣等），避免在重建受区主干动脉的同时又造成供区主干动脉的损害；②血流桥接 - 嵌合穿支皮瓣包括多个不同的组织瓣成分，宜先切取穿支皮瓣，再显露、分离源血管，根据源血管分支情况切取骨瓣、肌瓣或筋膜瓣；③如受区主干动脉缺损，应准确判断缺损长度，以切取相应长度的血管蒂（一级源血管）；如受区主干血管正常，利用 T 形血管蒂只是恢复受区主干动脉血流，则可以减少一级源血管的切取长度，从而减少皮瓣供区损害；④精准评估深部死腔体积、骨与肌腱缺损长度或关节囊缺损面积，切取大小合适的组织瓣，过小达不到填充或重建效果，过大则增加了供区损害且影响创面闭合；同时要注意嵌合成分（骨瓣、肌瓣或筋膜瓣）重建的位置，精准评估各个组织瓣所需的血管蒂长度；⑤截骨和切断肌肉时出血较多，应彻底止血，并于低位放置引流管充分引流；⑥固定骨瓣、肌瓣或筋膜瓣时，一定要注意保护好穿支血管，避免意外损伤与撕脱。

第四节　血流桥接 - 联体穿支皮瓣

一、概述

血流桥接 - 联体穿支皮瓣（即 Tang Ⅱ F-Co）系血流桥接穿支皮瓣和联体穿支皮瓣两种技术的组合，是指切取的两个或多个穿支皮瓣的皮肤和浅筋膜结构连续，但皮瓣切取长度超出了任一血管体区穿支所能供应的范围，移植时必须在皮瓣的远端或近端重建其他血管体区穿支或一级源血管，同时利用其一级源血管的近端与受区主干血管近端吻合，其远端与受区主干血管远端吻合，在修复创面的同时重建（或避免牺牲）受区主干血管的一种特殊形式穿支皮瓣（图 4-4-1，图 4-4-2）。

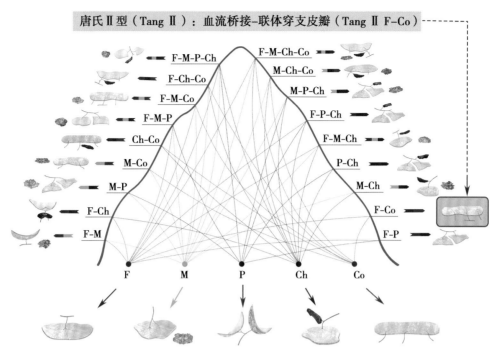

图 4-4-1　特殊形式穿支皮瓣基本及衍生术式树状图中的 Tang Ⅱ F-Co

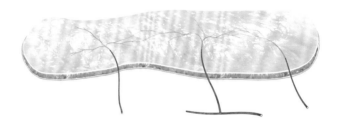

图 4-4-2　Tang Ⅱ F-Co 示意图

二、适应证

血流桥接 - 联体穿支皮瓣适合于合并主干血管缺损的超长浅表创面或四肢环形创面修复（图 4-4-3）。

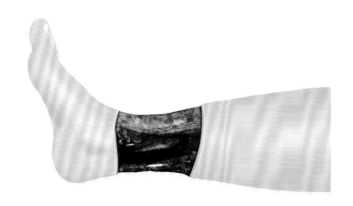

图 4-4-3　小腿环形创面合并胫后血管损伤

三、手术方法

1. 供区选择 血流桥接 - 联体穿支皮瓣切取皮瓣长,其常用供区包括股前外侧(旋髂浅动脉 - 旋股外侧动脉横支 - 旋股外侧动脉降支 - 膝外上动脉)、背部(旋肩胛动脉 - 胸背动脉 - 腰动脉)和侧胸腹部(胸背动脉 - 腹壁下动脉)等,穿支与一级源血管具有一定长度,两者呈干 - 支型。股前外侧供区的血流桥接 - 联体穿支皮瓣为临床常用。

2. 皮瓣设计 同联体穿支皮瓣。

3. 皮瓣切取 按联体穿支皮瓣切取方法切取皮瓣,携带足够长度的一级源血管。

4. 皮瓣移植 将皮瓣断蒂后移植至受区,调整皮瓣位置,间断缝合固定,在显微镜下吻合血管重建皮瓣血液循环。将主穿支的一级源血管近端与皮瓣受区血管近端吻合,远端与受区血管远端吻合,携带的其他体区穿支或一级源血管与主穿支的一级源血管的粗大肌支吻合或与皮瓣受区其他血管吻合(图 4-4-4)。

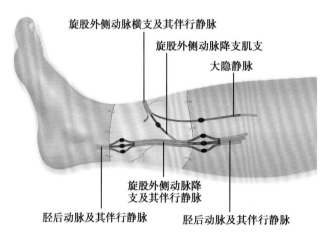

旋股外侧动脉横支及其伴行静脉
旋股外侧动脉降支肌支
大隐静脉
旋股外侧动脉降支及其伴行静脉
胫后动脉及其伴行静脉
胫后动脉及其伴行静脉

图 4-4-4 皮瓣血液循环重建示意图

5. 皮瓣供区与受区创口闭合 同联体穿支皮瓣。

四、术式评价

血流桥接 - 联体穿支皮瓣可重建受区缺损的主干血管或避免牺牲受区主干血管,一个供区切取皮瓣即能修复超长创面,避免牺牲其他皮瓣供区。采用内增压、内减压方式进行血液循环重建,受区只需提供一组血管蒂。与穿支皮瓣组合移植相比,皮瓣血供相对更为可靠,并减少了皮瓣供、受区瘢痕。但该术式的血液循环重建较为复杂,皮瓣切取需要解剖多组穿支,手术费力耗时。

五、注意事项

解剖联体穿支皮瓣时,其主穿支的一级源血管要尽可能携带其粗大分支并保留一定的血管蒂长度,移植时可将一级源动脉远端桥接肢体动脉远端,将其分支与其他穿支或一级源血管吻合(内增压 / 内减压),其他注意事项参阅血流桥接穿支皮瓣与联体穿支皮瓣章节。

第五节　显微削薄 - 分叶穿支皮瓣

一、概述

显微削薄 - 分叶穿支皮瓣（即 Tang Ⅱ M-P）系显微削薄穿支皮瓣技术与分叶穿支皮瓣技术的组合，是指在同一血管体区（供区）切取两个或两个以上的同类穿支皮瓣，每一穿支皮瓣在保留穿支血管及其浅筋膜内分支和真皮下血管网的前提下，应用显微外科器械在放大镜或显微镜下去除多余的浅筋膜层脂肪的一种特殊形式穿支皮瓣（图 4-5-1，图 4-5-2）。

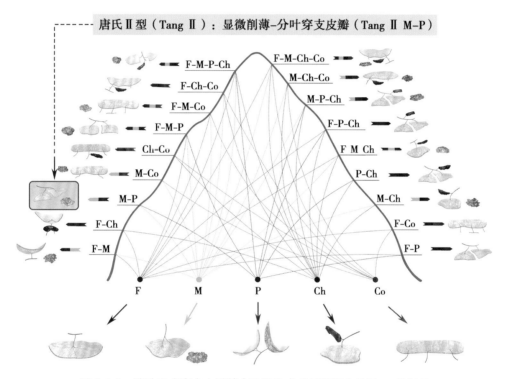

图 4-5-1　特殊形式穿支皮瓣基本及衍生术式树状图中的 Tang Ⅱ M-P

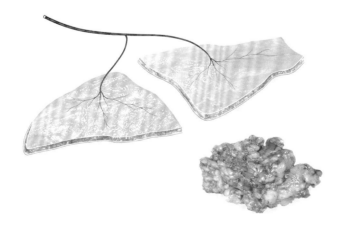

图 4-5-2　Tang Ⅱ M-P 示意图

二、适应证

显微削薄-分叶穿支皮瓣适合于皮瓣供区脂肪肥厚患者的手(腕)、足(踝)、胫前、肘与膝关节周围、颈部、头面等区域的宽大浅表创面或相邻两个(或多个)浅表创面的修复。

三、手术方法

1. 供区选择　同分叶穿支皮瓣。

2. 皮瓣设计与切取　同分叶穿支皮瓣。

3. 皮瓣削薄　皮瓣断蒂前削薄皮瓣,削薄要求同显微削薄穿支皮瓣。

4. 皮瓣移植　同分叶穿支皮瓣。

5. 皮瓣供区与受区创口闭合　同分叶穿支皮瓣。

四、术式评价

显微削薄-分叶穿支皮瓣既可改善皮瓣受区外形,避免二次皮瓣修薄整形,同时又可实现皮瓣供区的直接闭合,有效避免第二供区损害。但该术式是显微削薄穿支皮瓣技术与分叶穿支皮瓣技术的组合应用,其设计与切取有较高的技术要求,存在一定的手术风险。

五、注意事项

显微削薄-分叶穿支皮瓣设计时,术前需常规应用超声多普勒血流仪和 CTA 或 MRA 检查,了解穿支数目、口径和走行,以降低手术盲目性。皮瓣旋转拼接会增加血管蒂扭转的发生率,皮瓣组合拼接时要仔细理顺血管蒂,防止扭转与卡压。该术式的显微削薄较单一穿支皮瓣削薄难度更大、风险增加,特别是遇到穿支在浅筋膜层分支弥散时,术者要沉着冷静,有足够耐心。其他注意事项参阅显微削薄穿支皮瓣和分叶穿支皮瓣章节。

第六节　显微削薄-嵌合穿支皮瓣

一、概述

显微削薄-嵌合穿支皮瓣(即 Tang Ⅱ M-Ch)系显微削薄穿支皮瓣技术和嵌合穿支皮瓣技术的组合,是指在同一血管体区(供区)内切取的包含两个或两个以上不同种类的独立组织瓣(如穿支皮瓣、肌瓣、筋膜瓣、骨瓣等),其穿支皮瓣在保留穿支血管及其浅筋膜内分支和真皮下血管网的前提下,应用显微外科器械在放大镜或显微镜下去除多余的浅筋膜层脂肪,吻合一组源血管即可重建两个或多个组织瓣血液循环的一种特殊形式穿支皮瓣(图 4-6-1,图 4-6-2)。

二、适应证

显微削薄-嵌合穿支皮瓣适合于皮瓣供区皮下脂肪肥厚患者合并深部骨骼、肌与肌腱、关节囊缺损的浅表创面修复。

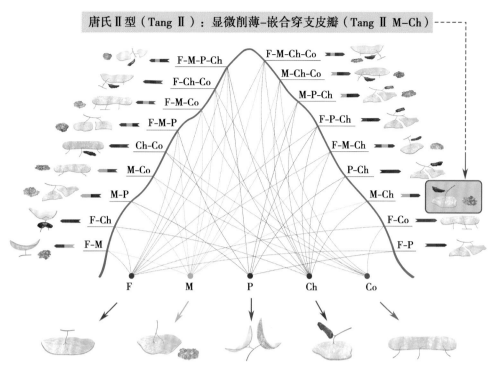

图 4-6-1　特殊形式穿支皮瓣基本及衍生术式树状图中的 Tang Ⅱ M-Ch

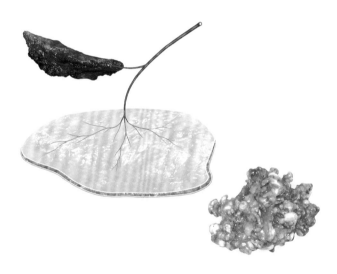

图 4-6-2　Tang Ⅱ M-Ch 示意图

三、手术方法

1. **供区选择**　同嵌合穿支皮瓣。

2. **皮瓣设计与切取**　同嵌合穿支皮瓣。

3. **皮瓣削薄**　皮瓣断蒂前依据受区所需组织厚度去除多余脂肪组织，削薄方法同显微削薄穿支皮瓣。

4. **皮瓣移植**　同嵌合穿支皮瓣。

5. **皮瓣受区与供区创口闭合**　同嵌合穿支皮瓣。

四、术式评价

显微削薄 - 嵌合穿支皮瓣吸取了嵌合穿支皮瓣血供好、抗感染能力强、术式多样、可实现立体修复等优点，同时也整合了显微削薄穿支皮瓣改善皮瓣受区外形，避免二次皮瓣修薄整形的优点。但显微削薄 - 嵌合穿支皮瓣包括不同的组织瓣成分，骨瓣、肌瓣、筋膜瓣与穿支皮瓣彼此之间只通过血管蒂相连，各组织瓣均有一定的自由度，给创面修复带来了方便，但增加了血管蒂扭转、卡压和牵拉损伤的发生率。

五、注意事项

显微削薄 - 嵌合穿支皮瓣需切取骨、肌肉等组织，应精准评估深部死腔体积、骨与肌腱缺损长度或关节囊缺损面积，切取大小合适的组织瓣，过小达不到填充或重建效果，过大会增加供区损害且影响受区创面闭合；对于切取次序，宜先切取穿支皮瓣，再显露、分离其一级源血管，然后根据一级源血管分支情况切取骨瓣、肌瓣或筋膜瓣；皮瓣削薄在断蒂前完成，皮瓣切取面积大，削薄难度与风险增加，术中要量力而行，坚持皮瓣安全第一原则，避免一味追求皮瓣的薄型化而发生皮瓣部分坏死；移植时一定要理顺血管蒂，防止血管蒂扭转、卡压，固定骨瓣、肌瓣、筋膜瓣的过程中一定要注意妥善保护好穿支血管，防止意外损伤与撕脱。其他注意事项参阅显微削薄穿支皮瓣和嵌合穿支皮瓣章节。

第七节　显微削薄 - 联体穿支皮瓣

一、概述

显微削薄 - 联体穿支皮瓣（即 Tang Ⅱ M-Co）系显微削薄穿支皮瓣技术和联体穿支皮瓣技术的组合，是指切取的穿支皮瓣长度超出了一个血管体区穿支血管所能供应的范围，必须在皮瓣的远端或近端吻合其他血管体区穿支或一级源血管，同时根据创面需要在保留穿支血管及其浅筋膜内分支和真皮下血管网的前提下，应用显微外科器械在放大镜（或显微镜）下去除浅筋膜层多余脂肪的一种特殊形式穿支皮瓣（图 4-7-1，图 4-7-2）。

二、适应证

显微削薄 - 联体穿支皮瓣适合于皮瓣供区皮下脂肪肥厚患者超长浅表创面或四肢环形浅表创面修复。

三、手术方法

1. **供区选择**　同联体穿支皮瓣。
2. **皮瓣设计与切取**　同联体穿支皮瓣。
3. **皮瓣削薄**　皮瓣断蒂前行显微削薄，削薄方法同显微削薄穿支皮瓣。
4. **皮瓣移植**　同联体穿支皮瓣。
5. **皮瓣供区与受区创口闭合**　同联体穿支皮瓣。

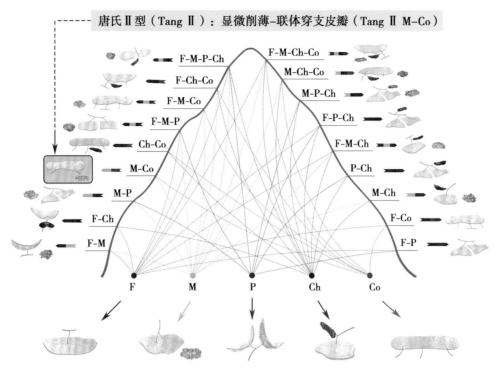

图 4-7-1 特殊形式穿支皮瓣基本及衍生术式树状图中的 Tang Ⅱ M-Co

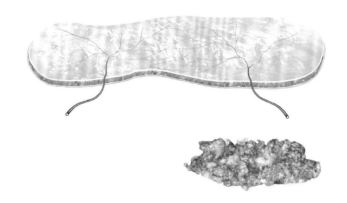

图 4-7-2 Tang Ⅱ M-Co 示意图

四、术式评价

显微削薄 - 联体穿支皮瓣实现了在一个供区切取一块穿支皮瓣即能修复超长创面,减少了皮瓣供区损害。采用内增压、内减压或外增压、外减压重建皮瓣血供较组合移植更为可靠,采用内增压、内减压方式进行皮瓣血液循环重建,皮瓣受区只需提供一组血管蒂。该术式同时整合了显微削薄穿支皮瓣改善皮瓣受区外形,避免二次皮瓣削薄整形的优点。但显微削薄 - 联体穿支皮瓣需要解剖游离多组穿支,显微削薄亦较为费力耗时。

五、注意事项

联体穿支皮瓣需解剖分离两组或多组穿支和一级源血管,相当于切取及移植两个或多个穿支皮瓣,手术难度大,技术要求高,显微削薄 - 联体穿支皮瓣系跨体区皮瓣,切取面积大，在此基础上再行显微削薄，手术难度与风险进一步增加，因此，开展该术式时要有足够思想准备，削薄时量力而行，避免一味追求皮瓣薄型化而导致皮瓣部分坏死。其他注意事项参阅联体穿支皮瓣与显微削薄穿支皮瓣章节。

第八节 分叶 - 嵌合穿支皮瓣

一、概述

分叶 - 嵌合穿支皮瓣（即 Tang Ⅱ P-Ch）是分叶穿支皮瓣和嵌合穿支皮瓣两种技术组合而衍生，是指在同一血管体区（供区）切取两个或两个以上穿支皮瓣，同时切取一个或多个骨瓣、肌瓣和 / 或筋膜瓣，各组织瓣仅以血管蒂相连，移植时只需吻合一组一级源血管即可重建多个组织瓣血液循环的一种特殊形式穿支皮瓣（图 4-8-1，图 4-8-2）。

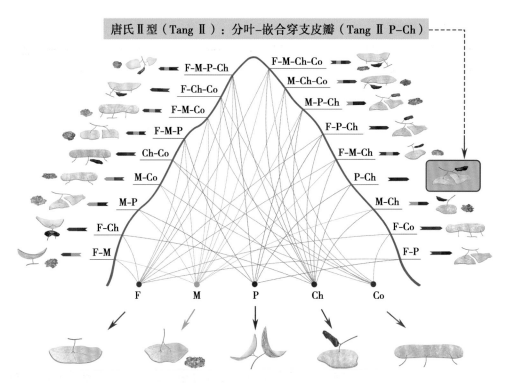

图 4-8-1 特殊形式穿支皮瓣基本及衍生术式树状图中的 Tang Ⅱ P-Ch

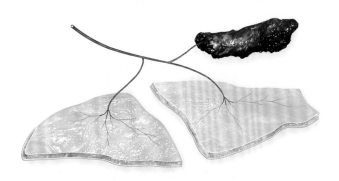

图 4-8-2 Tang Ⅱ P-Ch 示意图

二、适应证

分叶 - 嵌合穿支皮瓣适应证包括：①合并骨、肌与肌腱或关节囊等深部组织缺损的相邻两个或多个创面修复；②合并骨、肌与肌腱或关节囊等深部组织缺损的宽大创面修复；③洞穿性缺损修复。

三、手术方法

1. 供区选择 切取分叶 - 嵌合穿支皮瓣的前提条件是同一一级源血管在其血管体区内发出多个分支分别供养骨骼、肌肉、筋膜和皮肤等多种组织，并存在两个或多个穿支相隔一定距离进入皮肤，且穿支血管均具有一定的长度。切取分叶 - 嵌合穿支皮瓣的常用供区包括旋股外侧动脉降支血管体区、腹壁下动脉血管体区、胸背动脉血管体区、腓肠内侧动脉血管体区、腓动脉血管体区等。

2. 皮瓣设计 分叶 - 嵌合穿支皮瓣包含两个或多个穿支皮瓣，还包含骨瓣、肌瓣、筋膜瓣等，设计要综合考虑分叶穿支皮瓣和嵌合穿支皮瓣的要求。

3. 皮瓣切取 按分叶穿支皮瓣切取方法切取皮瓣，穿支显露后，于穿支旁切开深筋膜，沿穿支游离合适的穿支蒂长度，转而显露分离出其一级源血管，确认其至骨骼、肌肉、筋膜的分支后，分别以各分支血管为蒂分离切取骨瓣、肌瓣或筋膜瓣，直至汇入同一源血管，各独立组织瓣完全游离后逐一检查其血运，确定血运可靠后依据所需血管蒂长度断蒂。

4. 皮瓣移植 将分叶 - 嵌合穿支皮瓣转移至受区后，仔细理顺各组织瓣血管蒂，将骨瓣重建骨缺损，以克氏针或螺钉内固定，将肌瓣填塞死腔，间断缝合数针予以固定，将其一级源血管与受区备用动、静脉吻合。如将分叶穿支皮瓣应用于修复同一处宽大创面，则在断蒂后先依据皮瓣设计完成皮瓣的拼接，再行后续处理。

5. 皮瓣供区与受区创口闭合 同嵌合穿支皮瓣。

四、术式评价

分叶 - 嵌合穿支皮瓣整合了分叶穿支皮瓣和嵌合穿支皮瓣的优点，其术式更加灵活多样化，解决了单纯分叶穿支皮瓣和单纯嵌合穿支皮瓣难以解决的问题。但分叶 - 嵌合穿支皮瓣包括多个成分不同的组织瓣，设计、切取要求高，增加了手术难度和风险。

五、注意事项

分叶 - 嵌合穿支皮瓣系分叶穿支皮瓣与嵌合穿支皮瓣两种特殊形式穿支皮瓣技术的组合应用，需切取两个或多个穿支皮瓣，同时要切取一个或多个骨瓣、肌瓣和 / 或筋膜瓣，多个组织瓣都仅以血管蒂相连，容易发生血管蒂扭转，移植时要特别注意仔细理顺每一组织瓣的血管蒂，防止扭转与卡压。其他注意事项参阅分叶穿支皮瓣和嵌合穿支皮瓣章节。

第九节　嵌合 - 联体穿支皮瓣

一、概述

嵌合 - 联体穿支皮瓣（即 Tang Ⅱ Ch-Co）系嵌合穿支皮瓣和联体穿支皮瓣两种技术组合而衍生，是指切取的穿支皮瓣长度超出了一个血管体区穿支血管所能供应的范围，必须在皮瓣的远端或近端吻合其他血管体区穿支或一级源血管方能成活,同时需要以其一级源血管的分支为蒂切取骨瓣、肌瓣或筋膜瓣来重建骨缺损、填充深部死腔或重建关节囊与肌腱缺损的一种特殊形式穿支皮瓣(图4-9-1,图4-9-2)。

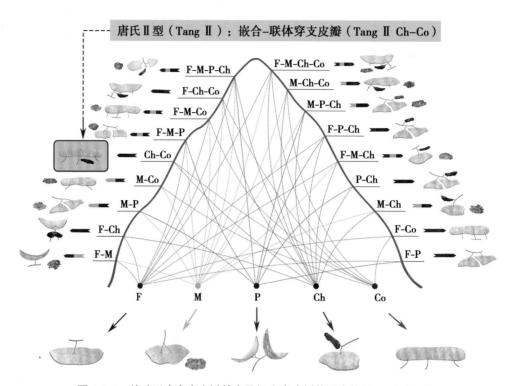

图4-9-1　特殊形式穿支皮瓣基本及衍生术式树状图中的 Tang Ⅱ Ch-Co

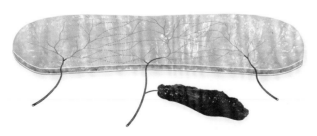

图4-9-2　Tang Ⅱ Ch-Co 示意图

二、适应证

嵌合-联体穿支皮瓣适合于合并骨缺损深部死腔肌腱或关节囊缺损的超长浅表创面或肢体环形浅表创面修复。

三、手术方法

1. 供区选择　同联体穿支皮瓣。

2. 皮瓣设计 同联体穿支皮瓣，根据受区需要设计骨瓣、肌瓣或筋膜瓣。

3. 皮瓣切取 同联体穿支皮瓣，皮瓣切取完成后根据受区需要切取适宜大小的骨瓣、肌瓣或筋膜瓣。

4. 皮瓣移植 将皮瓣断蒂后转移至受区，将骨瓣桥接骨缺损，以克氏针或螺钉内固定，将肌瓣填塞死腔，筋膜瓣重建关节囊或肌腱，联体穿支皮瓣覆盖浅表创面，在显微镜下吻合血管，采用内增压（和/或外增压）、内减压（和/或外减压）重建皮瓣血液循环。

5. 皮瓣供区与受区创口闭合 同嵌合穿支皮瓣。

四、术式评价

嵌合-联体穿支皮瓣实现了一个供区切取一块穿支皮瓣即能修复超长创面，避免了牺牲其他供区，相应减少了皮瓣供区损害。采用内增压、内减压或外增压、外减压重建皮瓣血液循环较组合移植更为可靠，采用内增压、内减压方式进行血液循环重建，皮瓣受区只需提供一组血管蒂。该术式同时整合了嵌合穿支皮瓣的优点，可一期重建骨缺损、填充深部死腔、重建关节囊与肌腱缺损，可实现创面立体修复，抗感染能力强，功能恢复快。但嵌合-联体穿支皮瓣与传统的穿支皮瓣不同，需要切取骨瓣、肌瓣或筋膜瓣，同时需要解剖分离多组穿支血管，增加了供区损害，延长了手术时间。

五、注意事项

嵌合-联体穿支皮瓣的皮瓣设计同联体穿支皮瓣，嵌合组织瓣的设计要根据需重建组织的特性与要求在供区合适部位设计切取相同的组织成分，其中最为关键的是嵌合组织瓣血管蒂的长度需充分，能自由植入受区重建部位，避免因血管蒂短被迫行血管移植，增加创伤和手术风险，延长手术时间。其他注意事项参阅联体穿支皮瓣和嵌合穿支皮瓣章节。

第十节　血流桥接-显微削薄-分叶穿支皮瓣

一、概述

血流桥接-显微削薄-分叶穿支皮瓣（即 Tang Ⅲ F-M-P）是血流桥接穿支皮瓣、显微削薄穿支皮瓣和分叶穿支皮瓣三种技术组合而衍生的一种特殊形式穿支皮瓣，指在同一血管体区（供区）切取两个或两个以上的穿支皮瓣，每一穿支皮瓣在保留穿支血管及其浅筋膜内分支和真皮下血管网的前提下，应用显微外科器械在放大镜或显微镜下去除多余的浅筋膜层脂肪，移植时利用其一级源血管的近端与受区主干血管近端吻合，远端与受区主干血管远端吻合，在重建分叶穿支皮瓣血液循环的同时可以重建或避免牺牲受区主干血管的一种特殊形式穿支皮瓣（图 4-10-1，图 4-10-2）。

二、适应证

血流桥接-显微削薄-分叶穿支皮瓣适合于具备以下条件的患者：①皮瓣供区皮下脂肪肥厚；②浅表的宽大创面或相邻的两处或多处浅表创面；③合并四肢主干血管损伤。

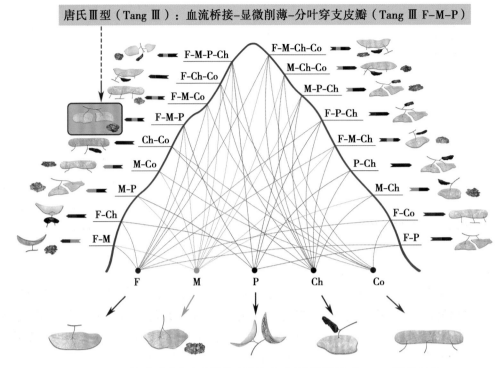

图 4-10-1 特殊形式穿支皮瓣基本及衍生术式树状图中的 Tang Ⅲ F-M-P

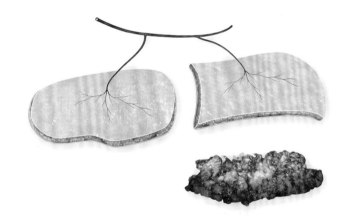

图 4-10-2 Tang Ⅲ F-M-P 示意图

三、手术方法

1. 供区选择 切取血流桥接 - 显微削薄 - 分叶穿支皮瓣的前提条件是同一源血管发出两支或两支以上的穿支血管相隔一定距离进入浅筋膜与皮肤,穿支与一级源血管具有一定长度,两者呈干 - 支型(或称为 T 形蒂)。在临床上,可切取血流桥接 - 显微削薄 - 分叶穿支皮瓣的常用血管体区有旋股外侧动脉降支血管体区、腹壁下动脉血管体区、胸背动脉血管体区、旋肩胛动脉血管体区等。

2. 皮瓣设计 同分叶穿支皮瓣。

3. 皮瓣切取与削薄 皮瓣切取同分叶穿支皮瓣,皮瓣切取完成后根据受区需要继续分离显露合适长度的一级源血管。皮瓣断蒂前行显微削薄,削薄要求同显微削薄穿支皮瓣。

4. 皮瓣移植 将皮瓣断蒂后转移至受区,理顺血管蒂,将各叶穿支皮瓣转移至创面,或通过皮下隧道转移至创面,调整好位置,间断缝合固定,将其一级源血管的 T 形血管蒂近端与受区主干血管近端吻合,远端与主干血管远端吻合。如将分叶穿支皮瓣应用于修复同一宽大创面,则在断蒂后先依据皮瓣设计的布样完成皮瓣的拼接,再转移至创面,校准皮瓣位置,间断缝合数针予以固定后,再行血管吻合。

5. 皮瓣供区与受区创口闭合 同血流桥接穿支皮瓣。

四、术式评价

血流桥接 - 显微削薄 - 分叶穿支皮瓣既可避免第二供区损害,又可重建受区缺损的主干血管或者避免牺牲受区主干血管,还可改善皮瓣受区的外形和功能,避免二期皮瓣削薄整形。但该术式是血流桥接、显微削薄和分叶三种技术的组合应用,其技术要求高、难度大。若穿支发出部位靠近一级源血管末端或为终末支,则不能完成血流桥接吻合。

五、注意事项

按分叶穿支皮瓣的设计、切取要求设计和切取皮瓣,根据受区需要携带合适长度的一级源血管,断蒂前逐一行各叶皮瓣显微削薄,皮瓣的一级源动脉远端口径大多明显小于受区主干动脉,需要将一级源动脉远端成形(鱼口成形或剪开主干分支处的连接部)再与远端主干动脉吻合。其他注意事项参阅血流桥接穿支皮瓣、显微削薄穿支皮瓣和分叶穿支皮瓣章节。

第十一节 血流桥接 - 显微削薄 - 嵌合穿支皮瓣

一、概述

血流桥接 - 显微削薄 - 嵌合穿支皮瓣(即 Tang Ⅲ F-M-Ch)是血流桥接穿支皮瓣、显微削薄穿支皮瓣和嵌合穿支皮瓣三种技术组合而衍生,指在同一血管体区(供区)内切取的包含两个或两个以上不同种类的独立组织瓣(如穿支皮瓣、肌瓣、筋膜瓣、骨瓣等),其穿支皮瓣在保留穿支血管及其浅筋膜内分支和真皮下血管网的前提下,应用显微外科器械在放大镜或显微镜下去除多余的浅筋膜层脂肪,移植时利用其一级源血管的近端与受区主干血管近端吻合、远端与受区主干血管远端吻合,在重建嵌合穿支皮瓣血液循环的同时可以重建或避免牺牲受区主干血管的一种特殊形式穿支皮瓣(图 4-11-1,图 4-11-2)。

二、适应证

血流桥接 - 显微削薄 - 嵌合穿支皮瓣适合于同时具备以下三个条件的患者:①皮瓣供区脂肪肥厚;②合并深部死腔(骨缺损或肌肉缺损)或合并关节囊(或肌腱)缺损;③合并四肢主干血管损伤。

三、手术方法

1. 供区选择 切取血流桥接 - 显微削薄 - 嵌合穿支皮瓣的前提条件是同一源血管发出两支或两支以上的分支血管分别供养骨骼、肌肉、深筋膜、浅筋膜和皮肤,穿支与一级源血管具有一定长度,一级源血管发出穿支后仍具备一定的口径。在临床上,可切取血流桥接 - 显微削薄 - 嵌合穿支皮瓣的常用血管体区有旋股外侧动脉降支血管体区、胸背动脉血管体区、腹壁下动脉血管体区等。

唐氏Ⅲ型（Tang Ⅲ）：血流桥接-显微削薄-嵌合穿支皮瓣（Tang Ⅲ F-M-Ch）

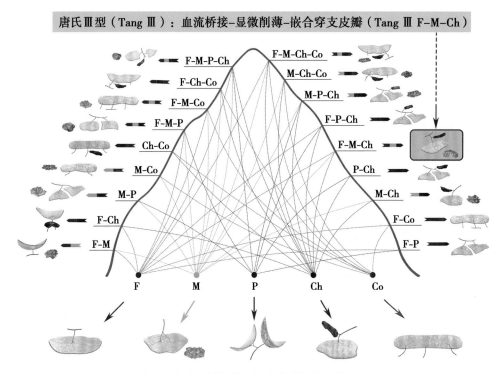

图 4-11-1 特殊形式穿支皮瓣基本及衍生术式树状图中的 Tang Ⅲ F-M-Ch

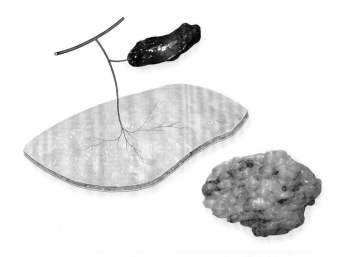

图 4-11-2 Tang Ⅲ F-M-Ch 示意图

2. 皮瓣设计 同嵌合穿支皮瓣。

3. 皮瓣切取与削薄 皮瓣切取同嵌合穿支皮瓣和血流桥接穿支皮瓣。皮瓣断蒂前行显微削薄，削薄要求同显微削薄穿支皮瓣。

4. 皮瓣移植 将皮瓣断蒂后转移至受区，理顺血管蒂，将骨瓣重建骨缺损，以克氏针或螺钉内固定，将肌瓣填塞死腔，间断缝合数针予以固定，将筋膜瓣修复关节囊或肌腱缺损，穿支皮瓣覆盖浅表创面，校准位置后间断缝合固定皮瓣，在显微镜下将其一级源血管的 T 形血管蒂近端与受区主干血管近端吻合，远端与主干血管远端吻合。

5. 皮瓣供区与受区创口闭合 同嵌合穿支皮瓣。

四、术式评价

血流桥接 - 显微削薄 - 嵌合穿支皮瓣既可重建受区缺损的主干血管或者避免牺牲受区主干血管，又可实现创面立体修复，一期重建骨缺损、填充深部死腔、重建关节囊或肌腱缺损，抗感染能力强，功能恢复快，还可一期获得良好外形，避免二期削薄整形。该术式是血流桥接穿支皮瓣、显微削薄穿支皮瓣和嵌合穿支皮瓣三种技术的组合应用，其技术要求高、难度大；若穿支发出部位靠近一级源血管末端或为终末支，则不能完成血流桥接吻合。

五、注意事项

按嵌合穿支皮瓣的设计要求设计血流桥接 - 显微削薄 - 嵌合穿支皮瓣，根据受区需要携带合适长度的一级源血管，断蒂前行皮瓣显微削薄，移植时逐一理顺各个组织瓣的血管蒂，防止扭转与卡压。皮瓣一级源动脉的远端口径大多明显小于受区主干动脉，需要将一级源动脉远端成形再与远端主干动脉吻合。其他注意事项参阅血流桥接穿支皮瓣、显微削薄穿支皮瓣和嵌合穿支皮瓣章节。

第十二节　血流桥接 - 显微削薄 - 联体穿支皮瓣

一、概述

血流桥接 - 显微削薄 - 联体穿支皮瓣（即 Tang Ⅲ F-M-Co）系血流桥接穿支皮瓣、显微削薄穿支皮瓣和联体穿支皮瓣三种技术组合而衍生，是指切取的穿支皮瓣长度超过了一个血管体区穿支血管所能供应的范围，且因皮瓣浅筋膜层脂肪肥厚，断蒂前需在保留穿支血管及其浅筋膜内分支和真皮下血管网的前提下，应用显微外科器械在放大镜（或显微镜）下剔除多余的浅筋膜脂肪，移植时在皮瓣的远端或近端吻合其他血管体区穿支或一级源血管方能保证皮瓣成活，同时需要携带其一级源血管来重建受区主干血管的一种特殊形式穿支皮瓣（图 4-12-1，图 4-12-2）。

二、适应证

血流桥接 - 显微削薄 - 联体穿支皮瓣适合于皮瓣供区皮下脂肪肥厚患者合并主干缺损的超长浅表创面或肢体环形浅表创面的修复。

三、手术方法

1. **供区选择**　同联体穿支皮瓣。
2. **皮瓣设计**　同联体穿支皮瓣。
3. **皮瓣切取**　同联体穿支皮瓣，根据受区需要携带适宜长度的一级源血管。断蒂前行皮瓣削薄，削薄方法同显微削薄穿支皮瓣。
4. **皮瓣移植**　同血流桥接 - 联体穿支皮瓣。
5. **皮瓣供区与受区创口闭合**　同联体穿支皮瓣。

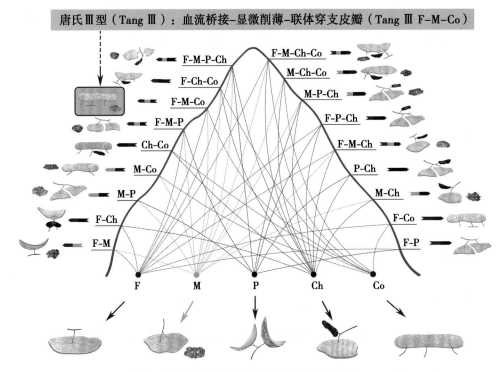

图 4-12-1 特殊形式穿支皮瓣基本及衍生术式树状图中的 Tang Ⅲ F-M-Co

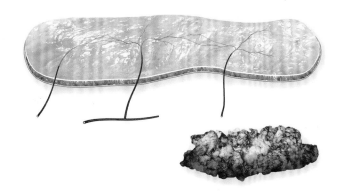

图 4-12-2 Tang Ⅲ F-M-Co 示意图

四、术式评价

血流桥接 - 显微削薄 - 联体穿支皮瓣可以一期重建受区缺损的主干血管，一期获得良好外形，牺牲一个供区即能修复超长创面或肢体环形宽大创面。但该术式需要解剖分离多条穿支，皮瓣削薄面积大，吻合血管多，血液循环重建复杂，延长了手术时间，增加了技术难度和手术风险。

五、注意事项

按联体穿支皮瓣的要求设计、切取血流桥接 - 显微削薄 - 联体穿支皮瓣，解剖分离主穿支的一级源血管时，要求有足够的长度和口径并尽可能携带其粗大分支。断蒂前行皮瓣显微削薄，皮瓣面积大，显微削薄操作费力耗时，要有足够耐心。血液循环重建时，将一级源血管近端与受区主干血管吻合后，首选口径与蒂长合适的血管重建远端主干动脉，然后再采用内增压、内减压技术重建其他穿支或一级源血管。其他注意事项参阅血流桥接穿支皮瓣、显微削薄穿支皮瓣和联体穿支皮瓣章节。

第十三节　血流桥接 - 分叶 - 嵌合穿支皮瓣

一、概述

血流桥接 - 分叶 - 嵌合穿支皮瓣（即 Tang Ⅲ F-P-Ch）系血流桥接穿支皮瓣、分叶穿支皮瓣和嵌合穿支皮瓣三种技术组合而衍生，是指在同一血管体区（供区）切取两个或两个以上穿支皮瓣，同时切取一个或多个骨瓣、肌瓣和 / 或筋膜瓣，各组织瓣仅以血管蒂相连，移植时利用其一级源血管的近端与受区主干血管近端吻合，远端与受区主干血管远端吻合，在重建多个组织瓣血液循环的同时可以重建或避免牺牲受区主干血管的一种特殊形式穿支皮瓣（图 4-13-1，图 4-13-2）。

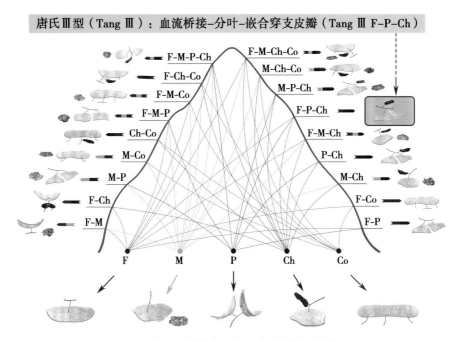

图 4-13-1　特殊形式穿支皮瓣基本及衍生术式树状图中的 Tang Ⅲ F-P-Ch

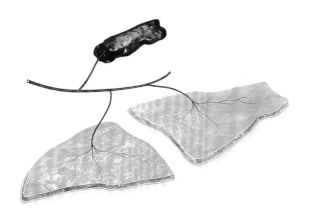

图 4-13-2　Tang Ⅲ F-P-Ch 示意图

二、适应证

血流桥接 - 分叶 - 嵌合穿支皮瓣适应证包括：①合并主干血管缺损和骨骼、肌与肌腱、或关节囊缺损的相邻两个或多个创面修复；②合并主干血管缺损和骨骼、肌与肌腱或关节囊缺损的宽大创面修复；③合并主干血管缺损的洞穿性缺损修复。

三、手术方法

1. 供区选择　切取血流桥接 - 分叶 - 嵌合穿支皮瓣的前提条件是同一源血管在其血管体区内发出多个分支分别供养骨骼、肌肉、筋膜和皮肤等多种组织，且两个或多个穿支相隔一定距离进入皮肤，穿支血管均具有一定的长度，一级源血管发出穿支后仍具有一定口径与长度。切取血流桥接 - 分叶 - 嵌合穿支皮瓣的常用供区包括旋股外侧动脉降支血管体区、胸背动脉血管体区、腓动脉血管体区、腹壁下动脉血管体区、腓肠内侧动脉血管体区等。

2. 皮瓣设计　血流桥接 - 分叶 - 嵌合穿支皮瓣包含两个或多个穿支皮瓣，还包含骨瓣、肌瓣、筋膜瓣等，设计要综合考虑血流桥接穿支皮瓣、分叶穿支皮瓣和嵌合穿支皮瓣的要求。

3. 皮瓣切取　按分叶穿支皮瓣切取方法切取皮瓣，显露穿支后，于穿支旁切开深筋膜，顺穿支游离合适长度的穿支蒂，转而显露分离出各穿支的一级源血管，确认其至骨骼、肌肉、筋膜的分支及皮瓣的穿支后，分别以各分支血管为蒂分离切取骨瓣、肌瓣或筋膜瓣，直至汇入同一源血管，然后根据受区所需血管蒂长度，解剖分离适宜长度的一级源血管。各独立组织瓣完全游离后逐一检查其血运，确定血运可靠后断蒂。

4. 皮瓣移植　将血流桥接 - 分叶 - 嵌合穿支皮瓣转移至受区后，仔细理顺各组织瓣的血管蒂，将骨瓣重建骨缺损，以克氏针或螺钉内固定，将肌瓣填塞死腔，筋膜瓣修复关节囊或重建肌腱，然后将皮瓣覆盖浅表创面，间断缝合数针予以固定，在显微镜下将一级源血管的近端与受区主干血管近端吻合，远端与受区主干血管远端吻合。如将分叶穿支皮瓣应用于修复同一处宽大创面，则在断蒂后先依据皮瓣设计完成皮瓣的拼接，再行后续处理。

5. 皮瓣供区与受区创口闭合　同嵌合穿支皮瓣。

四、术式评价

血流桥接 - 分叶 - 嵌合穿支皮瓣整合了血流桥接穿支皮瓣、分叶穿支皮瓣和嵌合穿支皮瓣的优点，其术式更加灵活多样化，解决了单纯分叶穿支皮瓣和单纯嵌合穿支皮瓣难以解决的问题，并可一期重建受区缺损的主干血管。但该术式是血流桥接穿支皮瓣、分叶穿支皮瓣和嵌合穿支皮瓣三种技术的组合，需要携带一级源血管，需要解剖分离多组穿支血管、切取多个组织瓣，较传统穿支皮瓣而言增加了手术难度和风险。

五、注意事项

该术式最佳适应证为合并主干动脉缺损和深部死腔的宽大创面修复，理想的治疗结果是实现创面修复的同时一期重建主干动脉缺损、有效填充死腔和避免第二供区损害，术式设计较为复杂，既有平面设计优化（分叶），又有携带组织内容设计优化（嵌合），还要兼顾血液循环重建（血流桥接）；需要解剖分离多组穿支，皮瓣切取亦较为费力耗时；多个组织瓣仅以血管蒂相连，移植时需仔细理顺血管蒂，防止扭转与卡压。其他注意事项参阅血流桥接穿支皮瓣、分叶穿支皮瓣和嵌合穿支皮瓣章节。

第十四节 血流桥接 - 嵌合 - 联体穿支皮瓣

一、概述

血流桥接 - 嵌合 - 联体穿支皮瓣（即 Tang Ⅲ F-Ch-Co）系血流桥接穿支皮瓣、嵌合穿支皮瓣和联体穿支皮瓣三种技术组合而衍生，是指切取的穿支皮瓣长度超出了一个血管体区穿支血管所能供应的范围，必须在皮瓣的远端或近端吻合其他血管体区穿支或一级源血管方能成活，同时需要携带骨瓣、肌瓣或筋膜瓣来重建骨缺损、填充深部死腔或重建关节囊与肌腱缺损，移植时利用其一级源血管的近端与受区主干血管近端吻合，远端与受区主干血管远端吻合，在重建嵌合 - 联体穿支皮瓣血液循环的同时可以重建或避免牺牲受区主干血管的一种特殊形式穿支皮瓣（图 4-14-1，图 4-14-2）。

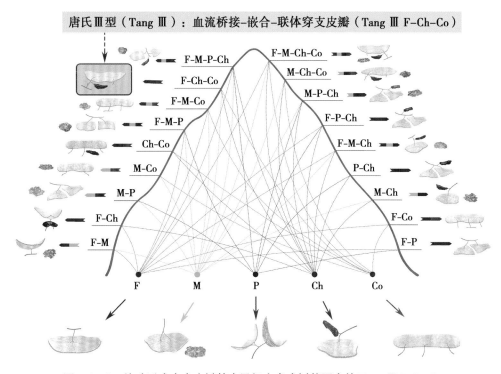

图 4-14-1 特殊形式穿支皮瓣基本及衍生术式树状图中的 Tang Ⅲ F-Ch-Co

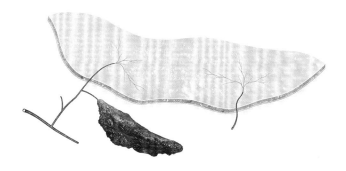

图 4-14-2 Tang Ⅲ F-Ch-Co 示意图

二、适应证

血流桥接 - 嵌合 - 联体穿支皮瓣适合于合并主干动脉与骨 / 肌肉 / 肌腱 / 关节囊缺损的超长浅表创面或肢体环形浅表创面修复。

三、手术方法

1. 供区选择 同联体穿支皮瓣。

2. 皮瓣设计 同联体穿支皮瓣,根据受区需要设计骨瓣、肌瓣或筋膜瓣。

3. 皮瓣切取 同联体穿支皮瓣,皮瓣切取完成后根据受区需要切取适宜大小的骨瓣、肌瓣或筋膜瓣,同时携带适宜长度的一级源血管。

4. 皮瓣移植 将皮瓣断蒂后转移至受区,将骨瓣桥接骨缺损,以克氏针或螺钉内固定,将肌瓣填塞死腔,筋膜瓣重建关节囊或肌腱,联体穿支皮瓣覆盖浅表创面,在显微镜下将其主穿支的一级源血管的近端与受区主干血管近端吻合、远端与受区主干血管远端吻合,然后将其他穿支或一级源血管与主穿支的一级源血管的分支吻合或与受区其他血管吻合。

5. 皮瓣供区与受区创口闭合 同联体穿支皮瓣。

四、术式评价

血流桥接 - 嵌合 - 联体穿支皮瓣整合了血流桥接穿支皮瓣、嵌合穿支皮瓣和联体穿支皮瓣三种术式的优点,牺牲一个供区即可修复超长创面或肢体环形宽大创面,可一期重建骨缺损、填充深部死腔、重建关节囊与肌腱缺损;可实现创面立体修复,抗感染能力强,功能恢复快;可一期重建受区缺损的主干动脉。但该术式需要携带一级源血管,需要切取骨瓣、肌瓣或筋膜瓣,需要解剖分离多组穿支血管,与传统穿支皮瓣比较,增加了供区损害、手术难度与风险。

五、注意事项

血流桥接 - 嵌合 - 联体穿支皮瓣的主体为联体穿支皮瓣,核心为主穿支及其一级源血管的解剖分离,利用其一级源动脉来桥接主干动脉,嵌合的组织瓣尽可能以此一级源血管分支为蒂来切取。其他注意事项参阅血流桥接穿支皮瓣、嵌合穿支皮瓣和联体穿支皮瓣章节。

第十五节　显微削薄 - 分叶 - 嵌合穿支皮瓣

一、概述

显微削薄 - 分叶 - 嵌合穿支皮瓣(即 Tang Ⅲ M-P-Ch)系显微削薄穿支皮瓣、分叶穿支皮瓣和嵌合穿支皮瓣三种技术组合而衍生,是指在同一血管体区(供区)切取两个或两个以上穿支皮瓣,同时切取一个或多个骨瓣、肌瓣和 / 或筋膜瓣,各组织瓣仅以血管蒂相连,因皮瓣浅筋膜层脂肪肥厚,断蒂前应用显微外科器械在放大镜或显微镜下分离出穿支血管及其浅筋膜内分支,根据创面需要,去除多余的浅筋膜脂肪,吻合一组血管即可重建多个组织瓣血液循环的一种特殊形式穿支皮瓣(图 4-15-1,图 4-15-2)。

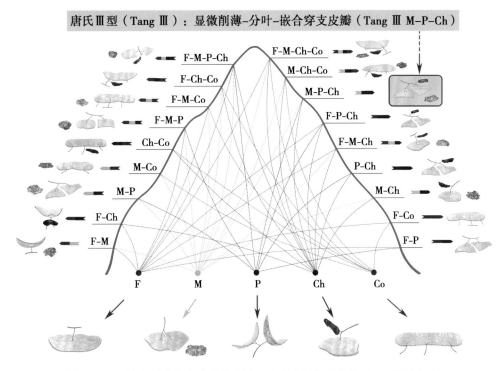

图 4-15-1　特殊形式穿支皮瓣基本及衍生术式树状图中的 Tang Ⅲ M-P-Ch

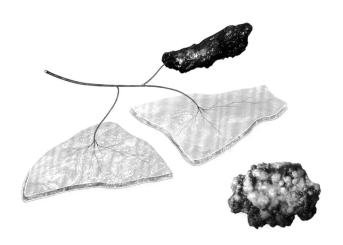

图 4-15-2　Tang Ⅲ M-P-Ch 示意图

二、适应证

显微削薄 - 分叶 - 嵌合穿支皮瓣适应证包括：①皮瓣供区脂肪肥厚患者合并骨骼、肌与肌腱或关节囊缺损的相邻两个或多个创面修复；②皮瓣供区脂肪肥厚患者合并骨骼、肌与肌腱或关节囊缺损的宽大或不规则创面修复。

三、手术方法

1. 供区选择　切取显微削薄 - 分叶 - 嵌合穿支皮瓣的前提条件是同一源血管在其血管体区内发出多个分支分别供养骨骼、肌肉、筋膜和皮肤等多种组织，并存在两个或多个穿支相隔一定距离进入皮肤，穿支血管均具有一定的长度。切取显微削薄 - 分叶 - 嵌合穿支皮瓣的常用供区包括旋股外侧动脉降支血管体区、腹壁下动脉血管体区、胸背动脉血管体区等。

2. 皮瓣设计　显微削薄 - 分叶 - 嵌合穿支皮瓣包含两个或多个穿支皮瓣,还包含骨瓣、肌瓣、筋膜瓣等,设计时要综合考虑分叶穿支皮瓣和嵌合穿支皮瓣的要求。

3. 皮瓣切取　按分叶穿支皮瓣切取方法切取皮瓣,显露穿支后,于穿支旁切开深筋膜,沿穿支游离合适长度的穿支蒂,转而显露分离出各穿支的一级源血管,确认其至骨骼、肌肉、筋膜的分支及皮瓣的穿支后,分别以各分支血管为蒂分离切取骨瓣、肌瓣或筋膜瓣,直至汇入同一源血管。完全游离各独立组织瓣后,逐一检查其血运,确定血供可靠后,根据受区需要去除多余浅筋膜层脂肪,削薄方法同显微削薄穿支皮瓣。

4. 皮瓣移植　将显微削薄 - 分叶 - 嵌合穿支皮瓣转移至受区后,仔细理顺各组织瓣的血管蒂,将骨瓣重建骨缺损,以克氏针或螺钉内固定,将肌瓣填塞死腔,筋膜瓣修复关节囊或重建肌腱,然后将皮瓣覆盖浅表创面,间断缝合数针予以固定,在显微镜下将皮瓣血管蒂与受区血管吻合。如将分叶穿支皮瓣应用于修复同一处宽大创面,则在断蒂后先依据皮瓣设计完成皮瓣的拼接,再行后续处理。

5. 皮瓣供区与受区创口闭合　同嵌合穿支皮瓣。

四、术式评价

显微削薄 - 分叶 - 嵌合穿支皮瓣整合了显微削薄穿支皮瓣、分叶穿支皮瓣和嵌合穿支皮瓣的优点,其术式更加灵活多样,解决了单纯分叶穿支皮瓣和单纯嵌合穿支皮瓣难以解决的问题,并可一期获得良好皮瓣外形。但该术式是显微削薄穿支皮瓣、分叶穿支皮瓣、嵌合穿支皮瓣三种技术的组合,需要解剖分离多组穿支血管,切取多个组织瓣,还需对肥厚皮瓣一期削薄整形,与传统穿支皮瓣比较,大大增加了手术难度与风险。

五、注意事项

显微削薄 - 分叶 - 嵌合穿支皮瓣的设计、切取均较为复杂。皮瓣设计时,需要同时兼顾平面(分叶)、层次(显微削薄)和携带组织内容(嵌合);皮瓣切取时,需要解剖分离多组血管,特别是分叶穿支皮瓣的显微削薄需要分离穿支在浅筋膜内分支,手术费力耗时;显微削薄需在断蒂前完成,操作时量力而行,坚持安全第一,在保证安全的前提下追求最好的外形效果;移植时,需仔细理顺各个血管蒂,防止血管蒂扭转。其他注意事项参阅显微削薄穿支皮瓣、分叶穿支皮瓣和嵌合穿支皮瓣章节。

第十六节　显微削薄 - 嵌合 - 联体穿支皮瓣

一、概述

显微削薄 - 嵌合 - 联体穿支皮瓣(Tang Ⅲ M-Ch-Co)系显微削薄穿支皮瓣、嵌合穿支皮瓣和联体穿支皮瓣三种技术组合而衍生,是指切取的穿支皮瓣长度超出了一个血管体区穿支血管所能供应的范围,必须在皮瓣的远端或近端吻合其他血管体区穿支或一级源血管方能成活,同时需要携带骨瓣、肌瓣或筋膜瓣来重建骨缺损,填充深部死腔或重建关节囊与肌腱缺损,由于切取的穿支皮瓣浅筋膜层脂肪肥厚,须在断蒂前应用显微外科器械在放大镜或显微镜下分离出穿支血管及其浅筋膜内分支,根据创面需要,去除多余浅筋膜脂肪的一种特殊形式穿支皮瓣(图 4-16-1,图 4-16-2)。

唐氏Ⅲ型（Tang Ⅲ）：显微削薄–嵌合–联体穿支皮瓣（Tang Ⅲ M-Ch-Co）

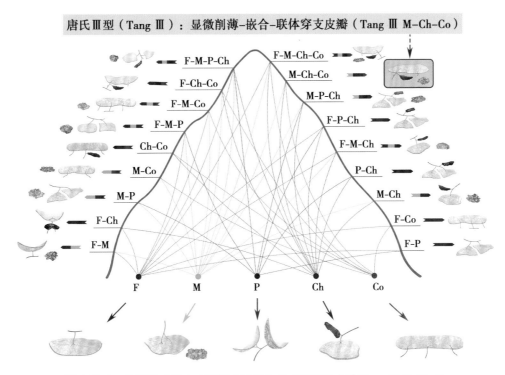

图 4-16-1　特殊形式穿支皮瓣基本及衍生术式树状图中的 Tang Ⅲ M-Ch-Co

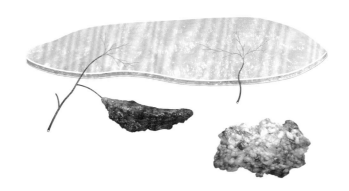

图 4-16-2　Tang Ⅲ M-Ch-Co 示意图

二、适应证

显微削薄 - 嵌合 - 联体穿支皮瓣适合于皮瓣供区脂肪肥厚患者合并深部死腔（骨缺损、肌肉缺损）或关节囊 / 肌腱缺损的超长浅表创面或四肢环形宽大创面修复。

三、手术方法

1. **供区选择**　同联体穿支皮瓣。
2. **皮瓣设计**　同联体穿支皮瓣，根据受区需要设计骨瓣、肌瓣或筋膜瓣。
3. **皮瓣切取**　同联体穿支皮瓣，皮瓣切取完成后根据受区需要切取适宜大小的骨瓣、肌瓣或筋膜瓣，断蒂前削薄皮瓣，削薄方法同显微削薄穿支皮瓣。

4. 皮瓣移植　将皮瓣断蒂后转移至受区,将骨瓣重建骨缺损,以克氏针或螺钉内固定,将肌瓣填塞死腔,筋膜瓣重建关节囊或肌腱,联体穿支皮瓣覆盖浅表创面,在显微镜下将皮瓣血管与受区血管吻合,采用内增压(和/或外增压)、内减压(和/或外减压)方式重建皮瓣血液循环。

5. 皮瓣供区与受区创口闭合　同联体穿支皮瓣。

四、术式评价

　　显微削薄-嵌合-联体穿支皮瓣整合了显微削薄穿支皮瓣、嵌合穿支皮瓣和联体穿支皮瓣三种术式的优点,牺牲一个供区即可修复超长创面,可一期重建骨缺损、填充深部死腔、重建关节囊与肌腱缺损,可实现创面立体修复,抗感染能力强,功能恢复快,可一期获得良好皮瓣外形。但该术式需要切取骨瓣、肌瓣或筋膜瓣,增加了供区损伤,需要解剖分离多组穿支血管和进行复杂的血液循环重建,同时还需一期削薄整形,手术难度大,具有一定的风险。

五、注意事项

　　显微削薄-嵌合-联体穿支皮瓣的术式设计亦较为复杂,同时涉及平面(联体)、层次(显微削薄)和携带组织内容(嵌合)设计的优化,需要解剖分离多组穿支,皮瓣切取费力耗时,联体穿支皮瓣的显微削薄需要将多组穿支在浅筋膜层内的分支解剖分离,手术难度大,并有一定风险,术者要有足够的思想准备与耐心。其他注意事项参阅显微削薄穿支皮瓣、嵌合穿支皮瓣和联体穿支皮瓣章节。

第十七节　血流桥接-显微削薄-分叶-嵌合穿支皮瓣

一、概述

　　血流桥接-显微削薄-分叶-嵌合穿支皮瓣(即 Tang Ⅳ F-M-P-Ch)系血流桥接穿支皮瓣、显微削薄穿支皮瓣、分叶穿支皮瓣和嵌合穿支皮瓣四种技术组合而衍生,是指在同一血管体区(供区)切取两个或两个以上穿支皮瓣,同时切取一个或多个骨瓣、肌瓣和/或筋膜瓣,各组织瓣仅以血管蒂相连,由于切取的穿支皮瓣浅筋膜层脂肪肥厚,须在断蒂前应用显微外科器械在放大镜或显微镜下分离出穿支血管及其浅筋膜内分支,根据创面需要剔除多余的浅筋膜脂肪,移植时利用其一级源血管的近端与受区主干血管近端吻合,远端与受区主干血管远端吻合,在重建多个组织瓣血液循环的同时重建或避免牺牲受区主干血管的一种特殊形式穿支皮瓣(图 4-17-1,图 4-17-2)。

二、适应证

　　血流桥接-显微削薄-分叶-嵌合穿支皮瓣适合于皮瓣供区脂肪肥厚患者合并主干动脉与骨/肌肉/肌腱/关节囊缺损的相邻两个或多个创面修复;②皮瓣供区脂肪肥厚患者合并主干血管与骨/肌肉/肌腱/关节囊缺损的宽大或不规则创面修复。

唐氏Ⅳ型（Tang Ⅳ）：血流桥接–显微削薄–分叶–嵌合穿支皮瓣（Tang Ⅳ F–M–P–Ch）

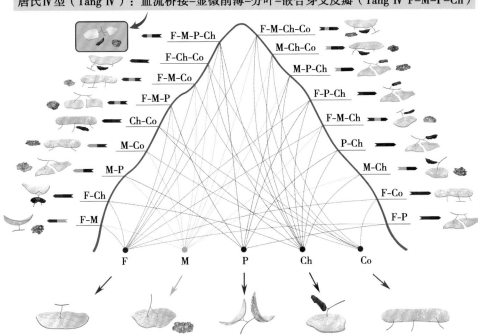

图 4-17-1　特殊形式穿支皮瓣基本及衍生术式树状图中的 Tang Ⅳ F-M-P-Ch

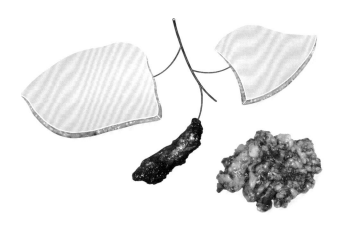

图 4-17-2　Tang Ⅳ F-M-P-Ch 示意图

三、手术方法

1. 供区选择　切取血流桥接 - 显微削薄 - 分叶 - 嵌合穿支皮瓣的前提条件是同一源血管在其血管体区内发出多个分支分别供养骨骼、肌肉、筋膜和皮肤等多种组织，并存在两个或多个穿支相隔一定距离进入皮肤，穿支血管均具有一定的长度，一级源血管发出穿支后仍具有一定口径与长度。切取血流桥接 - 显微削薄 - 分叶 - 嵌合穿支皮瓣的常用供区包括旋股外侧动脉降支血管体区、腹壁下动脉血管体区、胸背动脉血管体区、腓肠内侧动脉血管体区等。

2. 皮瓣设计　血流桥接 - 显微削薄 - 分叶 - 嵌合穿支皮瓣包含两个或多个穿支皮瓣，还包含骨瓣、肌瓣、筋膜瓣等，设计要综合考虑血流桥接穿支皮瓣、显微削薄穿支皮瓣、分叶穿支皮瓣和嵌合穿支皮瓣的要求。

3. 皮瓣切取　按分叶穿支皮瓣的切取方法切取皮瓣，穿支显露后，于穿支旁切开深筋膜，沿穿支游离合适长度的穿支蒂，转而显露分离出各穿支的一级源血管，确认其至骨骼、肌肉、筋膜的分支及皮瓣的穿支后，分别以各分支血管为蒂分离切取骨瓣、肌瓣或筋膜瓣，直至汇入同一源血管，然后根据受区所需血管蒂长度，解剖分离适宜长度的一级源血管。断蒂前削薄皮瓣，削薄方法同显微削薄穿支皮瓣。

4. 皮瓣移植　同血流桥接 - 分叶 - 嵌合穿支皮瓣。

5. 皮瓣供区与受区创口闭合　同嵌合穿支皮瓣。

四、术式评价

血流桥接 - 显微削薄 - 分叶 - 嵌合穿支皮瓣整合了血流桥接穿支皮瓣、显微削薄穿支皮瓣、分叶穿支皮瓣和嵌合穿支皮瓣的优点，其术式更加灵活多样，解决了单纯分叶穿支皮瓣和单纯嵌合穿支皮瓣难以解决的问题，可一期重建受区缺损的主干血管并获得良好的皮瓣外形。但该术式系血流桥接穿支皮瓣、显微削薄穿支皮瓣、分叶穿支皮瓣和嵌合穿支皮瓣四种技术的集成，技术要求高，手术难度大，具有一定的手术风险。

五、注意事项

血流桥接 - 显微削薄 - 分叶 - 嵌合穿支皮瓣的设计、切取均具有更高的要求。设计要同时兼顾平面（分叶）、层次（显微削薄）、携带组织内容（嵌合）和血液循环重建（血流桥接）；皮瓣切取需要解剖分离多组穿支血管，显微削薄涉及两个或两个以上的穿支皮瓣，手术难度大，风险高；术者需具备扎实的皮瓣外科功底方能谨慎开展。其他注意事项参阅血流桥接穿支皮瓣、显微削薄穿支皮瓣、分叶穿支皮瓣和嵌合穿支皮瓣章节。

第十八节　血流桥接 - 显微削薄 - 嵌合 - 联体穿支皮瓣

一、概述

血流桥接 - 显微削薄 - 嵌合 - 联体穿支皮瓣（即 Tang Ⅳ F-M-Ch-Co）系血流桥接穿支皮瓣、显微削薄穿支皮瓣、嵌合穿支皮瓣和联体穿支皮瓣四种技术组合而衍生，是指切取的穿支皮瓣长度超出了一个血管体区穿支血管所能供应的范围，必须在皮瓣的远端或近端吻合其他血管体区穿支或一级源血管方能成活，同时需要携带骨瓣、肌瓣或筋膜瓣来重建骨缺损、填充深部死腔或重建关节囊与肌腱缺损，由于穿支皮瓣浅筋膜层脂肪肥厚，须在断蒂前应用显微外科器械在放大镜或显微镜下分离出穿支血管及其浅筋膜内分支，根据创面需要剔除多余的浅筋膜脂肪，移植时利用其一级源血管的近端与受区主干血管近端吻合、远端与受区主干血管远端吻合，在重建皮瓣血液循环的同时一期重建或避免牺牲受区主干血管的一种特殊形式穿支皮瓣（图 4-18-1，图 4-8-2）。

唐氏Ⅳ型（Tang Ⅳ）：血流桥接–显微削薄–嵌合–联体穿支皮瓣（Tang Ⅳ F–M–Ch–Co）

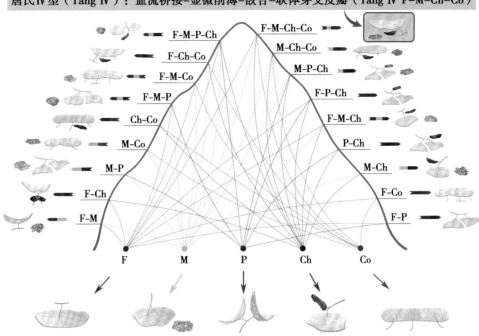

图 4-18-1　特殊形式穿支皮瓣基本及衍生术式树状图中的 Tang Ⅳ F-M-Ch-Co

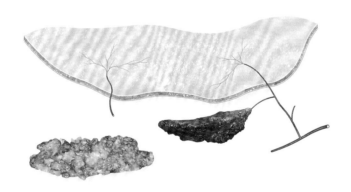

图 4-18-2　Tang Ⅳ F-M-Ch-Co 示意图

二、适应证

血流桥接 - 显微削薄 - 嵌合 - 联体穿支皮瓣适合于皮瓣供区脂肪肥厚患者合并主干动脉与骨 / 肌肉 / 肌腱 / 关节囊缺损的超长浅表创面或四肢环形宽大浅表创面修复。

三、手术方法

1. **供区选择**　同联体穿支皮瓣。
2. **皮瓣设计**　同联体穿支皮瓣，根据受区需要设计骨瓣、肌瓣或筋膜瓣。
3. **皮瓣切取**　同联体穿支皮瓣，皮瓣切取完成后根据受区需要切取适宜大小的骨瓣、肌瓣或筋膜瓣，同时携带适宜长度的一级源血管，断蒂前削薄皮瓣，削薄方法同显微削薄穿支皮瓣。
4. **皮瓣移植**　同血流桥接 - 嵌合 - 联体穿支皮瓣。
5. **皮瓣供区与受区创口闭合**　同联体穿支皮瓣。

四、术式评价

血流桥接 - 显微削薄 - 嵌合 - 联体穿支皮瓣整合了血流桥接穿支皮瓣、显微削薄穿支皮瓣、嵌合穿支皮瓣和联体穿支皮瓣四种术式的优点，牺牲一个供区即可修复超长创面或四肢环形宽大创面，可一期重建骨缺损、填充深部死腔、重建关节囊与肌腱缺损；可实现创面立体修复，抗感染能力强，功能恢复快；可一期重建受区缺损的主干动脉；可一期获得良好皮瓣外形。但该术式是血流桥接穿支皮瓣、显微削薄穿支皮瓣、嵌合穿支皮瓣和联体穿支皮瓣四种特殊形式穿支皮瓣技术的集成，技术难度大，手术风险高。

五、注意事项

血流桥接 - 显微削薄 - 嵌合 - 联体穿支皮瓣为四种特殊形式穿支皮瓣技术的组合，设计、切取要求高，设计要同时兼顾平面（联体）、层次（显微削薄）、携带组织内容（嵌合）和血液循环重建（血流桥接）；联体穿支皮瓣的切取需要解剖分离多组穿支血管，显微削薄涉及解剖分离多组穿支在浅筋膜层的分支，手术难度大，风险高；术者同样需量力而行，谨慎开展。其他注意事项参阅血流桥接穿支皮瓣、显微削薄穿支皮瓣、嵌合穿支皮瓣和联体穿支皮瓣章节。

参 考 文 献

[1] JIANG C，GUO F，LI N，et al. Multipaddled anterolateral thigh chimeric flap for reconstruction of complex defects in head and neck[J]. PLoS One，2014，9（9）：e106326.

[2] 尹路，宫可同，殷中罡，等. 高位皮动脉在分叶嵌合旋股外侧动脉降支穿支皮瓣中应用两例 [J]. 中华显微外科杂志，2016，39（6）：619-620.

[3] 李海军，郑晓菊，张忠，等. 股前外侧嵌合皮瓣与 Flow-through 修复四肢环形组织缺损 [J]. 中华显微外科杂志，2017，40（1）：97-100.

[4] 唐举玉，杜威，卿黎明，等. Flow-through 嵌合旋股外侧动脉降支穿支皮瓣的临床应用 [J]. 中国修复重建外科杂志，2018，32（8）：1052-1055.

[5] 段超鹏，何俊娥，梁高峰，等. Flow-through 腓动脉嵌合穿支皮瓣治疗上肢感染性骨缺损 [J]. 中华手外科杂志，2019，35（4）：303-304.

[6] 谢松林，宋达疆，冯光. 游离修薄臂外侧嵌合骨皮瓣在复杂手外伤修复中的应用 [J]. 中国美容整形外科杂志，2019，30（11）：644-647.

[7] 牟勇，黎路根，胡春兰，等. 削薄分叶股前外侧穿支皮瓣修复四肢复杂软组织缺损 [J]. 中华显微外科杂志，2019，42（3）：218-222.

[8] 刘鸣江，魏青兰. 股前外穿支分叶皮瓣嵌合肌瓣修复手部多处软组织缺损的临床应用 [J]. 中南医学科学杂志，2019，47（3）：315-317.

[9] QING L，WU P，ZHOU Z，et al. Customized reconstruction of complex three-dimensional defects in the extremities with individual design of vastus lateralis muscle-chimeric multi-lobed anterolateral thigh perforator flap[J]. J Plast Surg Hand Surg，2019，53（5）：271-278.

[10] 詹翼，唐际存，王锐英，等. Flow-through 嵌合 ALTP 急诊修复四肢 Gustillo ⅢC 型损伤 [J]. 中华显微外科杂志，2020，43（1）：51-55.

[11] 唐举玉，贺继强，吴攀峰，等. 股前外侧分叶 - 嵌合穿支皮瓣在四肢复杂创伤修复中的应用 [J]. 中华显微外科杂志，2020，43（4）：326-330.

[12] HE J，WU P，ZHOU Z，et al. Versatile design of compound vastus lateralis muscle and anterolateral thigh musculocutaneous perforator free flaps for customized reconstruction of complex skin and soft tissue defects in the extremities[J]. Microsurgery，2020，40（7）：783-791.

[13] 俞芳, 唐举玉, 吴攀峰, 等. 特殊形式桡侧副动脉穿支皮瓣修复手指复杂创面 [J]. 中华显微外科杂志, 2021, 44 (4): 364-368.

[14] 唐举玉, 王玉玲, 吴攀峰, 等. 显微削薄 - 嵌合旋股外侧动脉降支穿支皮瓣修复四肢复杂软组织缺损 [J]. 中华显微外科杂志, 2021, 44 (6): 621-624.

[15] 朱孜冠, 杨晓东, 卢鸿瑞, 等. 特殊形式穿支皮瓣修复四肢创面 118 例经验总结 [J]. 浙江医学, 2021, 43 (13): 1454-1456.

[16] HE J, QING L, WU P, et al. Customized reconstruction of complex soft tissue defects in the upper extremities with variants of double skin paddle anterolateral thigh perforator flap[J]. Injury, 2021, 52 (7): 1771-1777.

[17] HE J, GULIYEVA G, WU P, et al. Reconstruction of complex soft tissue defects of the heel with versatile double skin paddle anterolateral thigh perforator flaps: an innovative way to restore heel shape[J]. Front Surg, 2022, 9: 836505.

[18] YU J, LUO Z, WU P, et al. Novel design of the chimeric deep inferior epigastric artery perforator flap that provides for three-dimensional reconstruction of composite tissue defects of the heel in children[J]. Orthop Surg, 2021, 13 (1): 216-224.

[19] 卿黎明, 吴攀峰, 唐举玉. 特殊形式穿支皮瓣的临床应用进展 [J]. 中华显微外科杂志, 2021, 44 (1): 110-117.

各 论

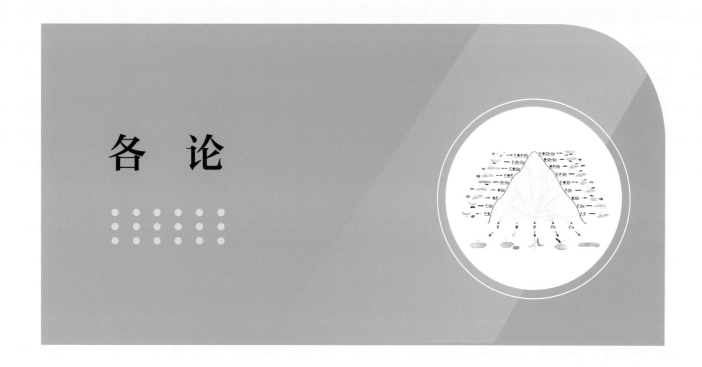

第五章

桡侧副动脉血管体区特殊形式穿支皮瓣

第一节　桡侧副动脉穿支皮瓣

一、概述

桡侧副动脉穿支皮瓣（radial collateral artery perforator flap，RCAP）是由臂外侧皮瓣发展而来的一种新型皮瓣，皮瓣切取仅携带皮肤与浅筋膜组织，不携带深筋膜，不牺牲肱深动脉和前臂后侧皮神经。2007 年笔者应用 RCAP 修复手掌皮肤缺损获得成功，后续又先后在临床成功开展了显微削薄、分叶、嵌合、血流桥接 - 显微削薄、显微削薄 - 分叶、显微削薄 - 嵌合、血流桥接 - 显微削薄 - 嵌合等特殊形式桡侧副动脉穿支皮瓣新术式。

二、应用解剖

桡侧副动脉是肱深动脉在三角肌粗隆平面附近发出的终支之一，沿桡神经沟下行至三角肌止点下约 4cm 分为前支和后支。前支与桡神经伴行穿臂外侧肌间隔经肱桡肌和肱肌间达肘前部，发出分支主要支配肌肉和关节，与皮瓣血供关系不大；后支紧贴臂外侧肌间隔后方，在肱三头肌和肱桡肌之间下行并逐渐浅出，沿途发出 2～5 支穿支分布于臂外侧皮肤，其终末端至肱骨外髁处与桡侧返动脉、骨间返动脉终末支吻合，后支的深部分支穿臂外侧肌间隔下行支配肱骨下 1/3 段外侧半骨膜。桡侧副动脉比较恒定的穿支在距肱骨外上髁上方约 11cm 处发出，该穿支自桡侧副动脉主干或后支发出后，经臂外侧肱肌与肱三头肌之间的肌间隔，穿出深筋膜后向前下走行，并分出上行支和下行支，彼此之间相互吻合，形成纵向血管网，分布于臂外侧中下段皮肤。桡侧副动脉起始部外径为 1.0～1.5mm，后支起始部外径为 0.5～0.8mm，伴行静脉有 2 支，外径略粗于动脉。皮瓣的感觉神经为臂外侧皮神经，近端与前臂后侧皮神经会合，由桡神经发出（图 5-1-1）。

三、适应证

RCAP 带蒂转移适合于上臂及肘关节周围中、小面积创面修复，游离移植适合于四肢、颌面、头颈等部位中、小面积浅表创面修复。

四、手术方法

1. **皮瓣设计**　点：于三角肌粗隆后缘与肱骨外髁顶点连线附近以超声多普勒血流仪探测桡侧副动脉穿支穿出深筋膜点，以探测的第一穿支点为皮瓣的关键点。顺行带蒂转移可选择桡侧副动脉第一穿支穿出深筋膜点至桡侧副动脉起始部之间的合适平面为旋转点，逆行带蒂转移时可以选择第一穿支穿出深筋膜点至桡侧副动脉与桡侧返动脉（或骨间返动脉）

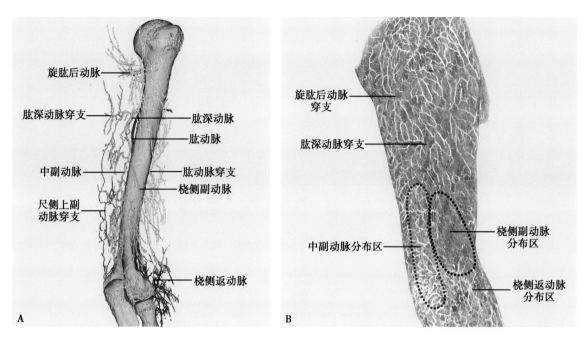

图 5-1-1 臂后区血供来源及皮下血管网（右侧）

一次性整体血管造影，Mimics 三维重建，臂部后外侧面观：A. 臂后区血供来源（分色三维重建）；B. 桡侧副动脉穿支皮瓣的解剖学供区与动力学供区。

交通处之间的合适平面为旋转点，螺旋桨穿支皮瓣则以靠近创面的穿支穿出深筋膜点为皮瓣的旋转点（图 5-1-2～图 5-1-4）。

线：以探测到的桡侧副动脉相邻两个穿支穿出深筋膜点的连线为皮瓣轴线。

面：切取层面为深筋膜表面。切取范围：上界可达三角肌粗隆平面，下界可达肱骨外髁下缘平面，两侧界向皮瓣轴线两侧延伸 2.5～3.0cm（根据提捏法确定皮瓣切取宽度）。

依据创面形状、大小设计布样，参阅上述"点、线、面"设计皮瓣，皮瓣较创面实际大小放大约 0.5cm。

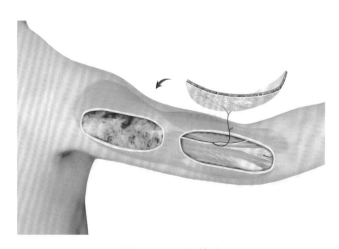

图 5-1-2 顺行转移

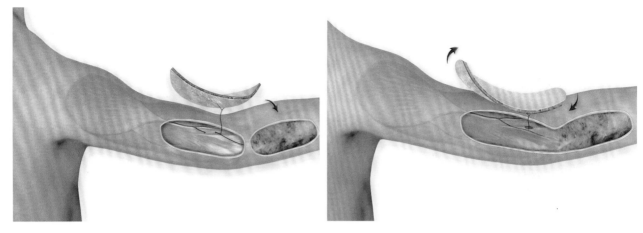

图 5-1-3 逆行转移   图 5-1-4 螺旋桨穿支皮瓣

2. 皮瓣切取 采用逆行四面解剖法切取皮瓣,首先切开皮瓣的后侧缘达深筋膜,自深筋膜表面由后向前分离皮瓣至臂外侧肌间隔,确定穿支可靠后,先解剖穿支的第一个面(面对主刀医师的穿支面),于穿支穿出点旁开 3～5mm 切开深筋膜,向两侧牵开肱三头肌与肱桡肌,显露臂外侧肌间隔,于放大镜下沿穿支逆行解剖分离直至达到所需要的血管蒂长度和口径,然后解剖穿支的第二个面(主刀医师左侧穿支面),保留 2～3mm 筋膜袖,处理沿途分支,直至第一个面解剖所及平面,同法解剖穿支的第三个面(主刀医师右侧穿支面),然后切开皮瓣前侧缘,解剖穿支的第四个面(主刀医师对侧的穿支面)。解剖过程中显露臂外侧皮神经、前臂后侧皮神经与桡神经主干,根据皮瓣感觉重建需要携带臂外侧皮神经,将前臂后侧皮神经与臂外侧皮神经近端在显微镜下做束间锐性分离,避免损伤前臂后侧皮神经与桡神经主干。以双极电凝或钛夹处理沿途分支,结扎、切断桡侧副动脉前支,分离至桡侧副动脉主干,以获得足够的血管蒂长度与口径。皮瓣解剖完成后检查皮瓣血供情况。

3. 皮瓣移位或移植 带蒂转移时可通过皮下隧道或明道转移至受区;游离移植时根据受区所需血管蒂长度结扎、切断桡侧副血管,将皮瓣转移至受区创面,调整好皮瓣位置后将皮瓣与创缘临时固定数针,在手术显微镜下将血管断端清创,将桡侧副动、静脉分别与受区血管吻合,臂外侧皮神经与受区皮神经缝合。

4. 皮瓣供区与受区创口闭合 皮瓣供区创面彻底止血后,留置负压引流管,采用精细减张美容缝合法闭合皮瓣供区创面。将受区创缘间断缝合,皮瓣下放置多根硅胶半管低位引流。

五、典型病例

患者,女性,13 岁。因左手烧伤后瘢痕挛缩 11 年入院。小指屈曲挛缩,拇指外展受限,瘢痕切除松解后手掌皮肤缺损 9.0cm×5.0cm,设计桡侧副动脉穿支皮瓣移植,皮瓣切取不携带深筋膜,不损伤前臂后侧皮神经,将桡侧副动脉与尺动脉腕上皮支吻合,桡侧副动脉的2 条伴行静脉分别与尺动脉伴行静脉和腕部皮下浅静脉吻合,将臂外侧皮神经与尺神经手背支的一束缝合,皮瓣供区直接缝合,术后 3 年随访,皮瓣色泽、质地、感觉恢复良好,左手功能恢复正常,皮瓣供区遗留一线性瘢痕(图 5-1-5～图 5-1-14)。

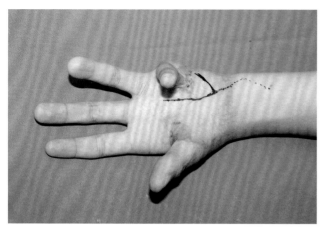

图 5-1-5　术前情况

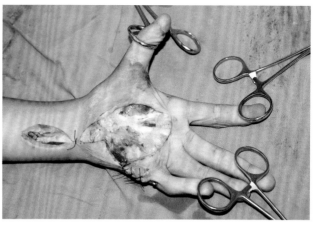

图 5-1-6　瘢痕松解后创面

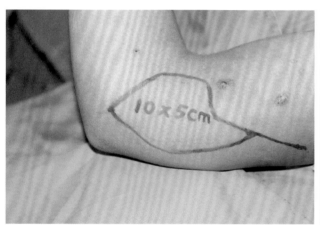

图 5-1-7　皮瓣设计

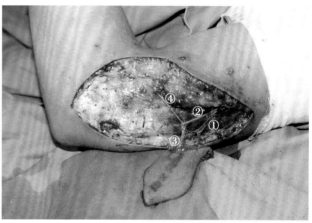

图 5-1-8　皮瓣切取

①桡侧副血管；②桡神经分支；③臂外侧皮神经；④前臂后侧皮神经。

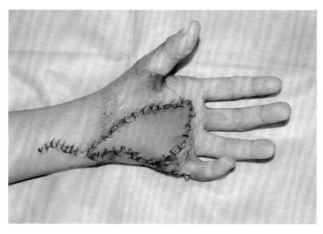

图 5-1-9　术后皮瓣血运良好

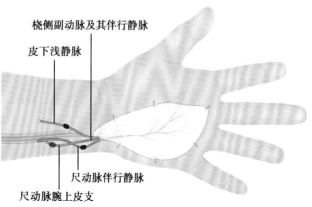

桡侧副动脉及其伴行静脉

皮下浅静脉

尺动脉伴行静脉

尺动脉腕上皮支

图 5-1-10　皮瓣血液循环重建示意图

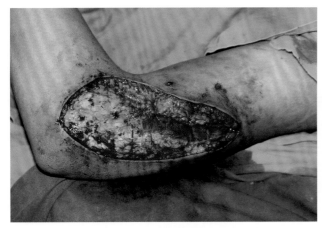

图 5-1-11 深筋膜完整保留

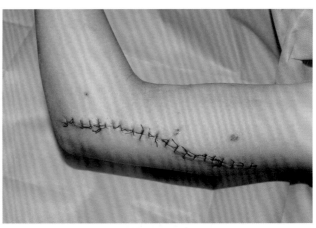

图 5-1-12 供区直接闭合

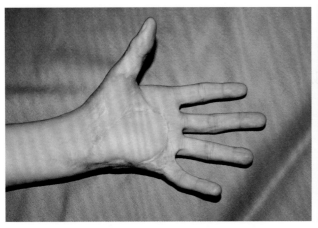

图 5-1-13 术后 3 年随访皮瓣受区恢复情况

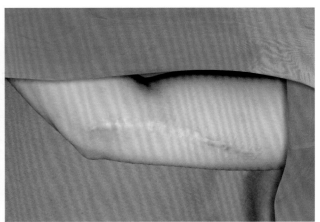

图 5-1-14 术后 3 年随访皮瓣供区恢复情况

六、术式评价

RCAP 优点包括：①穿支较为恒定、血供可靠；②皮瓣薄、质地好；③皮肤颜色与手部接近；④可携带皮神经重建皮瓣感觉；⑤体位方便舒适，特别是修复手部创面可在同一术野、同一止血带下完成手术。但该皮瓣也存在部分缺点，如供区不够隐蔽，术后瘢痕影响上臂外观，皮瓣切取宽度和范围有限，部分病例皮瓣较为臃肿，需要削薄整形等。

七、注意事项

开展 RCAP 的注意事项如下：①术前常规应用超声多普勒血流仪探测确定穿支穿出深筋膜部位，可降低手术盲目性，特别是皮瓣切取面积较小时尤为实用；②先切开皮瓣后缘，沿深筋膜表面由后向前分离皮瓣显露穿支较为方便；③桡侧副动脉口径较为细小，其伴行静脉相对粗大，血管蒂长度够长时，要留意动脉的口径大小，必要时向近端解剖再跨越一个分支后断蒂，遇到桡侧副动脉特别细小时可以解剖至肱深血管主干，遵循安全第一原则，避免血管蒂游离至受区需要长度就断蒂，在显微镜下吻合血管时才发现桡侧副动脉口径非常纤细，口径较粗的为其伴行静脉，使得手术风险大大增加；④头静脉为过路静脉，对皮瓣的静脉回流没有帮助，皮瓣切取时不应牺牲头静脉；⑤臂外侧皮神经为皮瓣的感觉神经，但其近端与前臂后侧皮神经会合，应在显微镜下行束间分离，以免损伤；⑥皮瓣切取宽度有限（一般不超过 5cm），过宽将导致张力缝合或皮肤移植而遗留明显的瘢痕。

第二节 显微削薄桡侧副动脉穿支皮瓣

一、概述

显微削薄桡侧副动脉穿支皮瓣（microdissected thin radial collateral artery perforator flap，M-RCAP）是指在放大镜或显微镜下以显微器械沿桡侧副动脉穿支在浅筋膜层分支的走行解剖分离直至真皮下血管网，保留桡侧副动脉穿支及其与真皮下血管网的连续性，去除多余浅筋膜层脂肪的一种特殊形式桡侧副动脉穿支皮瓣。

二、适应证

M-RCAP 适合于臂外侧皮下脂肪肥厚患者指背、手背、腕背、颌面等部位的浅表创面修复。

三、手术方法

1. 皮瓣设计、切取 同桡侧副动脉穿支皮瓣。

2. 皮瓣显微削薄 皮瓣解剖完成并确认皮瓣血供可靠后，将皮瓣翻转，在放大镜或手术显微镜下沿桡侧副动脉穿支血管继续解剖分离至穿支进入真皮下血管网层面，显露穿支血管在浅筋膜内的走行后，根据受区需要去除多余的浅筋膜层脂肪组织。

3. 皮瓣移植 同桡侧副动脉穿支皮瓣。

4. 皮瓣供区与受区创口闭合 同桡侧副动脉穿支皮瓣。

四、典型病例

患者，男性，59 岁。因机器绞伤右手急诊入院。手背及示指部分皮肤软组织缺损，肌腱、指骨外露，于同侧臂外侧设计切取 M-RCAP 移植修复，皮瓣切取面积 10.0cm×8.0cm，供区皮下脂肪肥厚，断蒂前行显微削薄去除多余脂肪，断蒂后将皮瓣覆盖受区创面，将桡侧副动脉与桡动脉腕背支吻合，桡侧副动脉的 2 条伴行静脉分别与桡动脉腕背支伴行静脉吻合，将臂外侧皮神经与桡神经浅支分支的一束缝合，皮瓣供区直接缝合。术后 1 年随访，皮瓣色泽、质地、感觉恢复良好，皮瓣供区遗留一线性瘢痕（图 5-2-1～图 5-2-14）。

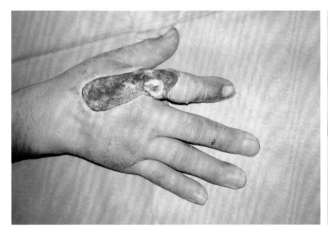

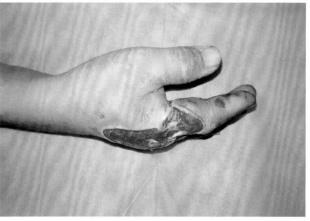

图 5-2-1 术前创面情况（背侧观）　　　　图 5-2-2 术前创面情况（桡侧观）

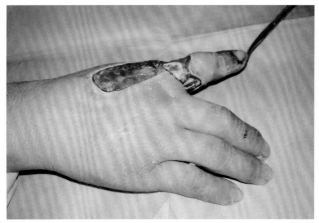

图 5-2-3　术前创面情况（尺侧观）

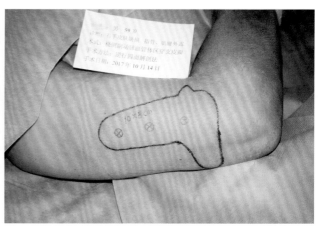

图 5-2-4　皮瓣设计

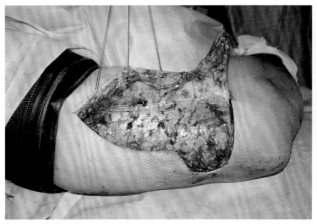

图 5-2-5　于深筋膜浅层寻至穿支

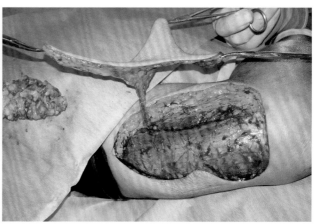

图 5-2-6　皮瓣切取（断蒂前）

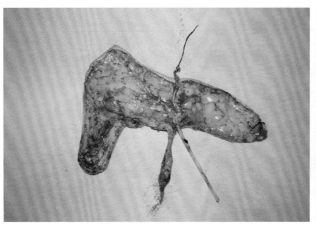

图 5-2-7　皮瓣断蒂后（浅筋膜面观）

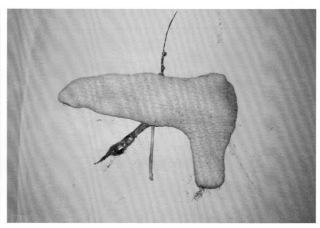

图 5-2-8　皮瓣断蒂后（皮肤面观）

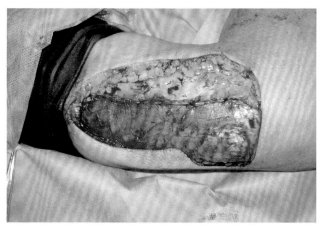

图 5-2-9　深筋膜完整保留

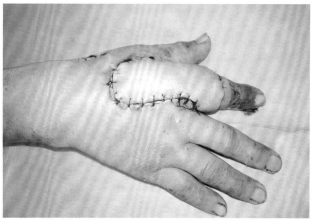

图 5-2-10　术后皮瓣血运良好

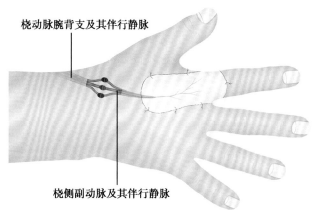

桡动脉腕背支及其伴行静脉

桡侧副动脉及其伴行静脉

图 5-2-11　皮瓣血液循环重建示意图

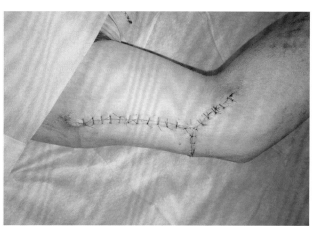

图 5-2-12　皮瓣供区直接缝合

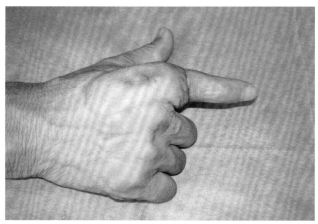

图 5-2-13　术后 1 年随访皮瓣受区恢复情况

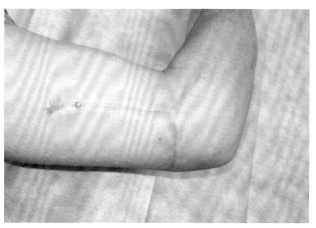

图 5-2-14　术后 1 年随访皮瓣供区恢复情况

五、术式评价

M-RCAP 系一次性均匀削薄皮瓣，皮瓣受区可以获得满意的外观，避免了二次手术削薄整形，同时也减少了皮瓣供区损害（不削薄则需要切取更大面积皮瓣方能覆盖同样大小的创面）。但桡侧副动脉穿支及其在浅筋膜内的分支细小，显微解剖分离有一定的难度与风险，显微削薄会损伤感觉神经的部分分支，可能影响皮瓣的感觉功能恢复。

六、注意事项

开展 M-RCAP 的注意事项如下：①显微削薄操作须在断蒂前进行，断蒂前皮瓣保留血流灌注，穿静脉及其分支充盈容易辨认，断蒂后皮瓣穿支血管显示不清，削薄时容易误伤；②桡侧副动脉穿支及其浅筋膜内分支外径细小，其解剖分离必须在放大镜或显微镜下以显微器械来完成，同时注意在穿支及其浅筋膜分支血管周围留有少量组织以保护血管蒂免受损伤；③根据受区需要去除多余的浅筋膜层脂肪，一般保留真皮下 3～5mm 脂肪组织以保护真皮下血管网的完整，特殊情况下（如修复耳郭皮肤缺损）可完全去除浅筋膜脂肪；④遇到穿支在浅筋膜内的分支弥散时，要沉着、冷静，有耐心，需在显微镜下逐一摘除血管蒂周围脂肪球方能达到均匀削薄的目的；⑤显微削薄时仔细止血，术毕充分引流，防止血肿形成。

第三节　分叶桡侧副动脉穿支皮瓣

一、概述

分叶桡侧副动脉穿支皮瓣（polyfoliate radial collateral artery perforator flap，P-RCAP）是指在一侧桡侧副动脉血管体区切取的两个或两个以上的穿支皮瓣，移植时只需吻合一组血管蒂即可重建两个或多个穿支皮瓣血液循环的一种特殊形式桡侧副动脉穿支皮瓣。

二、适应证

P-RCAP 适应证包括：①手部、颌面部等区域相邻的两个或两个以上浅表创面修复；②手背部宽大或不规则创面修复；③手部、颌面部洞穿性缺损修复。

三、手术方法

1. 皮瓣设计　术前常规采用超声多普勒血流仪确定桡侧副动脉穿支的数目及穿出部位，以测得的穿支穿出深筋膜点为关键点分别设计每一叶穿支皮瓣，各叶皮瓣的长轴尽可能设计为同一轴线或平行轴线。修复同一处宽大或不规则创面时，应依据供区穿支数目、穿出部位来剪裁布样，将皮瓣化宽度为长度（减少皮瓣切取宽度，增加皮瓣切取长度），从而使原本需要植皮修复的皮瓣供区创面可以直接闭合。P-RCAP 的设计要综合考虑桡侧副动脉穿支数目、穿出点的位置和局部皮肤弹性等因素。

2. 皮瓣切取　采用逆行四面解剖法切取皮瓣，皮瓣需携带 2 支或 2 支以上的桡侧副动脉穿支。穿支血管解剖完成后，分别阻断皮瓣的近端与远端穿支血管，确定皮瓣血供可靠后，按设计线分割皮瓣。

3. 皮瓣移植　根据受区所需血管蒂长度结扎、切断桡侧副血管，将皮瓣断蒂后移植至受区创面，仔细理顺血管蒂，将分叶穿支皮瓣的各叶转移至创面，调整位置后缝合数针临时固定。修复一处宽大或不规则创面时,则先在无血状态下将皮瓣依据术前设计重新组合拼接成与创面形状一致的皮瓣,然后移植至受区。在手术显微镜下将血管断端清创,将桡侧副动、静脉分别与受区血管吻合,臂外侧皮神经与受区感觉神经缝合。

4. 皮瓣供区与受区创口闭合 同桡侧副动脉穿支皮瓣。

四、典型病例

病例一 患者,男性,70 岁。因左手机器绞伤 3 小时入院,急诊清创缝合术后左手示指、中指近节指腹皮肤软组织坏死,术后 1 周再次清创后指腹皮肤软组织缺损伴肌腱外露。根据创面大小形状,依据穿支穿出位置和皮瓣可切取宽度,在同侧上臂外侧设计 P-RCAP,皮瓣切取面积分别为 4.2cm×3.1cm 和 4.5cm×2.8cm,采用逆行四面解剖法切取皮瓣,然后按设计线分割皮瓣,证实各叶皮瓣血供可靠后断蒂,将皮瓣移植至受区覆盖示指、中指创面。将桡侧副动脉与第一指总动脉吻合,其伴行静脉与手背浅静脉吻合,供区直接缝合。术后皮瓣顺利成活,创口一期愈合,术后 2 个月随访,皮瓣受区与供区恢复良好(图 5-3-1～图 5-3-12)。

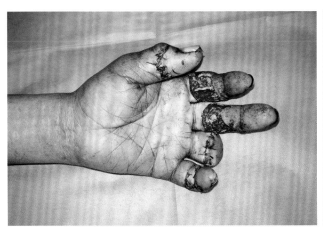

图 5-3-1 术前创面情况

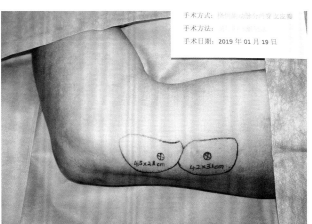

图 5-3-2 皮瓣设计

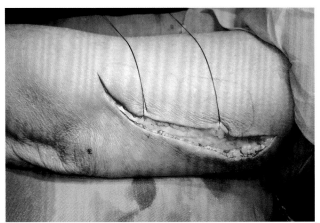

图 5-3-3 切开皮瓣外侧缘

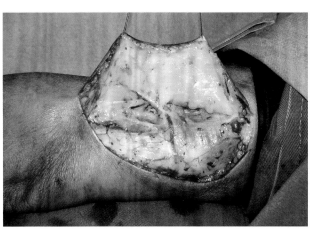

图 5-3-4 于深筋膜表面寻至穿支

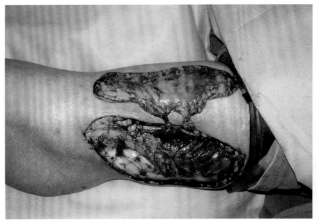

图 5-3-5　皮瓣切取（分割前）

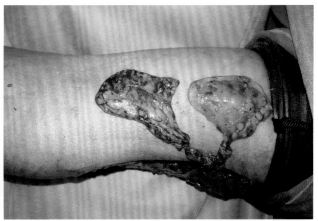

图 5-3-6　皮瓣分割后（浅筋膜面观）

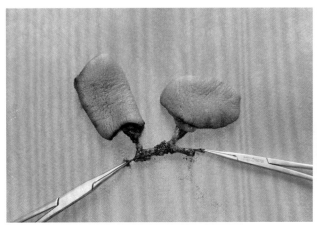

图 5-3-7　皮瓣断蒂后（皮肤面观）

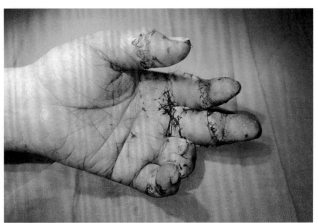

图 5-3-8　术后皮瓣血运良好

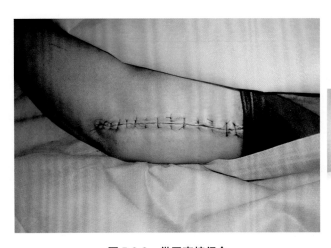

图 5-3-9　供区直接闭合

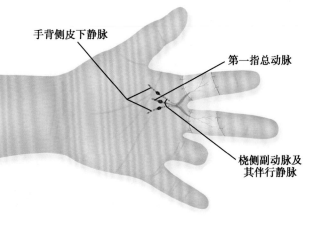

手背侧皮下静脉

第一指总动脉

桡侧副动脉及
其伴行静脉

图 5-3-10　皮瓣血液循环重建示意图

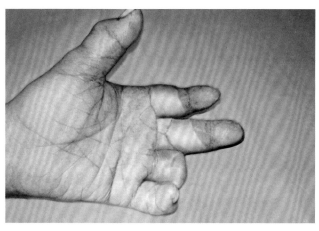

图 5-3-11　术后 2 个月随访皮瓣受区恢复情况

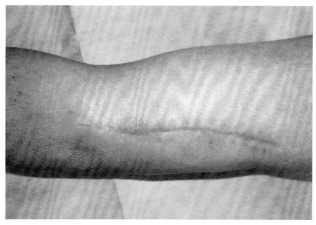

图 5-3-12　术后 2 个月随访皮瓣供区恢复情况

　　病例二　患者，男性，55 岁。因油漆溶剂高压注射伤致左手背大部分皮肤软组织缺损、肌腱外露、环指坏死。彻底清创后中指伸肌腱缺损、环指缺损，手背创面面积为 10.0cm×8.0cm，按创面大小形状制作布样，依据穿支穿出位置和皮瓣可切取宽度分割布样和设计 P-RCAP，皮瓣切取面积分别为 11.0cm×4.5cm 和 8.5cm×5.0cm。采用逆行四面解剖法切取皮瓣，确认皮瓣血供可靠后断蒂，依据设计布样重新拼接皮瓣，移植至受区，将桡侧副动脉与桡动脉腕背支吻合，将一条伴行静脉与桡动脉腕背支伴行静脉吻合，另一条与头静脉吻合，供区直接闭合。术后皮瓣顺利成活，创口一期愈合。术后 4 个月随访，皮瓣外形、质地恢复好，皮瓣供区遗留线性瘢痕（图 5-3-13～图 5-3-24）。

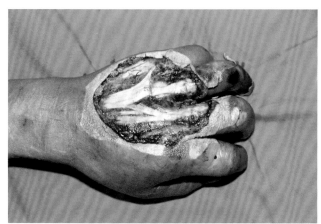

图 5-3-13　左手油漆溶剂高压注射伤

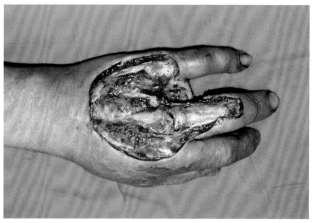

图 5-3-14　左手环指坏死后截指

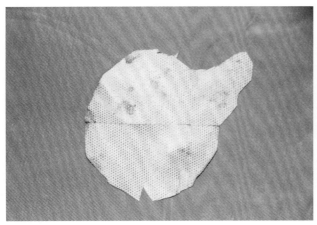

图 5-3-15　创面布样制作

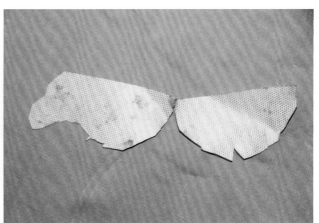

图 5-3-16　布样分割

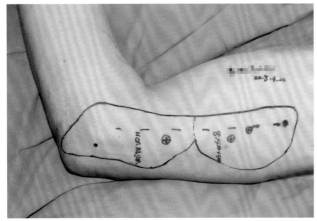

图 5-3-17　皮瓣设计

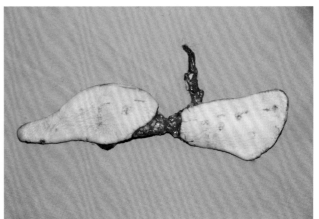

图 5-3-18　皮瓣切取（断蒂后）

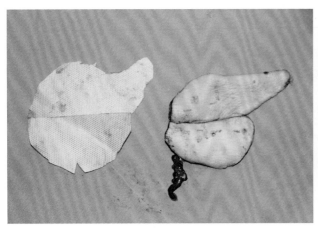

图 5-3-19　根据布样拼接皮瓣

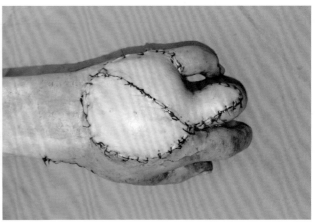

图 5-3-20　术后皮瓣血运良好

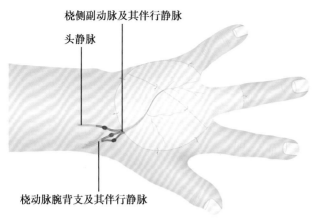

桡侧副动脉及其伴行静脉
头静脉
桡动脉腕背支及其伴行静脉

图 5-3-21 皮瓣血液循环重建示意图

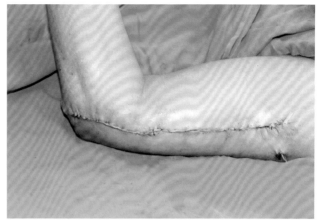

图 5-3-22 皮瓣供区美容缝合

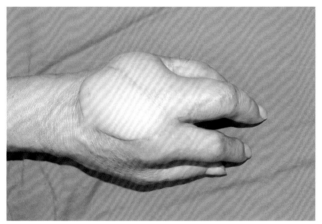

图 5-3-23 术后 4 个月随访皮瓣受区情况

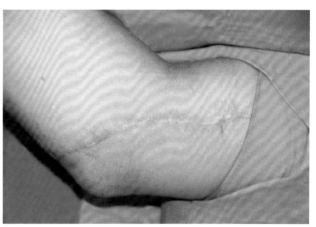

图 5-3-24 术后 4 个月随访皮瓣供区情况

五、术式评价

P-RCAP 除具备常规桡侧副动脉穿支皮瓣的所有优点外,还有突出的两大优点:①仅需吻合一组血管即可同时重建两个或多个桡侧副动脉穿支皮瓣血运,一次修复两个或多个创面;②修复宽大或不规则创面时,若按常规设计切取皮瓣,皮瓣供区无法直接缝合,而利用分叶穿支皮瓣技术巧妙地将皮瓣化宽度为长度,可达到皮瓣供区直接缝合、避免第二供区损害的目的。但 P-RCAP 的切取有一定的不确定性,分叶设计皮瓣的感觉重建一般只能顾及其中一叶皮瓣,未能携带臂外侧皮神经的一叶皮瓣的感觉重建将受到影响,P-RCAP 对术者的设计、解剖有一定的技术要求,增加了手术风险。

六、注意事项

开展 P-RCAP 的注意事项如下：① P-RCAP 的移植要求：一侧桡侧副动脉发出两支或两支以上的穿支血管，穿支血管具有一定长度，且相隔一定距离进入皮肤，术前常规应用超声多普勒血流仪和 CTA 或 MRA 检查，了解穿支数目、口径和走行，以降低手术盲目性；②由于桡侧副动脉穿支呈纵向排列，尽可能选择同一轴线设计皮瓣，必要时选择平行轴线设计，创面分割，其中一叶旋转至其轴线与主体皮瓣位于同一轴线或成锐角，一般不做垂直设计；③皮瓣旋转拼接时容易导致穿支血管的扭转和卡压，拼接前应仔细理顺血管蒂；④感觉重建一般仅限于其中一叶穿支皮瓣，臂外侧皮神经保留在感觉重建要求较高的一叶皮瓣内；⑤皮瓣切取面积有限（皮瓣供区直接闭合的前提下），不适合大的创面修复。

第四节　嵌合桡侧副动脉穿支皮瓣

一、概述

嵌合桡侧副动脉穿支皮瓣（chimeric radial collateral artery perforator flap，Ch-RCAP）是指在桡侧副动脉血管体区（皮瓣供区）内切取的包含两个或两个以上不同种类的独立组织瓣（如穿支皮瓣、肌瓣、骨瓣等），这些独立组织瓣中至少含有一个穿支皮瓣，且供血动脉均起源于桡侧副动脉，吻合桡侧副动、静脉即可同时重建两个或多个独立组织瓣的血液循环。临床常用术式为桡侧副动脉穿支皮瓣与肱骨瓣的嵌合移植、桡侧副动脉穿支皮瓣与肱三头肌瓣的嵌合移植。

二、适应证

Ch-RCAP 适应证包括：①手足部合并骨、肌与肌腱、关节囊缺损的创面修复；②拇指再造；③踇甲皮瓣供区创面修复。

三、手术方法

1. 皮瓣设计　皮瓣设计同桡侧副动脉穿支皮瓣，根据骨缺损的长度和深部死腔的大小设计骨瓣和肌瓣（或肌间隔瓣）的切取范围。

2. 皮瓣切取　皮瓣切取方法同桡侧副动脉穿支皮瓣。皮瓣解剖完成后，分离桡侧副动脉后支至肱骨骨膜的分支，根据受区骨缺损长度和大小设计肱骨瓣，沿设计线切开肱骨骨膜并向两侧稍做分离，保护好骨膜，用摆锯按设计线切取骨瓣（或以电钻连续钻孔后以骨刀切取）；切取肌瓣或筋膜瓣时，以桡侧副血管分支为血管蒂，切取适宜大小的肱三头肌外侧头肌瓣或肌间隔瓣。以双极电凝或钛夹处理沿途分支，结扎、切断前支，分离桡侧副动脉主干至受区所需要的血管蒂长度和口径。束间分离臂外侧皮神经与前臂后侧皮神经，以获得足够的神经蒂长度。

3. 皮瓣移植　根据受区所需血管蒂长度结扎、切断桡侧副血管，将皮瓣移植至受区创面，仔细理顺血管蒂，将骨瓣嵌入骨缺损处（拇指再造时则将骨瓣固定于拇指指骨残端），以克氏针固定；或将肌瓣填塞死腔、以肌间隔瓣覆盖关节开放处，以可吸收缝线缝合固定，校准皮瓣位置后将皮瓣与创缘临时缝合数针予以固定。在手术显微镜下将血管断端清创，将桡侧副动、静脉分别与受区血管吻合，臂外侧皮神经与受区感觉神经缝合。

4. 皮瓣供区与受区创口闭合 皮瓣供区创面彻底止血后，留置负压引流管，采用精细减张美容缝合法闭合皮瓣供区创面。间断缝合皮瓣受区创口，低位放置多根硅胶半管引流。

四、典型病例

病例一 患者，男性，47 岁。外伤致左手拇指指骨与皮肤软组织缺损并感染 3 周入院。清创后可见左手拇指近节指骨缺损，拇指掌侧皮肤软组织缺损。设计 Ch-RCAP 移植修复，以肱骨瓣重建拇指近节指骨骨缺损，以穿支皮瓣覆盖指腹创面。将桡侧副动脉与桡动脉掌浅支吻合，将桡侧副动脉的 2 条伴行静脉与桡动脉的 2 条伴行静脉吻合，皮瓣供区美容缝合。术后皮瓣成活良好，创口一期愈合，术后 12 个月随访，骨折愈合，皮瓣外形、感觉恢复良好，皮瓣供区瘢痕不明显（图 5-4-1～图 5-4-10）。

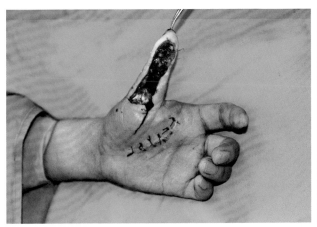

图 5-4-1 术前创面情况

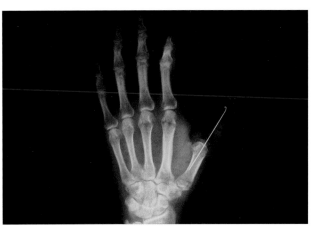

图 5-4-2 术前 X 线片显示拇指近节指骨缺损

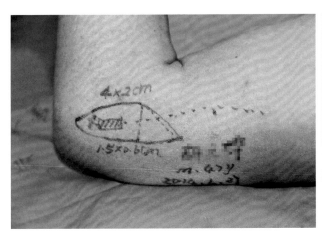

图 5-4-3 皮瓣设计

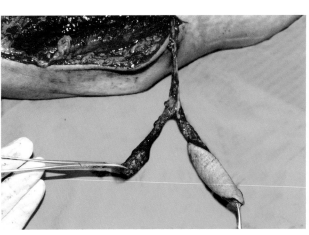

图 5-4-4 皮瓣切取（断蒂前）

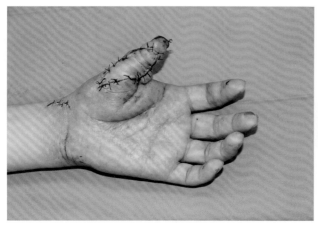

图 5-4-5　术后皮瓣血运良好

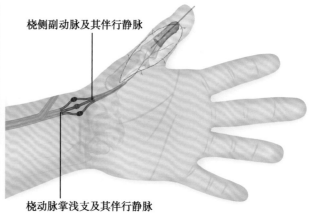

桡侧副动脉及其伴行静脉

桡动脉掌浅支及其伴行静脉

图 5-4-6　皮瓣血液循环重建示意图

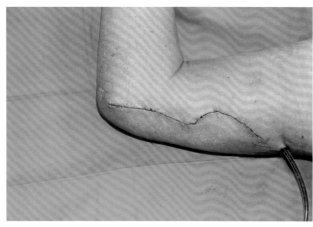

图 5-4-7　皮瓣供区美容缝合

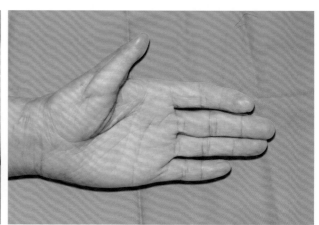

图 5-4-8　术后 1 年随访皮瓣受区情况

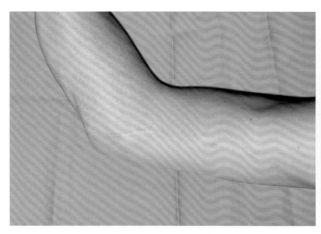

图 5-4-9　术后 1 年随访皮瓣供区情况

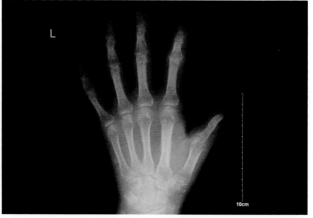

图 5-4-10　术后 1 年 X 线片显示指骨愈合良好

　　病例二　患者,男性,23 岁。右手外伤急诊入院。一期彻底清创后采用克氏针固定,掌背遗留皮肤软组织缺损伴肌腱外露,合并深部死腔,设计 Ch-RCAP 移植修复,皮瓣面积 11.0cm×5.0cm,携带 5.0cm×2.0cm×1.5cm 的肱三头肌外侧头肌瓣填塞深部死腔。将桡侧副动脉与桡动脉腕背支吻合,其伴行静脉与桡动脉 2 条伴行静脉吻合,皮瓣供区直接闭合。术后皮瓣顺利成活,创口一期愈合。术后 6 个月随访,右手背皮瓣外形不臃肿,色泽、质地恢复良好,皮瓣供区遗留线性瘢痕(图 5-4-11~图 5-4-20)。

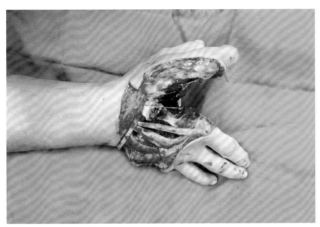

图 5-4-11 术前情况

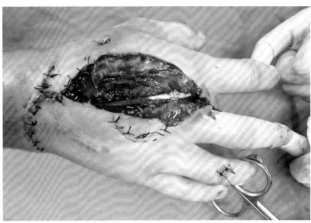

图 5-4-12 一期清创后闭合部分创面

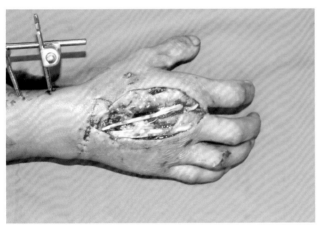

图 5-4-13 创面合并深部死腔

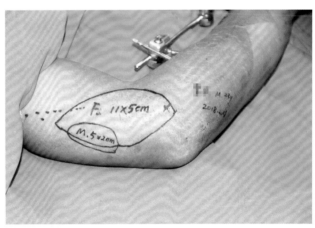

图 5-4-14 皮瓣设计

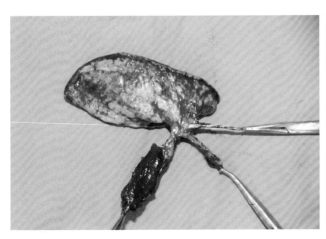

图 5-4-15 皮瓣切取(断蒂后)

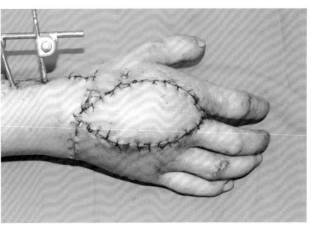

图 5-4-16 术后皮瓣血运良好

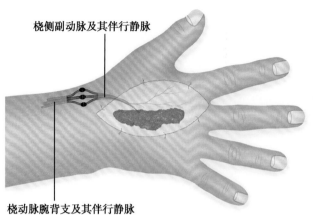

桡侧副动脉及其伴行静脉

桡动脉腕背支及其伴行静脉

图 5-4-17　皮瓣血液循环重建示意图

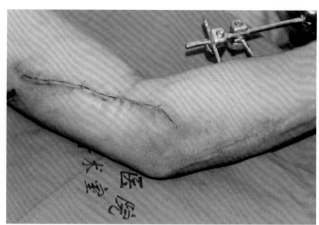

图 5-4-18　供区美容缝合

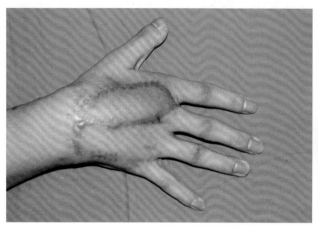

图 5-4-19　术后 6 个月随访受区恢复情况

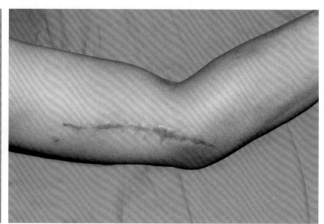

图 5-4-20　术后 6 个月随访供区恢复情况

五、术式评价

　　Ch-RCAP 除具有桡侧副动脉穿支皮瓣的优点外，还具有下列优点：①术式多样，桡侧副动脉穿支皮瓣可与骨瓣嵌合，也可与肌瓣、肌间隔瓣、肱三头肌腱束嵌合；②骨瓣可重建手足部骨缺损，肌瓣可填充深部死腔，肌间隔瓣可重建关节囊，肱三头肌腱束可重建肌腱缺损，穿支皮瓣覆盖浅表创面，实现创面的立体修复。但 Ch-RCAP 需要切取深部的组织成分（包括骨瓣、肌瓣、肌间隔瓣或肱三头肌腱束），较单纯桡侧副动脉穿支皮瓣增加了局部组织损伤、手术难度与风险。

六、注意事项

开展 Ch-RCAP 的注意事项如下：①肱骨瓣、肱三头肌瓣的切取范围有限，仅适合于手、足部骨缺损重建和深部死腔的填充，不适合四肢大段骨缺损重建和大的死腔填充；②精准评估缺损骨量和死腔的体积，设计切取合适大小的骨瓣或肌瓣，切取过小达不到有效重建与填充，切取过大会增加供区损伤，且影响局部创面的闭合与外观；③切取次序：建议先以逆行四面解剖法切取穿支皮瓣，再切取骨瓣或肌瓣；④移植时应仔细理顺血管蒂，防止扭转与卡压；⑤骨瓣或肌瓣切取会使出血增加，应彻底止血，充分引流，防止血肿形成和感染。

第五节　血流桥接－显微削薄桡侧副动脉穿支皮瓣

一、概述

血流桥接-显微削薄桡侧副动脉穿支皮瓣（flow-through microdissected thin radial collateral artery perforator flap，F-M-RCAP）是血流桥接桡侧副动脉穿支皮瓣和显微削薄桡侧副动脉穿支皮瓣两种技术组合而衍生，指在皮瓣供区脂肪肥厚患者切取 RCAP 时，需要在放大镜或显微镜下以显微器械解剖分离桡侧副动脉穿支在浅筋膜层分支的走行，直至真皮下血管网，保留桡侧副动脉穿支及其与真皮下血管网的连续性，去除多余的浅筋膜层脂肪组织，移植时将桡侧副动脉近端与受区主干血管近端（如指总动脉）吻合，远端（或桡侧副动脉前支）与受区主干血管远端（如指固有动脉）吻合的一种特殊形式桡侧副动脉穿支皮瓣。

二、适应证

F-M-RCAP 适合于皮瓣供区脂肪肥厚患者手、足部合并主干血管缺损的中小面积浅表创面修复。

三、手术方法

1. 皮瓣设计、切取　同桡侧副动脉穿支皮瓣。

2. 皮瓣削薄　同显微削薄桡侧副动脉穿支皮瓣。

3. 皮瓣移植　将皮瓣断蒂后移植至皮瓣受区，将桡侧副动脉近端与受区主干血管近端吻合，远端（或桡侧副动脉前支）与受区主干血管远端吻合，将伴行静脉与受区主干动脉的伴行静脉或皮下浅静脉吻合。

4. 皮瓣供区与受区创口闭合　同桡侧副动脉穿支皮瓣。

四、典型病例

患者，女性，29 岁。右腕部外伤后部分皮肤软组织缺损，于同侧上臂外侧设计切取 F-M-RCAP 移植修复，皮瓣切取面积为 5.5cm×4.0cm，由于供区皮下脂肪肥厚，断蒂前行显微削薄术，移植时将桡侧副动脉近端与尺动脉近端吻合，远端与尺动脉远端吻合，同时将桡侧副动脉伴行静脉与尺动脉伴行静脉吻合。供区直接闭合，术后皮瓣顺利成活，创口一期愈合。术后 3 个月随访，右腕部移植皮瓣外形、质地恢复良好，供区线性瘢痕不明显（图 5-5-1～图 5-5-10）。

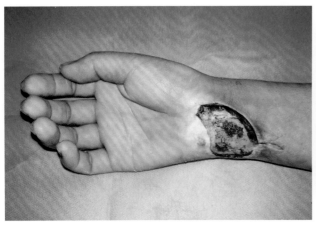

图 5-5-1　术前创面情况

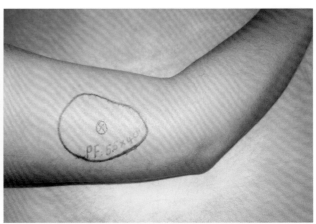

图 5-5-2　皮瓣设计

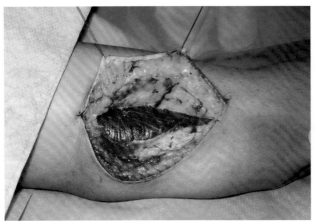

图 5-5-3　穿支显露

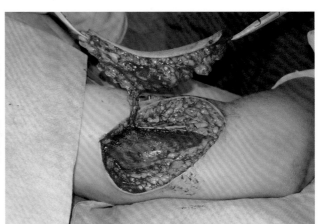

图 5-5-4　皮瓣切取（削薄前）

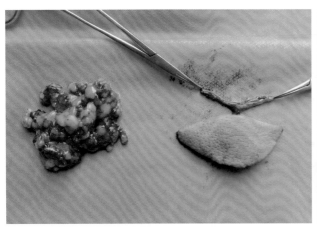

图 5-5-5　皮瓣削薄后

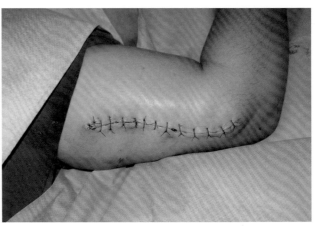

图 5-5-6　供区直接闭合

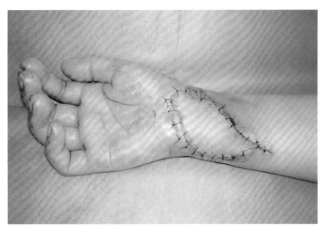

图 5-5-7　术后皮瓣血运良好，外形不臃肿

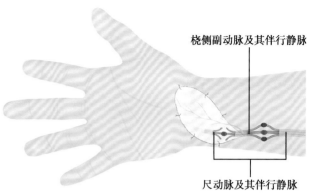

桡侧副动脉及其伴行静脉

尺动脉及其伴行静脉

图 5-5-8　皮瓣血液循环重建示意图

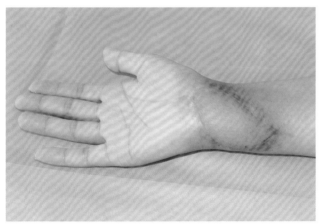

图 5-5-9　术后 3 个月随访皮瓣受区恢复情况

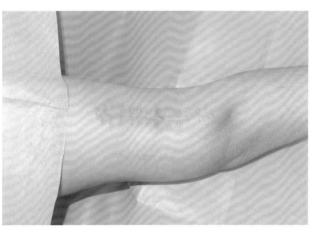

图 5-5-10　术后 3 个月随访皮瓣供区恢复情况

五、术式评价

F-M-RCAP 除具备桡侧副动脉穿支皮瓣的优点外，还具备血流桥接穿支皮瓣和显微削薄穿支皮瓣的优点，系一次性均匀削薄皮瓣，皮瓣受区可以获得满意的外观，避免了二次手术修薄整形，减少了皮瓣供区损害（不削薄则需要切取更大面积皮瓣方能覆盖同样大小的创面），同时整合了血流桥接穿支皮瓣可避免牺牲受区主干血管或重建受区主干血管缺损的优点。但 F-M-RCAP 整合了血流桥接和显微削薄两种技术，手术难度、耗时与风险较传统桡侧副动脉穿支皮瓣明显增加，皮瓣削薄可能影响皮瓣的感觉恢复，局部同样会遗留线性瘢痕，影响外观。

六、注意事项

开展 F-M-RCAP 的注意事项如下：①桡侧副动脉穿支及其在浅筋膜层内的分支细小，解剖时建议在显微镜下进行；②穿支在浅筋膜层分支弥散时，皮瓣削薄要有足够的耐心；③桡侧副动脉及其前支大多管径细小，一般不适合四肢主干动脉桥接修复，部分患者桡侧副动脉远端及其前支口径纤细，无法实现血流桥接术式。

第六节　显微削薄－分叶桡侧副动脉穿支皮瓣

一、概述

显微削薄－分叶桡侧副动脉穿支皮瓣（microdissected thin polyfoliate radial collateral artery perforator flap，M-P-RCAP）系显微削薄桡侧副动脉穿支皮瓣和分叶桡侧副动脉穿支皮瓣两种技术组合而衍生，是指在桡侧副血管体区切取的分叶穿支皮瓣浅筋膜层脂肪肥厚，在保留穿支血管及其浅筋膜内分支和真皮下血管网的前提下，应用显微外科器械在放大镜或显微镜下去除多余的浅筋膜层脂肪，吻合一组桡侧副血管即可重建两叶或多叶穿支皮瓣血液循环的一种特殊形式桡侧副动脉穿支皮瓣。

二、适应证

M-P-RCAP 适合于臂外侧皮下脂肪肥厚患者的手足部、颌面等区域相邻的两个或多个创面、宽大创面或洞穿性缺损修复。

三、手术方法

1. **皮瓣设计与切取**　同分叶桡侧副动脉穿支皮瓣。
2. **皮瓣削薄**　同显微削薄桡侧副动脉穿支皮瓣。
3. **皮瓣移植**　同分叶桡侧副动脉穿支皮瓣。
4. **皮瓣供区与受区创口闭合**　同分叶桡侧副动脉穿支皮瓣。

四、典型病例

患者，男性，50 岁。外伤后左手示指、中指、环指三指指背皮肤坏死，左小指末节缺如，清创后左手示指、中指、环指三指指背遗留皮肤软组织缺损伴关节囊、肌腱外露。于右侧上臂外侧设计 M-P-RCAP 修复示指和中指创面，于左侧上臂外侧设计桡侧副动脉穿支皮瓣修复环指创面，右侧分叶桡侧副动脉穿支皮瓣切取面积分别为 7.0cm×4.5cm 和 6.0cm×5.0cm，左侧桡侧副动脉穿支皮瓣切取面积为 7.0cm×4.0cm。断蒂前行皮瓣显微削薄术。右侧分叶桡侧副动脉穿支皮瓣携带的桡侧副动脉与第一指总动脉吻合，左侧皮瓣携带的桡侧副动脉与环指尺侧指固有动脉吻合，两侧皮瓣的桡侧副动脉伴行静脉均与掌背静脉吻合。皮瓣供区直接闭合。术后皮瓣顺利成活，创口一期愈合（图 5-6-1～图 5-6-10）。

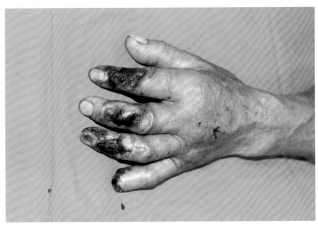

图 5-6-1　左手示指、中指、环指指背皮肤坏死

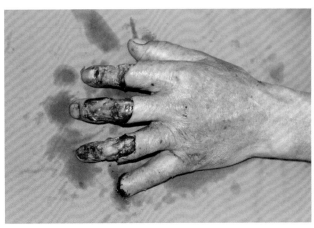

图 5-6-2　清创后创面

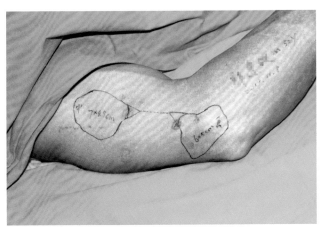

图 5-6-3　皮瓣设计（右侧）

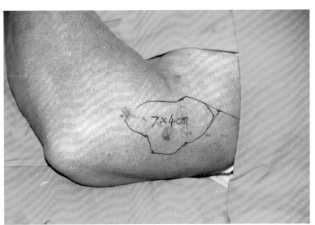

图 5-6-4　皮瓣设计（左侧）

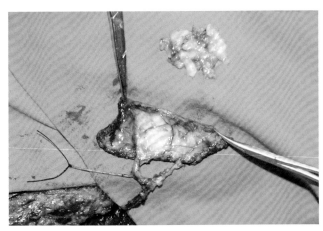

图 5-6-5　右侧皮瓣切取（断蒂前削薄）

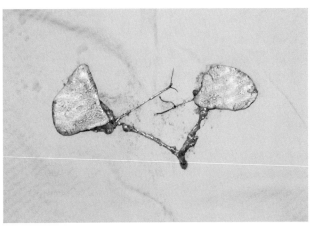

图 5-6-6　右侧分叶皮瓣断蒂后

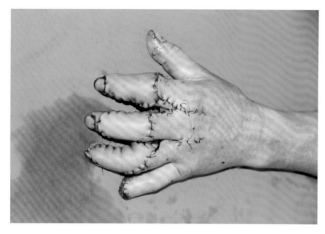

图 5-6-7　术后皮瓣血运与外形良好

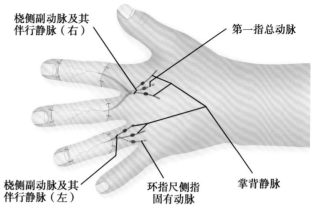

图 5-6-8　皮瓣血液循环重建示意图

图中标注：桡侧副动脉及其伴行静脉（右）、第一指总动脉、桡侧副动脉及其伴行静脉（左）、环指尺侧指固有动脉、掌背静脉

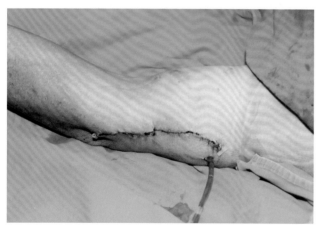

图 5-6-9　术后皮瓣供区美容缝合

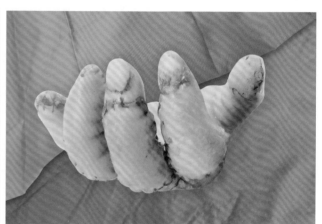

图 5-6-10　受区拆线当日情况

五、术式评价

M-P-RCAP 系一次性均匀削薄皮瓣，皮瓣受区可以获得满意的外观，避免了二次手术削薄整形，同时仅需吻合一组血管即可同时重建两个或多个桡侧副动脉穿支皮瓣血运，一次修复两个或多个创面；修复宽大或不规则创面时，按常规设计切取皮瓣，皮瓣供区无法直接缝合，而利用分叶穿支皮瓣技术，可巧妙地将皮瓣化宽度为长度，从而达到皮瓣供区直接缝合、避免第二供区损害的目的。但桡侧副动脉穿支与其在浅筋膜内的分支细小，解剖分离有一定难度与风险，显微削薄会损伤感觉神经的部分分支，可能影响皮瓣的感觉恢复，分叶设计的感觉重建通常只能顾及其中一叶皮瓣，未能携带臂外侧皮神经的一叶皮瓣的感觉重建将受到影响。

六、注意事项

开展 M-P-RCAP 的注意事项如下：①显微削薄操作须在断蒂前进行，断蒂前皮瓣保留血流灌注，穿静脉及其分支充盈容易辨认，断蒂后皮瓣穿支血管显示不清，削薄时容易误伤；②桡侧副动脉穿支及其浅筋膜内分支外径细小，其解剖分离必须在放大镜或显微镜下以显微器械来完成，同时注意在穿支及其浅筋膜分支血管周围保留少量组织以保护血管蒂免受损伤；③遇到穿支在浅筋膜内分支弥散时，要沉着、冷静，有耐心，需在显微镜下逐一摘除血管蒂周围脂肪球方能达到均匀削薄的目的；④该术式要求一侧桡侧副动脉发出两支或两支以上的穿支血管，穿支血管具有一定长度，且相隔一定距离进入皮肤，建议术前应用超声多普勒血流仪和 CTA 或 MRA 检查，了解穿支数目、口径和走行，以降低手术盲目性；⑤由于桡侧副动脉穿支呈纵向排列，应尽可能选择同一轴线设计皮瓣，必要时选择平行轴线设计，创面分割过程中，其中一叶旋转至其轴线与主体皮瓣位于同一轴线或成锐角，一般不做垂直设计；⑥皮瓣旋转拼接时容易导致穿支血管的扭转和卡压，拼接前应仔细理顺血管蒂；⑦感觉重建一般仅限于其中一叶穿支皮瓣，建议将臂外侧皮神经保留在对感觉重建要求较高的一叶皮瓣内；⑧皮瓣切取宽度有限（皮瓣供区直接闭合的前提下）的情况下，不适合大创面修复。

第七节　显微削薄－嵌合桡侧副动脉穿支皮瓣

一、概述

显微削薄－嵌合桡侧副动脉穿支皮瓣（microdissected thin chimeric radial collateral artery perforator flap，M-Ch-RCAP）系显微削薄桡侧副动脉穿支皮瓣和嵌合桡侧副动脉穿支皮瓣两种技术组合而衍生，是指在桡侧副血管体区切取的包含两个或两个以上不同种类的独立组织瓣（如穿支皮瓣、骨瓣、肌瓣、筋膜瓣等），其穿支皮瓣在保留穿支血管及其浅筋膜内分支和真皮下血管网的前提下，应用显微外科器械在放大镜或显微镜下去除多余的浅筋膜层脂肪，吻合一组桡侧副血管即可重建多个组织瓣血液循环的一种特殊形式桡侧副动脉穿支皮瓣。

二、适应证

M-Ch-RCAP 适合于臂外侧皮下脂肪肥厚患者的手、足部复合组织缺损修复、拇指再造或𧿹甲皮瓣切取后供区创面修复。

三、手术方法

1. **皮瓣设计**　同嵌合桡侧副动脉穿支皮瓣。

2. **皮瓣切取与显微削薄**　皮瓣切取同嵌合桡侧副动脉穿支皮瓣。断蒂前，依据受区所需皮瓣厚度削薄皮瓣，削薄方法参见显微削薄桡侧副动脉穿支皮瓣。

3. **皮瓣移植**　同嵌合桡侧副动脉穿支皮瓣。

4. **皮瓣供区与受区创口闭合**　同嵌合桡侧副动脉穿支皮瓣。

四、典型病例

患者，男性，39 岁。左手拇指外伤后近节指背皮肤与坏死，清创后拇指末节缺损并近节指背皮肤缺损，患者拒绝行足趾移植拇指再造。于同侧上臂外侧设计切取 M-Ch-RCAP，皮瓣切取面积为 9.5cm×4.0cm，携带大小为 2.0cm×0.8cm×0.6cm 肱骨瓣。由于皮瓣脂肪肥厚，断蒂前根据受区需要行皮瓣削薄术。将肱骨瓣重建拇指远节指骨缺损，将削薄的桡侧副动脉穿支皮瓣覆盖拇指末节创面与近节指背创面，将桡侧副动、静脉分别与桡动脉腕背支及头静脉属支吻合，臂外侧皮神经与拇指尺侧指神经残端缝合。术后皮瓣顺利成活，创口一期愈合。术后3个月随访，重建拇指外形与感觉恢复良好，皮瓣供区仅遗留不明显的线性瘢痕，X线片检查示移植肱骨瓣与指骨愈合良好（图5-7-1～图5-7-14）。

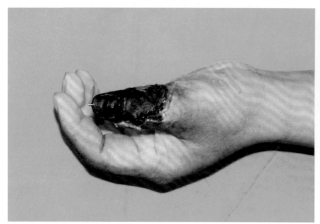

图5-7-1　左手拇指部分坏死（背侧观）

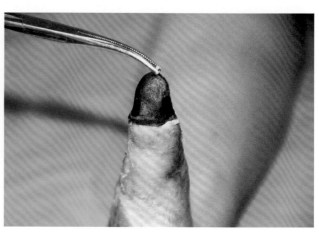

图5-7-2　左手拇指部分坏死（掌侧观）

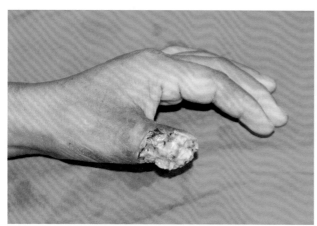

图5-7-3　清创后情况

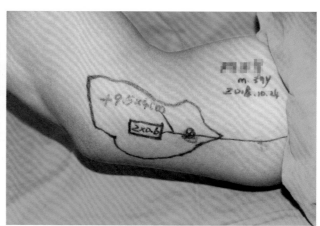

图5-7-4　皮瓣设计

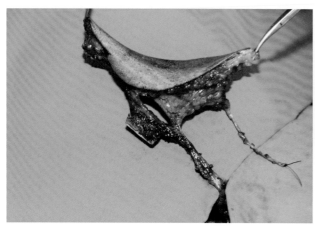

图5-7-5　皮瓣切取（削薄前）

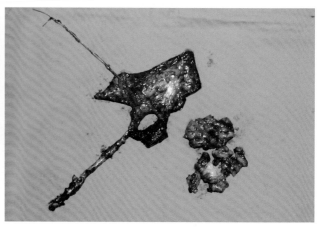

图5-7-6　皮瓣切取（削薄后）

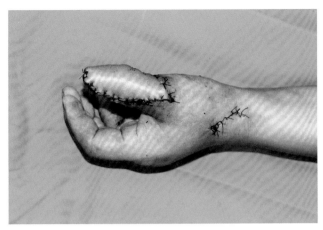

图 5-7-7　术后拇指外形（背侧观）

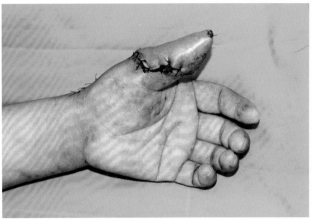

图 5-7-8　术后拇指外形（桡掌侧观）

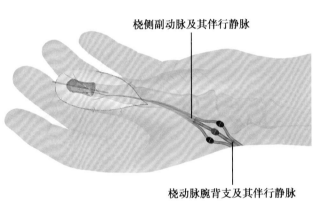

图 5-7-9　皮瓣血液循环重建示意图

桡侧副动脉及其伴行静脉

桡动脉腕背支及其伴行静脉

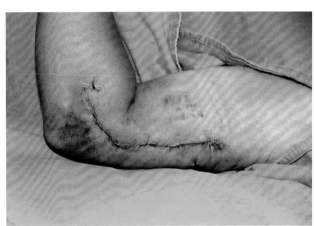

图 5-7-10　术后皮瓣供区美容缝合

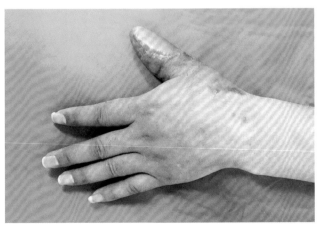

图 5-7-11　术后 3 个月随访拇指外形（背侧观）

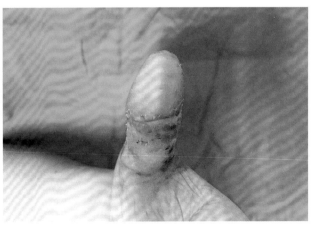

图 5-7-12　术后 3 个月随访拇指外形（掌侧观）

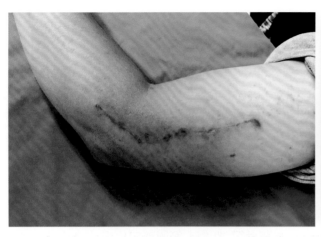
图 5-7-13　术后 3 个月随访皮瓣供区恢复情况

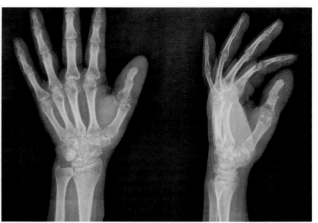
图 5-7-14　术后 3 个月 X 线片检查

五、术式评价

M-Ch-RCAP 除具备桡侧副动脉穿支皮瓣的优点外,吸取了嵌合桡侧副动脉穿支皮瓣血供好、抗感染能力强、术式多样、可实现创面立体修复等优点,同时还整合了显微削薄桡侧副动脉穿支皮瓣改善皮瓣受区外形、避免二次皮瓣削薄整形的优点。M-Ch-RCAP 包括不同的组织瓣成分,骨瓣、肌瓣、筋膜瓣与穿支皮瓣彼此之间只通过血管蒂相连,各组织瓣均有一定的自由度,给创面修复带来了方便,但增加了血管蒂扭转、卡压和牵拉损伤的发生率。

六、注意事项

开展 M-Ch-RCAP 的注意事项如下:①设计、切取 M-Ch-RCAP 需具备立体构想能力;②操作次序:先切取穿支皮瓣,再显露、分离源血管,根据源血管分支情况切取骨瓣、肌瓣或筋膜瓣,然后再行皮瓣显微削薄术;③要求在断蒂前完成皮瓣削薄术,削薄须在显微镜下完成;④皮瓣移植时须注意理顺和保护血管蒂,避免血管蒂扭转、卡压与撕脱。

第八节　血流桥接 - 显微削薄 - 嵌合桡侧副动脉穿支皮瓣

一、概述

血流桥接 - 显微削薄 - 嵌合桡侧副动脉穿支皮瓣(flow-through microdissected thin chimeric radial collateral artery perforator flap,F-M-Ch-RCAP)系血流桥接桡侧副动脉穿支皮瓣、显微削薄桡侧副动脉穿支皮瓣和嵌合桡侧副动脉穿支皮瓣三种技术组合而衍生,是指在桡侧副血管体区切取的包含两个或两个以上不同种类的独立组织瓣(如穿支皮瓣、骨瓣、肌瓣、筋膜瓣等),其穿支皮瓣在保留穿支血管及其浅筋膜内分支和真皮下血管网的前提下,应用显微外科器械在放大镜或显微镜下去除多余的浅筋膜层脂肪,移植时将桡侧副动脉近端与受区主干血管近端(如指总动脉)吻合,将远端(或桡侧副动脉前支)与受区主干血管远端(如指固有动脉)吻合的一种特殊形式桡侧副动脉穿支皮瓣。

二、适应证

F-M-Ch-RCAP 适合于上臂外侧皮下脂肪肥厚患者的手、足等部位合并主干血管和复合组织缺损的创面修复。

三、手术方法

1. 皮瓣设计与切取　同嵌合桡侧副动脉穿支皮瓣。切取时保留桡侧副动脉前支或粗大肌支，断蒂平面可选择至桡侧副动脉起始部，血管蒂长度不够时可进一步向近端分离至肱深动脉后断蒂。

2. 皮瓣削薄　同显微削薄桡侧副动脉穿支皮瓣。

3. 皮瓣移植　皮瓣断蒂转移至受区后，先将骨瓣、肌瓣或筋膜瓣定位固定，再调整皮瓣位置，间断缝合固定，显微镜下将皮瓣血管与受区血管近端（如指动脉或指总动脉）吻合，桡侧副动脉前支或粗大肌支与受区动脉（如指动脉）远端吻合。

4. 皮瓣供区与受区创口闭合　同嵌合桡侧副动脉穿支皮瓣。

四、典型病例

患者，男性，67 岁。左手外伤后皮肤软组织缺损伴骨外露，合并深部死腔。设计 F-M-Ch-RCAP 移植修复。皮瓣切取面积为 8.0cm×4.0cm，携带体积为 2.0cm×1.5cm×1.5cm 的肱三头肌肌瓣填充死腔，将桡侧副动脉近端与桡动脉掌浅支近端吻合，将桡侧副动脉前支与桡动脉掌浅支远端吻合，其伴行静脉与桡动脉伴行静脉吻合，将臂外侧皮神经与正中神经掌皮支缝合重建皮瓣感觉，供区直接闭合。术后皮瓣顺利成活，创口一期愈合。术后 6 个月随访，左手无肿胀，皮瓣无臃肿，供区遗留线性瘢痕（图 5-8-1～图 5-8-10）。

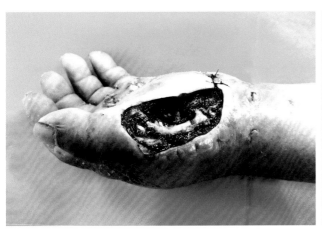

图 5-8-1　术前创面情况

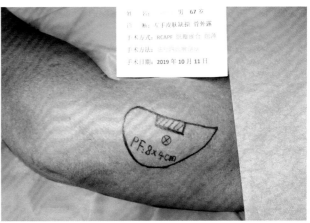

图 5-8-2　皮瓣设计

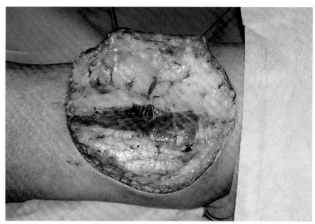

图 5-8-3　显露穿支

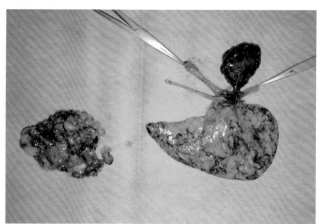

图 5-8-4　皮瓣切取后（浅筋膜面观）

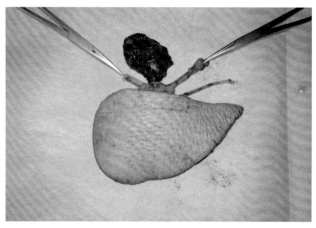

图 5-8-5　皮瓣切取后（皮肤面观）

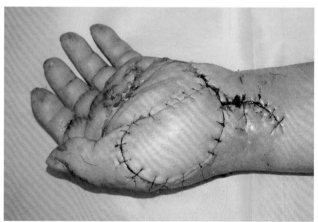

图 5-8-6　术后皮瓣血运良好

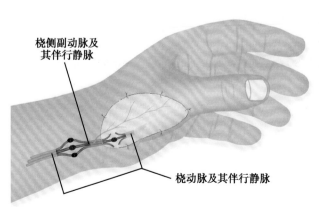

桡侧副动脉及
其伴行静脉

桡动脉及其伴行静脉

图 5-8-7　皮瓣血液循环重建示意图

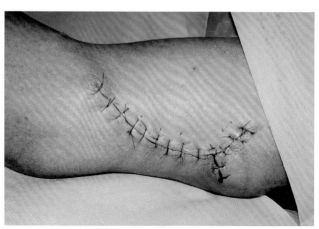

图 5-8-8　术后皮瓣供区直接闭合

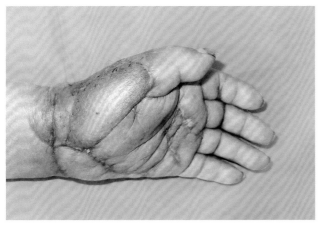

图 5-8-9 术后6个月随访皮瓣受区恢复情况

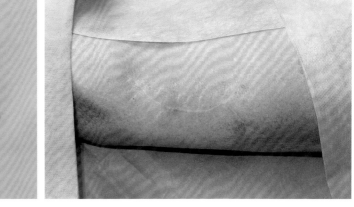

图 5-8-10 术后6个月随访皮瓣供区恢复情况

五、术式评价

F-M-Ch-RCAP 除具备桡侧副动脉穿支皮瓣的优点外，还具备血流桥接桡侧副动脉穿支皮瓣、显微削薄桡侧副动脉穿支皮瓣和嵌合桡侧副动脉穿支皮瓣的优点，系一次性均匀削薄皮瓣，皮瓣受区可以获得满意的外观，避免了二次手术削薄整形，同时整合了嵌合桡侧副动脉穿支皮瓣可实现创面立体修复的优点，整合了血流桥接穿支皮瓣可重建（或避免牺牲）受区主干血管的优点。但该术式整合了血流桥接、显微削薄和嵌合三种特殊形式桡侧副动脉穿支皮瓣技术，手术难度、耗时与风险较传统桡侧副动脉穿支皮瓣明显增加，且皮瓣削薄可能影响皮瓣的感觉恢复。

六、注意事项

切取 F-M-Ch-RCAP 时宜先切取穿支皮瓣，显露穿支和桡侧副血管后再依据其分支情况切取肌瓣或骨瓣，注意保留桡侧副动脉前支和较为粗大的肌支，断蒂前行皮瓣显微削薄术。其他注意事项参阅血流桥接桡侧副动脉穿支皮瓣、显微削薄桡侧副动脉穿支皮瓣和嵌合桡侧副动脉穿支皮瓣章节。

参 考 文 献

[1] SONG R，SONG Y，YU Y，et al. The upper arm free flap[J]. Clin Plast Surg，1982，9（1）：27-35.

[2] SCHUSTERMAN M，ACLAND R D，BANIS J C，et al. The lateral arm flap: an experimental and clinical study//Transactions of the Ⅷ International Congress of Plastic Surgery [C]. Montreal：WILLIAMS B H，1983：132.

[3] KATSAROS J，SCHUSTERMAN M，BEPPU M，et al. The lateral upper arm flap: anatomy and clinical applications[J]. Ann Plast Surg，1984，12（6）：489-500.

[4] RIVET D，BUFFET M，MARTIN D，et al. The lateral arm flap: an anatomic study[J]. J Reconstr Microsurg，1987，3（2）：121-132.

[5] SCHEKER L R，KLEINERT H E，HANEL D P. Lateral arm composite tissue transfer to ipsilateral hand defects[J]. J Hand Surg Am，1987，12（5 Pt 1）：665-672.

[6] SCHEKER L R，LISTER G D，WOLFF T W. The lateral arm free flap in releasing severe contracture of the first web space[J]. J Hand Surg Br，1988，13（2）：146-150.

[7] KATSAROS J, TAN E, ZOLTIE N, et al. Further experience with the lateral arm free flap[J]. Plast Reconstr Surg, 1991, 87（5）: 902-910.

[8] 唐举玉, 李康华, 廖前德, 等. 穿支皮瓣移植修复四肢软组织缺损 108 例 [J]. 中华显微外科杂志, 2010, 33（3）: 186-189.

[9] 谢松林, 刘鸣江, 陶克奇, 等. 游离桡侧副动脉穿支皮瓣移植的临床应用经验 [J]. 中南医学科学杂志, 2012, 40（3）: 273-276.

[10] LIU Y, ZANG M, TANG M, et al. Pre-expanded brachial artery perforator flap[J]. Clin Plast Surg, 2017, 44（1）: 117-128.

[11] 俞芳, 唐举玉, 吴攀峰, 等. 桡侧副动脉分叶穿支皮瓣在手部创面修复中的应用 [J]. 中国修复重建外科杂志, 2019, 33（6）: 721-725.

[12] 俞芳, 唐举玉, 吴攀峰, 等. 桡侧副动脉嵌合穿支皮瓣修复拇指复合组织缺损 [J]. 中华整形外科杂志, 2019, 35（9）: 887-891.

[13] 俞芳, 唐举玉, 吴攀峰, 等. 特殊形式桡侧副动脉穿支皮瓣修复手指复杂创面 [J]. 中华显微外科杂志, 2021, 44（4）: 364-368.

第六章

骨间后动脉血管体区特殊形式穿支皮瓣

第一节 骨间后动脉穿支皮瓣

一、概述

1986 年 Penteado 首先描述了骨间后动脉（posterior interosseous artery，PIA）穿支血管的解剖结构，并提出骨间后动脉筋膜皮瓣的概念。自路来金、Zancolli 等陆续报道了骨间后动脉逆行岛状皮瓣修复手腕、手背部创面和 Tonkin 报道骨间后动脉筋膜皮瓣游离移植的成功应用后，该皮瓣在临床获得了推广应用。骨间后动脉穿支皮瓣（posterior interosseous artery perforator flap，PIAP）是由骨间后动脉筋膜皮瓣发展而来的一种新型皮瓣（皮瓣切取不携带前臂深筋膜），适合于中、小面积创面修复，术式除传统的 PIAP 带蒂转移与游离移植外，近年来还发展了血流桥接、分叶、血流桥接-分叶、分叶-嵌合、血流桥接-显微削薄-分叶等特殊形式骨间后动脉穿支皮瓣新术式。

二、应用解剖

PIA 在前臂上段发自骨间总动脉或尺动脉，穿过骨间膜上缘至前臂背侧，经旋后肌和拇长展肌间隙，在前臂深浅两层伸肌之间下行，至前臂远端与骨间前动脉返支交通。PIA 的体表投影为肱骨外髁顶点至尺骨小头桡背侧顶点连线的中下 2/3 段。

PIA 沿途经小指伸肌与尺侧腕伸肌肌间隔发出 5～13 条穿支血管营养皮肤，发出的穿支在深筋膜浅层和真皮层相互吻合成血管网。Costa 将 PIA 发出的穿支分为 3 种类型：Ⅰ型，含近、远两组，每组 3～4 支；Ⅱ型，多个小穿支间隔 1～2cm 发出；Ⅲ型，单一近端穿支，再呈扇形分出数支小分支。前臂近端的 PIA 穿支恒定存在，PIA 在前臂中上段发出（5±2）支穿支营养皮肤，每个穿支斜行 0.8～2.7cm，穿过肌间膈后入皮下，蒂长（2.5±0.2）cm，穿支平均外径（0.5±0.2）mm，其中最粗的骨间后动脉穿支发出点距肱骨外髁顶点（9.6±3.2）cm（图 6-1-1）。浅静脉为浅筋膜中的头静脉和贵要静脉的属支；深静脉为 PIA 的伴行静脉，PIA 有 1～2 条伴行静脉，外径略大于动脉，骨间后动脉穿支皮瓣为前臂后侧皮神经（桡神经分支）支配。

三、适应证

PIAP 适合于肘部、前臂、腕背、手背、虎口及手指的中、小面积创面修复。

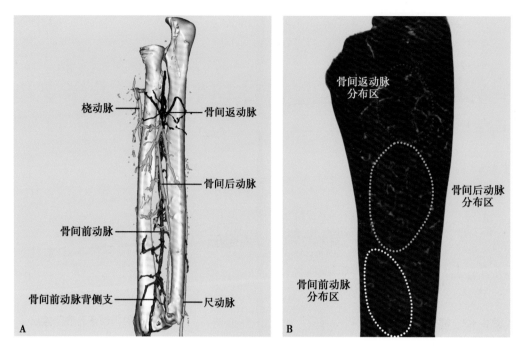

图 6-1-1 前臂三维重建(左侧后面观)

一次性整体血管造影,Mimics 三维重建:A. 前臂背侧血供来源(分色三维重建);B. 前臂背侧皮下血管网,示主要穿支皮瓣供区。

四、手术方法

1. 皮瓣设计 术前先画出肱骨外髁顶点与尺骨小头桡背侧顶点连线,以超声多普勒血流仪或彩超沿该连线中下 2/3 节段探测标记骨间后动脉的走行及其穿支穿出前臂背侧深筋膜的位置。

点:以术前探测标记的骨间后动脉最粗大穿支穿出深筋膜点为皮瓣关键点,顺行转移可选择该点或该点至骨间后动脉主干穿入前臂背侧部位之间的合适节点为旋转点,逆行转移则以该点或该点至骨间前动脉背侧交通支穿出点(多位于尺骨茎突上 2.5～3cm 处)之间的合适节点为旋转点。

线:以术前探测标记的主穿支与邻近的副穿支穿出深筋膜点连线为皮瓣轴线(术前未能定位穿支时按传统方法以肱骨外髁顶点与尺骨小头桡背侧顶点连线的中下 2/3 为皮瓣轴线)。

面:皮瓣切取层面位于深筋膜表面,切取范围位于前臂尺背侧中下 2/3,皮瓣切取宽度不超过术前提捏法测量的可切取宽度。

依据受区创面大小、形状制作布样,根据确定的"点、线、面"及所需血管蒂长度设计皮瓣。

2. 皮瓣切取 采用逆行四面解剖法切取皮瓣。首先切开皮瓣的尺侧缘,达深筋膜表面,自深筋膜表面向皮瓣轴线分离,注意保护沿途穿支。当确定穿支后,于穿支穿出点旁开1～2mm 切开深筋膜,先解剖穿支的第一个剖面(即面对主刀医师的一面),在显微镜或放大镜下沿穿支向深层解剖,分离至穿支起始部,顺穿支向两侧分别牵开小指伸肌和尺侧腕伸肌,解剖分离骨间后动脉主干。然后解剖第二个剖面(即主刀医师左手侧剖面),保留 1～2mm 的肌间隔组织,至骨间后血管主干时仔细分离出骨间后神经,以双极电凝或微型钛夹处理沿途肌支。同法解剖第三个剖面(即主刀医师右手侧剖面)。最后解剖穿支的第四个剖面(主刀医师对侧剖面),直至所需的血管蒂平面。至此,皮瓣仅通过穿支血管与骨间后血管连接,松开止血带,观察皮瓣血供情况。

3. 皮瓣移位或移植 带血管蒂转移时则以骨间后血管近端（顺行转移）或远端（逆行转移）为蒂，切断结扎另一端，行明道或隧道转移（图6-1-2，图6-1-3）。游离移植时，根据受区所需血管蒂长度，于相应平面切断血管蒂，将皮瓣移至受区创面，缝合固定皮瓣后，在手术显微镜下将血管断端清创，将骨间后动、静脉及皮下浅静脉分别与受区血管吻合，前臂后侧皮神经与受区皮神经缝合。

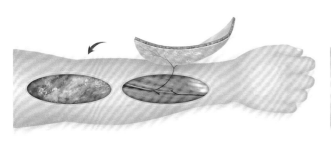

图6-1-2 顺行带蒂转移示意图

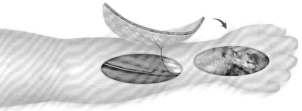

图6-1-3 逆行带蒂转移示意图

4. 皮瓣供区与受区创口闭合 彻底止血后，将皮瓣供区创面皮缘稍做游离，创口放置硅胶管负压引流，缝合深筋膜、皮下组织与皮肤；将皮瓣与受区创缘间断缝合闭合受区创面，皮瓣下低位放置硅胶半管引流。

五、典型病例

患者，男性，27岁。因右手示指外伤后1周入院，示指尺侧皮肤软组织缺损，指骨、关节囊外露，根据创面大小形状、依据穿支穿出位置和皮瓣可切取宽度，设计同侧骨间后动脉穿支皮瓣移植，皮瓣切取面积为7.5cm×3.5cm，采用逆行四面解剖法切取皮瓣，证实皮瓣血供可靠后断蒂，移植至受区。将骨间后动脉与示指尺侧指固有动脉吻合，两条伴行静脉分别与指背静脉吻合，皮瓣供区美容缝合。术后6个月随访，皮瓣色泽、质地良好，皮瓣供区仅遗留一线性瘢痕（图6-1-4～图6-1-11）。

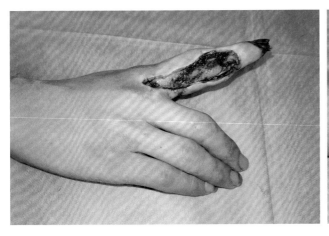

图6-1-4 术前创面

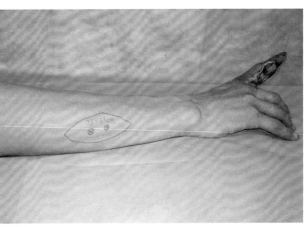

图6-1-5 皮瓣设计

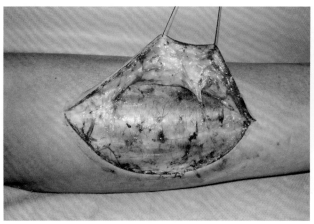

图 6-1-6　于深筋膜浅层寻找穿支

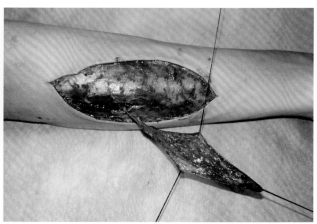

图 6-1-7　皮瓣切取

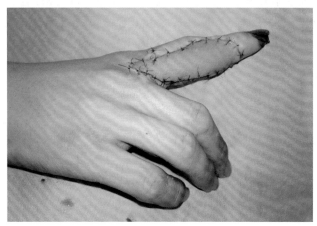

图 6-1-8　术后皮瓣血运良好

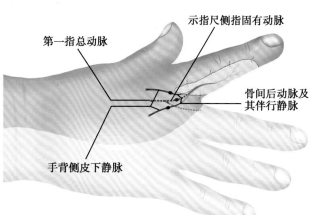

第一指总动脉

示指尺侧指固有动脉

骨间后动脉及其伴行静脉

手背侧皮下静脉

图 6-1-9　皮瓣血液循环重建示意图

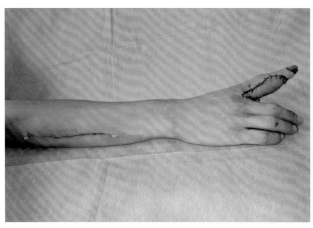

图 6-1-10　供区切口美容缝合

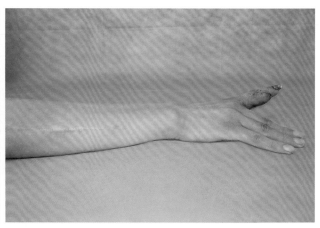

图 6-1-11　术后 6 个月随访皮瓣受、供区恢复情况

六、术式评价

骨间后动脉穿支皮瓣为目前临床常用穿支皮瓣之一,具有众多优点:①穿支较为恒定、血供可靠;②皮瓣薄、质地好,颜色与手部、肘部接近,修复手部、前臂、肘部外形与功能恢复好;③术式多样,既可带蒂转移(顺行、逆行、螺旋桨),又可游离移植;④缝合前臂后侧皮神经可重建皮瓣感觉;⑤体位方便舒适,特别是修复手部创面时,可在同一术野、同一止血带下完成手术。但该皮瓣位于前臂背侧,术后遗留瘢痕对前臂外观有一定影响;骨间后动脉与骨间后神经紧密伴行,分离时有损伤骨间后神经可能;骨间后血管穿前臂背侧局部血管分支多,解剖分离有一定难度;修复指腹时,颜色和质地欠匹配亦是其不足。

七、注意事项

开展 PIAP 的注意事项如下:①穿支穿出部位并非十分恒定,术前应常规应用超声多普勒血流仪探测并标记穿支穿出深筋膜的部位,可降低手术盲目性;②骨间后动脉穿支大多较为纤细,伴行静脉细小且管壁菲薄,宜分离至骨间后血管主干平面断蒂,必要时吻合一条浅静脉建立第二套静脉回流系统可增加手术安全性;③骨间后血管与神经伴行紧密,自骨间总动脉穿至前臂背侧局部分支多,处理有一定难度,应在放大镜或显微镜下以显微器械仔细分离解剖,避免损伤骨间后神经及其分支;④皮瓣切取宽度有一定限制,不适合修复大面积皮肤软组织缺损,建议术前常规进行提捏法评估皮瓣可切取宽度,皮瓣切取宽度一般控制在 3~5cm,避免张力缝合或皮肤移植而遗留难看的瘢痕,受区创面宽度超出该范围时,必要时可设计分叶穿支皮瓣,避免植皮和损害第二供区。

第二节 血流桥接骨间后动脉穿支皮瓣

一、概述

血流桥接骨间后动脉穿支皮瓣(flow-through posterior interosseous artery perforator flap,F-PIAP)是指在骨间后血管体区切取穿支皮瓣,移植时将骨间后动脉近端与受区主干血管近端(如指总动脉)吻合,远端与受区主干血管远端(如指固有动脉)吻合,在重建骨间后动脉穿支皮瓣血液循环的同时可以重建(或避免牺牲)受区主干血管的一种特殊形式骨间后动脉穿支皮瓣。

二、适应证

F-PIAP 适合于合并指固有动脉缺损的手指皮肤软组织缺损修复。

三、手术方法

1. **皮瓣设计** 同骨间后动脉穿支皮瓣。

2. **皮瓣切取** 同骨间后动脉穿支皮瓣。

3. **皮瓣移植** 皮瓣断蒂后移植至受区创面,将骨间后动脉近端与指总动脉或指固有动脉近端吻合,远端与指固有动脉远端吻合,其伴行静脉与指背或掌背静脉(或局部皮下静脉)吻合。

4. **皮瓣供区与受区创口闭合** 同骨间后动脉穿支皮瓣。

四、典型病例

患者，男性，42岁。因左手机器绞伤1小时入院，急诊清创缝合术后左手环指近、中节指腹皮肤软组织坏死，术后2周再次清创后指腹皮肤软组织缺损伴肌腱外露、双侧指固有动脉损伤。根据创面大小形状、依据穿支穿出位置和皮瓣可切取宽度，在同侧前臂背侧设计 F-PIAP，皮瓣切取面积为 7.0cm×3.5cm，采用逆行四面解剖法切取皮瓣，证实皮瓣血供可靠后断蒂，将皮瓣移植至受区。将骨间后动脉近端与环指桡侧指固有动脉近端吻合，远端与环指桡侧指固有动脉远端吻合，两条伴行静脉与掌侧皮下静脉吻合，供区直接缝合。术后皮瓣顺利成活，创口一期愈合。术后2个月随访，皮瓣外形、质地恢复好，皮瓣供区瘢痕不明显（图6-2-1～图6-2-8）。

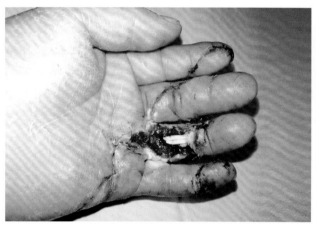

图 6-2-1 左手环指创面（清创后）

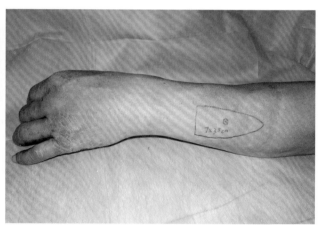

图 6-2-2 皮瓣设计

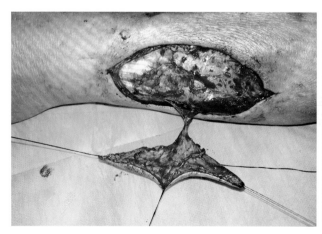

图 6-2-3 皮瓣切取

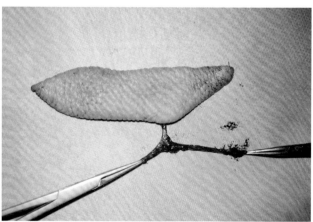

图 6-2-4 皮瓣断蒂后

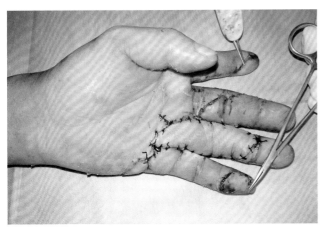

图 6-2-5　术后皮瓣血运良好

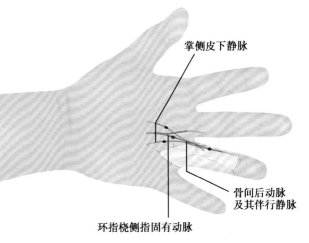

图 6-2-6　皮瓣血液循环重建示意图

掌侧皮下静脉

骨间后动脉
及其伴行静脉

环指桡侧指固有动脉

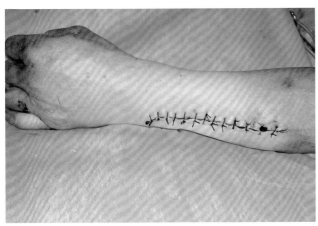

图 6-2-7　皮瓣供区直接闭合

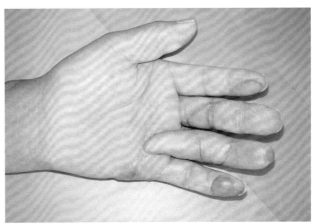

图 6-2-8　术后 2 个月随访皮瓣受区恢复情况

五、术式评价

　　F-PIAP 除具备骨间后动脉穿支皮瓣的优点外，还可同时重建指固有动脉缺损或避免牺牲指固有动脉。F-PIAP 除存在骨间后动脉穿支皮瓣的缺点外，还因为需要增加一个吻合口，相应延长了手术时间。

六、注意事项

　　部分骨间后动脉远端管径细小，无法重建指固有动脉，其余注意事项参阅骨间后动脉穿支皮瓣章节。

第三节 分叶骨间后动脉穿支皮瓣

一、概述

分叶骨间后动脉穿支皮瓣（polyfoliate posterior interosseous artery perforator flap，P-PIAP）是指在一侧骨间后动脉血管体区切取的两个或两个以上的穿支皮瓣，移植时只需吻合一组骨间后动、静脉（移位时只需携带骨间后血管）即可重建两个或多个骨间后动脉穿支皮瓣血液循环的一种特殊形式骨间后动脉穿支皮瓣。临床常用术式为双叶骨间后动脉穿支皮瓣和三叶骨间后动脉穿支皮瓣。

二、适应证

P-PIAP 适合于肘部、前臂及手部宽大或不规则创面，手部洞穿性缺损及相邻的两个或两个以上浅表创面修复。

三、手术方法

1. 皮瓣设计　术前常规采用超声多普勒血流仪确定骨间后动脉穿支的数目及其穿出部位，以测得的穿支穿出深筋膜点为关键点，分别设计每一叶穿支皮瓣，各叶皮瓣的长轴尽可能设计为同一轴线或平行轴线，切取三叶或多叶皮瓣时，必要时可设计为垂直轴线或成角轴线（图 6-3-1）。修复同一处宽大或不规则创面时，应依据供区穿支数目、穿出部位来剪裁布样，将皮瓣化宽度为长度（减少皮瓣切取宽度，增加皮瓣切取长度），从而使原本需要植皮修复的皮瓣供区创面可以直接闭合。依据骨间后动脉穿支数目、穿出点的位置和局部皮肤弹性、创面大小与形状等因素设计皮瓣。

2. 皮瓣切取　采用逆行四面解剖法切取皮瓣，皮瓣需携带 2 支或 2 支以上的骨间后动脉穿支。穿支血管解剖完成后，分别阻断皮瓣的近端与远端穿支血管，确定皮瓣血供可靠后，按设计线分割皮瓣。

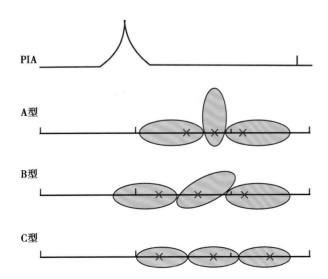

图 6-3-1　P-PIAP 设计示意图
A 型. PIA 穿支穿出深筋膜点非常集中时三叶皮瓣设计；
B 型. PIA 穿支穿出深筋膜点较为集中时三叶皮瓣设计；
C 型. PIA 穿支穿出深筋膜点分布均匀时三叶皮瓣设计。

3. 皮瓣移位或移植 根据受区所需血管蒂长度结扎、切断骨间后血管,将皮瓣断蒂后移植至受区创面,仔细理顺血管蒂,将分叶穿支皮瓣的各叶转移至创面,调整位置后缝合数针临时固定。修复一处宽大或不规则创面时,则先在无血状态下将皮瓣依据术前设计重新组合拼接成与创面形状一致的皮瓣,然后再转移或移植至受区。游离移植时,在手术显微镜下行血管断端清创,将骨间后动、静脉分别与受区血管吻合,将前臂后侧皮神经与受区感觉神经缝合。

4. 皮瓣供区与受区创口闭合 同骨间后动脉穿支皮瓣。

四、典型病例

病例一 患者,男性,22岁。外伤致右手示指、中指缺损及环指末节缺损,手背大面积皮肤软组织缺损,清创后肌腱、掌骨、关节囊外露。根据创面大小、形状制作布样,化宽度为长度裁剪布样,依据穿支穿出位置和皮瓣可切取宽度,设计同侧 P-PIAP 逆行带蒂转移修复创面,皮瓣切取面积分别为 13.0cm×5.5cm 和 12.0cm×5.5cm。采用逆行四面解剖法切取皮瓣,证实各叶皮瓣血供可靠后,将皮瓣经皮下隧道转移至手背创面,根据术前设计重新组合拼接为与创面形状一致的皮瓣覆盖创面,将供区直接闭合。术后皮瓣顺利成活,创口一期愈合。术后 1 个月随访,皮瓣外形、质地恢复好,供区瘢痕不明显(图 6-3-2~图 6-3-5)。

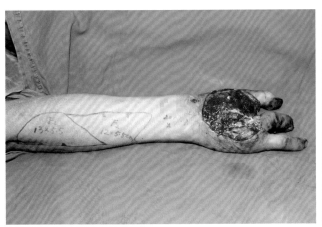

图 6-3-2 术前创面与皮瓣设计

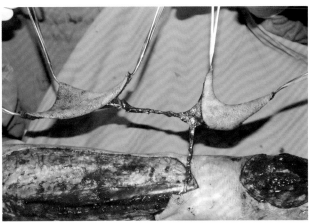

图 6-3-3 皮瓣切取

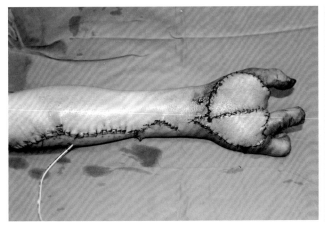

图 6-3-4 术后皮瓣血运良好

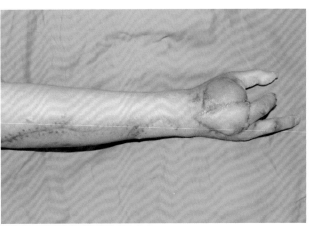

图 6-3-5 术后 1 个月供区及受区情况

病例二 患者，女性，12岁。外伤致右手示指、中指、环指近节指腹的皮肤软组织坏死，清创后屈肌腱、关节囊外露。根据创面大小、形状制作布样，依据穿支穿出位置和皮瓣可切取宽度设计同侧 P-PIAP，皮瓣切取面积分别为 6.0cm × 3.0cm、6.0cm × 3.0cm 和 5.0cm × 3.0cm。采用逆行四面解剖法切取皮瓣，证实各叶皮瓣血供可靠后断蒂，将皮瓣移植至受区，将骨间后动脉与第一指总动脉吻合，2 条伴行静脉与手背静脉吻合，供区远端残留小面积创面行植皮修复。术后皮瓣顺利成活，创口一期愈合。术后 3 个月随访，皮瓣外形、质地恢复好，屈指功能恢复正常，皮瓣供区瘢痕不明显（图 6-3-6～图 6-3-15）。

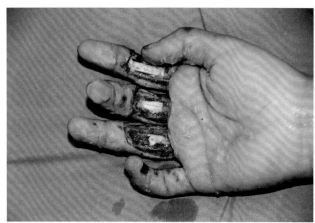

图 6-3-6 清创后创面情况

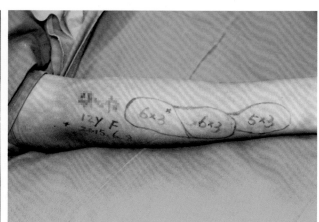

图 6-3-7 皮瓣设计

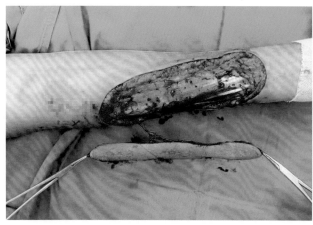

图 6-3-8 皮瓣切取

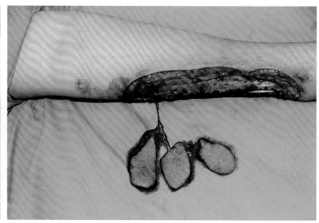

图 6-3-9 皮瓣分割

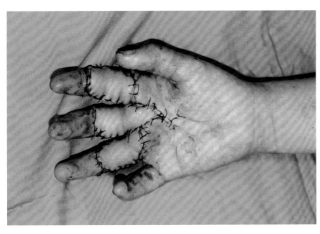

图 6-3-10　术后皮瓣血运良好

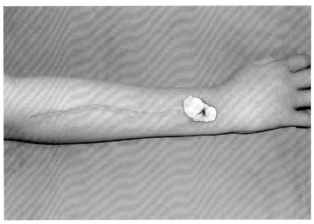

图 6-3-11　供区美容缝合

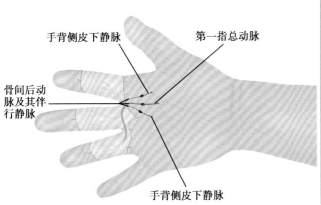

手背侧皮下静脉　　　　第一指总动脉

骨间后动脉及其伴行静脉

手背侧皮下静脉

图 6-3-12　皮瓣血液循环重建示意图

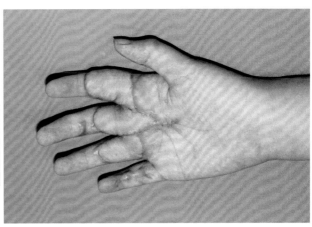

图 6-3-13　术后 3 个月随访皮瓣受区恢复情况

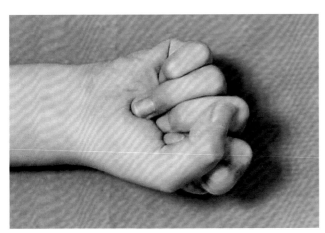

图 6-3-14　术后 3 个月随访屈指功能恢复良好

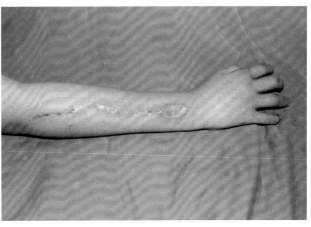

图 6-3-15　术后 3 个月随访皮瓣供区恢复情况

五、术式评价

P-PIAP 除具备常规骨间后动脉穿支皮瓣的所有优点外,其突出的两大优点是:①仅需吻合一组血管即可同时重建两个或多个骨间后动脉穿支皮瓣血运,一次修复两个或多个创面;②修复宽大或不规则创面时,按常规设计切取皮瓣,皮瓣供区无法直接缝合,而利用分叶穿支皮瓣技术巧妙地将皮瓣化宽度为长度,从而达到皮瓣供区直接缝合的目的,避免了第二供区损害。但 P-PIAP 切取有一定的不确定性,感觉重建只能顾及其中一叶皮瓣,对术者的设计、解剖水平有一定的技术要求。

六、注意事项

开展 P-PIAP 的注意事项如下:① P-PIAP 移植要求一侧骨间后动脉发出两支或两支以上的穿支血管,穿支血管具有一定长度,且相隔一定距离进入皮肤,术前常规应用超声多普勒血流仪和 CTA 或 MRA 检查,了解穿支数目、口径和走行,以降低手术盲目性;②由于骨间后动脉穿支呈纵向排列,应尽可能选择同一轴线设计皮瓣,必要时选择平行轴线设计,创面分割,其中一叶旋转至其轴线与主体皮瓣位于同一轴线或成锐角,一般不做垂直设计;③皮瓣旋转拼接时容易导致穿支血管的扭转和卡压,拼接前应仔细理顺血管蒂;④感觉重建一般仅限于其中一叶穿支皮瓣,将前臂后侧皮神经保留在对感觉重建要求较高的一叶皮瓣内;⑤皮瓣切取面积有限(在皮瓣供区直接闭合的前提下),不适合用于大面积创面修复,建议术前常规采用提捏法评估皮瓣可切取宽度,尽可能避免供区植皮而损伤第二供区。

第四节　血流桥接 - 分叶骨间后动脉穿支皮瓣

一、概述

血流桥接 - 分叶骨间后动脉穿支皮瓣(flow-through polyfoliate posterior interosseous artery perforator flap,F-P-PIAP)系血流桥接骨间后动脉穿支皮瓣和分叶骨间后动脉穿支皮瓣两种技术组合而衍生,是指在一侧骨间后动脉血管体区切取的两个或两个以上的穿支皮瓣,移植时只需吻合一组骨间后动、静脉即可重建两个或多个穿支皮瓣血液循环,将骨间后动脉的近端与受区主干血管(如指总动脉)近端吻合的同时将其远端与受区主干血管(如指固有动脉)远端吻合,在修复两个或多个创面的同时可以重建受区主干血管和避免牺牲第二供区的一种特殊形式骨间后动脉穿支皮瓣。

二、适应证

F-P-PIAP 适合于合并指总动脉或指固有动脉缺损的手部相邻两个或多个创面或手部洞穿性缺损修复。

三、手术方法

1. 皮瓣设计　同分叶骨间后动脉穿支皮瓣。

2. 皮瓣切取　同分叶骨间后动脉穿支皮瓣。

3. 皮瓣移植 将皮瓣断蒂后移植至受区创面，仔细理顺血管蒂，将骨间后动脉近端与受区主干血管近端吻合，远端与受区主干血管远端吻合，其伴行静脉与手背（或指背）静脉或手掌皮下静脉吻合。将前臂后侧皮神经与受区感觉神经缝合。

4. 皮瓣供区与受区创口闭合 同骨间后动脉穿支皮瓣。

四、典型病例

患者，男性，46岁。外伤致左手中指、环指、小指皮肤软组织缺损伴关节、肌腱外露，中指双侧指固有动脉缺损。根据创面大小、形状制作布样，依据穿支穿出位置和皮瓣可切取宽度，在右前臂背侧设计 F-P-PIAP，皮瓣切取面积分别为 6.0cm×3.5cm、6.5cm×3.0cm 和 6.0cm×3.0cm。采用逆行四面解剖法切取皮瓣，证实各叶皮瓣血供可靠后断蒂，移植至受区，将皮瓣携带的骨间后动脉近端与第二指总动脉吻合，远端与中指尺侧指固有动脉远端吻合，将2条伴行静脉与中指近节2条指背静脉吻合，供区远端少许植皮。术后皮瓣顺利成活，创口一期愈合。术后11个月随访，皮瓣外形、质地恢复好，皮瓣供区瘢痕不明显（图6-4-1～图6-4-8）。

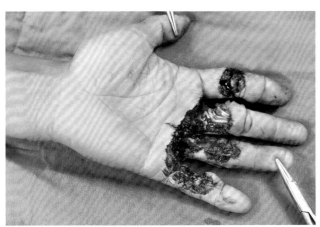

图 6-4-1 术前创面情况

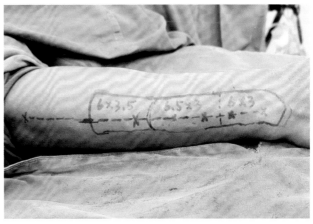

图 6-4-2 皮瓣设计

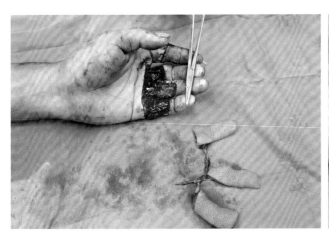

图 6-4-3 皮瓣切取（断蒂后）

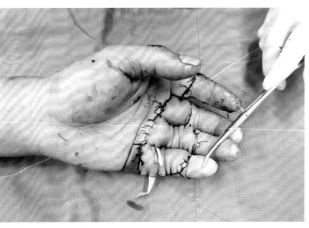

图 6-4-4 术后皮瓣血运良好

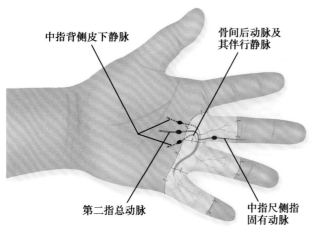

图 6-4-5 皮瓣血液循环重建示意图

中指背侧皮下静脉
骨间后动脉及其伴行静脉
第二指总动脉
中指尺侧指固有动脉

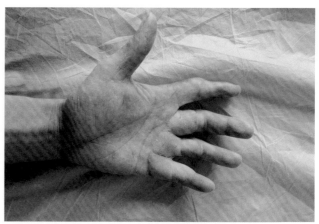

图 6-4-6 术后 11 个月随访皮瓣受区恢复情况

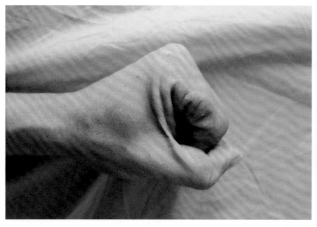

图 6-4-7 术后 11 个月随访屈指功能恢复良好

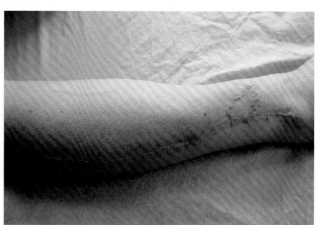

图 6-4-8 术后 11 个月随访皮瓣供区恢复情况

五、术式评价

F-P-PIAP 除具备常规骨间后动脉穿支皮瓣的所有优点外,其突出的两大优点是:①该术式可重建受区缺损的主干动脉;②仅需吻合一组血管即可同时重建两个或多个骨间后动脉穿支皮瓣血运,一次修复两个或多个创面或洞穿性创面。但 F-P-PIAP 的切取有一定的不确定性,分叶设计的感觉重建只能顾及其中一叶皮瓣,未能携带前臂后侧皮神经的各叶穿支皮瓣感觉重建将受到影响,该术式对术者的设计、解剖水平有一定的技术要求,增加了手术难度与风险。

六、注意事项

F-P-PIAP 需要切取两叶或两叶以上的骨间后动脉穿支皮瓣,术前穿支定位非常重要,应常规应用彩超或超声多普勒血流仪精准定位标记骨间后动脉穿支穿出深筋膜点,有助于皮瓣精准设计与成功切取,同时测量骨间后动脉远端口径,评估其与指固有动脉口径的匹配度,可以降低手术盲目性。其他注意事项参阅血流桥接骨间后动脉穿支皮瓣和分叶骨间后动脉穿支皮瓣章节。

第五节 分叶 - 嵌合骨间后动脉穿支皮瓣

一、概述

分叶 - 嵌合骨间后动脉穿支皮瓣（polyfoliate chimeric posterior interosseous artery perforator flap, P-Ch-PIAP）系分叶骨间后动脉穿支皮瓣与嵌合骨间后动脉穿支皮瓣两种技术组合而衍生，是指在一侧骨间后动脉血管体区切取的两个或两个以上的穿支皮瓣，同时切取一个或多个肌瓣（或筋膜瓣），各组织瓣仅以血管蒂相连，移植时只需吻合一组骨间后动、静脉即可重建多个组织瓣血液循环的一种特殊形式骨间后动脉穿支皮瓣。

二、适应证

P-Ch-PIAP 的适应证包括：①合并深部死腔的手部相邻两个或多个中、小面积创面修复；②合并深部死腔的手部不规则创面修复；③手部洞穿性缺损修复。

三、手术方法

1. **皮瓣设计** 术前常规采用超声多普勒血流仪确定骨间后动脉穿支的数目及穿出部位，以测得的穿支穿出深筋膜点为关键点分别设计每一叶穿支皮瓣，各叶皮瓣的长轴尽可能设计为同一轴线。修复同一处不规则创面时，应依据供区穿支数目、穿出部位来剪裁布样，将皮瓣化宽度为长度（减少皮瓣切取宽度，增加皮瓣切取长度），从而使原本需要植皮修复的皮瓣供区创面可以直接闭合。依据骨间后动脉穿支数目、穿出点的位置和局部皮肤弹性等因素设计皮瓣，根据受区深部死腔的体积和位置来设计切取尺侧腕伸肌肌瓣。

2. **皮瓣切取** 按分叶骨间后动脉穿支皮瓣切取方法切取皮瓣，显露穿支后，于穿支旁切开深筋膜，沿穿支游离合适的穿支蒂长度，转而显露分离出骨间后血管主干，确认其至肌肉、筋膜的分支，分别以各分支血管为蒂切取尺侧腕伸肌肌瓣或筋膜瓣，各独立组织瓣完全游离后，逐一检查其血运，确定血运可靠后依据所需血管蒂长度断蒂。

3. **皮瓣移植** 将皮瓣转移至受区后，仔细理顺各组织瓣血管蒂，以肌瓣填塞死腔，间断缝合数针予以固定，将骨间后血管与受区备用动、静脉吻合。如将分叶穿支皮瓣应用于修复同一处不规则创面，则在断蒂后先依据皮瓣设计完成皮瓣的拼接，再行后续处理。

4. **皮瓣供区与受区创口闭合** 同骨间后动脉穿支皮瓣。

四、典型病例

患者，男性，19 岁。左手外伤后遗留畸形并拇指、示指、小指缺损。设计第二足趾游离移植再造拇指、P-Ch-PIAP 移植重建虎口。皮瓣切取面积分别为 7.5cm×4.0cm 与 8.0cm×5.5cm，携带 4.0cm×1.5cm×1.5cm 的尺侧腕伸肌肌瓣填充虎口死腔。将骨间后动、静脉分别与第一跖底动脉和第一跖背静脉吻合，将第二足趾携带的足背动、静脉分别与桡动、静脉吻合，将大隐静脉与头静脉吻合，供区直接缝合。术后皮瓣顺利成活，创面一期愈合。术后 10 个月随访，皮瓣外形、质地恢复好，皮瓣供区遗留线性瘢痕，再造拇指抓握功能部分恢复（图 6-5-1～图 6-5-14）。

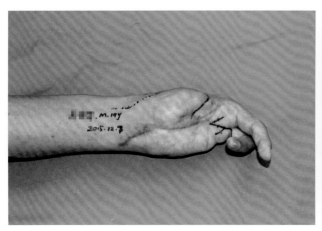

图 6-5-1　术前左手畸形情况（掌侧观）

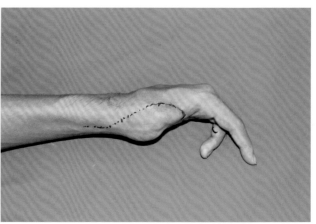

图 6-5-2　术前左手畸形情况（桡侧观）

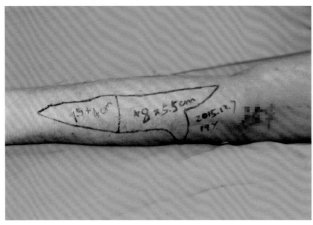

图 6-5-3　皮瓣设计

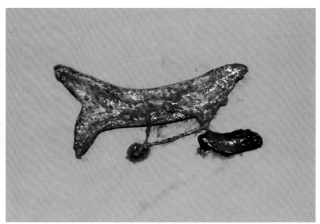

图 6-5-4　皮瓣切取（断蒂后）

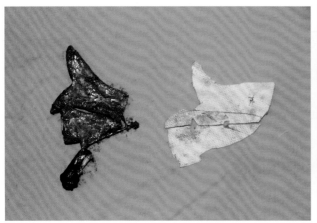

图 6-5-5　根据创面布样拼接皮瓣

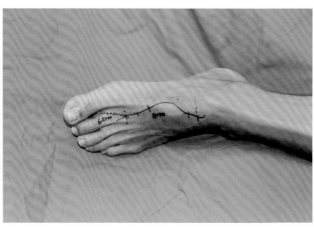

图 6-5-6　第二足趾切取设计

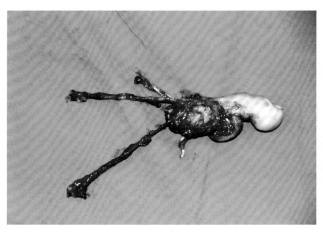

图 6-5-7 第二足趾切取

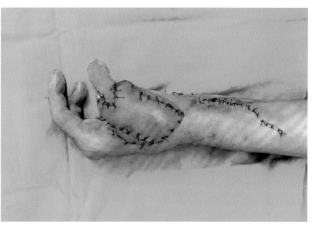

图 6-5-8 重建术后(桡侧观)

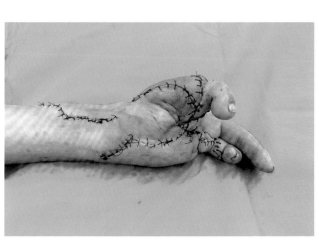

图 6-5-9 重建术后(掌侧观)

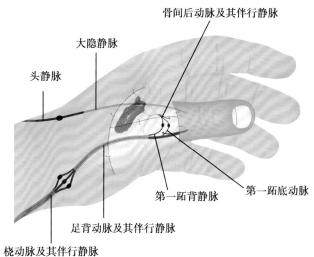

图 6-5-10 血液循环重建示意图

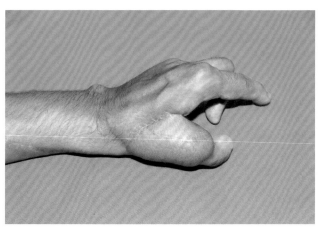

图 6-5-11 术后 10 个月随访皮瓣受区恢复情况

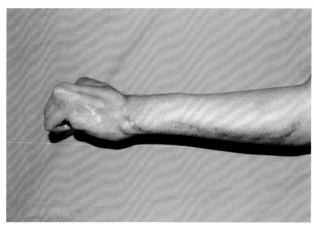

图 6-5-12 术后 10 个月随访皮瓣供区恢复情况

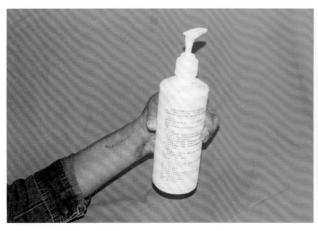
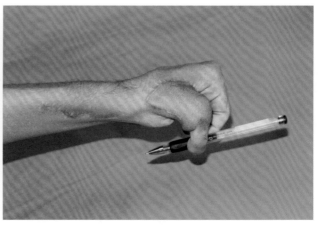

图 6-5-13　术后 10 个月随访再造拇指握持功能恢复　　　　图 6-5-14　术后 10 个月随访再造拇指捏持功能恢复

五、术式评价

P-Ch-PIAP 除具备常规骨间后动脉穿支皮瓣的所有优点外,其突出的两大优点是:①仅需吻合一组骨间后血管即可同时重建两个或多个组织瓣血运,一次修复合并深部死腔的两个或多个创面;②修复合并深部死腔的不规则创面时,按常规设计切取皮瓣,皮瓣供区无法直接缝合,而利用分叶穿支皮瓣技术巧妙地将皮瓣化宽度为长度,从而达到皮瓣供区直接缝合的目的,避免了第二供区损害。但 P-Ch-PIAP 切取具有一定的不确定性,分叶设计时,感觉重建一般只能顾及其中一叶皮瓣,该术式对术者的设计、解剖水平有一定的技术要求。

六、注意事项

嵌合瓣的切取只能选择功能次要的尺侧腕伸肌,切取时要注意止血。其他注意事项同分叶骨间后动脉穿支皮瓣。

第六节　血流桥接 - 显微削薄 - 分叶骨间后动脉穿支皮瓣

一、概述

血流桥接 - 显微削薄 - 分叶骨间后动脉穿支皮瓣(flow-through microdissected thin polyfoliate posterior interosseous artery perforator flap,F-M-P-PIAP)系血流桥接骨间后动脉穿支皮瓣、显微削薄骨间后动脉穿支皮瓣和分叶骨间后动脉穿支皮瓣三种技术组合而衍生,是指在一侧骨间后动脉血管体区切取的两个或两个以上的穿支皮瓣,每一穿支皮瓣在放大镜(或显微镜)下,应用显微外科器械分离并保护穿支血管及其浅筋膜内的分支,保留其与真皮下血管网的完整性,去除多余的浅筋膜层脂肪,移植时将骨间后动脉的近端与指总动脉(或指固有动脉近端)吻合,将骨间后动脉远端与指固有动脉远端吻合,伴行静脉与掌背静脉(或指背静脉)吻合即可重建两个或多个骨间后动脉穿支皮瓣的血液循环,在修复手部两个或多个小创面的同时,可以重建一侧指固有动脉并一期获得良好外形的一种特殊形式骨间后动脉穿支皮瓣。

二、适应证

F-M-P-PIAP 适合于具备以下条件的患者：①皮瓣供区皮下脂肪肥厚；②手部相邻的两处（或多处）浅表创面；③合并指固有动脉缺损。

三、手术方法

1. 皮瓣设计、切取 同血流桥接 - 分叶骨间后动脉穿支皮瓣。

2. 皮瓣显微削薄 皮瓣解剖完成确认皮瓣血供可靠后，将皮瓣翻转，在放大镜或手术显微镜下，沿骨间后动脉穿支血管继续分离解剖，显露穿支及其血管在浅筋膜内的走行直至进入真皮下血管网层面后，根据受区需要去除多余的浅筋膜层脂肪组织。

3. 皮瓣移植 同血流桥接 - 分叶骨间后动脉穿支皮瓣。

4. 皮瓣供区与受区创口闭合 同骨间后动脉穿支皮瓣。

四、典型病例

患者，女性，46 岁。外伤致右手示指近节尺掌侧皮肤软组织缺损，尺侧指固有动脉损伤，肌腱、指神经外露，第二掌骨背侧远端皮肤软组织缺损。根据创面大小制作布样，依据穿支穿出位置和皮瓣可切取宽度，在同侧前臂背侧设计 F-M-P-PIAP，皮瓣切取面积分别为3.0cm × 2.5cm、2.5cm × 2.0cm。采用逆行四面解剖法切取皮瓣，断蒂前在显微镜下削薄皮瓣，证实各叶皮瓣血供可靠后断蒂，将皮瓣移植至受区，将骨间后动脉的近端与示指尺侧指固有动脉近端吻合，远端与示指尺侧指固有动脉远端吻合，将 2 条伴行静脉与掌侧皮下静脉吻合，其中一叶皮瓣携带皮下静脉与示指近节指背静脉吻合，供区直接闭合。术后皮瓣顺利成活，创口一期愈合。术后 2 个月随访，皮瓣外形、质地恢复好，皮瓣供区遗留一线性瘢痕（图 6-6-1～图 6-6-12）。

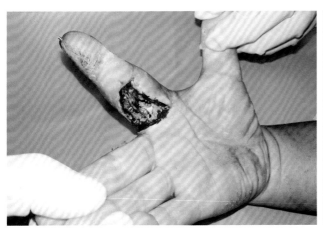

图 6-6-1　右手示指创面

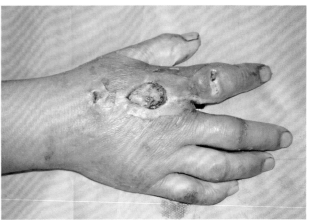

图 6-6-2　右手背创面

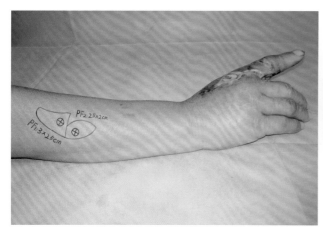

图 6-6-3　皮瓣设计

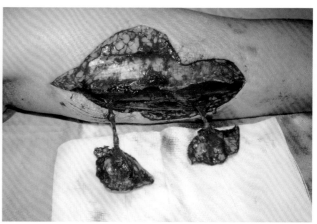

图 6-6-4　皮瓣切取

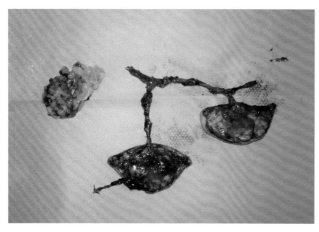

图 6-6-5　皮瓣削薄后（浅筋膜面观）

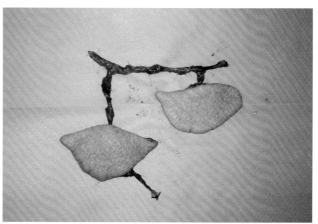

图 6-6-6　皮瓣断蒂后（皮肤面观）

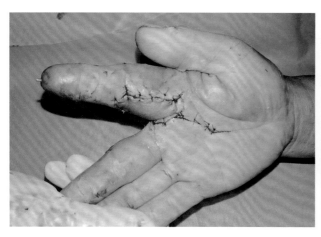

图 6-6-7　术后指腹皮瓣血运良好（掌侧观）

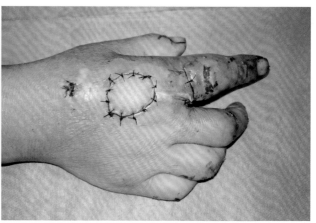

图 6-6-8　术后手背侧皮瓣血运良好

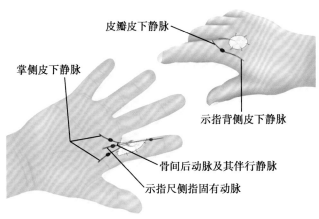

图 6-6-9　皮瓣血液循环重建示意图

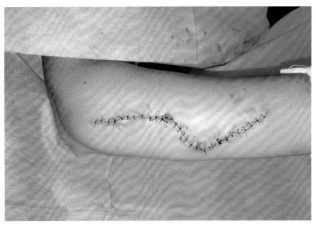

图 6-6-10　术后供区直接闭合

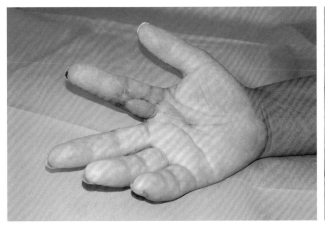

图 6-6-11　术后 2 个月随访指腹皮瓣恢复情况

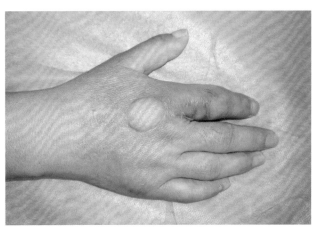

图 6-6-12　术后 2 个月随访手背侧皮瓣恢复情况

五、术式评价

　　F-M-P-PIAP 除具备常规骨间后动脉穿支皮瓣的优点外，还具有以下优点：①该术式可重建手部缺损的指固有动脉；②一期获得良好的皮瓣外形，避免二次皮瓣修薄整形；③吻合一组血管即可同时重建两个或多个骨间后动脉穿支皮瓣血运，一次修复两个或多个创面；④修复不规则创面时，按常规设计切取皮瓣，皮瓣供区无法直接缝合，而利用分叶穿支皮瓣技术巧妙地将皮瓣化宽度为长度，可达到皮瓣供区直接缝合、避免第二供区损害的目的。但 F-M-P-PIAP 的切取有一定的不确定性，分叶设计的感觉重建一般只能顾及其中一叶皮瓣，分离骨间后血管可能损失骨间后神经。该术式是血流桥接穿支皮瓣、显微削薄穿支皮瓣和分叶穿支皮瓣三种技术的组合，具有较高的技术难度和一定的手术风险，对术者的设计、解剖水平有较高的技术要求。

六、注意事项

骨间后动脉穿支及其在浅筋膜内的分支纤细，加之多个穿支皮瓣的显微削薄，增加了手术难度与风险，建议皮瓣的显微削薄操作在断蒂前进行，于手术显微镜或放大镜下分离出骨间后动脉穿支在浅筋膜内分支直至真皮下血管网，再根据受区需要去除多余的浅筋膜层脂肪组织。其他注意事项参阅血流桥接骨间后动脉穿支皮瓣和分叶骨间后动脉穿支皮瓣章节。

<h2 style="text-align:center">参 考 文 献</h2>

[1] PENTEADO C V，MASQUELET A C，CHEVREL J P. The anatomic basis of the fascio-cutaneous flap of the posterior interosseous artery[J]. Surg Radiol Anat，1986，8（4）：209-215.

[2] 路来金，王首夫，付忠国，等. 前臂骨间背侧动脉逆行岛状皮瓣在手外科的应用 [J]. 中华显微外科杂志，1988，11（2）：74-76.

[3] ZANCOLLI E A，ANGRIGIANI C. Posterior interosseous island forearm flap[J]. J Hand Surg Br，1988，13（2）：130-135.

[4] TONKIN M A，STERN H. The posterior interosseous artery free flap[J]. J Hand Surg Br，1989，14（2）：215-217.

[5] ISHIKO T，NAKAIMA N，SUZUKI S. Free posterior interosseous artery perforator flap for finger reconstruction[J]. J Plast Reconstr Aesthet Surg，2009，62（7）：e211-215.

[6] 王欣，胡浩良，王胜伟，等. 前臂骨间后动脉穿支皮瓣的解剖学研究 [J]. 解剖与临床，2011，16（1）：69-70.

[7] ZHANG Y X，QIAN Y，PU Z，et al. Reverse bipaddle posterior interosseous artery perforator flap[J]. Plast Reconstr Surg，2013，131（4）：552e-562e.

[8] YOON C S，NOH H J，MALZONE G，et al. Posterior interosseous artery perforator-free flap: treating intermediate-size hand and foot defects[J]. J Plast Reconstr Aesthet Surg，2014，67（6）：808-814.

[9] LI K W，LIU J，LIU M J，et al. Free multilobed posterior interosseous artery perforator flap for multi-finger skin defect reconstruction[J]. J Plast Reconstr Aesthet Surg，2015，68（1）：9-16.

[10] 李匡文，谢松林，刘俊，等. 游离骨间后动脉 3 叶皮瓣设计的解剖学研究 [J]. 中国临床解剖学杂志，2016（1）：21-23.

[11] LI K W，SONG D J，LIU J，et al. Tripaddle posterior interosseous artery flap design for 3-finger defects: an evaluation of 3 surgical approaches[J]. Ann Plast Surg，2016，77（4）：406-412.

[12] 蔡晓明，王欣，张健，等. 游离前臂骨间后动脉分叶穿支皮瓣修复指体软组织缺损 [J]. 中华整形外科杂志，2017，33（5）：387-389.

[13] 张驰，孙广峰，游兴，等. 游离骨间后动脉穿支皮瓣在小面积手部皮肤软组织缺损中的应用 [J]. 中华整形外科杂志，2021，37（9）：1007-1012.

[14] 周望高，张振伟，余少校，等. 骨间后动脉 Flow-through 穿支皮瓣修复伴有指端血运障碍的指背软组织缺损 [J]. 中华显微外科杂志，2022，45（3）：284-288.

[15] 方鑫，胡沨，陈前永，等. 前臂游离骨间后动脉分叶穿支皮瓣修复多指软组织缺损 [J]. 创伤外科杂志，2022，24（6）：420-423.

[16] ZHOU X，HU D，LU H，et al. Sequential posterior interosseous artery perforator flap for reconstruction of dorsal hand defects[J]. Clin Anat，2022，35（8）：1114-1122.

第七章

旋肩胛动脉血管体区特殊形式穿支皮瓣

第一节　旋肩胛动脉穿支皮瓣

一、概述

旋肩胛动脉穿支皮瓣（circumflex scapular artery perforator flap，CSAP）是在肩胛皮瓣的基础上发展而来。2007 年 Dabernig 等首先报道了旋肩胛动脉穿支皮瓣的临床应用。旋肩胛动脉穿支皮瓣是以旋肩胛动脉穿支供血、仅包括皮肤和浅筋膜组织的薄型皮瓣，其供血动脉与肩胛皮瓣相同，与肩胛皮瓣主要的区别在于皮瓣切取层次不同，前者只包括皮肤和浅筋膜组织，后者则包括皮肤、浅筋膜、深筋膜组织。旋肩胛动脉穿三边孔后分为升支、横支、降支三条主要穿支，2008 年笔者成功开展了旋肩胛动脉横支穿支皮瓣移植，随后又连续开展了血流桥接、显微削薄、分叶、嵌合、血流桥接 - 显微削薄、显微削薄 - 分叶、分叶 - 嵌合等多种特殊形式旋肩胛动脉穿支皮瓣新术式。

二、应用解剖

旋肩胛动脉来自肩胛下血管系统，由肩胛下动脉发出后，沿小圆肌下缘，弯向后行，旋绕肩胛骨外侧缘分为深支和浅支。深支主要分为肩胛下支、冈下支、降支，营养肩胛下肌、大小圆肌、肩胛骨等。浅支为肌间隙穿支，又称为肩胛皮支，穿小圆肌、大圆肌和肱三头肌长头构成的三边孔及深筋膜后进入浅筋膜层，出三边孔后，主要分为升支、横支和降支，营养肩胛背区皮肤。升支向内上斜行；横支横向脊柱中线和 / 或向外上方行向肩部；降支沿肩胛骨外侧缘下降。旋肩胛动脉起始处管径平均为 2.5mm，主干平均长 49mm。伴行静脉通常有两条，平均管径 2.0mm，皮动脉起始处管径平均为 1.1mm。各分支有血管网相互交通，并与胸背动脉、肩胛上动脉、颈横动脉及邻近的肋间动脉的穿支广泛吻合，构成丰富的皮下血管网。肩胛区皮肤感觉由第 2、3、4 肋间神经后支管理，神经细小且呈节段分布，并且与血管蒂位置相差甚远，因此，该区域通常切取的系无单一感觉神经支配的皮瓣（图 7-1-1）。

三、适应证

CSAP 带蒂转移适合于修复同侧腋窝、肩部、侧胸皮肤软组织缺损，游离移植适合于修复四肢、颌面、颈部皮肤软组织缺损和阴茎再造等。

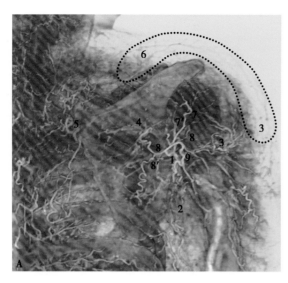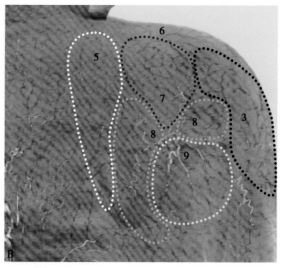

图 7-1-1　肩胛背区血供来源及皮下血管网

一次性整体血管造影，Mimics 分层三维重建：A. 深层，黑色虚线区域示锁骨上动脉穿支与旋肱后动脉穿支的分布与吻合，此为锁骨上动脉穿支皮瓣的解剖学基础；B. 浅层示穿支分布区域。1. 旋肩胛动脉；2. 胸背动脉；3. 旋肱后动脉；4. 肩胛上动脉冈下骨膜支；5. 肩胛背动脉；6. 锁骨上动脉；7. 旋肩胛动脉升支；7′. 旋肩胛动脉升支骨膜支；8. 旋肩胛动脉横支；8′. 旋肩胛动脉横支骨膜支；9. 旋肩胛动脉降支。

四、手术方法

1. 皮瓣设计　术前依据提捏法判断肩胛区域的皮瓣松弛度和皮肤弹性，并测量皮瓣可切取宽度和皮瓣厚度。侧卧位以超声多普勒血流仪探测标记旋肩胛动脉穿出三边孔的位置及其横支、降支和升支的体表走行线。

点：以术前超声多普勒血流仪探测标记的旋肩胛动脉穿出三边孔位置（大多位于腋后皱襞下缘上方 2cm 平行线与肩胛骨外侧缘交点）为皮瓣的关键点，一般将该点设计于皮瓣的近端。

线：以术前超声多普勒血流仪探测标记的旋肩胛动脉横支体表走行线（一般位于腋后皱襞下缘上方 2cm 平行线附近）为轴线设计旋肩胛动脉横支穿支皮瓣，也可以术前超声多普勒血流仪探测标记的旋肩胛动脉降支体表走行线（一般位于肩胛骨外侧缘）为皮瓣轴线设计旋肩胛动脉降支穿支皮瓣，还可以横支穿支、降支穿支和 / 或升支穿支为供血血管设计共蒂的双叶穿支皮瓣或三叶穿支皮瓣。其中升支血管纤细且不恒定，临床少用。

面：深筋膜浅层切取皮瓣。皮瓣设计的内侧不超过脊柱中线，外、上侧不超过肩峰，下侧可达肩胛骨下角以远 3～5cm。

2. 皮瓣切取　先切开皮瓣的内侧缘和下缘，切开皮肤、浅筋膜组织，于深筋膜表面分离皮瓣，自内向外、自下向上解剖，保护每一粗大的皮肤穿支，在三边孔附近可见穿支血管进入浅筋膜层，并分为横支、降支及不恒定的升支血管，各分支血管在浅筋膜内行走一段距离后进入真皮层。切开皮瓣外侧缘和上缘，同法解剖至三边孔，再于穿支蒂部切开深筋膜，牵开大、小圆肌和肱三头肌长头，以显微剪沿穿支向三边孔深层解剖，以双极电凝处理沿途细小肌支，结扎、切断肩胛骨支，锐性分离至旋肩胛血管主干，至此，皮瓣仅通过穿支血管蒂与供区相连。以血管夹阻断其他皮肤穿支证实旋肩胛动脉穿支供血可靠后，处理其他穿支，根据受区所需血管蒂长度于相应平面结扎、切断旋肩胛血管。

3. 皮瓣移位或移植 带蒂皮瓣可通过皮下隧道转移至肩部、侧胸、腋窝等区域（图7-1-2）；游离移植时根据受区所需血管蒂长度于相应平面断蒂，断蒂后将皮瓣移植至受区，在显微镜下将旋肩胛动、静脉与受区动、静脉吻合。

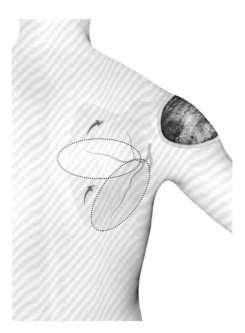

图 7-1-2　带蒂转移示意图

4. 皮瓣供区与受区创口闭合 皮瓣供区彻底止血后，放置负压引流管，皮内美容缝合。皮瓣受区间断缝合，皮下低位放置硅胶半管引流。

五、典型病例

病例一　患者，男性，36岁。车祸致右腋窝、胸壁大面积皮肤软组织缺损，设计同侧带蒂旋肩胛动脉穿支皮瓣修复腋窝创面，皮瓣切取面积为18cm×7cm。先切开皮瓣的内侧缘和下缘，于深筋膜表面寻找穿支，确定穿支后沿穿支分离解剖至旋肩胛血管主干，再切开皮瓣上缘和外侧缘，会师至三边孔，确认皮瓣血运可靠后，彻底止血，以旋肩胛血管三边孔处为旋转点，将皮瓣转移至腋窝，供区创面直接闭合，胸壁残余创面植皮修复。术后皮瓣与植皮顺利成活，术后5个月随访，皮瓣外形良好，供区仅留线性瘢痕（图7-1-3～图7-1-8）。

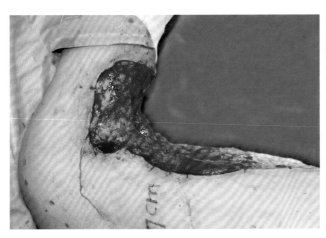

图 7-1-3　术前创面情况（后侧观）

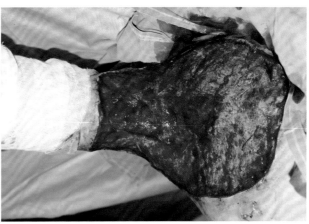

图 7-1-4　术前创面情况（前侧观）

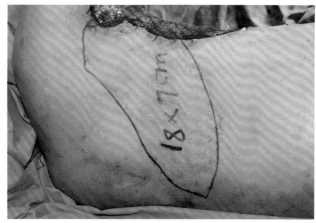

图 7-1-5　皮瓣设计

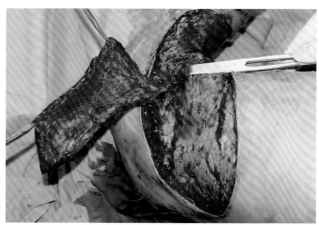

图 7-1-6　皮瓣切取

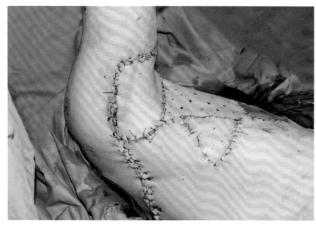

图 7-1-7　术后皮瓣血运良好

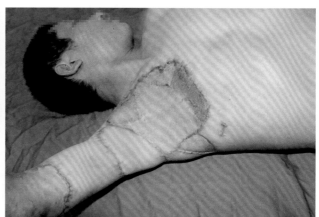

图 7-1-8　术后 5 个月随访恢复情况

　　病例二　患者，女性，8 岁。车祸致左足跟后区皮肤软组织缺损、跟腱断裂并部分缺损。跟腱重建后于右侧肩背部设计以旋肩胛动脉降支为轴型血管、面积为 15.0cm×6.0cm 的旋肩胛动脉穿支皮瓣，皮瓣切取成功后移植至受区，将旋肩胛动脉及其伴行静脉与胫后动、静脉吻合，皮瓣供区美容缝合。术后创口一期愈合。术后 4 个月随访，皮瓣色泽、质地良好，外形不臃肿，供区仅遗留一线性瘢痕（图 7-1-9～图 7-1-18）。

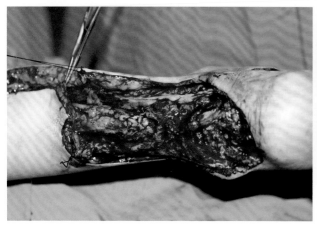

图 7-1-9　术前创面情况

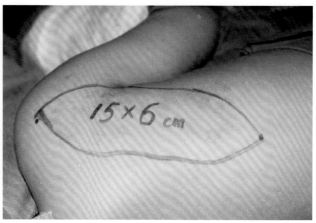

图 7-1-10　皮瓣设计

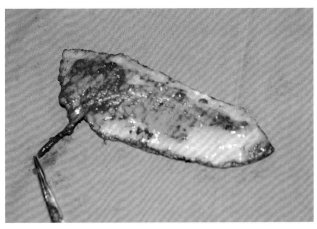

图 7-1-11 皮瓣切取

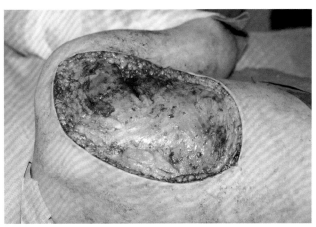

图 7-1-12 供区深筋膜完整保留

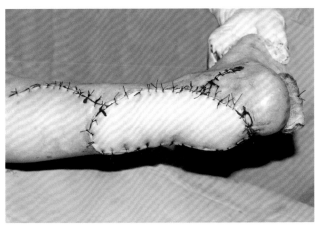

图 7-1-13 术后皮瓣血运良好

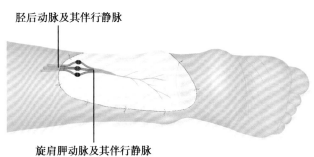

胫后动脉及其伴行静脉

旋肩胛动脉及其伴行静脉

图 7-1-14 皮瓣血液循环重建示意图

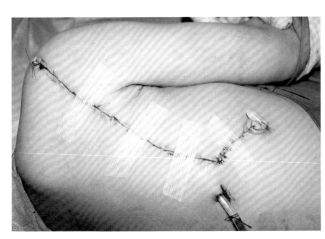

图 7-1-15 供区美容缝合

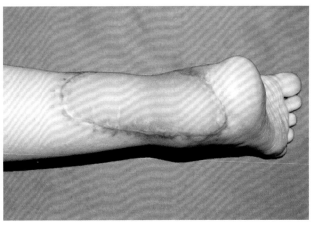

图 7-1-16 术后 4 个月随访皮瓣受区恢复情况（后侧观）

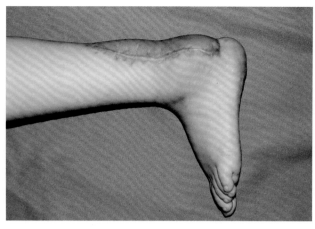

图 7-1-17　术后 4 个月随访皮瓣受区恢复情况(腓侧观)

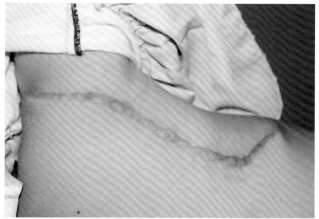

图 7-1-18　术后 4 个月随访皮瓣供区恢复情况

　　病例三　患者,女性,5 岁。外伤后右小腿瘢痕并溃烂不愈 2 年入院。清创后胫骨外露,于右侧肩背部设计以旋肩胛动脉横支为轴型血管、面积为 14.0cm×5.0cm 的旋肩胛动脉穿支皮瓣修复创面。将旋肩胛动脉及其伴行静脉与胫前动、静脉吻合,供区创面美容缝合,术后皮瓣顺利成活。术后 9 个月随访,皮瓣色泽、质地好,外形不臃肿,肩背部仅遗留线性瘢痕(图 7-1-19～图 7-1-26)。

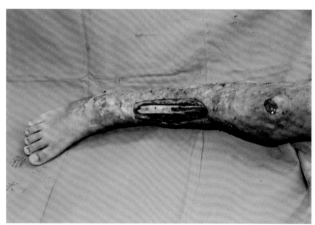

图 7-1-19　术前创面情况

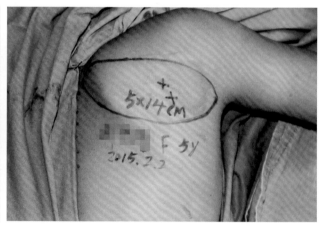

图 7-1-20　皮瓣设计

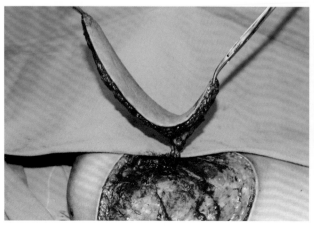

图 7-1-21　皮瓣切取(断蒂前)

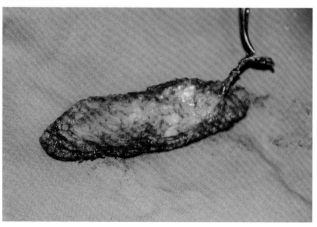

图 7-1-22　皮瓣断蒂后

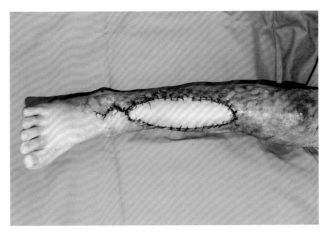

图 7-1-23　术后皮瓣血运良好

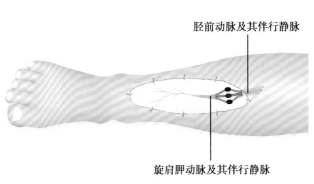

图 7-1-24　皮瓣血液循环重建示意图

胫前动脉及其伴行静脉

旋肩胛动脉及其伴行静脉

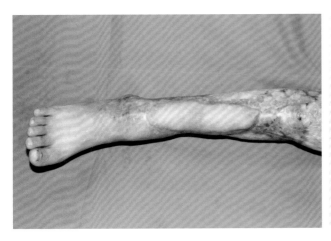

图 7-1-25　术后 9 个月随访皮瓣受区恢复情况

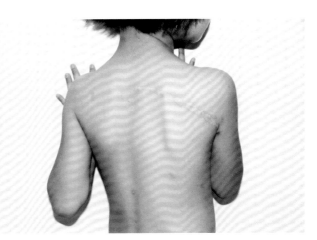

图 7-1-26　术后 9 个月随访皮瓣供区恢复情况

六、术式评价

　　CSAP 为临床常用穿支皮瓣之一，具有众多优点：①该皮瓣系肌间隙穿支皮瓣，皮瓣切取简单、快捷；②皮瓣血供可靠、切取面积较大、具有较长的血管蒂和较粗的血管口径；③术式多样，可以降支为蒂切取，亦可以横支为蒂切取，可设计分叶穿支皮瓣，亦可设计嵌合穿支皮瓣（携带肩胛骨瓣、肌瓣或筋膜瓣），游离至肩胛下血管还可设计为血流桥接穿支皮瓣（将肩胛下动脉与受区动脉近端吻合、胸背动脉与受区动脉远端吻合或旋肩胛动脉与受区动脉近端吻合、其粗大分支与受区动脉远端吻合）；④供区相对隐蔽，患者易于接受。切取旋肩胛动脉穿支皮瓣多采用侧卧位，手术体位不便，术后供区肩峰部位瘢痕明显，皮瓣无特定感觉神经支配是其主要缺点。

七、注意事项

开展 CSAP 的注意事项如下：①小儿肩背部皮肤较松弛，富有弹性，而成人肩背部皮肤相对致密，旋肩胛动脉穿支皮瓣更适合于小儿患者；②术前仔细评估供区皮肤弹性、质地、移动度，采用提捏法测量皮瓣可切取宽度，有利于供区直接闭合，避免植皮造成第二供区损害；③采用自内向外、自下而上的解剖方式，相对容易显露穿支血管，切取更为简单、快捷、安全；④旋肩胛动脉在三边孔局部肌支多，应尽可能以显微器械在放大镜下解剖分离，并配备微型双极电凝和钛夹止血，有利于皮瓣快速成功切取；⑤旋肩胛动脉穿支皮瓣无特定的感觉神经支配，不能制成感觉皮瓣，不宜作为修复足底、手掌、指腹等区域的首选皮瓣；⑥对小儿患者进行游离移植时，应游离血管蒂至旋肩胛动脉主干，一般选择在旋肩胛动脉发出粗大肌支或肩胛骨支以近断蒂，此处血管口径明显增粗，可降低吻合难度，增加手术安全性；⑦以旋肩胛动脉横支为蒂设计皮瓣时，皮瓣切取方向与肩胛区域的皮纹一致，术后瘢痕相对较小，但皮瓣切取范围达肩部时，术后瘢痕形成，可能影响肩关节功能。

第二节　血流桥接旋肩胛动脉穿支皮瓣

一、概述

血流桥接旋肩胛动脉穿支皮瓣（flow-through circumflex scapular artery perforator flap，F-CSAP）是指利用旋肩胛动脉与受区动脉近端吻合（如桡动脉近端）、旋肩胛动脉的粗大分支（如肩胛骨支）与受区动脉远端吻合（如桡动脉远端），在重建旋肩胛动脉穿支皮瓣血液循环的同时，重建或避免牺牲受区主干动脉的一种特殊形式旋肩胛动脉穿支皮瓣。

二、适应证

F-CSAP 适合于四肢合并主干动脉缺损的创面修复。

三、手术方法

1. 皮瓣设计　同旋肩胛动脉穿支皮瓣。

2. 皮瓣切取　同旋肩胛动脉穿支皮瓣。

3. 皮瓣移植　将皮瓣断蒂后移植至皮瓣受区，将旋肩胛动脉近端与受区主干动脉近端吻合，远端与受区主干动脉远端吻合，或者将旋肩胛动脉与受区动脉近端吻合，其粗大分支与受区动脉远端吻合，将伴行静脉与受区主干动脉的伴行静脉或皮下浅静脉吻合。

4. 皮瓣供区与受区创口闭合　同旋肩胛动脉穿支皮瓣。

四、典型病例

患者，女性，3 岁。右腕部瘢痕挛缩伴腕关节功能障碍，切除腕部瘢痕，以旋肩胛动脉横支为轴型血管设计 F-CSAP 修复创面，皮瓣切取面积为 14.0cm×5.5cm，皮瓣切取时预留适合长度的旋肩胛血管及其肩胛骨支，证实皮瓣血供可靠后断蒂，将皮瓣移植至受区，将旋肩胛动脉近端与桡动脉近端吻合，其肩胛骨支与桡动脉远端吻合，将旋肩胛动脉的 2 条伴行静脉分别与桡动脉伴行静脉吻合，供区直接缝合。术后皮瓣顺利成活，创口一期愈合。术后 3 个月随访，皮瓣外形、质地恢复好，皮瓣供区遗留线性瘢痕（图 7-2-1～图 7-2-12）。

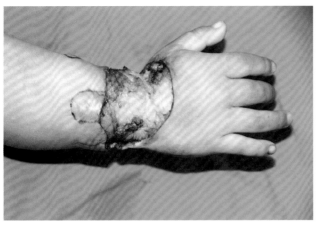

图 7-2-1　切除瘢痕后创面（背侧观）

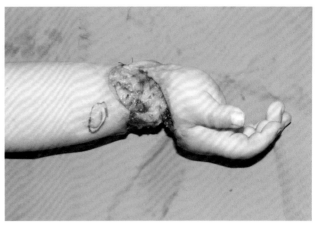

图 7-2-2　切除瘢痕后创面（桡侧观）

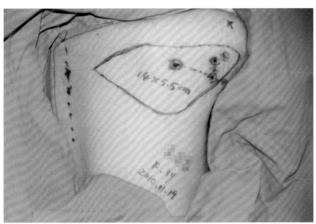

图 7-2-3　皮瓣设计

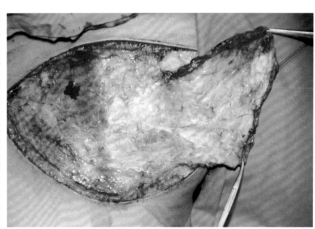

图 7-2-4　于深筋膜表层切取皮瓣

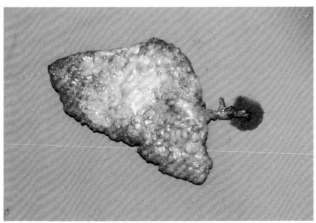

图 7-2-5　皮瓣断蒂后

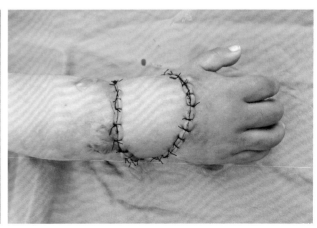

图 7-2-6　术后皮瓣血运良好（背侧观）

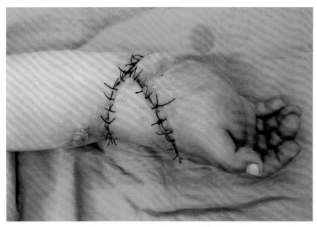

图 7-2-7 术后皮瓣血运良好（桡侧观）

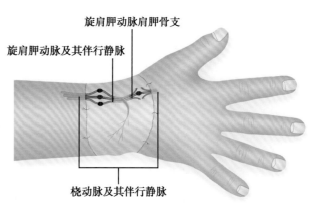

旋肩胛动脉肩胛骨支

旋肩胛动脉及其伴行静脉

桡动脉及其伴行静脉

图 7-2-8 皮瓣血液循环重建示意图

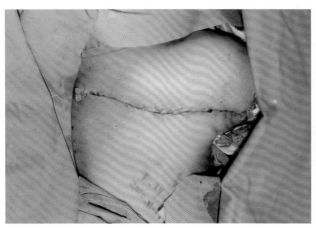

图 7-2-9 供区美容缝合

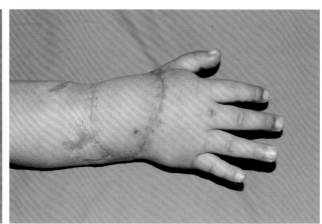

图 7-2-10 术后 3 个月随访皮瓣供区恢复情况（背侧观）

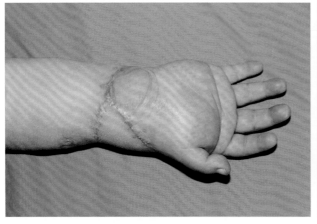

图 7-2-11 术后 3 个月随访皮瓣受区恢复情况（掌侧观）

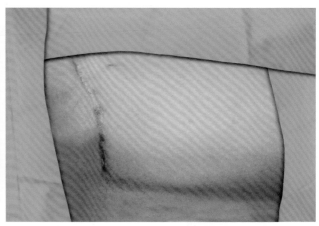

图 7-2-12 术后 3 个月随访皮瓣供区恢复情况

五、术式评价

F-CSAP 除具备传统旋肩胛动脉穿支皮瓣的优点外,还可同时重建受区主干动脉缺损或避免牺牲受区主干动脉,其重建的皮瓣血流动力学接近正常生理状态(可平衡和缓冲血流),且万一近端吻合口栓塞,皮瓣仍可通过远端动脉逆向供血,提升皮瓣移植成功率。但该术式较传统旋肩胛动脉穿支皮瓣移植增加了血管吻合口数量,延长了手术时间。

六、注意事项

旋肩胛动脉血管蒂较短,临床应用有一定局限性,必要时可携带肩胛下动脉与胸背动脉,以肩胛下动脉与受区动脉近端吻合、胸背动脉远端与受区动脉远端吻合重建受区主干动脉缺损,但从三边孔解剖分离肩胛下动脉与胸背动脉有一定限制,且不能切取长段血管蒂。其他注意事项参阅旋肩胛动脉穿支皮瓣章节。

第三节 显微削薄旋肩胛动脉穿支皮瓣

一、概述

显微削薄旋肩胛动脉穿支皮瓣(microdissected thin circumflex scapular artery perforator flap, M-CSAP)是指皮瓣供区脂肪肥厚患者的旋肩胛动脉穿支皮瓣切取完成后,在放大镜或显微镜下,以显微器械沿旋肩胛动脉穿支在浅筋膜层的走行解剖分离,直至真皮下血管网,保留旋肩胛动脉穿支及其与真皮下血管网的连续性,去除多余浅筋膜层脂肪的一种特殊形式旋肩胛动脉穿支皮瓣。

二、适应证

M-CSAP 适合于肩背部皮下脂肪肥厚患者的浅表创面修复。

三、手术方法

1. **皮瓣设计、切取** 同旋肩胛动脉穿支皮瓣。
2. **皮瓣削薄** 皮瓣解剖完成、确认皮瓣血供可靠后,将皮瓣翻转,在放大镜或手术显微镜下,沿旋肩胛动脉横支(或降支)穿支血管继续分离解剖至穿支进入真皮下血管网层面,显露穿支血管在浅筋膜内的走行后,根据受区需要去除多余的浅筋膜层脂肪组织,去脂后以双极电凝彻底止血。
3. **皮瓣移植** 同旋肩胛动脉穿支皮瓣。
4. **供区与受区创面闭合** 同旋肩胛动脉穿支皮瓣。

四、典型病例

患者,女性,5岁。轮辐伤致左足背皮肤软组织缺损、跖骨外露、关节开放,彻底清创后,根据创面情况以旋肩胛动脉横支为基础设计 M-CSAP,皮瓣面积为 13.0cm×6.0cm,皮瓣切取并证实其血运可靠后,根据缺损部位组织厚度需求情况,将皮瓣去脂修薄,再次确认皮瓣血运良好后予以断蒂。供区美容缝合,将旋肩胛动、静脉与足背动、静脉吻合。术后创口一期愈合,术后10个月随访,皮瓣外形不臃肿,供区仅留线性瘢痕(图7-3-1～图7-3-12)。

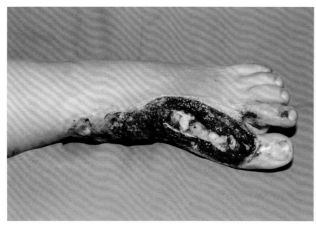

图 7-3-1　术前创面情况

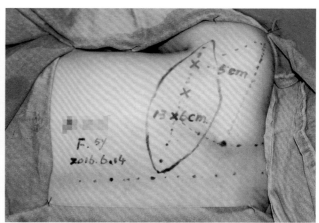

图 7-3-2　皮瓣设计

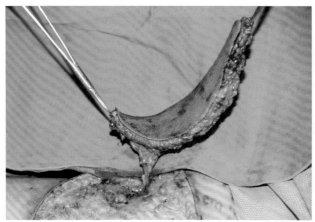

图 7-3-3　皮瓣切取（断蒂前）

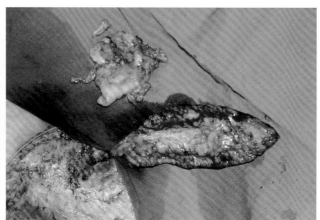

图 7-3-4　皮瓣显微修薄

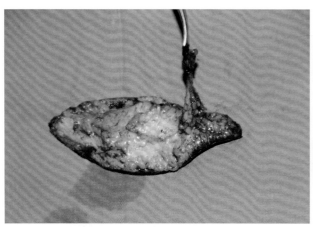

图 7-3-5　皮瓣切取（断蒂后）

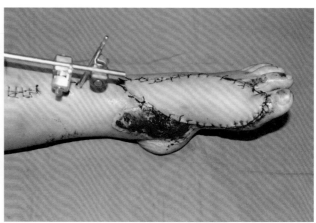

图 7-3-6　术后皮瓣血运良好

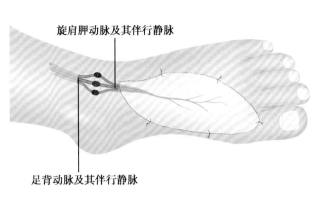

旋肩胛动脉及其伴行静脉

足背动脉及其伴行静脉

图 7-3-7　皮瓣血液循环重建示意图

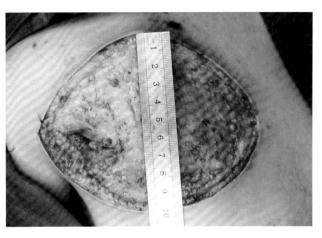

图 7-3-8　供区创面宽度 10cm

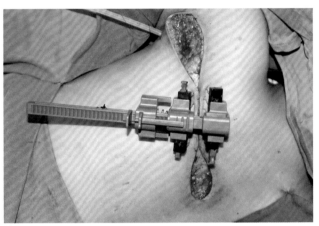

图 7-3-9　皮肤延展器牵张皮肤

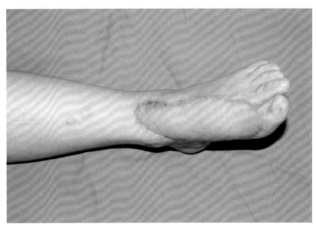

图 7-3-10　术后 10 个月随访皮瓣受区恢复情况（前侧观）

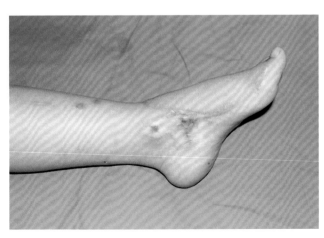

图 7-3-11　术后 10 个月随访皮瓣受区恢复情况（内侧观）

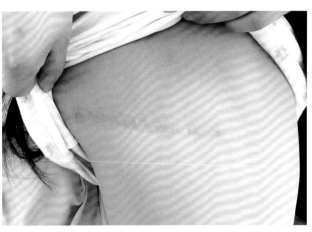

图 7-3-12　术后 10 个月随访皮瓣供区恢复情况

五、术式评价

M-CSAP 除具有旋肩胛动脉穿支皮瓣的优点外，还可一次性均匀修薄皮瓣，皮瓣受区可以获得满意的外观，避免了二次手术修薄整形，同时也减少了皮瓣供区损害（不修薄则需要切取更大面积皮瓣方能覆盖同样大小的创面）。但该术式亦存在以下缺点：①穿支细小时削薄费力耗时，并有一定的手术风险；②手术体位不便；③皮瓣无特定感觉神经支配。

六、注意事项

M-CSAP 穿支及其在浅筋膜内的分支细小，显微解剖分离有一定难度与风险，必须在放大镜或显微镜下以显微器械仔细解剖、分离，去脂时至少保留真皮下 3～5mm 脂肪组织以保护真皮下血管网的完整，同时注意在穿支血管周围留有少量疏松组织以保护穿支蒂免受损伤。断蒂前，皮瓣保留血流灌注，穿支分支的伴行静脉充盈容易辨认，断蒂后皮瓣穿支血管显示不清，削薄时容易误伤，因此，在皮瓣断蒂后不宜再行皮瓣削薄术。

第四节 分叶旋肩胛动脉穿支皮瓣

一、概述

分叶旋肩胛动脉穿支皮瓣（polyfoliate circumflex scapular artery perforator flap，P-CSAP）是指在旋肩胛动脉血管体区切取的两个或两个以上的穿支皮瓣，移植时只需吻合旋肩胛动、静脉即可重建两个或多个穿支皮瓣血液循环的一种特殊形式旋肩胛动脉穿支皮瓣。常用术式为以旋肩胛动脉降支与横支（或升支）为蒂的双叶旋肩胛动脉穿支皮瓣，以及分别以旋肩胛动脉降支、横支、升支为蒂的三叶旋肩胛动脉穿支皮瓣。

二、适应证

P-CSAP 适应证包括：①相邻的两个或两个以上浅表创面修复；②宽大或不规则创面修复；③洞穿性缺损修复。

三、手术方法

1. 皮瓣设计 术前以超声多普勒血流仪探测标记旋肩胛动脉穿出三边孔位置及其横支、降支和升支的体表走行线。分别以降支、横支和/或升支体表走行线为皮瓣轴线设计皮瓣。

2. 皮瓣切取 采用逆行四面解剖法切取皮瓣，分离旋肩胛血管主干至受区所需要的血管蒂长度和口径。皮瓣穿支及其旋肩胛血管分离解剖完成后，分别阻断降支、横支或升支，确定皮瓣血供可靠后，按设计线分割皮瓣。

3. 皮瓣移植 根据受区所需血管蒂长度结扎、切断旋肩胛血管，将皮瓣断蒂后移植至受区创面，仔细理顺血管蒂，将分叶穿支皮瓣的各叶经明道（或皮下隧道）转移至创面，调整位置后缝合临时固定。修复同一处宽大或不规则创面时，则先在无血状态下将皮瓣依据术前设计重新组合拼接成与创面形状一致的皮瓣，然后移至受区。在手术显微镜下完成血管断端清创，将旋肩胛动、静脉分别与受区血管吻合。

4. 皮瓣供区与受区创口闭合 同旋肩胛动脉穿支皮瓣。

四、典型病例

病例一 患者,女性,8岁。轮辐伤致右足跟后区两处皮肤软组织缺损。以旋肩胛动脉降支与升支为蒂设计P-CSAP修复创面,皮瓣切取面积分别为6.5cm×4.0cm和4.5cm×4.0cm。在皮瓣穿支及其旋肩胛血管解剖分离完成后,阻断降支和升支确定横支供血状况,阻断升支和横支确定降支供血状况,确定皮瓣血供可靠后,按设计线分割皮瓣再予断蒂,供区美容缝合。将皮瓣移植至受区后,在显微镜下将旋肩胛动脉及其伴行静脉分别与胫后动脉及其伴行静脉吻合。术后皮瓣发生静脉危象,探查后顺利成活,创口一期愈合。术后3个月随访,皮瓣稍臃肿,色泽、质地好,供区仅留线性瘢痕,肩关节功能无影响(图7-4-1~图7-4-8)。

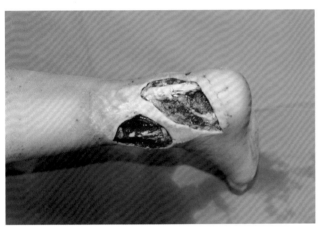

图7-4-1 清创后创面情况

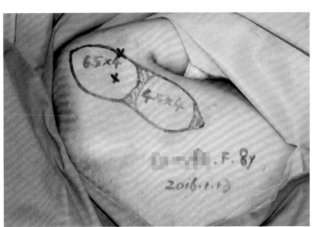

图7-4-2 皮瓣设计

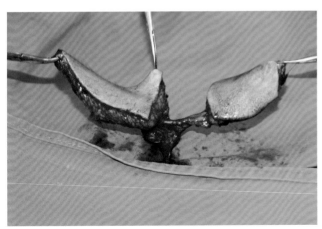

图7-4-3 皮瓣切取情况

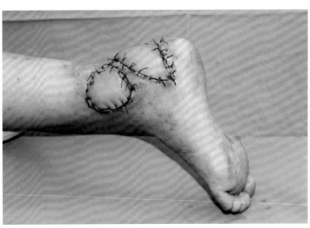

图7-4-4 术后皮瓣血运良好

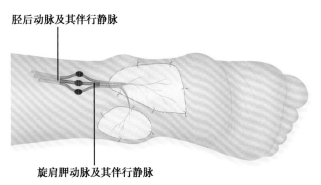

胫后动脉及其伴行静脉

旋肩胛动脉及其伴行静脉

图 7-4-5　皮瓣血液重建示意图

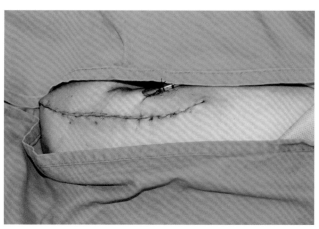

图 7-4-6　供区美容缝合

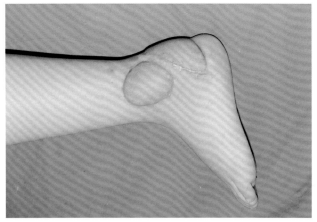

图 7-4-7　术后 3 个月随访皮瓣受区恢复情况

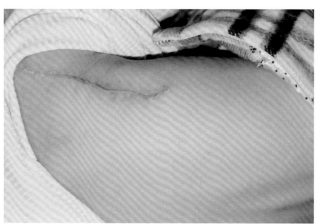

图 7-4-8　术后 3 个月随访皮瓣供区恢复情况

病例二　患者,女性,9 岁。轮辐伤致右足跟后内侧皮肤软组织缺损。以旋肩胛动脉降支与升支为蒂设计 P-CSAP 修复创面,皮瓣切取面积分别为 9.0cm×5.5cm 和 6.0cm×5.5cm。在皮瓣穿支及其旋肩胛血管分离解剖完成并确认皮瓣血供可靠后,断蒂,供区美容缝合,按布样设计将皮瓣重新组合拼接成与创面一致的形状,移植至受区,在显微镜下将旋肩胛动、静脉与胫后动、静脉吻合(A:V=1:2)。术后皮瓣顺利成活,创口一期愈合。术后 3 年随访,皮瓣稍臃肿,色泽、质地好,供区仅留线性瘢痕,肩关节功能无影响(图 7-4-9~图 7-4-16)。

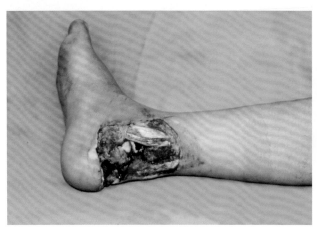

图 7-4-9　清创后创面情况

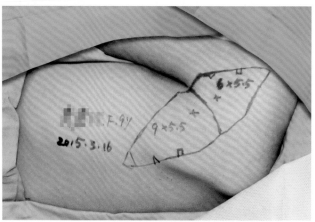

图 7-4-10　皮瓣设计

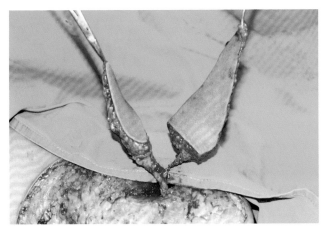

图 7-4-11 皮瓣切取情况

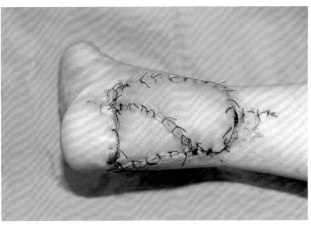

图 7-4-12 术后皮瓣血运良好

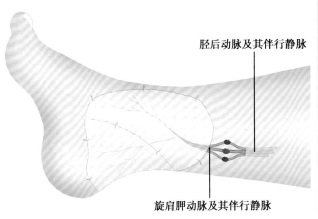

胫后动脉及其伴行静脉

旋肩胛动脉及其伴行静脉

图 7-4-13 皮瓣血液重建示意图

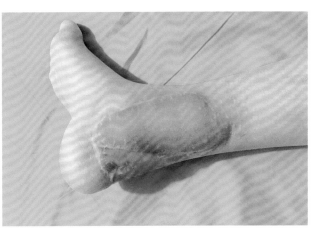

图 7-4-14 术后 3 年随访皮瓣受区恢复情况（后侧观）

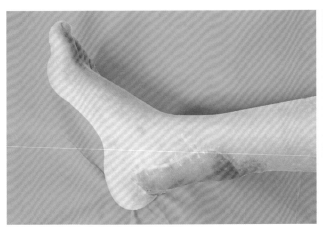

图 7-4-15 术后 3 年随访皮瓣受区恢复情况（内侧观）

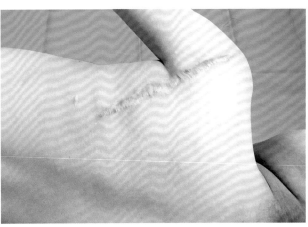

图 7-4-16 术后 3 年随访皮瓣供区恢复情况

五、术式评价

P-CSAP 除具备传统旋肩胛动脉穿支皮瓣的所有优点外，其突出的两大优点是：①仅需吻合一组旋肩胛血管即可同时重建两个或多个旋肩胛动脉穿支皮瓣血运，一次修复两个或多个创面；②修复宽大或不规则创面时，若按常规设计切取皮瓣，皮瓣供区无法直接缝合，而利用分叶穿支皮瓣技术巧妙地将皮瓣化宽度为长度（创面分割，其中一叶旋转至其轴线与主体皮瓣位于同一轴线或斜 T 形轴线），可达到皮瓣供区直接缝合、避免第二供区损害的目的。但旋肩胛动脉升支不够恒定，切取三叶旋肩胛动脉穿支皮瓣有一定失败率，且该术式同传统的旋肩胛动脉穿支皮瓣一样，存在皮瓣感觉恢复不理想和体位不够方便等问题。

六、注意事项

术前常规应用超声多普勒血流仪检查探测标记旋肩胛动脉穿出三边孔位置及其横支、降支和升支的体表走行线，可以增加手术安全性，降低手术盲目性；修复同一创面时，在皮瓣设计时要标记皮瓣接合部位，防止皮瓣不能原位对合而影响创面闭合；皮瓣旋转拼接时可能导致穿支血管的扭转和卡压，拼接前应仔细理顺血管蒂；皮瓣无特定的皮神经支配，不适合足底、手掌等功能重要区域的创面修复。

第五节 嵌合旋肩胛动脉穿支皮瓣

一、概述

嵌合旋肩胛动脉穿支皮瓣（chimeric circumflex scapular artery perforator flap, Ch-CSAP）是指在旋肩胛动脉血管体区切取的包含有两个或两个以上不同种类的独立组织瓣（如穿支皮瓣、肩胛骨瓣、肌瓣、筋膜瓣），这些独立组织瓣中至少含有一个穿支皮瓣，且供血动脉均源于旋肩胛动脉，吻合旋肩胛动、静脉即可同时重建两个或两个以上独立组织瓣血液循环的一种特殊形式旋肩胛动脉穿支皮瓣。

二、适应证

Ch-CSAP 适合于修复合并有骨缺损或深部死腔的浅表创面修复。

三、手术方法

1. 皮瓣设计 Ch-CSAP 包含有穿支皮瓣和骨瓣、肌瓣或筋膜瓣，皮瓣设计与旋肩胛动脉穿支皮瓣相同，骨瓣设计要依据受区骨缺损的长度与范围，肌瓣或筋膜瓣设计要依据深部死腔所处的位置和创面深部死腔体积来确定其位置与大小。

2. 皮瓣切取 穿支皮瓣解剖完成后，以旋肩胛动脉横支（或降支）为蒂切取筋膜瓣，或继续向三边孔深部解剖血管蒂，遇见可靠分支血管后，适当向远端游离一定长度以增加骨瓣、肌瓣、筋膜瓣的自由度，再根据设计切取肩胛骨瓣、肌瓣或筋膜瓣。

3. 皮瓣移植 确定 Ch-CSAP 各组织瓣血供可靠后，切断血管蒂，近端予以缝扎止血。将 Ch-CSAP 转移至皮瓣受区，理顺血管蒂，将肩胛骨瓣嵌入骨缺损处，将肌瓣或筋膜瓣填塞死腔，将穿支皮瓣覆盖浅表创面，校准位置后缝合固定，然后将旋肩胛动、静脉与受区血管吻合。

4. 皮瓣供区与受区创口闭合 同旋肩胛动脉穿支皮瓣。

四、典型病例

患者,女性,16岁。左足底外侧溃烂不愈6个月入院。彻底清创后,以旋肩胛动脉横支为基础设计 Ch-CSAP,皮瓣切取面积为6.0cm×3.5cm,筋膜瓣切取体积为3.0cm×2.0cm×2.0cm。将皮瓣断蒂后,供区美容缝合,将筋膜瓣填塞深部死腔,皮瓣覆盖浅表创面。在显微镜下将旋肩胛动脉与外踝前动脉吻合,伴行静脉与局部皮下静脉吻合。术后皮瓣顺利成活,供区仅留线性瘢痕(图7-5-1～图7-5-8)。

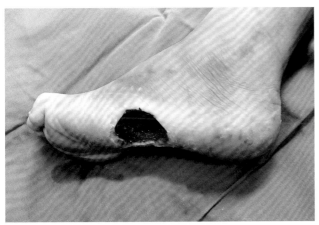

图7-5-1 术前创面情况

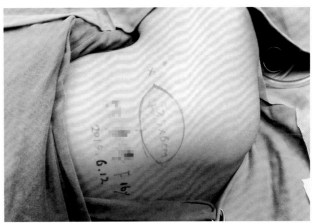

图7-5-2 皮瓣设计

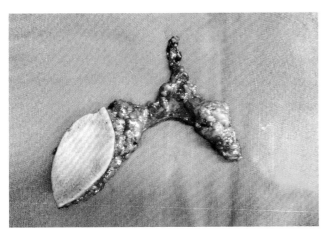

图7-5-3 皮瓣切取(断蒂后)

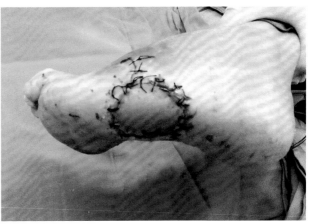

图7-5-4 术后皮瓣血运良好

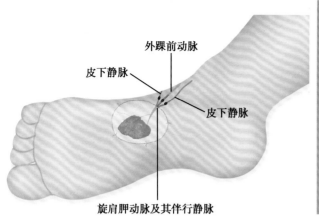

皮下静脉

外踝前动脉

皮下静脉

旋肩胛动脉及其伴行静脉

图 7-5-5 皮瓣血液循环重建示意图

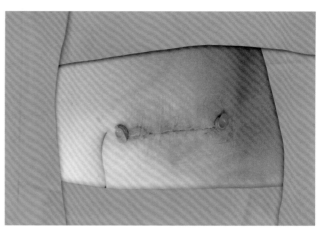

图 7-5-6 供区美容缝合

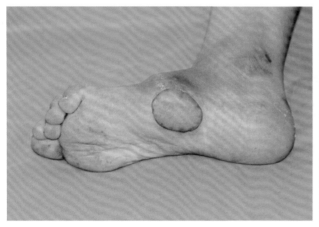

图 7-5-7 术后 3 个月随访皮瓣受区恢复情况

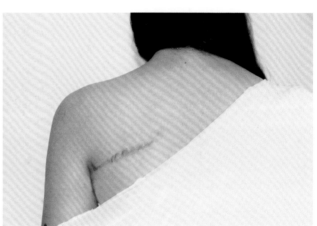

图 7-5-8 术后 3 个月随访皮瓣供区恢复情况

五、术式评价

与传统的旋肩胛动脉穿支皮瓣相比,Ch-CSAP 具有下列优点:①肩胛骨瓣、肌瓣、筋膜瓣仅以血管蒂与穿支皮瓣相连,具有足够的自由度,肩胛骨瓣可重建骨缺损,肌瓣或筋膜瓣可填塞深部死腔,穿支皮瓣可覆盖浅表创面,实现创面的立体修复;②可同时携带骨瓣、肌瓣和筋膜瓣;③肩胛骨瓣、肌瓣血供好,抗感染能力强。但该术式需要切取肩胛骨瓣或肌瓣,会增加局部损伤和出血,各组织瓣以血管蒂相连,可能发生血管蒂扭转与卡压,此外,肩胛骨瓣的血管蒂较短、筋膜瓣切取量有限亦是其不足。

六、注意事项

开展 Ch-CSAP 移植的注意事项:①精准评估深部死腔的体积(术中可用容积法测量),以切取合适大小的肌瓣或筋膜瓣,过小则不能有效填充,过大会导致创面闭合困难、增加供区损伤;②精准评估骨缺损长度与范围,切取合适大小的肩胛骨瓣,骨瓣过短、过小则不能有效重建,过大、过长会造成组织浪费且增加局部创伤和出血;③肩胛骨瓣或肌瓣切取时出血较多，要注意及时彻底止血；④术中要仔细评估骨缺损（或死腔）的位置，以决定肩胛骨瓣、肌瓣或筋膜瓣的选择与携带旋肩胛血管蒂的长度；⑤移植时需理顺每一组织瓣的血管蒂，防止扭转与卡压；⑥先固定肩胛骨瓣、肌瓣或筋膜瓣，再行血管吻合，防止血管蒂意外撕脱；⑦旋肩胛动脉穿支皮瓣无特定的感觉神经支配，不能制成感觉皮瓣，不宜作为修复足底、手掌、指腹等区域的首选皮瓣；⑧对小儿患者进行游离移植时，建议血管蒂游离至旋肩胛动脉主干，一般选择在旋肩胛动脉发出肩胛骨支或肌支以近断蒂，此处血管口径明显增粗，降低了吻合难度，增加手术安全性。

第六节　血流桥接 – 显微削薄旋肩胛动脉穿支皮瓣

一、概述

血流桥接 - 显微削薄旋肩胛动脉穿支皮瓣（flow-through microdissected circumflex scapular artery perforator flap，F-M-CSAP）系血流桥接旋肩胛动脉穿支皮瓣和显微削薄旋肩胛动脉穿支皮瓣技术组合而衍生，是指在旋肩胛动脉穿支皮瓣切取成功后，应用显微外科器械在放大镜或显微镜下，分离并保护穿支血管及其分布于浅筋膜内的分支后，去除多余的浅筋膜层脂肪，并利用旋肩胛动脉与受区主干动脉近端吻合、旋肩胛动脉粗大分支（如肩胛骨支等）与受区主干动脉远端吻合，在重建皮瓣血液循环的同时重建受区缺损的主干动脉的一种特殊形式旋肩胛动脉穿支皮瓣。

二、适应证

F-M-CSAP 适合于肩胛区皮下脂肪肥厚患者合并主干动脉缺损的浅表创面修复。

三、手术方法

1. **皮瓣设计与切取**　同血流桥接旋肩胛动脉穿支皮瓣。
2. **皮瓣削薄**　同显微削薄旋肩胛动脉穿支皮瓣。
3. **皮瓣移植**　同血流桥接旋肩胛动脉穿支皮瓣。
4. **皮瓣供区与受区创口闭合**　同旋肩胛动脉穿支皮瓣。

四、典型病例

患者，女性，53 岁。左手烧伤后瘢痕挛缩伴功能障碍 5 年入院，切除并松解瘢痕组织，以旋肩胛动脉横支为蒂设计 F-M-CSAP 修复创面，皮瓣大小为 14.5cm×8.0cm。将皮瓣游离后翻转，应用显微器械于放大镜下去除多余脂肪，预留一定长度的旋肩胛血管及其肩胛骨支，证实皮瓣血供可靠后断蒂，将皮瓣移植至受区，将旋肩胛动脉近端与尺动脉近端吻合，其肩胛骨支与尺动脉远端吻合，旋肩胛动脉的 2 条伴行静脉分别与尺动脉伴行静脉吻合，供区直接缝合。术后皮瓣顺利成活，创口一期愈合。术后 7 个月随访，皮瓣外形、质地恢复好，皮瓣供区遗留线性瘢痕（图 7-6-1～图 7-6-12）。

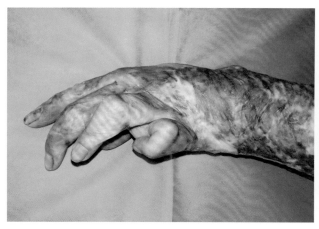

图 7-6-1 畸形情况（尺背侧观）

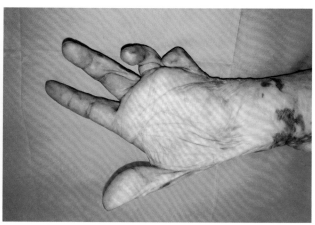

图 7-6-2 畸形情况（掌侧观）

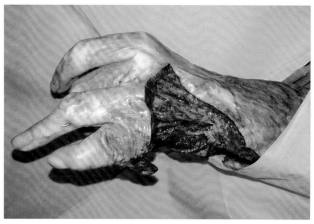

图 7-6-3 瘢痕松解后创面

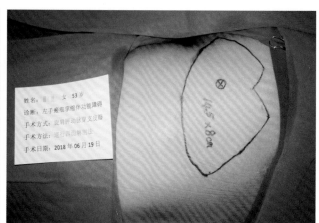

图 7-6-4 皮瓣设计

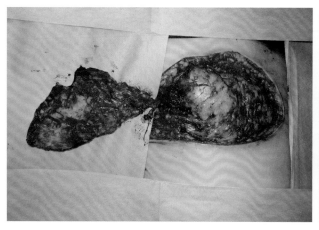

图 7-6-5 皮瓣切取削薄（断蒂前）

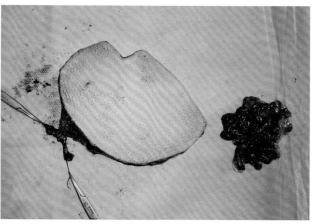

图 7-6-6 皮瓣削薄携带 T 形血管蒂

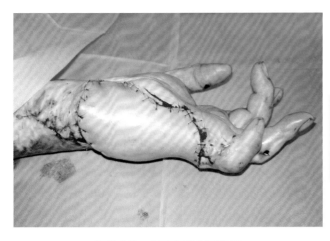

图 7-6-7　术后皮瓣血运良好

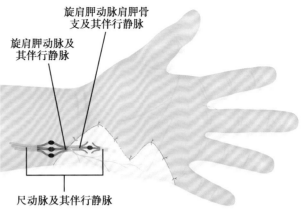

旋肩胛动脉肩胛骨
支及其伴行静脉

旋肩胛动脉及
其伴行静脉

尺动脉及其伴行静脉

图 7-6-8　皮瓣血液循环重建示意图

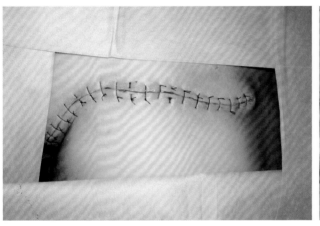

图 7-6-9　供区直接缝合

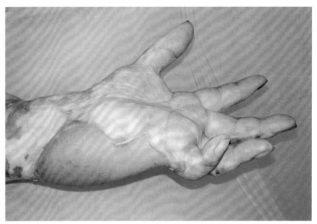

图 7-6-10　术后 7 个月随访皮瓣受区恢复情况（尺侧观）

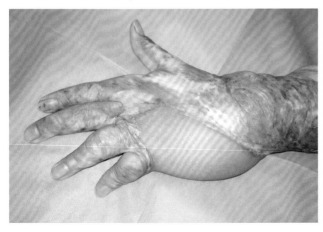

图 7-6-11　术后 7 个月随访皮瓣受区恢复情况（背侧观）

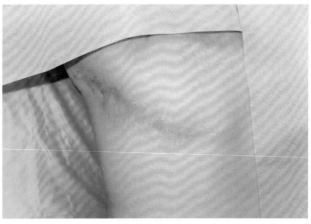

图 7-6-12　术后 7 个月随访皮瓣供区恢复情况

五、术式评价

该术式能够重建(或避免牺牲)受区主干动脉,其重建的皮瓣血流动力学接近正常生理状态,可以降低血管危象的发生率;显微削薄改善了皮瓣受区外形,避免了二期皮瓣削薄整形。但该术式较传统旋肩胛动脉穿支皮瓣延长了手术时间、增加了手术难度与风险。

六、注意事项

旋肩胛动脉主干及其肩胛骨支切取长度有限,不能桥接修复长段主干动脉缺损,显微削薄费力耗时,术中要有耐心。其他注意事项参阅血流桥接旋肩胛动脉穿支皮瓣和显微削薄旋肩胛动脉穿支皮瓣章节。

第七节　显微削薄-分叶旋肩胛动脉穿支皮瓣

一、概述

显微削薄-分叶旋肩胛动脉穿支皮瓣(microdissected thin polyfoliate circumflex scapular artery perforator flap,M-P-CSAP)系显微削薄旋肩胛动脉穿支皮瓣和分叶旋肩胛动脉穿支皮瓣两种技术组合而衍生,是指在旋肩胛动脉血管体区切取两个或两个以上的穿支皮瓣,每一穿支皮瓣在保留穿支血管及其浅筋膜内分支和真皮下血管网的前提下,应用显微外科器械在放大镜(或显微镜)下去除多余的浅筋膜层脂肪,吻合一组旋肩胛动、静脉即可重建两个或多个穿支皮瓣血液循环的一种特殊形式旋肩胛动脉穿支皮瓣。

二、适应证

M-P-CSAP适合于肩胛区脂肪肥厚患者的四肢、头颈、颌面两个/多个相邻浅表创面或宽大浅表创面修复。

三、手术方法

1. **皮瓣设计与切取**　同分叶旋肩胛动脉穿支皮瓣。
2. **皮瓣削薄**　同显微削薄旋肩胛动脉穿支皮瓣。
3. **皮瓣移植**　同分叶旋肩胛动脉穿支皮瓣。
4. **皮瓣供区与受区创口闭合**　同旋肩胛动脉穿支皮瓣。

四、典型病例

患者,女性,14岁。右手烫伤后瘢痕挛缩伴功能障碍13年入院,切除并松解瘢痕组织,将各指掌指关节矫正至功能位,分别用克氏针固定,以旋肩胛动脉横支、降支为蒂设计M-P-CSAP修复创面,皮瓣切取面积分别为9.0cm×5.0cm和14.0cm×5.0cm。将皮瓣游离后翻转,应用显微器械于放大镜下去除多余脂肪,游离一定长度的血管蒂以便分叶后拼接,并分别阻断证实皮瓣血供可靠后按设计线裁剪,断蒂后按布样拼接,将皮瓣移植至受区,将旋肩胛动脉与桡动脉近端吻合,2条伴行静脉分别与桡动脉伴行静脉吻合,供区直接缝合。术后皮瓣顺利成活,创口一期愈合。术后1年随访,皮瓣外形、质地恢复好,皮瓣供区遗留线性瘢痕(图7-7-1～图7-7-22)。

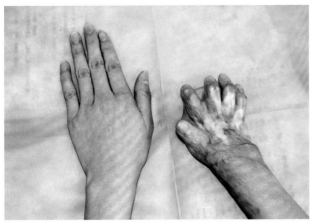

图 7-7-1　双手术前对比情况（背侧观）

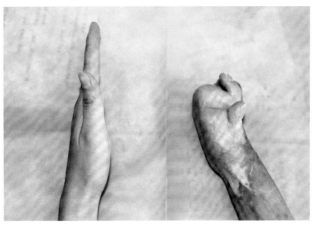

图 7-7-2　双手术前对比情况（桡侧观）

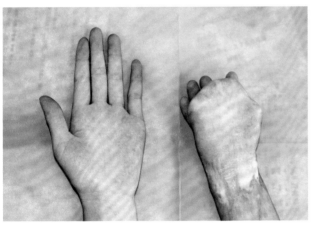

图 7-7-3　双手术前对比情况（掌侧观）

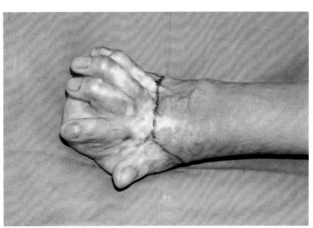

图 7-7-4　术前患手背侧观

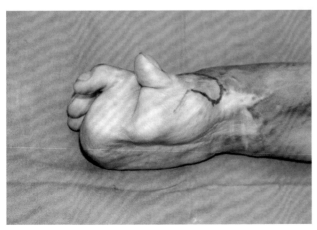

图 7-7-5　术前患手桡侧观

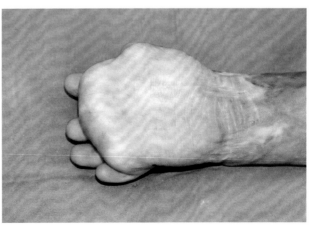

图 7-7-6　术前患手掌侧观

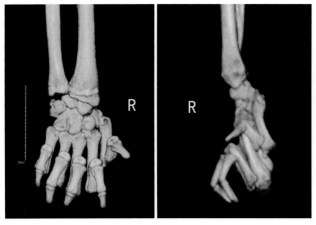
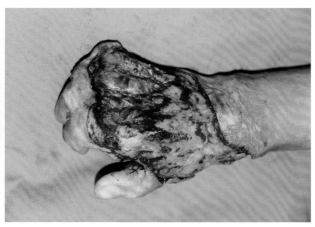

图 7-7-7　术前右手 CT 三维重建　　　　　　　　图 7-7-8　瘢痕松解畸形矫正后创面

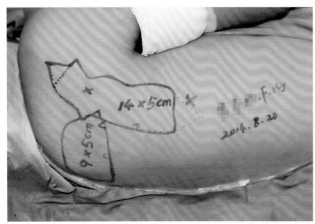
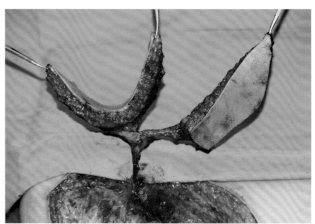

图 7-7-9　皮瓣设计　　　　　　　　　　　　图 7-7-10　皮瓣切取

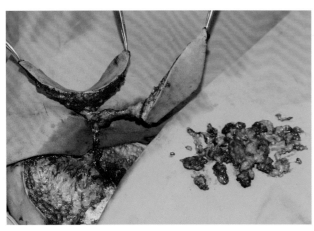
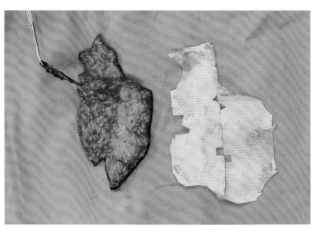

图 7-7-11　皮瓣削薄　　　　　　　　　　　图 7-7-12　皮瓣拼接（筋膜面观）

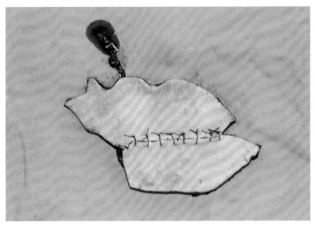

图 7-7-13 皮瓣拼接（皮肤面观）

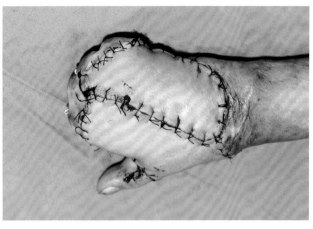

图 7-7-14 术后皮瓣血运良好

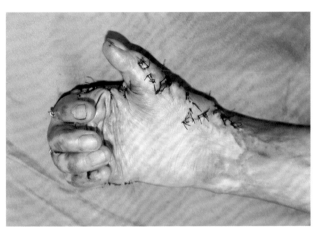

图 7-7-15 术后掌侧观

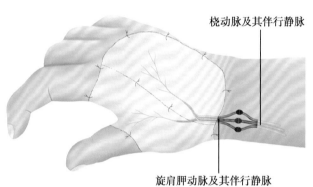

桡动脉及其伴行静脉

旋肩胛动脉及其伴行静脉

图 7-7-16 皮瓣血液循环重建示意图

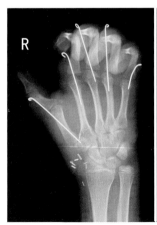

图 7-7-17 术后 X 线片

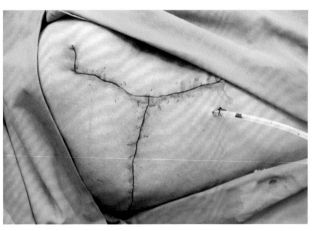

图 7-7-18 供区美容缝合

153

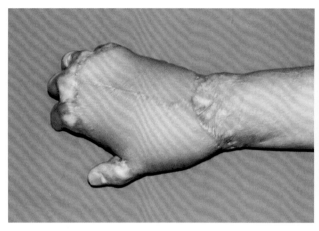

图 7-7-19　术后 1 年随访皮瓣受区恢复情况（背侧观）

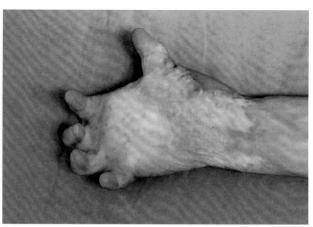

图 7-7-20　术后 1 年随访皮瓣受区恢复情况（掌侧观）

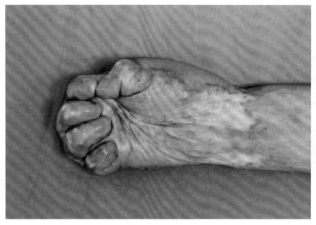

图 7-7-21　术后 1 年随访屈指功能恢复情况

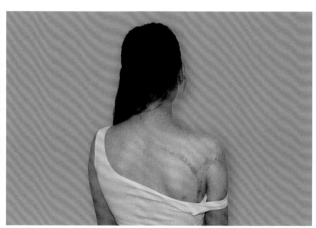

图 7-7-22　术后 1 年随访皮瓣供区恢复情况

五、术式评价

M-P-CSAP 同时具备显微削薄旋肩胛动脉穿支皮瓣和分叶旋肩胛动脉穿支皮瓣的优点。吻合一组血管即能重建两个或多个皮瓣血液循环，一次修复两个或多个相邻创面；供区实现了直接闭合，避免了第二供区损害；显微削薄改善了皮瓣受区外形，避免了二期皮瓣削薄整形。但该术式同样存在传统旋肩胛动脉穿支皮瓣、显微削薄旋肩胛动脉穿支皮瓣和分叶旋肩胛动脉穿支皮瓣的缺点。

六、注意事项

术前重视穿支定位，常规应用彩超或超声多普勒血流仪探测标记旋肩胛动脉穿出三边孔位置及其降支、横支、升支走行；双叶旋肩胛动脉穿支皮瓣采用斜 T 形设计时组织可切取量较大且有利于供区创面闭合；断蒂前在放大镜（或显微镜）下分离出旋肩胛动脉降支、横支、升支及其在浅筋膜内的分支，再根据受区需要去除多余浅筋膜脂肪组织。其他注意事项参阅显微削薄旋肩胛动脉穿支皮瓣和分叶旋肩胛动脉穿支皮瓣章节。

第八节　分叶 - 嵌合旋肩胛动脉穿支皮瓣

一、概述

分叶 - 嵌合旋肩胛动脉穿支皮瓣(polyfoliate chimeric circumflex scapular artery perforator flap, P-Ch-CSAP)系分叶旋肩胛动脉穿支皮瓣与嵌合旋肩胛动脉穿支皮瓣两种技术组合而衍生,是指在旋肩胛动脉血管体区切取两个或两个以上穿支皮瓣,同时切取一个或多个筋膜瓣、肌瓣或骨瓣,各组织瓣仅以血管蒂相连,移植时只需吻合一组旋肩胛动、静脉即可重建多个组织瓣血液循环的一种特殊形式旋肩胛动脉穿支皮瓣。

二、适应证

P-Ch-CSAP适应证包括:①合并骨、肌肉缺损的两个或多个创面修复;②合并骨、肌肉缺损的单个宽大或不规则创面修复;③四肢、颌面洞穿性缺损修复。

三、手术方法

1. 皮瓣设计　术前以超声多普勒血流仪探测标记旋肩胛动脉穿出三边孔的位置及其横支、降支和升支的体表走行线,分别以降支、横支和 / 或升支的体表走行线为皮瓣轴线设计皮瓣。根据受区骨缺损的长度与范围设计肩胛骨瓣,依据深部死腔所处的位置和创面深部组织缺损体积设计肌瓣或筋膜瓣。

2. 皮瓣切取　按 CSAP 切取方法切取皮瓣。皮瓣切取完成后,逆行分离至旋肩胛主干血管,选择较为粗大的分支血管为蒂切取肌瓣、筋膜瓣或肩胛骨瓣。旋肩胛血管尽量向近端游离,保证足够长的血管蒂与受区血管吻合。皮瓣穿支及其旋肩胛血管分离解剖完成后,分别阻断降支、横支或升支,确定皮瓣血供可靠后,按设计线分割皮瓣,之后再次确认皮瓣血运情况。

3. 皮瓣移植　根据受区所需血管蒂长度切断、缝扎旋肩胛血管,将皮瓣断蒂后移植至受区创面,仔细理顺各组织瓣血管蒂,将筋膜瓣填塞深部死腔、肩胛骨瓣嵌入骨缺损处并予以有效固定。将分叶穿支皮瓣覆盖邻近的两处或多处浅表创面;修复同一处宽大或不规则创面时,则先在无血状态下将皮瓣依据术前设计重新组合拼接成与创面形状一致的皮瓣,然后移至受区;在手术显微镜下将旋肩胛血管与受区血管吻合。

4. 皮瓣供区与受区创口闭合　同旋肩胛动脉穿支皮瓣。

四、典型病例

患者,女性,5 岁。车祸导致左小腿远端及足背皮肤软组织缺损,彻底清创后可见胫骨外露,部分胫骨缺损,足背皮肤软组织缺损。设计 P-Ch-CSAP 修复,皮瓣切取面积分别为11.0cm×8.0cm 和 10.0cm×7.0cm,肩胛骨瓣切取体积 4.0cm×2.0cm×1.2cm。皮瓣解剖完成后,分别阻断各分支血管蒂,确定皮瓣血供可靠后,按设计线分割皮瓣,P-Ch-CSAP 断蒂后,将肩胛骨瓣嵌入胫骨缺损处,以克氏针固定,将皮瓣覆盖足部与小腿创面,供区美容缝合,在显微镜下将旋肩胛动、静脉与胫后动、静脉吻合。术后皮瓣顺利成活,术后 34 个月随访,皮瓣外形恢复良好,供区仅留线性瘢痕,移植肩胛骨瓣与胫骨愈合良好(图 7-8-1～图 7-8-16)。

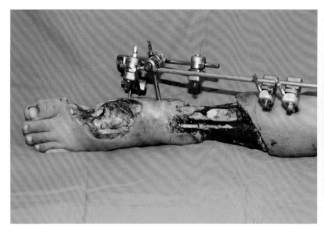

图 7-8-1 术前创面情况（前侧观）

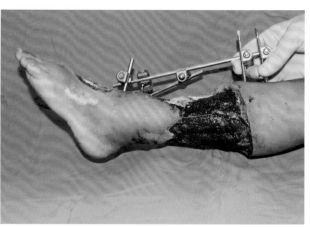

图 7-8-2 术前创面情况（腓侧观）

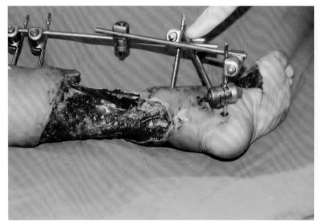

图 7-8-3 术前创面情况（后内侧观）

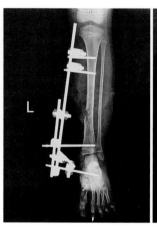

图 7-8-4 术前 X 线片

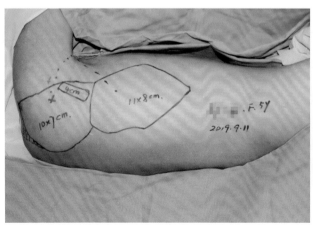

图 7-8-5 皮瓣设计

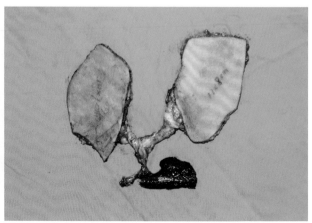

图 7-8-6 皮瓣切取（断蒂后）

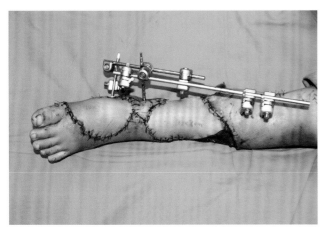

图 7-8-7　术后皮瓣血运良好（前侧观）

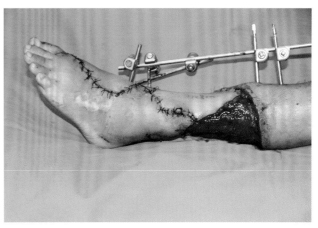

图 7-8-8　术后皮瓣血运良好（腓侧观）

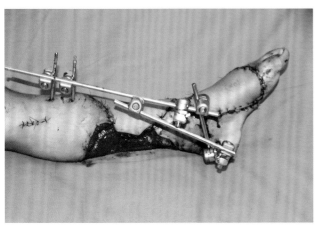

图 7-8-9　术后皮瓣血运良好（胫侧观）

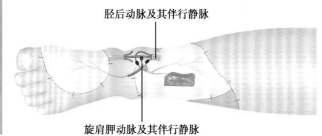

胫后动脉及其伴行静脉

旋肩胛动脉及其伴行静脉

图 7-8-10　皮瓣血液循环重建示意图

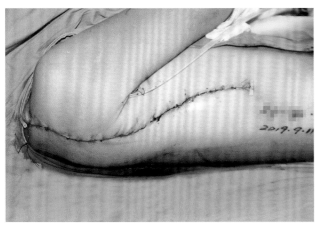

图 7-8-11　供区美容缝合

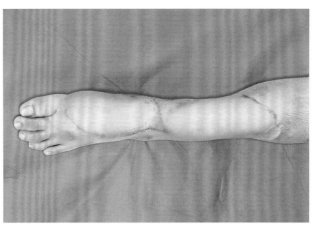

图 7-8-12　术后 34 个月随访皮瓣受区恢复情况（前侧观）

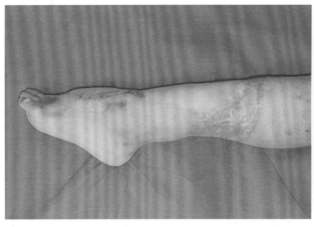

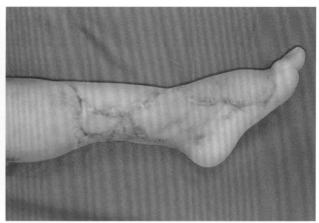

图 7-8-13　术后 34 个月随访皮瓣受区恢复情况（腓侧观）　　图 7-8-14　术后 34 个月随访皮瓣受区恢复情况（胫侧观）

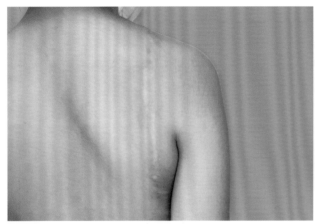

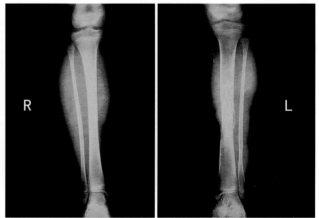

图 7-8-15　术后 34 个月随访皮瓣供区恢复情况　　图 7-8-16　术后 34 个月 X 线片显示胫骨愈合良好

五、术式评价

P-Ch-CSAP 具备分叶旋肩胛动脉穿支皮瓣和嵌合旋肩胛动脉穿支皮瓣的优点，通过吻合一组血管，不仅实现了两个 / 多个相邻或宽大的创面修复，同时也实现深部死腔或骨缺损的立体修复与重建。但该术式存在下述缺点：①血管蒂较短，尤其携带肩胛骨瓣时，骨瓣的血管蒂长度非常有限；②对术者的设计要求高；③切取 P-Ch-CSAP 需要切取多个组织瓣，供区损伤相对增加，且容易发生血管蒂的扭转与卡压。

六、注意事项

开展 P-Ch-CSAP 移植时，要注意以下事项：①术前常规应用超声多普勒血流仪探测标记旋肩胛动脉穿出三边孔的位置及其横支、降支和升支的体表走行线，降低手术盲目性；②对于宽大创面，需要进行合理分割，结合术前供区评估皮瓣可切取宽度，实现供区的直接闭合；③皮瓣设计需要考虑受区血管的位置及填充死腔或重建骨缺损的位置关系，精准评估所需血管蒂长度，设计皮瓣时将两叶皮瓣的距离适当分离，游离骨瓣、肌瓣或筋膜瓣时血管蒂尽量保留足够长度；④多个组织瓣容易发生血管蒂扭转，术中需要反复确认，逐一理顺每一组血管蒂，防止扭转与卡压。

参 考 文 献

[1] HAMILTON S G，MORRISON W A. The scapular free flap[J]. Br J Plast Surg，1982，35（1）：2-7.

[2] GILBERT A，TEOT L. The free scapular flap[J]. Plast Reconstr Surg，1982，69（4）：601-604.

[3] 陈星隆，高伟阳，洪建军，等. 游离肩胛皮瓣修复手腕部软组织缺损 [J]. 中华手外科杂志，2004，20（2）：77-78.

[4] DABERNIG J，SORENSEN K，SHAW-DUNN J，et al. The thin circumflex scapular artery perforator flap[J]. J Plast Reconstr Aesthet Surg，2007，60（10）：1082-1096.

[5] BRANFORD O A，DAVIS M，SCHREUDER F. The circumflex scapular artery perforator flap for palm reconstruction in a recurrent severe case of Dupuytren's disease[J]. J Plast Reconstr Aesthet Surg，2009，62（12）：e589-591.

[6] DABERNIG J，ONG K O，MCGOWAN R，et al. The anatomic and radiologic basis of the circumflex scapular artery perforator flap[J]. Ann Plast Surg，2010，64（6）：784-788.

[7] 李钢，李小兵，张静琦，等. T形血管蒂肩胛皮瓣游离移植修复面部软组织缺损 [J]. 中华整形外科杂志，2013，29（4）：302-304.

[8] 臧成五，赵睿，张航，等. 游离肩胛皮瓣修复足踝部创面的临床应用 [J]. 中华显微外科杂志，2014，37（3）：297-298.

[9] GIBBER M J，CLAIN J B，JACOBSON A S，et al. Subscapular system of flaps: An 8-year experience with 105 patients[J]. Head Neck，2015，37（8）：1200-1206.

[10] 俞芳，唐举玉，贺湘玲，等. 旋肩胛动脉穿支皮瓣游离移植修复白血病患儿前臂毛霉菌感染创面一例 [J]. 中华手外科杂志，2016，32（6）：462-463.

[11] ANGRIGIANI C，ARTERO G，SEREDAY C，et al. Refining the extended circumflex scapular flap for neck burn reconstruction: A 30-year experience[J]. J Plast Reconstr Aesthet Surg，2017，70（9）：1252-1260.

[12] 吴攀峰，唐举玉，周征兵，等. 旋肩胛动脉穿支皮瓣游离移植修复儿童四肢皮肤软组织缺损 [J]. 中华整形外科杂志，2018，34（9）：698-704.

[13] SUI X，CAO Z，PANG X，et al. Reconstruction of moderate-sized soft tissue defects in foot and ankle in children: Free deep inferior epigastric artery perforator flap versus circumflex scapular artery perforator flap[J]. J Plast Reconstr Aesthet Surg，2019，72（9）：1494-1502.

[14] QING L，WU P，ZHOU Z，et al. A design for the dual skin paddle circumflex scapular artery perforator flap for the reconstruction of complex soft-tissue defects in children: anatomical study and clinical applications[J]. Ann Plast Surg，2019，83（4）：439-446.

[15] 孙涛，张勋，虎海东，等. 旋肩胛动脉穿支或侧胸部穿支或臂内侧动脉穿支皮瓣修复肩部和肘部皮肤软组织缺损 12 例 [J]. 中华烧伤与创面修复杂志，2020，36（5）：395-398.

[16] PANG X，CAO Z，WU P，et al. Anatomic study and clinic application of transverse circumflex scapular artery perforator flap repair of lower limb soft tissue defects in children[J]. Ann Plast Surg，2020，84（5S Suppl 3）：S225-S229.

第八章

胸背动脉血管体区特殊形式穿支皮瓣

第一节　胸背动脉穿支皮瓣

一、概述

1995 年 Angrigiani 首先报道了胸背动脉穿支皮瓣的解剖研究和临床应用,该皮瓣由胸背动脉穿过背阔肌的至少一个肌皮穿支供血,皮瓣切取不包含背阔肌,最初被称为"不携带肌肉的背阔肌皮瓣"。该皮瓣的命名较混乱,1996 年 Spinelli 称之为"背阔肌穿支来源的筋膜皮瓣",1999 年 Koshima 称之为"薄背阔肌穿支皮瓣",直至 2003 年 Heitmann 首次提出"胸背动脉穿支皮瓣(thoracodorsal artery perforator flap,TDAP)"的新概念,并且得到了广大学者的认可。2014 年以来,笔者先后发展了血流桥接、显微削薄、分叶、嵌合、血流桥接 - 分叶、显微削薄 - 嵌合等多种特殊形式胸背动脉穿支皮瓣新术式,进一步扩大了该皮瓣的应用范围。

二、应用解剖

胸背动脉源于肩胛下动脉,与胸背神经伴行,在背阔肌的内表面下行,沿途发出前锯肌肌支营养前锯肌,继续下行在穿入背阔肌处(肌门)分为内侧支和外侧支。内侧支、外侧支均走行于背阔肌深面,外侧支为背阔肌外侧部分及浅层皮肤提供血供,内侧支主要营养背阔肌内侧部分、皮肤及肩胛骨外侧部分。内侧支、外侧支沿途与肋间动脉、腰动脉等形成交通支血管,相互供血。胸背动脉的外侧支发出 2～3 支肌皮穿支,第一穿支穿肌点位于腋后襞下约 8cm、背阔肌外侧缘内侧 2～3cm 处;第二穿支出现在第一穿支穿出点远端的 2～4cm 处。胸背动脉内侧支发出 1～3 支肌皮穿支,第一穿支穿肌点位于肩胛下角水平线上方 1～2cm、肩胛下角垂线外侧 4～6cm 处。除肌皮穿支外,约 60% 的标本发现了来源于胸背动脉的肌间隙穿支,自背阔肌与前锯肌间隙穿出,直达皮肤而不穿经背阔肌,肌皮穿支和肌间隙穿支之比约为 3:2(图 8-1-1)。

三、适应证

TDAP 带蒂转移适合于同侧胸壁、颈部、上臂、肩背及腋窝浅表创面修复或乳房再造;游离移植适合于四肢、头颈颌面及躯干创面修复。

四、手术方法

1. 皮瓣设计　取坐位,嘱患者上肢用力内收时触到背阔肌前缘,画线标记,并在该线内侧 2cm 处做一平行线,此线可认为是胸背动脉的体表投影,在腋下皱襞下 8cm 处做一横线,

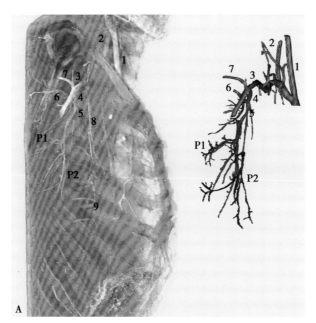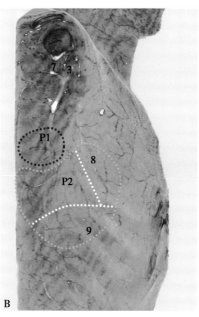

图 8-1-1　胸外侧区血供来源及皮下血管网（右侧）

一次性整体血管造影，Mimics 分层三维重建，右侧面观：A. 深层；B. 浅层。1. 颈总动脉；2. 椎动脉；3. 腋动脉；4. 肩胛下动脉；5. 胸背动脉；6. 旋肩胛动脉；7. 旋肱后动脉；8. 胸外侧动脉；9. 肋间后动脉；P1、P2. 胸背动脉穿支；图 B 可见 P2 与胸外侧动脉及肋间后动脉穿支有明显吻合，可互为皮瓣的解剖学供区与动力学供区。

它与胸背动脉的血管投影交叉点即为胸背动脉最大的肌皮穿支（第一穿支）进入皮瓣的常见部位。手术时取侧卧位，以超声多普勒血流仪再次确认标记胸背动脉第一穿支穿出位置，于第一穿支穿出点远端 2～4cm 探测标记第二穿支穿出点，以第一穿支穿出点为关键点，带蒂转移时可以胸背动脉自肩胛下动脉发出点为旋转点，以第一穿支、第二穿支穿出点连线为皮瓣轴线，依据创面形状、大小设计皮瓣，如受区需要较长的皮瓣血管蒂，可将皮瓣 1/3 设计于第一穿支穿出点的上方，2/3 设计于第一穿支穿出点的下方。理论上，皮瓣切取范围为上至腋窝皱襞水平，下至髂后上棘上缘，外至腋中线，内至脊柱中线，但临床多以术前提捏法确定皮瓣的可切取宽度。

2. 皮瓣切取　采用逆行四面解剖法切取皮瓣，首先切开皮瓣外侧缘，自前向后分离皮瓣，浅筋膜层分离，显露胸背动脉穿支，确定主要穿支后，先解剖第一个面（面对主刀医师的血管面），在放大镜或显微镜下，沿穿支走行逆行分离，顺背阔肌纤维走行有限分离背阔肌，以显微剪锐性分离至胸背动脉外侧支（或内侧支）后，根据受区血管蒂长度和口径需要，继续分离直至胸背血管主干；然后解剖第二个面（主刀医师左侧血管面），保留 2～3mm 的肌袖或疏松结缔组织，直至第一个面分离平面，同法解剖第三个面（主刀医师右侧血管面），最后切开皮瓣内侧缘，浅筋膜层分离，会师至穿支，再解剖第四个面（主刀医师对侧血管面），以双极电凝或钛夹处理沿途分支，游离并保护好胸背神经及其分支，至皮瓣仅通过穿支血管与供区相连，以血管夹阻断备用的穿支，证实皮瓣血运可靠后，处理其他穿支，根据受区所需血管蒂长度结扎、切断胸背血管。

3. 皮瓣移位或移植　带蒂移位修复邻近创面时，可通过皮下隧道转移至受区。游离移植时则于断蒂后将皮瓣移至受区创面，将皮瓣与创缘临时缝合固定，在手术显微镜下清理血管断端，将胸背动、静脉分别与受区动、静脉吻合。

4. 皮瓣供区与受区创口闭合 皮瓣供区创面彻底止血后，以可吸收线缝合背阔肌，放置负压引流管，采用精细减张美容缝合法闭合皮瓣供区创面；间断缝合闭合受区创面，放置多根硅胶半管低位引流。

五、典型病例

病例一 患者，女性，63岁。右侧颈部放射性溃疡，彻底切除局部瘢痕和溃疡病灶后遗留皮肤软组织缺损。设计TDAP带蒂转移修复，皮瓣切取面积为16.0cm×7.0cm。采用逆行四面解剖法切取皮瓣，根据受区需要切取一定长度的血管蒂，经皮下隧道转移至颈部覆盖创面，供区直接闭合。术后皮瓣顺利成活，6个月后随访，皮瓣外形不臃肿，供区仅遗留线性瘢痕（图8-1-2～图8-1-9）。

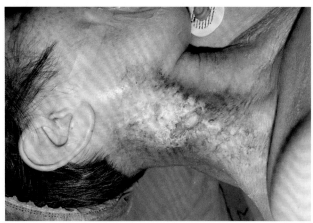

图 8-1-2 术前情况

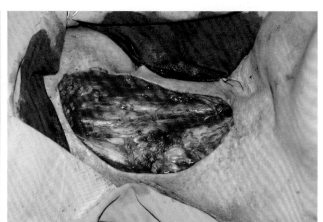

图 8-1-3 病灶清除后创面

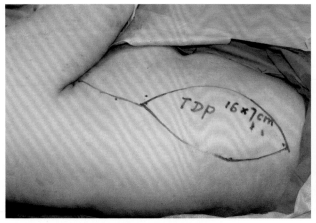

图 8-1-4 皮瓣设计

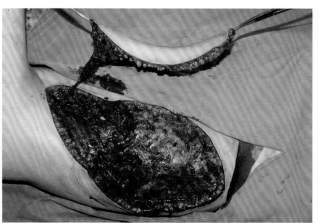

图 8-1-5 皮瓣切取

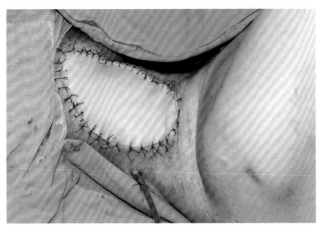

图 8-1-6　术后皮瓣血运良好

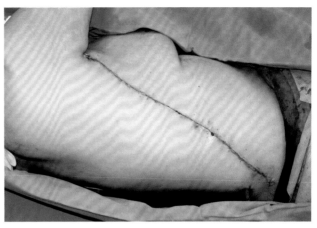

图 8-1-7　供区美容缝合

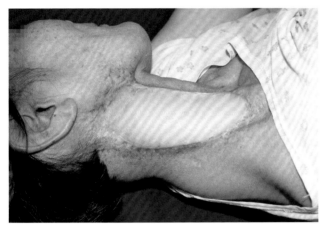

图 8-1-8　术后 6 个月随访皮瓣受区恢复情况

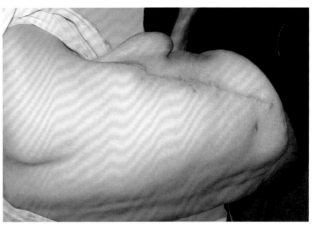

图 8-1-9　术后 6 个月随访皮瓣供区恢复情况

病例二　患者,女性,20 岁。右胫腓骨骨折内固定术后皮肤坏死、骨与钢板外露,清创后设计 TDAP 游离移植,皮瓣切取面积为 19.0cm×6.0cm,采用逆行四面解剖法切取皮瓣,皮瓣不携带背阔肌与胸背神经,将胸背动脉与胫前动脉吻合,其伴行静脉与胫前动脉的 1根伴行静脉吻合,皮瓣供区美容缝合。术后皮瓣成活良好,创口一期愈合。术后 2 年随访,皮瓣受区与供区外形恢复良好(图 8-1-10～图 8-1-19)。

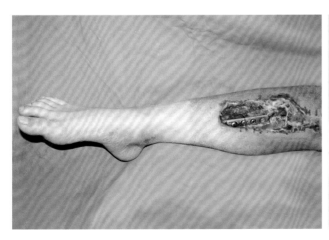

图 8-1-10　术前创面情况

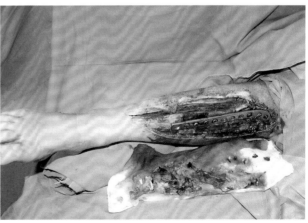

图 8-1-11　清创切除失活组织

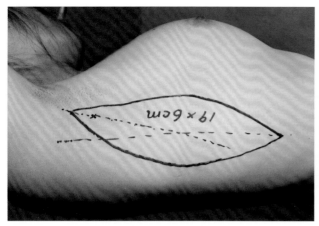

图 8-1-12　皮瓣设计

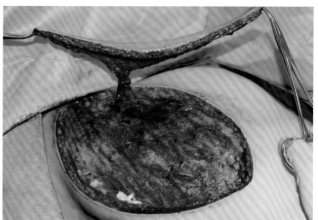

图 8-1-13　皮瓣切取不携带背阔肌

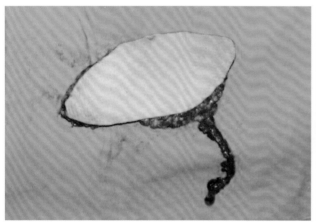

图 8-1-14　皮瓣断蒂后

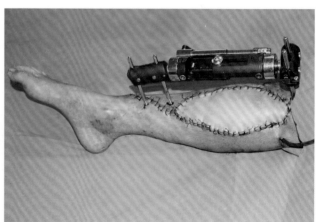

图 8-1-15　术后皮瓣血运良好

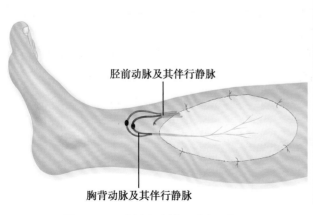

图 8-1-16　皮瓣血液循环重建示意图

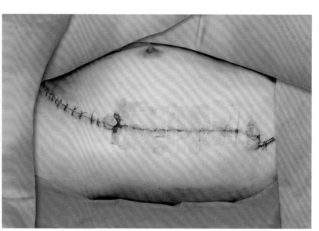

图 8-1-17　供区美容缝合

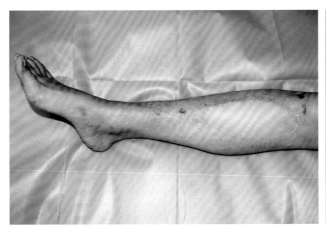

图 8-1-18　术后 2 年随访皮瓣受区恢复情况

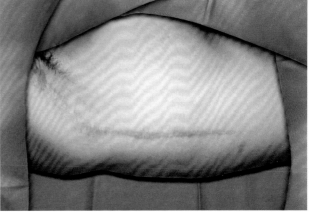

图 8-1-19　术后 2 年随访皮瓣供区恢复情况

六、术式评价

TDAP 的最大优点是供区较为隐蔽，特别适合年轻女性患者，同时也具备皮瓣血供可靠、可切取面积较大、血管蒂长、口径较粗、术式多样等优点。手术体位不便、皮瓣无特定感觉神经支配、穿支欠恒定、伴行静脉多为单支是 TDAP 的主要缺点，此外，顺背阔肌走向切取皮瓣术后瘢痕较为明显，切取皮瓣较宽时还会导致乳房移位。

七、注意事项

开展 TDAP 的注意事项如下：①胸背动脉穿支穿出背阔肌的位置并不恒定且随同侧上肢位置改变而发生变化，手术体位摆好后术者需再次采用超声多普勒血流仪探测确认标记穿支点的位置；②皮瓣顺背阔肌走向设计，术后瘢痕较为明显，还可能导致乳房乳头的移位和不对称，对于女性患者，建议采用横向设计；③背阔肌下部表面皮肤的血供来自节段性穿支血管，且与胸背血管之间无明确的交通，当切取超长胸背动脉穿支皮瓣时，皮瓣最远端血供并不十分可靠，切取皮瓣时要注意保留中部的肋间动脉穿支和下部的腰动脉穿支，待皮瓣完全游离后临时阻断非胸背动脉来源穿支，证实血供可靠后方可切断肋间动脉穿支和腰动脉穿支，否则应行内增压/减压或外增压/减压以保证皮瓣远端血运；④胸背动脉大多只有一支伴行静脉，术中一定注意受区静脉的质量、口径匹配情况及吻合质量；部分病例切取皮瓣面积较大时，须有意识地保留皮下浅静脉，必要时可与受区静脉吻合，重建第二套静脉回流系统；⑤在游离血管时，采用两端会师法，即顺行切取（先主干后穿支）和逆行切取（先穿支后主干）的结合有助于皮瓣切取成功；血管蒂完全游离后先切断胸背血管主干再自背阔肌纤维间引出可减少对背阔肌的损伤；⑥胸背血管及其穿支与胸背神经及其分支紧密伴行，建议在放大镜或手术显微镜下解剖分离，避免损伤导致背阔肌功能障碍；⑦断蒂后胸背血管近端建议缝扎止血，避免打结滑脱导致大出血；⑧该皮瓣无特定感觉神经支配，不适合于足底、足跟与手掌等对感觉重建要求高的区域修复。

第二节　血流桥接胸背动脉穿支皮瓣

一、概述

肩胛下动脉发出旋肩胛动脉后续为胸背动脉，进入背阔肌肌门前发出粗大的前锯肌支，根据此解剖特点可设计血流桥接胸背动脉穿支皮瓣（flow-through thoracodorsal artery perforator flap，F-TDAP），F-TDAP 是指利用胸背动脉与受区主干动脉近端吻合、胸背动脉前锯肌支与受区主干动脉远端吻合，在重建胸背动脉穿支皮瓣血液循环的同时重建受区缺损的主干动脉（或避免牺牲受区主干动脉）的一种特殊形式胸背动脉穿支皮瓣。

二、适应证

F-TDAP 适合于合并主干动脉缺损的四肢创面修复或与其他组织瓣组合移植修复巨大创面或桥接再植与再造。

三、手术方法

1. 皮瓣设计　同胸背动脉穿支皮瓣。

2. 皮瓣切取　同胸背动脉穿支皮瓣。

3. 皮瓣移植　皮瓣断蒂后转移至受区，调整位置后缝合数针予以临时固定，将胸背动、静脉与皮瓣受区动、静脉吻合，将胸背动脉前锯肌支与皮瓣受区主干动脉的远端吻合。

4. 皮瓣供区与受区创口闭合　同胸背动脉穿支皮瓣。

四、典型病例

患者，男性，23 岁。因外伤致左小腿瘢痕挛缩伴慢性溃疡 2 年入院，切除瘢痕组织后设计面积为 16.0cm×9.0cm 的 F-TDAP 覆盖创面。采用逆行四面解剖法切取皮瓣，将皮瓣移植至受区，将胸背动、静脉与胫后动脉及其一支伴行静脉近端吻合，将胸背动脉的前锯肌支与胫后动脉远端吻合，皮瓣供区直接闭合。术后皮瓣顺利成活，创口一期愈合。术后 2 个月随访，皮瓣外形不臃肿，供区仅遗留线性瘢痕（图 8-2-1～图 8-2-8）。

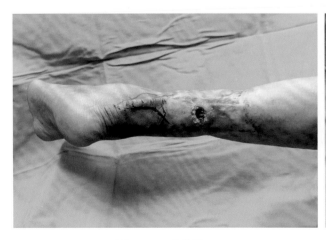

图 8-2-1　术前情况

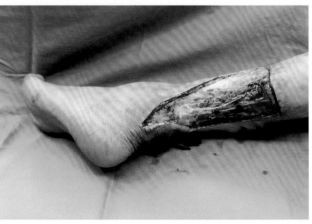

图 8-2-2　瘢痕溃疡切除后创面

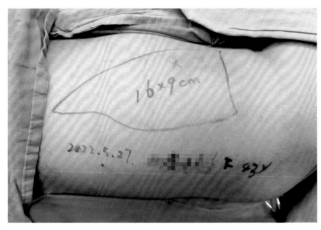

图 8-2-3　皮瓣设计

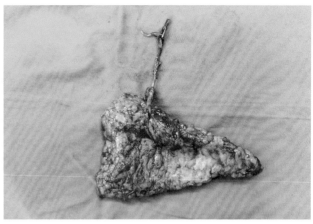

图 8-2-4　皮瓣切取(断蒂后)

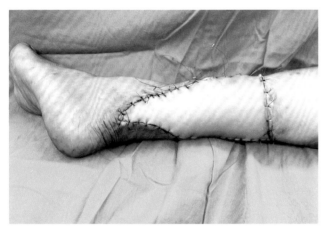

图 8-2-5　术后皮瓣血运良好

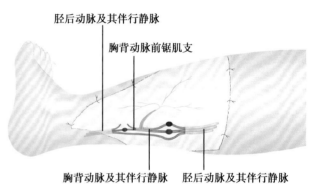

胫后动脉及其伴行静脉

胸背动脉前锯肌支

胸背动脉及其伴行静脉　　胫后动脉及其伴行静脉

图 8-2-6　皮瓣血液循环重建示意图

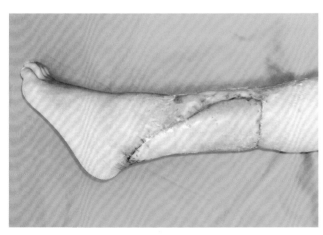

图 8-2-7　术后 2 个月随访皮瓣受区恢复情况

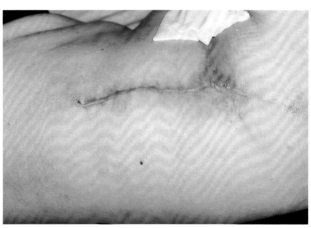

图 8-2-8　术后 2 个月随访皮瓣供区恢复情况

五、术式评价

F-TDAP除具有传统胸背动脉穿支皮瓣的优点外，可以一期重建受区主干动脉缺损或避免牺牲受区主干动脉，还可串联组织瓣完成巨大创面、复杂创面的修复，修复前臂手部创面时，亦可利用胸背动脉的内侧支/外侧支桥接指/趾动脉，一期完成再植或再造。但因胸背动脉及其前锯肌支长度有限，不能重建受区长段主干动脉缺损；胸背动脉内/外侧支口径较小，不能重建粗大的主干动脉；较传统胸背动脉穿支皮瓣增加了血管吻合口数目，延长了手术时间。

六、注意事项

胸背动脉前锯肌支口径细小时，可携带肩胛下动脉与旋肩胛动脉，将肩胛下动脉与受区主干动脉近端吻合，旋肩胛动脉与受区主干动脉远端吻合。但切取肩胛下动脉时，需确认肩胛下动脉无变异，避免损伤腋动脉。其他注意事项参阅胸背动脉穿支皮瓣章节。

第三节　显微削薄胸背动脉穿支皮瓣

一、概述

显微削薄胸背动脉穿支皮瓣（microdissected thin thoracodorsal artery perforator flap，M-TDAP）是指在放大镜或手术显微镜下以显微器械沿胸背动脉穿支及其在浅筋膜层内分支解剖分离直至真皮下血管网，血管分离后，根据受区需要去除多余浅筋膜层脂肪的一种特殊形式胸背动脉穿支皮瓣。

二、适应证

M-TDAP适合于胸背部皮下脂肪肥厚患者的浅表创面修复。

三、手术方法

1. 皮瓣设计、切取　同胸背动脉穿支皮瓣。

2. 皮瓣显微削薄　按常规方法游离、切取胸背动脉穿支皮瓣之后，将皮瓣翻转，在放大镜或手术显微镜下，以显微手术器械沿胸背动脉穿支及其在浅筋膜内分支继续解剖分离直至进入真皮下血管网层面，显露穿支在浅筋膜层内的走行后，根据受区需要去除多余的脂肪组织，再次确认皮瓣血运可靠后断蒂，对于活动性出血点，以双极电凝彻底止血。

3. 皮瓣移植　皮瓣断蒂后移植至受区创面，将皮瓣与创缘临时缝合数针予以固定，在手术显微镜下进行血管断端清创，将胸背动、静脉分别与受区动、静脉吻合。

4. 皮瓣供区与受区创口闭合　同胸背动脉穿支皮瓣。

四、典型病例

患者，女性，29岁。因左手外伤后急诊入院。彻底清创后见手背和中指、环指、小指背侧大面积皮肤软组织缺损，环指、小指伸肌腱和第四掌骨近端部分骨缺损，第四、五腕掌关节复位后以克氏针内固定。设计M-TDAP移植修复创面，皮瓣切取面积为20.0cm×9.0cm，采用逆行四面解剖法切取皮瓣，皮瓣不携带背阔肌与胸背神经，胸背动脉穿支皮瓣厚度达

2.0cm，断蒂前彻底削薄后，皮瓣厚度为 0.6cm。将胸背动、静脉与尺动、静脉吻合，皮瓣供区采用皮肤延展器牵张后直接缝合。术后皮瓣顺利成活，创口一期愈合。术后 6 个月随访，皮瓣颜色、质地好，外形不臃肿，皮瓣供区遗留线性瘢痕（图 8-3-1～图 8-3-14）。

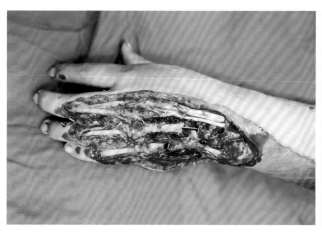

图 8-3-1　术前创面情况

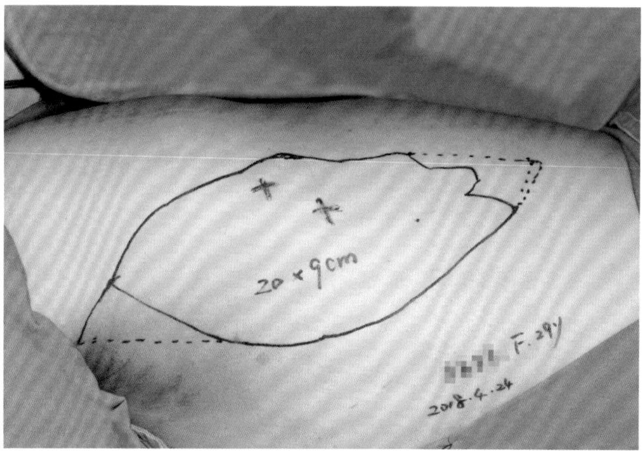

图 8-3-2　皮瓣设计

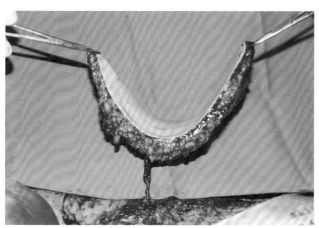

图 8-3-3　皮瓣切取

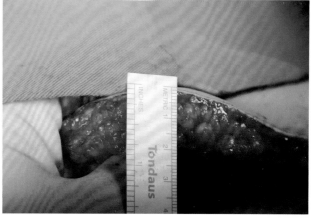

图 8-3-4　削薄前皮瓣厚度

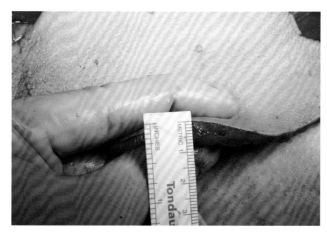

图 8-3-5　皮瓣削薄后情况

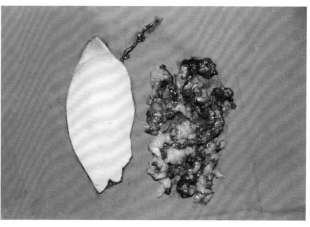

图 8-3-6　皮瓣断蒂后

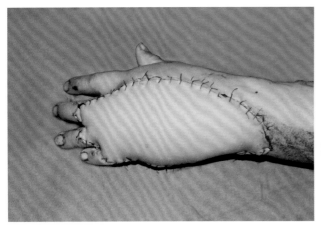

图 8-3-7　术后皮瓣血运良好

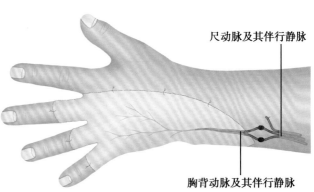

尺动脉及其伴行静脉

胸背动脉及其伴行静脉

图 8-3-8　皮瓣血液循环重建示意图

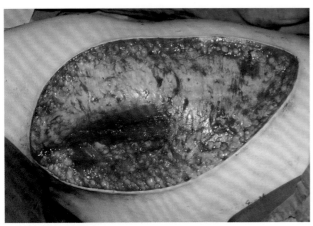

图 8-3-9　供区切口直接闭合困难

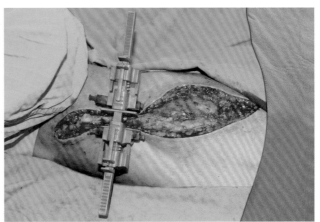

图 8-3-10　应用皮肤延展器减轻切口闭合张力

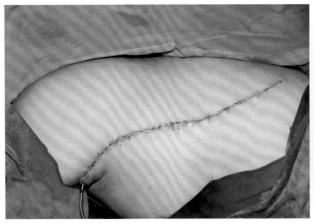

图 8-3-11　供区美容缝合

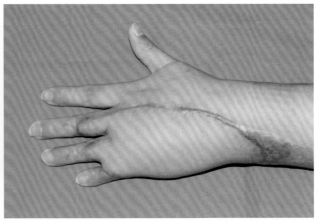

图 8-3-12　术后 6 个月随访皮瓣受区恢复情况（背侧观）

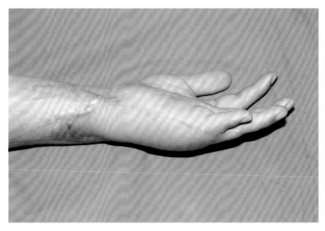

图 8-3-13　术后 6 个月随访皮瓣受区恢复情况（尺侧观）

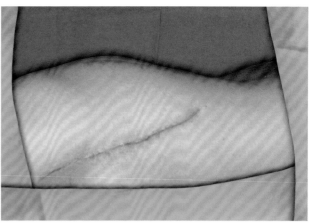

图 8-3-14　术后 6 个月随访皮瓣供区恢复情况

五、术式评价

M-TDAP 除具备传统胸背动脉穿支皮瓣的优点外，还可实现一次性均匀修薄皮瓣，皮瓣受区一期获得满意的外形，避免了二次手术削薄整形，同时因为显微削薄技术减少了皮瓣切取宽度，相应减少了皮瓣供区损害。但该术式要求在浅筋膜内分离出胸背动脉穿支及其分支，显微解剖比较复杂、费时，有损伤穿支在浅筋膜内分支导致手术失败和皮瓣部分坏死的风险。

六、注意事项

开展 M-TDAP 的注意事项如下：①胸背动脉穿支及其在浅筋膜内的分支细小，必须在放大镜或手术显微镜下以显微器械仔细解剖分离，去脂时一般保留真皮下 3～5mm 脂肪组织以保护真皮下血管网的完整，同时注意在穿支血管周围保留少量疏松组织以保护穿支蒂免受损伤；②断蒂前皮瓣保留血流灌注，胸背动脉穿支及其分支的伴行静脉充盈容易辨认，有利于避免损伤穿支及其在浅筋膜内的分支，断蒂后削薄容易损伤穿支在浅筋膜内的分支血管，因此，断蒂后不宜再做皮瓣蒂部的削薄处理；③胸背动脉穿支在浅筋膜内分支弥散时，显微削薄费力、耗时，术者须具备足够耐心。

第四节　分叶胸背动脉穿支皮瓣

一、概述

分叶胸背动脉穿支皮瓣（polyfoliate thoracodorsal artery perforator flap，P-TDAP）是指在胸背动脉血管体区切取的两个或两个以上的穿支皮瓣，移植时只需吻合一组胸背血管即可重建两个或多个穿支皮瓣血液循环的一种特殊形式胸背动脉穿支皮瓣。

二、适应证

P-TDAP 适应证包括：①相邻的两个或两个以上浅表创面修复；②宽大或不规则创面修复；③洞穿性缺损修复。

三、手术方法

1. 皮瓣设计   术前常规采用超声多普勒血流仪确定胸背动脉穿支的数目及其穿出部位,以标记的胸背动脉穿支穿出背阔肌点为关键点分别设计每一叶穿支皮瓣,各叶皮瓣的长轴尽可能设计于同一轴线或斜 T 形轴线。修复同一处宽大或不规则创面时,应依据供区穿支数目、穿出部位来剪裁布样,将皮瓣化宽度为长度,从而使原本需要植皮修复的皮瓣供区可以直接闭合。依据胸背动脉穿支数目、穿出点的位置和局部皮肤弹性情况设计皮瓣。

2. 皮瓣切取   按逆行四面解剖法切取皮瓣,穿支血管分离至会合于胸背动脉主干后,根据受区所需血管蒂长度和口径继续向胸背血管主干近端分离。皮瓣穿支及其胸背血管解剖完成后,分别阻断皮瓣的近端与远端穿支血管,确定皮瓣血供可靠后,按设计线分割皮瓣,再次确认每叶皮瓣的血运情况。

3. 皮瓣移植   将皮瓣断蒂后移植至受区创面,仔细理顺血管蒂,将各叶穿支皮瓣转移至创面,调整位置后缝合临时固定。修复同一处宽大或不规则创面时,先在无血状态下依据术前设计将皮瓣重新组合拼接成与创面形状一致的皮瓣,再移植至受区。在手术显微镜下进行血管断端清创,将胸背动、静脉分别与受区血管吻合。

4. 皮瓣供区与受区创口闭合   同胸背动脉穿支皮瓣。

四、典型病例

患者,女性,22 岁。车祸伤致左足踝部皮肤坏死,清创后遗留一不规则创面,肌腱外露,设计 P-TDAP 移植修复创面,皮瓣切取面积分别为 24.0cm×7.0cm 和 10.0cm×6.0cm。采用逆行四面解剖法切取皮瓣,皮瓣断蒂后依据术前设计重新拼接,再移植至受区,将胸背动、静脉与胫后动、静脉吻合(A∶V=1∶1),皮瓣供区直接缝合。术后皮瓣顺利成活,创口一期愈合。术后 2 个月随访,皮瓣颜色、质地好,外形不臃肿,供区仅留线性瘢痕(图 8-4-1～图 8-4-12)。

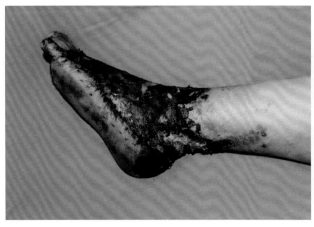

图 8-4-1　清创前情况

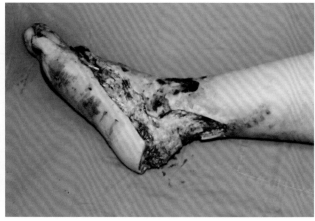

图 8-4-2　清创后情况(外侧观)

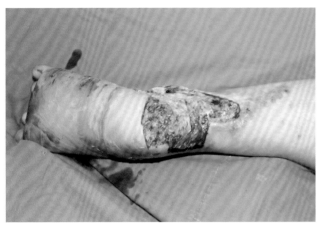

图 8-4-3　清创后情况（后侧观）

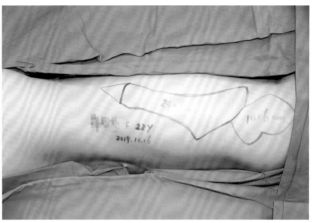

图 8-4-4　皮瓣设计

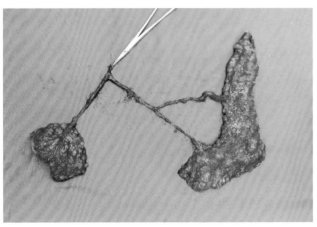

图 8-4-5　皮瓣切取（断蒂后）

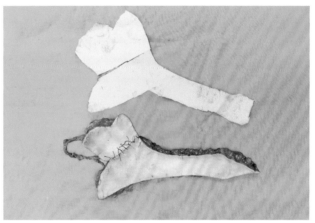

图 8-4-6　按布样拼接皮瓣

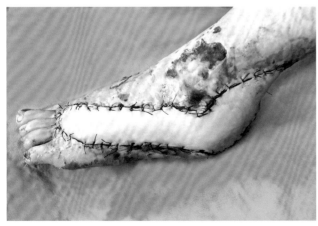

图 8-4-7　术后皮瓣血运良好（外侧观）

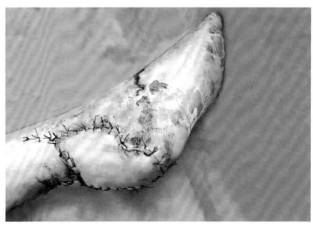

图 8-4-8　术后皮瓣血运良好（内侧观）

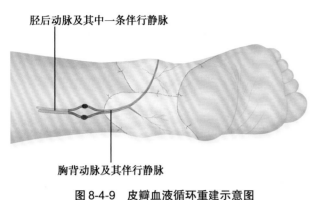

胫后动脉及其中一条伴行静脉

胸背动脉及其伴行静脉

图 8-4-9　皮瓣血液循环重建示意图

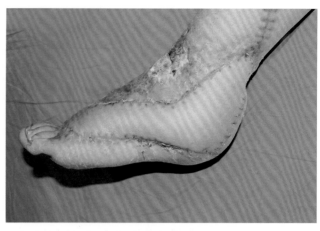

图 8-4-10　术后 2 个月随访皮瓣受区恢复情况（外侧观）

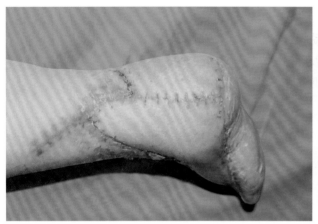

图 8-4-11　术后 2 个月随访皮瓣受区恢复情况（后侧观）

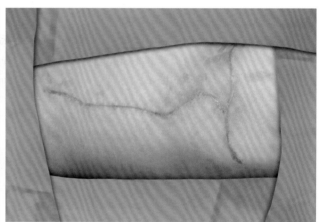

图 8-4-12　术后 2 个月随访皮瓣供区恢复情况

五、术式评价

P-TDAP 除具备传统胸背动脉穿支皮瓣的优点外，其突出的两大优点是：①仅需吻合一组胸背血管即可同时重建两个或多个胸背动脉穿支皮瓣血运，一次修复两个或多个创面；②修复宽大或不规则创面时，按常规设计切取皮瓣，皮瓣供区无法直接缝合，而利用分叶穿支皮瓣技术巧妙地将皮瓣化宽度为长度（创面分割，其中一叶旋转至其轴线与主体皮瓣位于同一轴线或斜 T 形轴线），可达到皮瓣供区直接缝合、避免第二供区损害的目的。但该术式较传统胸背动脉穿支皮瓣增加了技术难度、手术时间和风险。

六、注意事项

开展 P-TDAP 的注意事项如下：①术前应常规采用彩超检查，了解胸背动脉穿支数目、穿出背阔肌位置及穿支口径，手术体位摆放后再次以超声多普勒血流仪确认标记，以降低手术盲目性；②以胸背动脉外侧支发出的穿支设计 P-TDAP 时，尽可能选择同一轴线（或平行轴线）设计皮瓣，以胸背动脉外侧支和内侧支发出的穿支设计 P-TDAP 时，则应选择斜 T 形轴线设计，以便供区创面直接闭合；③修复同一创面时，在皮瓣设计时一定要标记皮瓣接合部位，否则可能导致皮瓣不能原位对合而影响创面的精准闭合；④皮瓣旋转拼接时容易导致穿支血管的扭转和卡压,拼接前应仔细理顺血管蒂;⑤术中万一发现皮瓣穿支血管蒂不共干,则将分叶穿支皮瓣移植改为穿支皮瓣组合移植,其中一叶需携带胸背血管及其前锯肌支,移植时将另一皮瓣的穿支血管与胸背动脉前锯肌支及其伴行静脉吻合;⑥若术中误伤穿支,亦可将分叶穿支皮瓣移植改为嵌合穿支皮瓣来补救(嵌合的背阔肌瓣上植皮覆盖)。

第五节 嵌合胸背动脉穿支皮瓣

一、概述

胸背动脉发出前锯肌支支配前锯肌后走行于背阔肌内,因此,胸背动脉血管体区具备切取嵌合穿支皮瓣的解剖学基础。嵌合胸背动脉穿支皮瓣(chimeric thoracodorsal artery perforator flap,Ch-TDAP)是指在胸背动脉血管体区切取的包含两个或两个以上不同种类的独立组织瓣(如穿支皮瓣、背阔肌瓣、前锯肌瓣、筋膜瓣等),这些独立组织瓣中至少含有一个穿支皮瓣,且供血动脉均源于胸背动脉,吻合胸背动、静脉即可同时重建两个或多个独立组织瓣血液循环的一种特殊形式胸背动脉穿支皮瓣。Ch-TDAP 一般为穿支皮瓣与肌瓣或筋膜瓣的嵌合,嵌合的肌瓣可为背阔肌瓣或前锯肌瓣。

二、适应证

Ch-TDAP 适合于修复合并深部死腔的创面或宽大浅表创面,携带胸背神经还可作为功能性肌肉移植重建前臂或小腿动力肌缺损。

三、手术方法

1. 皮瓣设计 Ch-TDAP 包含穿支皮瓣和肌瓣,皮瓣设计与传统胸背动脉穿支皮瓣相同,肌瓣设计要依据受区深部死腔所处的位置和创面深部组织缺损体积来确定切取背阔肌瓣或前锯肌瓣及切取肌瓣的位置和大小。

2. 皮瓣切取 皮瓣切取方法同胸背动脉穿支皮瓣,穿支皮瓣解剖完成后,再切取以胸背动脉外侧支供血的背阔肌瓣或以其前锯肌支供血的前锯肌瓣。功能性肌肉移植时,一并携带胸背神经,近端游离至背阔肌止点,远端携带腰背筋膜。

3. 皮瓣移植 确定 Ch-TDAP 各组织瓣血供可靠后,切断血管蒂,血管蒂近端予以缝扎止血。将 Ch-TDAP 转移至皮瓣受区,肌瓣填塞深部死腔,间断缝合数针予以固定,将穿支皮瓣覆盖浅表创面,校准位置后亦临时缝合数针固定。然后将胸背动、静脉与受区血管吻合。功能性肌肉移植时,将背阔肌止点作为前臂或小腿动力肌的起点,局部可置入锚钉进行起点重建,将背阔肌远端连同腰背筋膜与动力肌远端的肌腱包埋缝合,再将胸背动、静脉与受区血管吻合,胸背神经与受区运动神经支缝合。

4. 皮瓣供区与受区创口闭合 同胸背动脉穿支皮瓣。

四、典型病例

病例一 患者,女性,14 岁。右足滑膜肉瘤根治性切除后第 2~4 足趾及跖骨缺损并皮肤软组织缺损。设计 Ch-TDAP 移植,皮瓣采用横向设计,面积为 15.0cm×7.0cm,背阔肌瓣大小为 8.0cm×3.0cm×2.0cm。采用逆行四面解剖法切取皮瓣,以胸背动脉外侧支为蒂切取背阔肌瓣,以一趾长伸肌腱移植重建跖骨头横韧带,皮瓣断蒂后将背阔肌瓣填充死腔,将皮瓣覆盖浅表创面。将胸背动、静脉与足背动、静脉吻合（A∶V＝1∶1）。皮瓣供区直接闭合。
术后皮瓣顺利成活，创口一期愈合。术后半年随访，皮瓣受区外形良好，肿瘤未见复发，行
走功能正常，供区仅遗留线性瘢痕，乳房无移位（图 8-5-1～图 8-5-14）。

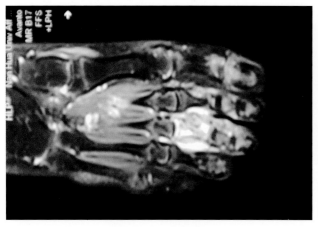

图 8-5-1 术前 MRI

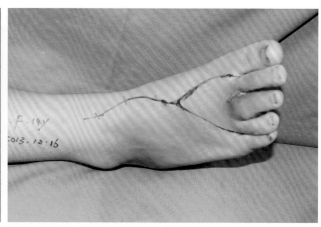

图 8-5-2 手术设计（足背侧）

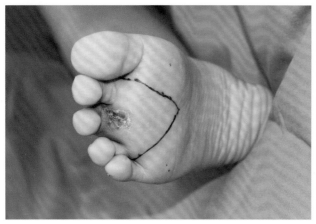

图 8-5-3 手术设计（足底侧）

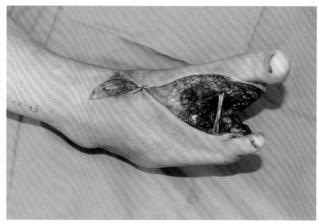

图 8-5-4 根治性切除

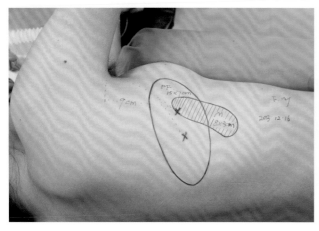

图 8-5-5 皮瓣设计

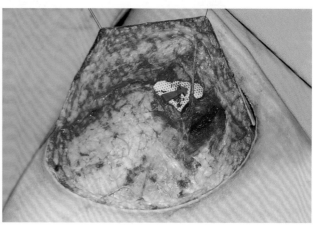

图 8-5-6 沿穿支逆行解剖

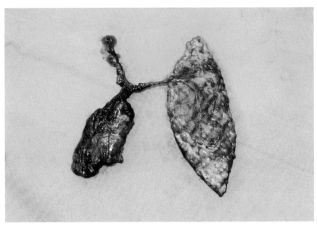

图 8-5-7 皮瓣切取（断蒂后）

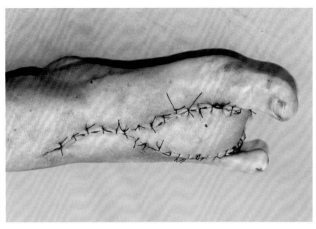

图 8-5-8 术后皮瓣血运良好（足背侧观）

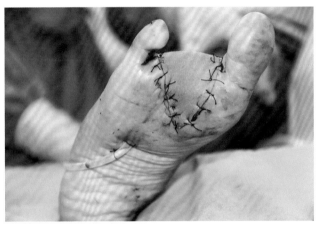

图 8-5-9 术后皮瓣血运良好（足底侧观）

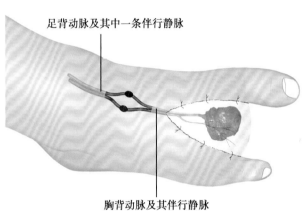

足背动脉及其中一条伴行静脉

胸背动脉及其伴行静脉

图 8-5-10 皮瓣血液循环重建示意图

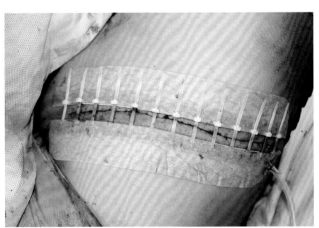

图 8-5-11 供区美容缝合

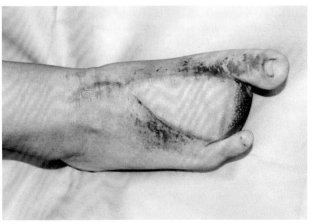

图 8-5-12 术后半年随访皮瓣受区恢复情况（足背侧观）

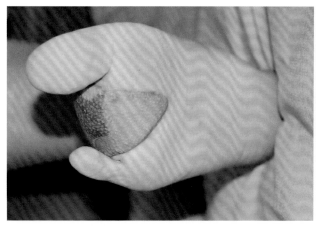

图 8-5-13　术后半年随访皮瓣受区恢复情况（足底侧观）

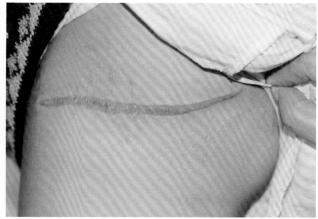

图 8-5-14　术后半年随访皮瓣供区恢复情况

　　病例二　患者，女性，4 岁。外伤致右足背皮肤缺损、第 1～5 足趾及足背皮肤坏死。彻底清创后足背和足前端骨外露。设计 Ch-TDAP 移植，皮瓣切取面积为 17.0cm×4.0cm，背阔肌瓣大小为 18.0cm×4.0cm×2.0cm，采用逆行四面解剖法切取皮瓣，将皮瓣覆盖足背胫侧创面，背阔肌瓣覆盖腓侧创面，全厚皮片覆盖肌瓣。将胸背动、静脉与胫前动、静脉吻合（A∶V＝1∶1）。皮瓣供区直接闭合。术后皮瓣与植皮顺利成活。术后 15 个月随访，皮瓣受区外形良好，行走功能正常，供区仅遗留线性瘢痕（图 8-5-15～图 8-5-28）。

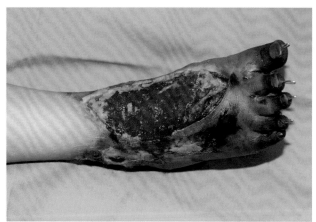

图 8-5-15　清创前情况

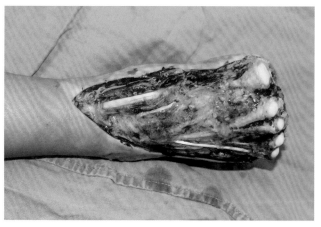

图 8-5-16　清创后情况（背侧观）

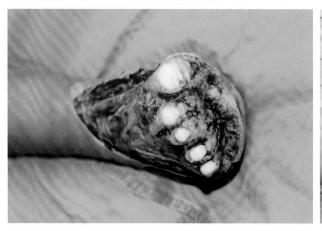

图 8-5-17　清创后情况（远侧观）

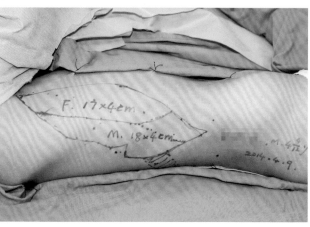

图 8-5-18　皮瓣设计

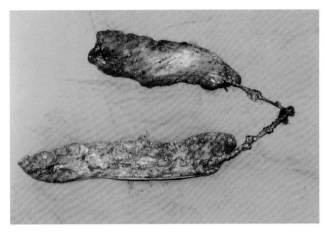

图 8-5-19　皮瓣肌瓣切取后(浅筋膜面观)

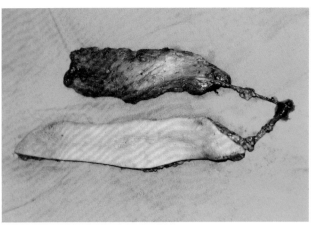

图 8-5-20　皮瓣肌瓣切取后(皮肤面观)

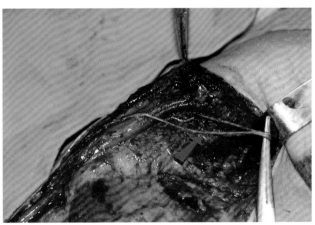

图 8-5-21　完整保留胸背神经

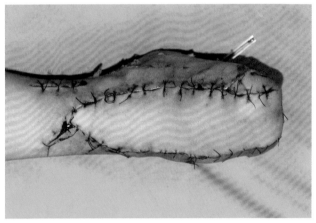

图 8-5-22　术后皮瓣血运良好

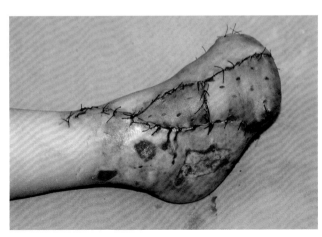

图 8-5-23　肌瓣表面植皮

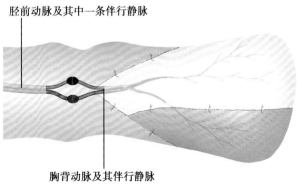

胫前动脉及其中一条伴行静脉

胸背动脉及其伴行静脉

图 8-5-24　皮瓣血液循环重建示意图

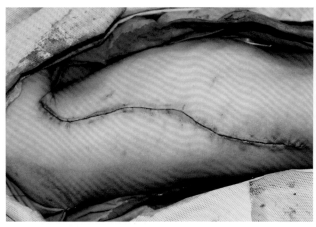

图 8-5-25　供区美容缝合

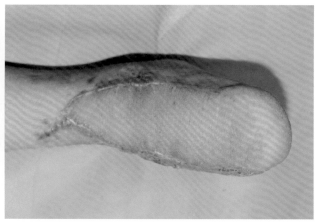

图 8-5-26　术后 15 个月随访皮瓣受区恢复情况

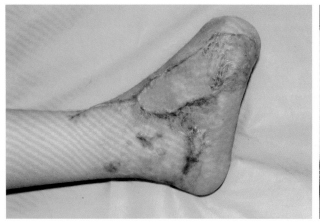

图 8-5-27　术后 15 个月随访受区肌瓣表面植皮恢复情况

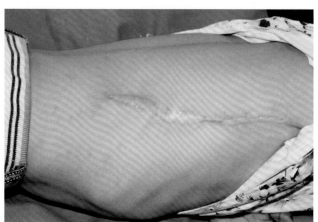

图 8-5-28　术后 15 个月随访皮瓣供区恢复情况

　　病例三　患者,男性,72 岁。左大腿反复窦道流脓 50 年入院,诊断:左股骨慢性骨髓炎。术前组织活检排除了恶变,彻底清除贴骨瘢痕、窦道、死骨及股骨髓腔不健康肉芽组织。设计 Ch-TDAP 移植,皮瓣切取面积为 21.0cm×7.0cm,背阔肌瓣大小为 32.0cm×3.0cm×2.0cm,采用逆行四面解剖法切取皮瓣,皮瓣携带 5 条穿支,穿支仅做有限分离。断蒂后将背阔肌瓣填塞股骨骨髓腔,穿支皮瓣覆盖浅表创面。将胸背动、静脉与腓肠内侧动、静脉吻合(A:V=1:1),皮瓣供区直接闭合。术后皮瓣顺利成活,创口一期愈合。术后 18 个月随访,感染未复发,皮瓣色泽、质地良好,外形不臃肿,皮瓣供区线性瘢痕不明显(图 8-5-29～图 8-5-38)。

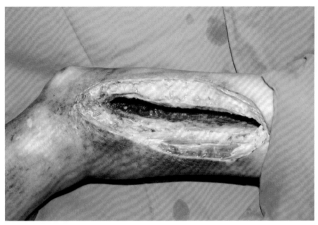

图 8-5-29 术前创面情况

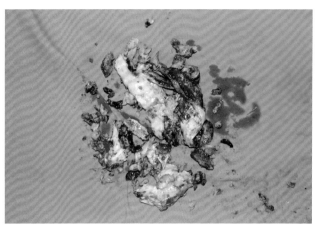

图 8-5-30 彻底清除瘢痕、死骨及不健康肉芽组织

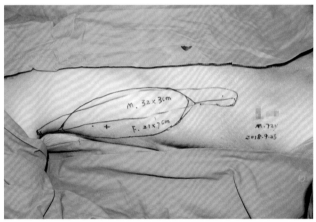

图 8-5-31 皮瓣设计

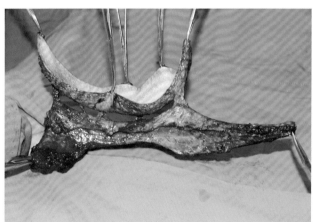

图 8-5-32 皮瓣切取,携带 5 条穿支

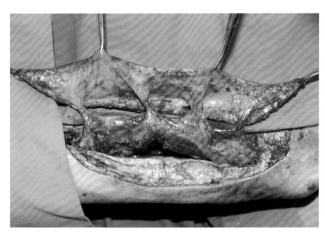

图 8-5-33 背阔肌瓣填入股骨髓腔

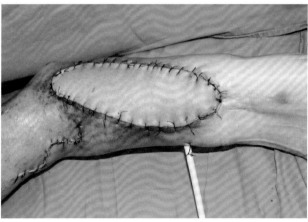

图 8-5-34 术后皮瓣血运良好

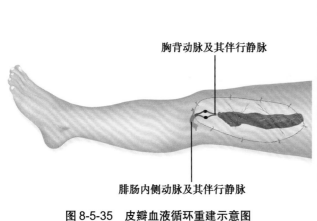

胸背动脉及其伴行静脉

腓肠内侧动脉及其伴行静脉

图 8-5-35　皮瓣血液循环重建示意图

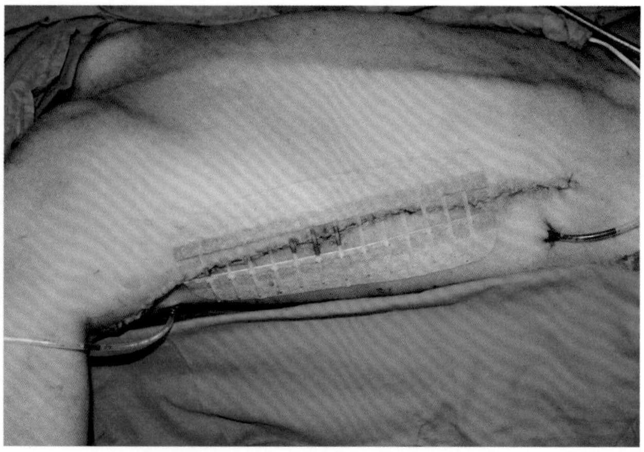

图 8-5-36　皮瓣供区美容缝合

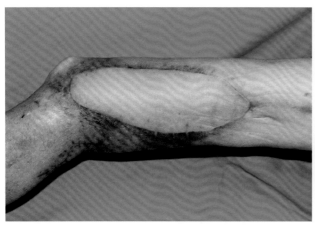

图 8-5-37　术后 18 个月随访皮瓣受区恢复情况

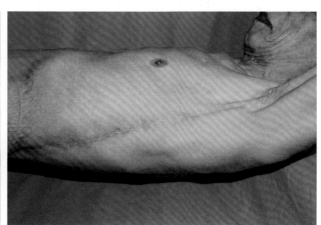

图 8-5-38　术后 18 个月随访皮瓣供区恢复情况

五、术式评价

与传统胸背动脉穿支皮瓣相比，Ch-TDAP 具有下列优点：①肌瓣与穿支皮瓣仅以血管相连，具有充分的自由度，肌瓣可自由填塞深部死腔，穿支皮瓣可覆盖浅表创面，实现创面的立体修复；②可根据受区需要携带一个肌瓣或多个肌瓣；③肌瓣血供好，抗感染能力强；④背阔肌瓣呈扁平状，嵌合移植修复宽大创面可避免臃肿外形；⑤可一期重建动力肌缺损。但该术式亦存在以下缺点：①切取 Ch-TDAP 需要切取肌瓣，增加了局部损伤和出血；②背阔肌瓣切取后对背阔肌功能有一定影响；③各组织瓣均以血管蒂相连，增加了血管蒂扭转和卡压的发生率。

六、注意事项

开展 Ch-TDAP 的注意事项如下：①精准评估深部死腔的体积（术中可用容积法测量），以切取合适大小的肌瓣，过小则不能有效填充，过大会导致局部臃肿、创面闭合困难，且增加供区损伤；②术中要仔细评估死腔的位置，以决定肌瓣的选择与携带胸背血管蒂的长度，前锯肌支靠近胸背血管蒂近端并有较大自由度，因此死腔靠近皮瓣受区血管蒂时适宜选择切取前锯肌瓣嵌合移植；背阔肌中下部扁平，切取组织量有限，死腔大需要较大的肌瓣填塞时，需切取背阔肌近端肌瓣，逆行转移填充；③如深部死腔与浅表创面错位不大，可应用病例三的方法切取皮瓣，既可大大缩短皮瓣切取时间，又可保证皮瓣可靠血运和深部死腔的有效填充；④嵌合移植修复宽大创面时适合切取背阔肌的外侧部，携带胸背血管外侧支，既能保留背阔肌内侧部功能，又能避免受区的臃肿外形；⑤移植时需理顺每一组织瓣血管蒂，防止扭转与卡压。

第六节 血流桥接 - 分叶胸背动脉穿支皮瓣

一、概述

血流桥接 - 分叶胸背动脉穿支皮瓣（flow-through polyfoliate thoracodorsal artery perforator flap，F-P-TDAP）系由血流桥接胸背动脉穿支皮瓣和分叶胸背动脉穿支皮瓣两种技术组合而衍生，是指在一侧胸背动脉血管体区切取的两个或两个以上的穿支皮瓣，移植时只需吻合一组胸背动、静脉即可重建两个或多个穿支皮瓣血液循环，将胸背动脉与受区主干动脉近端吻合的同时将其前锯肌支与受区主干动脉远端吻合，在修复两个或多个创面的同时可以重建受区主干血管和避免牺牲第二供区的一种特殊形式胸背动脉穿支皮瓣。

二、适应证

F-P-TDAP 适合于合并（或不合并）主干动脉缺损的相邻两个或多个创面、宽大创面或不规则创面修复。

三、手术方法

1. **皮瓣设计** 同分叶胸背动脉穿支皮瓣。
2. **皮瓣切取** 同分叶胸背动脉穿支皮瓣。
3. **皮瓣移植** 将皮瓣断蒂后移植至受区创面，仔细理顺血管蒂，将胸背动脉及其伴行静脉与受区主干动脉及其伴行静脉近端吻合，将胸背动脉前锯肌支与受区主干动脉远端吻合。
4. **皮瓣供区与受区创口闭合** 同胸背动脉穿支皮瓣。

四、典型病例

患者，女性，33 岁。车祸致右尺、桡骨骨折并掌、背侧皮肤软组织缺损，尺、桡骨采用钢板内固定，前臂创面设计 F-P-TDAP 移植修复，皮瓣切取面积分别为 15.0cm×5.0cm 和 14.0cm×5.5cm。采用逆行四面解剖法切取皮瓣，皮瓣不携带背阔肌与胸背神经。将皮瓣断蒂后移植至受区，将胸背动脉及其伴行静脉分别与桡动脉近端和肘正中静脉吻合，胸背动脉的前锯肌支与桡动脉远端吻合。皮瓣供区直接缝合。术后皮瓣顺利成活，创口一期愈合。术后 6 个月随访，皮瓣颜色、质地好，外形不臃肿，供区仅留线性瘢痕，X 线片检查示右尺、桡骨骨折趋于愈合（图 8-6-1～图 8-6-12）。

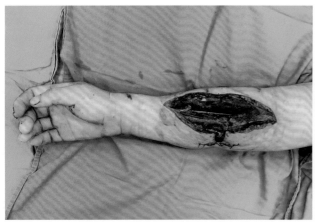

图 8-6-1　术前前臂创面（掌侧）

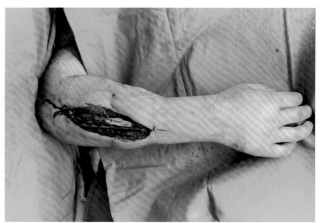

图 8-6-2　术前前臂创面（背侧）

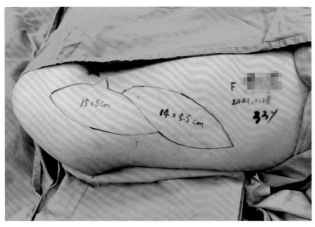

图 8-6-3　皮瓣设计

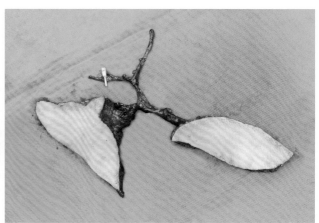

图 8-6-4　皮瓣断蒂后

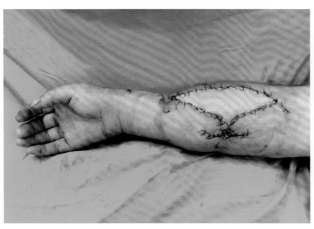

图 8-6-5　术后前臂皮瓣血运良好（掌侧）

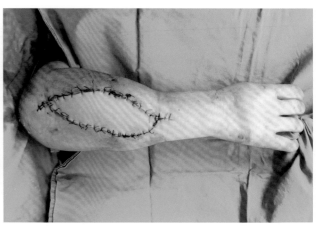

图 8-6-6　术后前臂皮瓣血运良好（背侧）

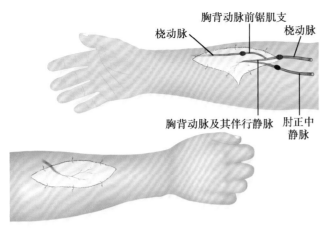

图 8-6-7 皮瓣血液循环重建示意图

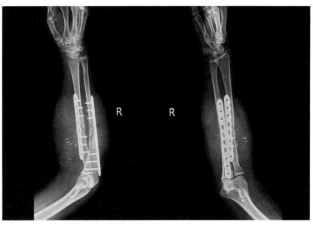

图 8-6-8 右尺、桡骨内固定术后 X 线片

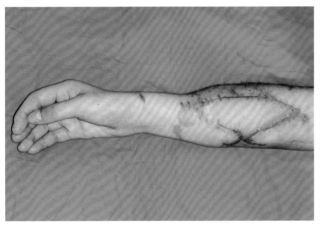

图 8-6-9 术后半年随访前臂皮瓣恢复情况（掌侧）

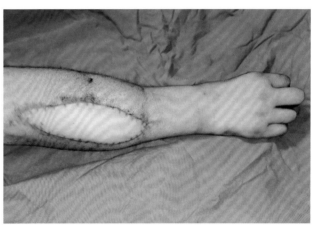

图 8-6-10 术后半年随访前臂皮瓣恢复情况（背侧）

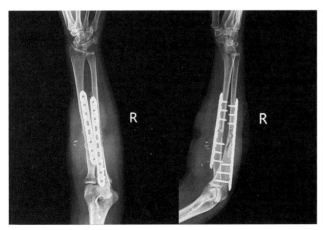

图 8-6-11 术后半年 X 线片

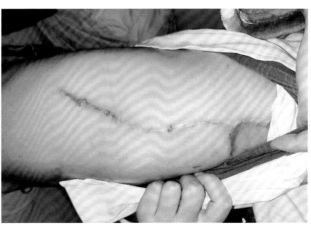

图 8-6-12 术后半年随访皮瓣供区恢复情况

五、术式评价

F-P-TDAP 除具备常规胸背动脉穿支皮瓣的所有优点外,其突出的两大优点是:①该术式可重建受区缺损的主干动脉;②仅需吻合一组血管即可同时重建两个或多个胸背动脉穿支皮瓣血运,一次修复两个或多个创面、宽大创面或不规则创面。但 F-P-TDAP 切取有一定的不确定性,皮瓣无感觉神经支配,不适合足底、手掌、指腹等对感觉重建要求高的区域修复,该术式对术者的设计、解剖水平有一定的技术要求,增加了手术难度与风险。

六、注意事项

F-P-TDAP 需要切取两叶或两叶以上的胸背动脉穿支皮瓣,术前穿支定位非常重要,应常规应用彩超或超声多普勒血流仪精准定位标记胸背动脉穿支穿出深筋膜点,有助于皮瓣精准设计与成功切取。胸背动脉前锯肌支口径细小时,必要时可携带肩胛下血管与旋肩胛血管,利用肩胛下动、静脉与受区主干动、静脉近端吻合,将旋肩胛动脉与受区主干动脉远端吻合。胸背血管内、外侧支管径与指 / 趾动、静脉匹配,适合应用于桥接再植与再造。其他注意事项参阅血流桥接胸背动脉穿支皮瓣和分叶胸背动脉穿支皮瓣章节。

第七节　显微削薄－嵌合胸背动脉穿支皮瓣

一、概述

显微削薄 - 嵌合胸背动脉穿支皮瓣(microdissected thin chimeric thoracodorsal artery perforator flap,M-Ch-TDAP)系显微削薄胸背动脉穿支皮瓣与嵌合胸背动脉穿支皮瓣两种技术组合而衍生,是指在胸背动脉血管体区切取单一穿支皮瓣,同时切取一个或多个肌瓣(或筋膜瓣),各组织瓣的血管蒂会合于胸背血管,由于穿支皮瓣浅筋膜层脂肪肥厚,需应用显微外科器械在放大镜或手术显微镜下分离并保护好穿支血管及其分布于浅筋膜内的分支后,根据受区需要去除多余的浅筋膜层脂肪,移植时仅需吻合胸背动、静脉即可同时重建两个或多个独立组织瓣血液循环的一种特殊形式胸背动脉穿支皮瓣。

二、适应证

M-Ch-TDAP 适合于皮瓣供区皮下脂肪肥厚患者合并深部死腔的浅表创面修复。

三、手术方法

1. **皮瓣设计与切取**　同嵌合胸背动脉穿支皮瓣。
2. **皮瓣显微削薄**　皮瓣断蒂前削薄皮瓣,削薄要求同显微削薄胸背动脉穿支皮瓣。
3. **皮瓣移植**　皮瓣断蒂后,将肌瓣填塞深部死腔,穿支皮瓣覆盖浅表创面,定位固定后再将胸背动、静脉与受区血管吻合。
4. **皮瓣供区与受区创口闭合**　同嵌合胸背动脉穿支皮瓣。

四、典型病例

患者,女性,24 岁。因交通事故导致左膝外侧、小腿上段前外侧大面积皮肤软组织缺损,股骨外侧髁与胫骨平台外侧髁及外侧副韧带缺损,一期彻底清创,外固定支架固定及负压封闭引流（vacuum sealing drainage，VSD）治疗，伤后 5 天再次清创，设计 M-Ch-TDAP 移植修复，皮瓣切取面积为 25.0cm×10.0cm，肌瓣大小为 17.0cm×4.0cm×3.0cm。以背阔肌瓣填塞膝外侧死腔，以显微削薄胸背动脉穿支皮瓣覆盖胫前外侧浅表创面，将胸背动、静脉分别与腓肠内侧动、静脉吻合（A∶V=1∶1）。皮瓣供区直接闭合。术后移植皮瓣顺利成活，皮瓣供区、受区创面一期愈合。术后 18 个月随访，皮瓣受区外形恢复良好，皮瓣供区仅残留线性瘢痕，患者行走步态正常，膝关节稳定性恢复良好（图 8-7-1～图 8-7-16）。

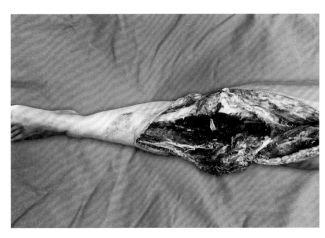

图 8-7-1　清创前创面情况

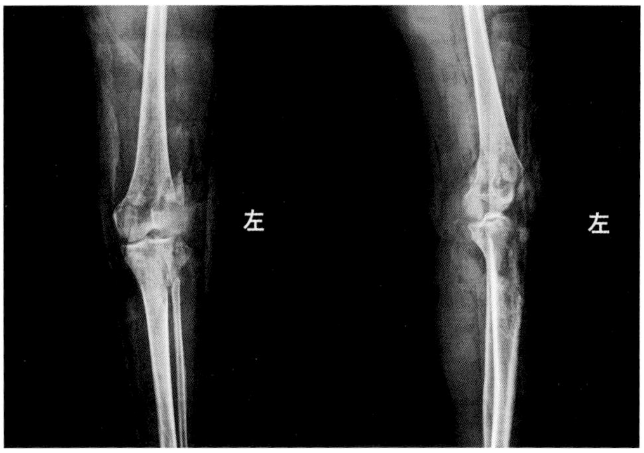

图 8-7-2　术前 X 线片

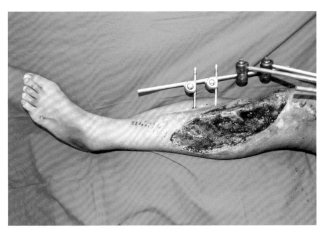

图 8-7-3　伤后 5 天再次清创后创面情况

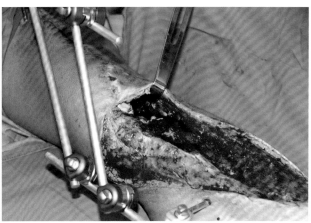

图 8-7-4　膝关节外侧巨大死腔

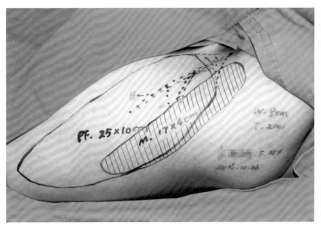

图 8-7-5　皮瓣设计

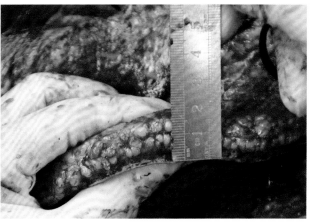

图 8-7-6　皮瓣削薄前

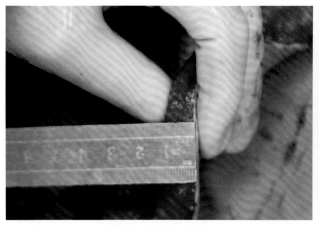

图 8-7-7　皮瓣削薄后

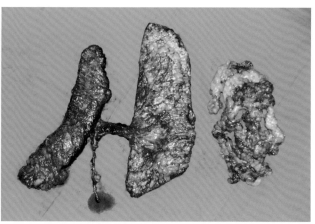

图 8-7-8　皮瓣断蒂后情况

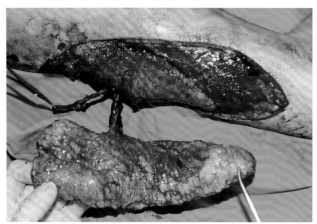

图 8-7-9　背阔肌瓣填塞死腔

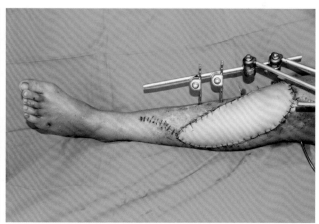

图 8-7-10　皮瓣移植术后血供良好，外形不臃肿

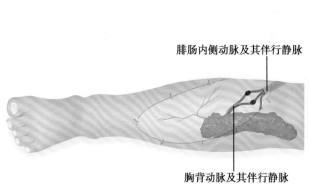

腓肠内侧动脉及其伴行静脉

胸背动脉及其伴行静脉

图 8-7-11　皮瓣血液循环重建示意图

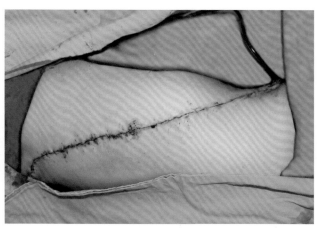

图 8-7-12　皮瓣供区直接闭合

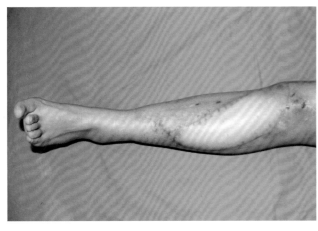

图 8-7-13　术后 18 个月随访皮瓣受区恢复情况

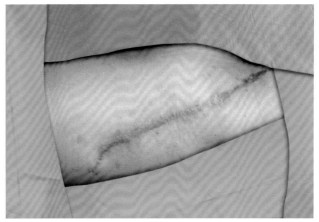

图 8-7-14　术后 18 个月随访皮瓣供区恢复情况

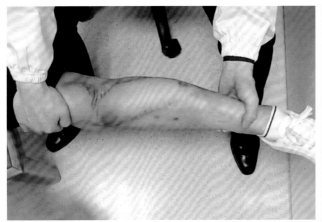

图 8-7-15　术后 18 个月随访膝关节侧方应力试验阴性

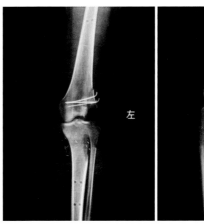
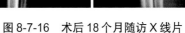

图 8-7-16　术后 18 个月随访 X 线片

五、术式评价

M-Ch-TDAP 具备显微削薄胸背动脉穿支皮瓣和嵌合胸背动脉穿支皮瓣的优点，肌瓣可填塞深部死腔治疗或预防感染，显微削薄技术的应用可以获得更好的受区外形，同时因为削薄可以减少皮瓣的切取宽度而减少皮瓣供区损害。但该术式需要切取肌瓣同时又要去除多余的浅筋膜层脂肪，与传统胸背动脉穿支皮瓣相比，增加了手术创伤、难度和风险。

六、注意事项

切取 M-Ch-TDAP 时，建议先切取穿支皮瓣，再根据受区需要切取前锯肌瓣或背阔肌瓣，再行皮瓣削薄术；肌瓣尽可能选择背阔肌的外侧部，可以保留前锯肌和背阔肌内侧部的功能；皮瓣移植时要注意理顺血管蒂，防止扭转与卡压。其他注意事项参阅显微削薄胸背动脉穿支皮瓣和嵌合胸背动脉穿支皮瓣章节。

参 考 文 献

[1] ANGRIGIANI C, GRILLI D, SIEBERT J. Latissimus dorsi musculocutaneous flap without muscle[J]. Plast Reconstr Surg, 1995, 96（7）: 1608-1614.

[2] SPINELLI H M, FINK J A, MUZAFFAR A R. The latissimus dorsi perforator-based fasciocutaneous flap[J]. Ann Plast Surg, 1996, 37（5）: 500-506.

[3] KOSHIMA I, SAISHO H, KAWADA S, et al. Flow-through thin latissimus dorsi perforator flap for repair of soft-tissue defects in the legs[J]. Plast Reconstr Surg, 1999, 103（5）: 1483-1490.

[4] HEITMANN C, GUERRA A, METZINGER S W, et al. The thoracodorsal artery perforator flap: anatomic basis and clinical application[J]. Ann Plast Surg, 2003, 51（1）: 23-29.

[5] GEDDES C R, TANG M, YANG D, et al. An assessment of the anatomical basis of the thoracoacromial artery perforator flap[J]. Can J Plast Surg, 2003, 11（1）: 23-27.

[6] GUERRA A B, METZINGER S E, LUND K M, et al. The thoracodorsal artery perforator flap: clinical experience and anatomic study with emphasis on harvest techniques[J]. Plast Reconstr Surg, 2004, 114（1）: 32-43.

[7] 许扬滨, 向剑平, 刘小林, 等. 不带背阔肌的胸背动脉穿支皮瓣的设计和应用 [J]. 中华显微外科杂志, 2006, 29（5）: 335-337.

[8] 杨大平, 唐茂林, R.GEDDES C. 胸背动脉穿支皮瓣的解剖研究和临床应用 [J]. 中国临床解剖学杂志, 2006, 24（3）: 240-242.

[9] KIM S E, RHYOU I H, SUH B G, et al. Use of thoracodorsal artery perforator flap for soft tissue reconstruction in children[J]. Ann Plast Surg, 2006, 56（4）: 451-454.

[10] SCHAVERIEN M, SAINT-CYR M, ARBIQUE G, et al. Three- and four-dimensional arterial and venous anatomies of the thoracodorsal artery perforator flap[J]. Plast Reconstr Surg, 2008, 121（5）: 1578-1587.

[11] AYHAN S, TUNCER S, DEMIR Y, et al. Thoracodorsal artery perforator flap: a versatile alternative for various soft tissue defects[J]. J Reconstr Microsurg, 2008, 24（4）: 285-293.

[12] LIN C T, YANG K C, HSU K C, et al. Sensate thoracodorsal artery perforator flap: a focus on its preoperative design and harvesting technique[J]. Plast Reconstr Surg, 2009, 123（1）: 163-174.

[13] UYGUR F, KULAHCI Y, SEVER C, et al. Reconstruction of postburn thenar contractures using the free thoracodorsal artery perforator flap[J]. Plast Reconstr Surg, 2009, 124（1）: 217-221.

[14] SCHAVERIEN M, WONG C, BAILEY S, et al. Thoracodorsal artery perforator flap and Latissimus dorsi myocutaneous flap--anatomical study of the constant skin paddle perforator locations[J]. J Plast Reconstr Aesthet Surg, 2010, 63（12）: 2123-2127.

[15] HWANG J H, LIM S Y, PYON J K, et al. Reliable harvesting of a large thoracodorsal artery perforator flap with emphasis on perforator number and spacing[J]. Plast Reconstr Surg, 2011, 128（3）: 140e-150e.

[16] KARAALTIN M V, ERDEM A, KUVAT S, et al. Comparison of clinical outcomes between single- and multiple-perforator-based free thoracodorsal artery perforator flaps: clinical experience in 87 patients[J]. Plast Reconstr Surg, 2011, 128（3）: 158e-165e.

[17] 唐举玉, 杜威, 宋达疆, 等. 胸背动脉穿支皮瓣移植修复不同部位皮肤软组织缺损 16 例 [J]. 中华整形外科杂志, 2013, 29（3）: 178-180.

[18] 孙涛, 王晓峰, 周坚龙, 等. 胸背动脉穿支皮瓣修复手部皮肤软组织缺损 35 例 [J]. 中华显微外科杂志, 2016, 39（3）: 221-224.

[19] 黄雄杰, 刘昌雄, 刘鸣江, 等. 胸背动脉穿支皮瓣修复小儿足踝皮肤软组织缺损 [J]. 实用手外科杂志, 2016, 30（1）: 20-22.

[20] KIM S W, YOUN D H, HWANG K T, et al. Reconstruction of the lateral malleolus and calcaneus region using free thoracodorsal artery perforator flaps[J]. Microsurgery, 2016, 36（3）: 198-205.

[21] LEE K T, KIM A, MUN G H. Comprehensive analysis of donor-site morbidity following free thoracodorsal

artery perforator flap harvest[J]. Plast Reconstr Surg，2016，138（4）：899-909.

[22] KIM K N，HONG J P，PARK C R，et al. Modification of the elevation plane and defatting technique to create a thin thoracodorsal artery perforator flap[J]. J Reconstr Microsurg，2016，32（2）：142-146.

[23] HE J，XU H，WANG T，et al. Immediate nipple reconstruction with thoracodorsal artery perforator flap in breast reconstruction by latissimus dorsi myocutaneous flap in patients with Poland's syndrome[J]. Microsurgery，2016，36（1）：49-53.

[24] 徐祥，李涛，陈振兵，等. 应用超薄皮瓣技术改进胸背动脉穿支皮瓣的修复效果 [J]. 中华显微外科杂志，2017，40（5）：438-440.

[25] KULAHCI Y，SAHIN C，KARAGOZ H，et al. Pre-expanded thoracodorsal artery perforator flap[J]. Clin Plast Surg，2017，44（1）：91-97.

[26] KIM Y H，KIM K H，SUNG K Y，et al. Toe resurfacing with a thin thoracodorsal artery perforator flap[J]. Microsurgery，2017，37（4）：312-318.

[27] 王九松，刘昌雄，黄雄杰，等. 游离胸背动脉穿支皮瓣修复小儿足跟部软组织缺损的临床经验 [J]. 中华显微外科杂志，2019，42（6）：610-611.

[28] 刘安铭，欧昌良，周鑫，等. 胸背动脉穿支皮瓣在修复手背软组织缺损中的临床应用 [J]. 中华显微外科杂志，2020，43（2）：176-178.

[29] 王晓峰，李学渊，丁文全，等. 胸背动脉穿支皮瓣的显微解剖及临床应用 [J]. 中华显微外科杂志，2020，43（5）：481-485.

[30] 胡瑞斌，周丹亚，王欣，等. 游离胸背动脉穿支皮瓣整复面部亚单位大面积瘢痕的临床效果 [J]. 中华烧伤杂志，2020，36（7）：586-589.

[31] HATTORI Y，HARIMA M，YAMASHITA S，et al. Superthin thoracodorsal artery perforator flap for the reconstruction of palmar burn contracture[J]. Plast Reconstr Surg. Global Open，2020，8（3）：e2695.

[32] GANDOLFI S，POSTEL F，AUQUIT-AUCKBUR I，et al. Vascularization of the superficial circumflex iliac perforator flap（SCIP flap）：an anatomical study[J]. Surg Radiol Anat，2020，42（4）：473-481.

[33] 卿黎明，唐举玉，吴攀峰，等. 胸背动脉嵌合穿支皮瓣修复合并深部死腔的四肢皮肤软组织缺损的疗效分析 [J]. 中华创伤骨科杂志，2021，23（12）：1076-1081.

[34] 任振虎，范腾飞，游元和，等. 胸背动脉穿支皮瓣在头颈部缺损修复中的临床应用 [J]. 中华耳鼻咽喉头颈外科杂志，2021，56（9）：914-918.

第九章

腹壁下动脉血管体区特殊形式穿支皮瓣

第一节　腹壁下动脉穿支皮瓣

一、概述

腹壁下动脉穿支皮瓣（deep inferior epigastric artery perforator flap，DIEAP）是在腹直肌皮瓣和脐旁皮瓣（胸脐皮瓣）基础上发展而来的新型皮瓣，皮瓣切取只包括皮肤和浅筋膜组织，将腹壁下动脉穿支从腹直肌中分离出来，从而保留了腹直肌前鞘和腹直肌的完整，且不损伤支配腹直肌的运动神经，达到了改善皮瓣受区外形与功能的同时最大限度地减少腹壁供区损害的目的。1989 年 Koshima 等首先报道了该皮瓣的临床应用，1994 年 Allen 等将其应用于乳房再造，之后发展成为乳房再造的标准术式。DIEAP 是临床最早应用的穿支皮瓣，也是目前临床研究和应用最多的穿支皮瓣。该穿支皮瓣具有较多优点，术式除传统的 DIEAP 带蒂转移与游离移植外，还衍生了血流桥接、显微削薄、分叶、嵌合、联体、血流桥接 - 显微削薄、显微削薄 - 分叶、显微削薄 - 嵌合、分叶 - 嵌合等特殊形式腹壁下动脉穿支皮瓣新术式。

二、应用解剖

腹壁下动脉于腹股沟韧带上方起源于髂外动脉，向内上行经半环线进入腹直肌鞘，在腹直肌内分为内侧支和外侧支上行，沿途有节段性分支发出，除至腹内斜肌、腹横肌和腹直肌的肌支外，主要有肌皮动脉穿支，在每侧腹直肌鞘的前面有排列较整齐的内外两侧、上下 4～5 支穿支。内侧支的穿支多从腹直肌鞘内 1/3 穿出，且垂直穿过浅筋膜到达皮肤，管径较小，行程较短，供应腹直肌前面的皮肤；外侧支的穿支多自腹直肌鞘中 1/3 穿出，斜行向外上方，经浅筋膜到达皮下，管径较粗，行程较长，供应腹前外侧部皮肤。这些分支呈放射状排列，在脐平面附近的分支走向外上，在脐以下的分支多为横向分布，其终末分支分别与腹壁上动脉、肋间动脉、腰动脉、腹壁浅动脉、旋髂浅动脉、旋髂深动脉及对侧腹壁下动脉穿支的终末分支吻合形成血管网。腹壁下动脉的首选穿支外径约为 0.8mm，大多位于脐旁 2～4cm、脐下 0～2cm，次选穿支大多位于脐旁 1～3cm、脐下 4～5cm（图 9-1-1）。

三、适应证

DIEAP 的适应证包括：①乳房再造；②阴茎、阴道成形再造；③腹壁、胸壁创面修复；④会阴、髋关节周围创面修复；⑤四肢、头颈等部位创面修复。

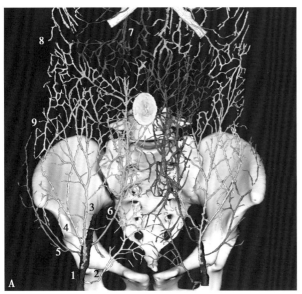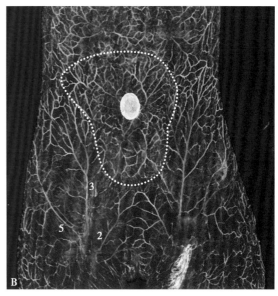

图 9-1-1　腹前壁及盆部三维重建

一次性整体血管造影，Mimics 三维重建：A. 分色三维重建，黄色圈示脐部；B. 浅层三维重建，可见皮下血管有丰富的吻合，尤其是跨越腹前正中线的真性吻合非常明显，白色虚线区为双侧腹壁下动脉穿支分布区域。1. 股动脉；2. 阴部外浅动脉；3. 腹壁浅动脉；4. 旋髂深动脉；5. 旋髂浅动脉；6. 腹壁下动脉；7. 腹壁上动脉；8. 肋间后动脉；9. 肋下 / 腰动脉。

四、手术方法

1. 皮瓣设计　术前行 CTA 或 MRA 检查，了解腹壁下动脉及其穿支的走行与分布，结合超声多普勒血流仪（或彩色多普勒超声），确认腹壁下动脉穿支穿出腹直肌前鞘的体表位置。

点：以术前探测标记的腹壁下动脉脐旁第一穿支穿出点为皮瓣的关键点，带蒂转移时可以腹壁下动脉起始点（即髂外动脉与腹股沟韧带交点）为旋转点（图 9-1-2）。

线：以脐旁探测到的腹壁下动脉第一穿支穿出点与邻近的第二穿支穿出点连线为轴线。脐旁腹壁下动脉第一穿支与周围穿支均有丰富吻合，因此腹壁下动脉穿支皮瓣可以任一轴线设计皮瓣，但临床常用的是横向轴线和斜向轴线，横向轴线设计切口（俗称"比基尼切口"）与腹部皮纹方向一致，位置隐蔽，符合整形外科的设计理念，尤其适合中老年女性乳腺癌患者乳房再造，此类患者大多下腹皮肤松弛、脂肪肥厚，腹壁下动脉穿支皮瓣切取术后腹部可以获得更好的外形。斜向轴线设计切口瘢痕不及横向切口隐蔽，但在男性患者该切口所能切取的组织量较大，术后有利于切口直接闭合。纵向轴线切口与皮纹垂直，术后瘢痕明显，一般不建议使用。

面：切取层面为腹壁浅筋膜层（腹直肌前鞘表面），切取范围为上至剑突水平，下至耻骨联合上缘，同侧腋中线，对侧腋前线，一般将皮瓣设计在 Ⅰ、Ⅱ、Ⅲ 区内（图 9-1-3）。依据创面形状、大小、深浅，参阅上述"点、线、面"设计皮瓣。

2. 皮瓣切取　采用逆行四面解剖法切取皮瓣，首先切开皮瓣的外侧缘达深筋膜，自深筋膜表面由外向内分离皮瓣至脐旁（寻至穿支），小心保护脐旁及其外下方腹直肌段发出至皮瓣的穿支血管，确定穿支可靠后，先解剖穿支的第一个面（面对主刀医师的穿支面），于穿支穿出点旁开 3～5mm 切开腹直肌前鞘，于放大镜（或显微镜）下沿穿支血管走行用显微剪仔细分离，顺腹直肌纤维走行向两侧牵开腹直肌，显露腹壁下血管主干，继续向腹壁下血管

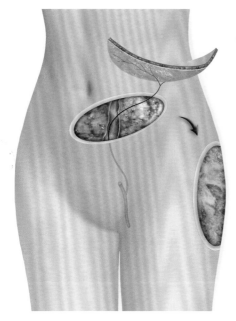

图 9-1-2　DIEAP 带蒂转移示意图

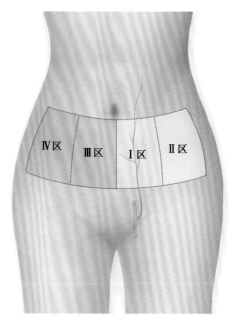

图 9-1-3　DIEAP 设计分区

起始部分离直至所需血管蒂长度，然后解剖穿支的第二个面（主刀医师左手侧穿支面），保留 2～3mm 肌袖，处理沿途分支，直至第一个面解剖所及平面，同法解剖穿支的第三个面（主刀医师右手侧穿支面），然后切开皮瓣内侧缘，会师至穿支，再解剖穿支的第四个面（主刀医师对侧的穿支面），解剖过程中游离并保护好腹壁浅静脉及支配腹直肌的运动神经支。皮瓣仅通过穿支血管与供区相连，以血管夹阻断备用的穿支，证实皮瓣血运可靠后，用双极电凝或钛夹处理其他穿支、腹壁上动脉交通支和腹壁下血管沿途分支，以获得足够的血管蒂长度与口径。皮瓣解剖完成后检查皮瓣血供情况。

3. 皮瓣移位或移植　带蒂转移时可通过皮下隧道或明道转移至受区；游离移植时根据受区所需血管蒂长度结扎、切断腹壁下血管，将皮瓣移植至受区创面，将皮瓣与创缘临时缝合数针予以固定，在手术显微镜下修整血管断端，将腹壁下动、静脉分别与受区血管吻合，当腹壁下动脉伴行静脉为一支或外径较为细小时，同时吻合腹壁浅静脉重建第二套静脉回流系统。

4. 皮瓣供区与受区创口闭合　皮瓣供区创面彻底止血后，在腹壁创口放置负压引流管，以可吸收线分层缝合腹直肌前鞘、皮下组织，屈髋屈膝位关闭腹壁创面，皮肤切口美容缝合。脐有明显移位时，于合适部位另做切口，将脐移位，调整位置后间断缝合闭合创口。受区创口间断缝合，皮瓣下放置多根硅胶半管低位引流。

五、典型病例

病例一　患者，女性，32 岁。右大腿血管畸形经栓塞及注射硬化剂治疗无好转，髋关节活动受限。彻底切除病灶后遗留大面积皮肤软组织缺损，设计横向腹壁下动脉穿支皮瓣带蒂转移修复，皮瓣切取面积为 22.0cm×7.0cm，采用逆行四面解剖法切取皮瓣，沿穿支逆行解剖至腹壁下血管，根据需要，游离一定长度的腹壁下动、静脉，分离保护好支配腹直肌的运动神经支，确认皮瓣血运良好后通过皮下隧道转移至受区，皮瓣供区美容缝合。术后皮瓣下血肿形成，予以引流后皮瓣顺利成活。术后 6 个月随访，皮瓣颜色、质地好，髋关节活动恢复正常，供区仅遗留线性瘢痕，无腹壁疝形成（图 9-1-4～图 9-1-11）。

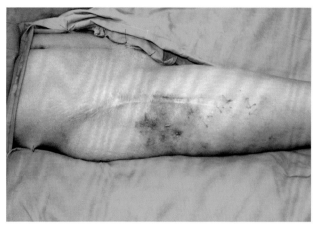

图 9-1-4　术前情况

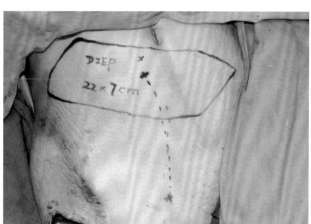

图 9-1-5　扩大切除病变组织

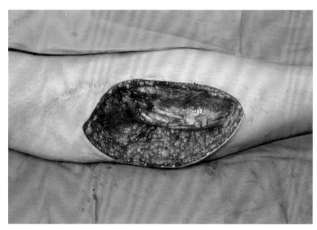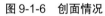

图 9-1-6　创面情况

图 9-1-7　皮瓣设计

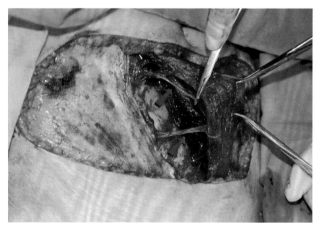

图 9-1-8　保留支配腹直肌的运动神经支（蓝色箭头）

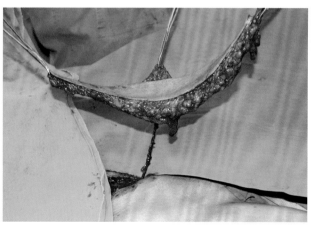

图 9-1-9　皮瓣游离

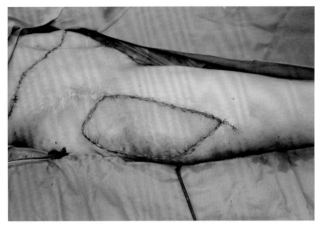

图9-1-10 皮瓣经皮下隧道转移至受区,供区直接闭合

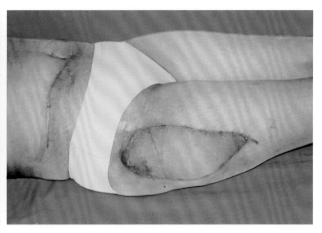

图9-1-11 术后6个月随访皮瓣受、供区恢复情况

　　病例二　患者,男性,23 岁。因右小腿外伤后瘢痕挛缩 2 年入院。小腿中远段外侧可见大片贴骨瘢痕,踝关节外翻畸形,切除局部贴骨瘢痕,矫正踝关节外翻畸形,胫距关节融合固定。松解后右小腿皮肤软组织缺损 24.0cm×7.0cm,于左侧腹壁设计腹壁下动脉穿支皮瓣移植,皮瓣切取面积 25.0cm×8.0cm,采用逆行四面解剖法切取皮瓣,皮瓣不携带深筋膜,不损伤腹直肌运动神经支,将腹壁下动脉与胫前动脉吻合,2 条伴行静脉分别与胫前动脉伴行静脉吻合,皮瓣供区美容缝合。术后 2 年随访,皮瓣色泽、质地良好,右小腿及踝关节畸形消失,功能恢复良好,皮瓣供区遗留一线性瘢痕(图9-1-12～图9-1-27)。

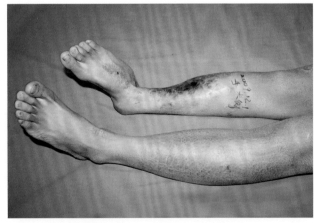

图9-1-12 术前情况(前侧观)

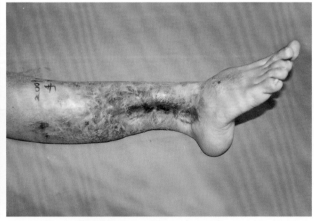

图9-1-13 术前情况(外侧观)

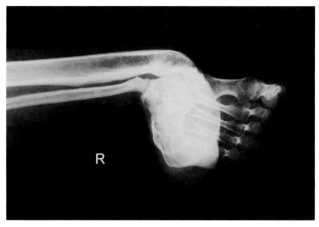

图 9-1-14　X 线片示术前踝关节畸形情况

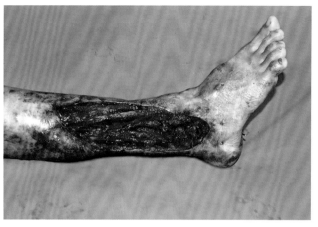

图 9-1-15　切除瘢痕、踝关节外翻畸形矫正后创面

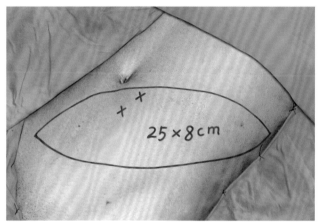

图 9-1-16　皮瓣设计

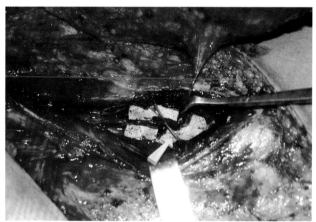

图 9-1-17　保留支配腹直肌的运动神经支（黄色箭头）

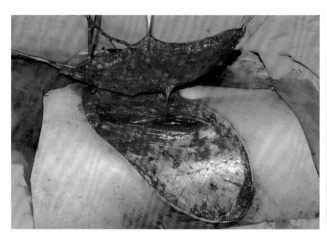

图 9-1-18　皮瓣切取（断蒂前）

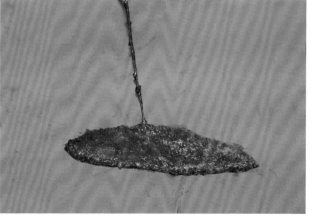

图 9-1-19　皮瓣断蒂后

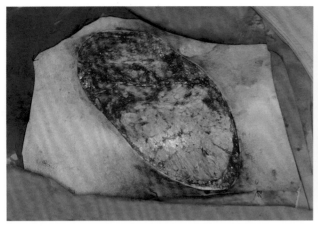

图 9-1-20　完整保留深筋膜

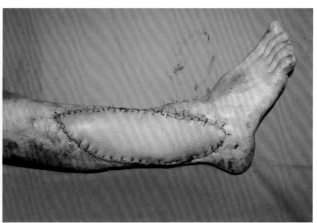

图 9-1-21　术后皮瓣血运良好

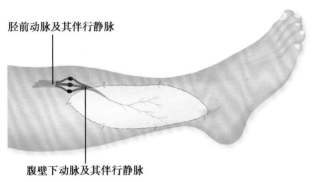

胫前动脉及其伴行静脉

腹壁下动脉及其伴行静脉

图 9-1-22　皮瓣血液循环重建示意图

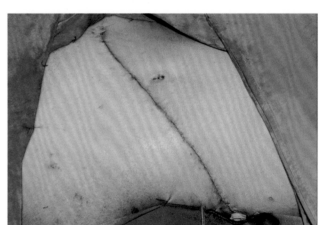

图 9-1-23　供区美容缝合

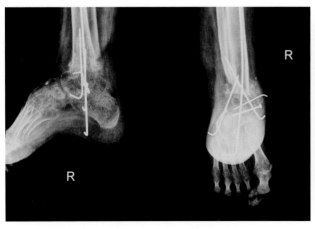

图 9-1-24　X 线片示术后踝关节畸形矫正情况

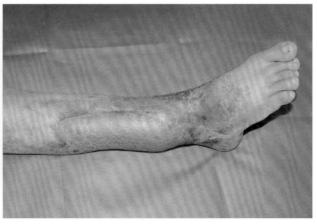

图 9-1-25　术后 2 年随访皮瓣受区恢复情况

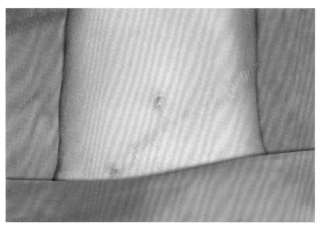

图 9-1-26　术后 2 年随访皮瓣供区恢复情况

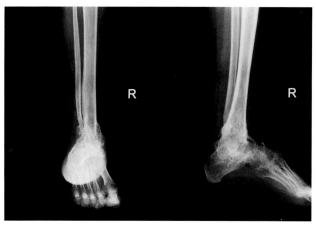

图 9-1-27　术后 2 年随访踝关节 X 线片示融合后愈合良好

六、术式评价

DIEAP 是最早应用于临床的穿支皮瓣，也是目前临床研究和应用最多的穿支皮瓣，其优点为供区相对隐蔽、穿支较为恒定、血供可靠、可切取组织量大、术式多样、体位方便舒适、可允许两个手术组同时手术，特别是已育女性乳腺癌患者在乳腺癌根治切除后可采用 DIEAP 移植行同期或二期乳房再造，既可完美重建一个接近正常的乳房，又去除了腹部多余的皮肤脂肪组织，达到了瘦身、雕塑腹部曲线的目的，最好地诠释了穿支皮瓣临床应用的最大得失比原则；携带腹股沟淋巴结的 DIEAP 移植，在重建乳房的同时还可预防上肢淋巴水肿的发生。当然该皮瓣也存在部分缺点，DIEAP 浅筋膜层脂肪肥厚，对于乳房重建是其优点，但修复四肢浅表创面则外形臃肿，往往需要一期显微削薄整形，手术费力、耗时且有一定风险；此外，DIEAP 移植至其他部位后其脂肪细胞仍然会保留原有属性，随着营养状况的改善和生长发育，修复四肢创面的腹壁下动脉穿支皮瓣继发肥厚臃肿的发生率高，大多需要再次削薄整形；腹壁下动脉穿支皮瓣无特定的感觉神经支配，移植术后感觉恢复差，容易发生烤火、热水袋烫伤等意外伤害。

七、注意事项

开展 DIEAP 的注意事项如下：①尽管 DIEAP 优点众多，但一定要把握好其适应证，已育女性患者乳房再造或胸壁慢性溃疡修复首选 DIEAP，而考虑腹壁外观和对生育的影响，年轻、未育女性选择 DIEAP 应慎重；腹壁皮肤松弛、移动度大、没有特定的感觉神经支配（不能制成感觉皮瓣），因此 DIEAP 不适合足跟、足底、手掌、指腹等部位创面修复；②腹壁下动脉穿支数目、外径、走行及穿出深筋膜位置并非恒定，术前应常规应用超声多普勒血流仪和 CTA 检查，了解穿支数目、走行、外径及穿出部位，可以降低手术盲目性，提高安全性；③皮瓣采用纵向设计和斜向设计时，术后供区瘢痕明显，且会出现脐的移位，影响外观，因此，一般情况下建议横向设计，但对于中青年男性和儿童，下腹可切取皮肤范围较小，皮瓣切取宽度超过 6～8cm 即易出现缝合困难或会阴的移位与变形，因此，对于此类患者多采用斜向设计；皮瓣切取宽度不超过术前提捏法测定的可切取宽度，一般将皮瓣设计于Ⅰ、Ⅱ、Ⅲ区；若皮瓣切取过长（跨体区切取），Ⅳ区皮瓣部分存在跨体区动脉供血和静脉回流问题，术后皮瓣容易发生部分坏死，术中判断为跨体区动脉灌注问题则应同时吻合对侧腹壁下动脉、旋髂浅动脉、旋髂深动脉或髂腰动脉及其伴行静脉，如动脉灌注好，则可吻合对侧旋髂浅静脉或腹壁浅静脉,或同时吻合对侧腹壁下动、静脉,可以有效预防皮瓣Ⅳ区部分坏死的发生;④腹壁下动脉穿支的腹直肌内解剖是 DIEAP 切取成功的关键,腹壁下动脉穿支较为细小,要求术者应用显微外科器械,在放大镜或手术显微镜下解剖,配备微型双极电凝和微型钛夹可减少出血,缩短手术时间,提高手术成功率;⑤解剖分离腹壁下动脉及其穿支时,尽可能顺腹直肌纤维走行方向纵向有限分离,避免不必要的腹直肌切断和损伤支配腹直肌的运动神经支,先切断血管蒂,再将血管蒂自穿支穿行的肌纤维间隙引出,可以减少对腹直肌的损伤(常规将皮瓣自肌间引出再断蒂会造成腹直肌过多的分离损伤);⑥血管蒂断蒂后,近端腹壁下动、静脉应妥善结扎,必要时采用 1 号丝线缝扎,防止结扎线脱落所致大出血;供区创面彻底止血,常规放置负压引流管,防止血肿形成;严密缝合腹直肌与腹直肌前鞘,防止腹壁疝形成;采用屈髋屈膝位有利于腹壁创面无张力闭合;⑦术后屈髋屈膝半坐卧位,降低腹壁切口张力,少量多餐,避免深呼吸、打喷嚏,防止腹壁切口裂开;⑧术后皮瓣感觉功能恢复差,叮嘱患者注意保护,避免烫伤、冻伤等意外伤害。

第二节 血流桥接腹壁下动脉穿支皮瓣

一、概述

血流桥接腹壁下动脉穿支皮瓣(flow-through deep inferior epigastric perforator flap,F-DIEAP)是指利用腹壁下动脉近端与受区主干动脉近端(如胫后动脉近端)吻合,其远端与受区主干动脉远端(如胫后动脉远端)吻合,在重建腹壁下动脉穿支皮瓣血液循环的同时避免牺牲或重建受区主干动脉的一种特殊形式腹壁下动脉穿支皮瓣。

二、适应证

F-DIEAP 适合于合并主干动脉缺损的四肢创面修复或桥接指/趾动、静脉一期再植与再造。

三、手术方法

1. **皮瓣设计** 同腹壁下动脉穿支皮瓣。
2. **皮瓣切取** 同腹壁下动脉穿支皮瓣。
3. **皮瓣移植** 皮瓣断蒂后移植至皮瓣受区,将腹壁下动脉近端与受区主干动脉近端吻合,腹壁下动脉远端与受区主干动脉远端吻合,其伴行静脉与受区主干动脉的伴行静脉或皮下浅静脉吻合。
4. **皮瓣供区与受区创口闭合** 同腹壁下动脉穿支皮瓣。

四、典型病例

患者,男性,16 岁。右小腿开放性损伤,急诊清创术后右小腿前内侧中、远段皮肤软组织缺损,胫骨外露,根据创面大小、形状及穿支穿出位置和皮瓣可切取宽度,设计 F-DIEAP 移植修复创面,皮瓣切取面积为 20.0cm×8.0cm,采用逆行四面解剖法切取皮瓣,证实皮瓣血供可靠后断蒂,将皮瓣移植至受区,将腹壁下动脉近端与胫后动脉近端吻合,腹壁下动脉远端与胫后动脉远端吻合,将 2 条伴行静脉分别与胫后动脉伴行静脉吻合,皮瓣供区直接缝合。术后皮瓣顺利成活,创口一期愈合。术后 1 年随访,皮瓣外形、质地恢复好,皮瓣供区遗留线性瘢痕(图 9-2-1～图 9-2-10)。

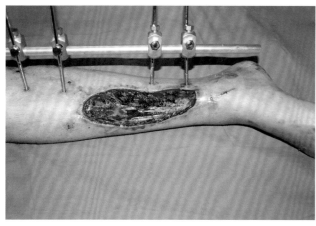

图 9-2-1　术前创面情况

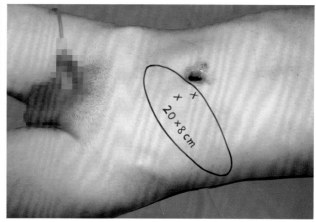

图 9-2-2　皮瓣设计

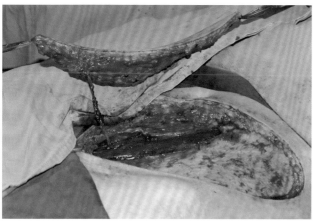

图 9-2-3　皮瓣已游离

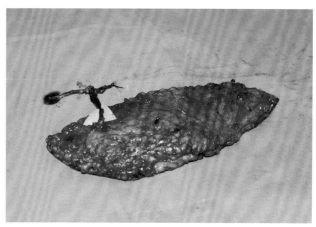

图 9-2-4　皮瓣断蒂后

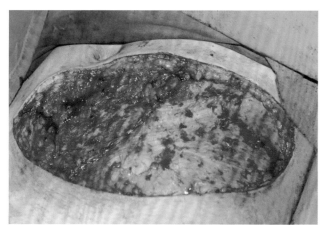

图 9-2-5　完整保留深筋膜

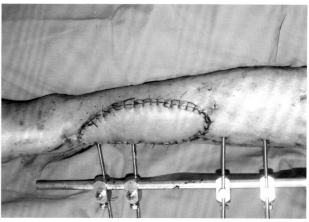

图 9-2-6　术后皮瓣血运良好

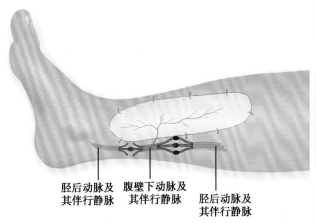

胫后动脉及　　腹壁下动脉及　　胫后动脉及
其伴行静脉　　其伴行静脉　　其伴行静脉

图 9-2-7　皮瓣血液循环重建示意图

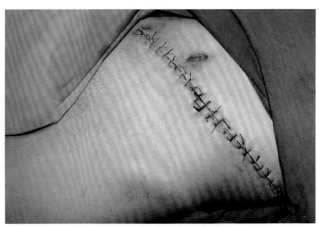

图 9-2-8　供区直接缝合

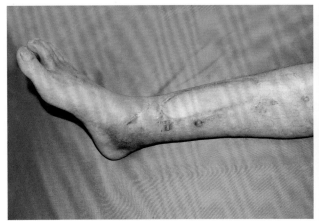

图 9-2-9　术后 1 年随访皮瓣受区恢复情况

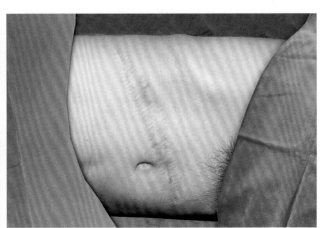

图 9-2-10　术后 1 年随访皮瓣供区恢复情况

五、术式评价

  F-DIEAP 除具备传统 DIEAP 优点外，同时可重建受区主干血管缺损或避免牺牲受区主干血管，其重建的皮瓣血流动力学接近正常生理状态（可平衡和缓冲血流），且万一发生近端吻合口栓塞，皮瓣仍可通过远端动脉逆向供血，提升皮瓣移植成功率。但该术式较传统 DIEAP 移植增加了血管吻合口数目，延长了手术时间。

六、注意事项

选择 F-DIEAP 移植时，如受区主干动脉存在部分缺损，应准确判断其缺损长度，以切取适合长度的腹壁下血管；如受区主干血管正常，利用 T 形血管蒂只是恢复受区主干动脉血流，则可以减少腹壁下血管的切取长度，从而减少皮瓣供区损害；部分患者发出穿支以远的腹壁下动脉管径细小，多不适合桥接四肢主干动脉，但其口径与指/趾动脉相近，适合于桥接指/趾动脉一期再植与再造。

第三节　显微削薄腹壁下动脉穿支皮瓣

一、概述

显微削薄腹壁下动脉穿支皮瓣（microdissected thin deep inferior artery epigastric perforator flap，M-DIEAP）是指腹部脂肪肥厚患者在腹壁下动脉穿支皮瓣切取完成后，于放大镜或显微镜下，采用显微器械沿腹壁下动脉穿支解剖分离直至穿入真皮下血管网，保护腹壁下动脉穿支在浅筋膜内的分支及其与真皮下血管网的完整性，根据受区需要去除多余浅筋膜层脂肪的一种特殊形式腹壁下动脉穿支皮瓣。

二、适应证

M-DIEAP 适合于腹壁脂肪肥厚患者的浅表创面修复。

三、手术方法

1. 皮瓣设计、切取　同腹壁下动脉穿支皮瓣。

2. 皮瓣显微削薄　腹壁下动脉穿支皮瓣切取成功后，将皮瓣翻转，在放大镜或手术显微镜下，沿腹壁下动脉穿支血管继续分离，在浅筋膜层解剖分离穿支及其分支的走行直至穿入真皮下血管网层面，显露穿支血管在浅筋膜内的走行后予以妥善保护，根据受区需要去除多余的浅筋膜层脂肪组织，对活动性出血点，以双击电凝彻底止血。

3. 皮瓣移植　再次检查皮瓣血供，证实血运可靠后行皮瓣断蒂。皮瓣移植至受区创面，将皮瓣与创缘临时缝合数针予以固定，在手术显微镜下将血管断端清创，将腹壁下动、静脉分别与受区血管吻合，腹壁下动脉伴行静脉为一支或外径较为细小时，同时吻合腹壁浅静脉重建第二套静脉回流系统。

4. 皮瓣供区与受区创口闭合　同腹壁下动脉穿支皮瓣。

四、典型病例

病例一　患者，男性，3 岁。右小腿外伤后创面不愈、腓骨外露 6 个月入院。清创后局部皮肤软组织缺损，腓骨下段、跟腱外露。设计 M-DIEAP 移植修复创面。皮瓣切取面积为 14.0cm×7.5cm，切取皮瓣厚度近 3cm，断蒂前彻底削薄后，皮瓣厚度为 0.5cm。将腹壁下动、静脉与胫后动、静脉吻合，皮瓣供区直接缝合。术后皮瓣成活良好，创口一期愈合，术后 3 个月随访，皮瓣颜色、质地好，外形不臃肿，供区仅留线性瘢痕，脐无歪斜，腹壁功能无影响（图 9-3-1～图 9-3-14）。

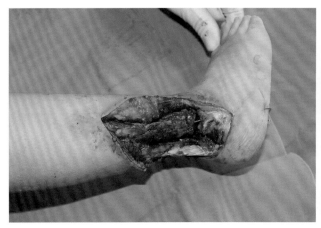

图 9-3-1　清创后创面

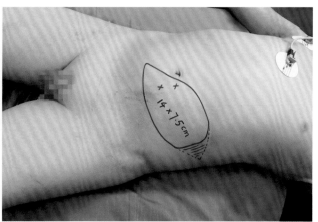

图 9-3-2　皮瓣设计

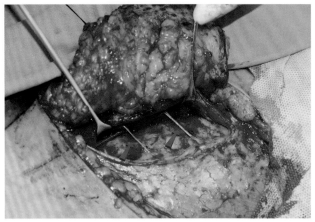

图 9-3-3　皮瓣切取,保留支配腹直肌的运动神经支(蓝色箭头)

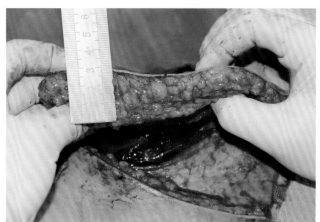

图 9-3-4　皮瓣削薄前脂肪厚度近 3cm

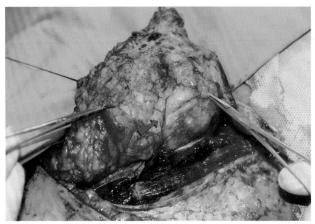

图 9-3-5　显露分离穿支及其分支在浅筋膜内走行(蓝色箭头)

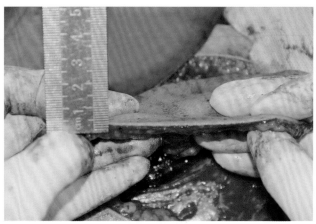

图 9-3-6　显微削薄后皮瓣厚度 0.5cm

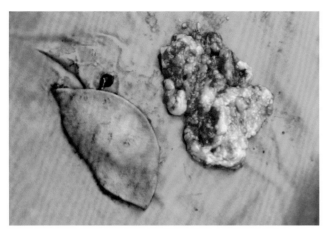

图 9-3-7 显微削薄后情况

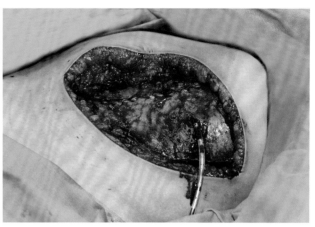

图 9-3-8 腹直肌前鞘完整保留

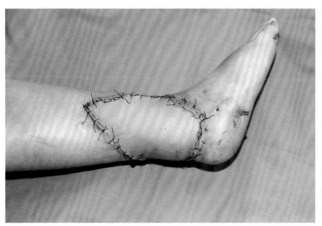

图 9-3-9 术后皮瓣血运良好、外形不臃肿(外侧观)

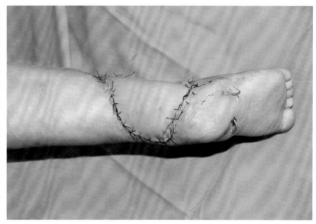

图 9-3-10 术后皮瓣血运良好、外形不臃肿(后侧观)

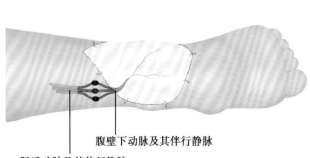

腹壁下动脉及其伴行静脉

胫后动脉及其伴行静脉

图 9-3-11 皮瓣血液循环重建示意图

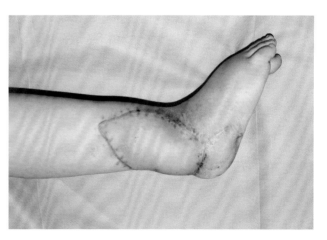

图 9-3-12 术后 3 个月随访皮瓣受区恢复情况(外侧观)

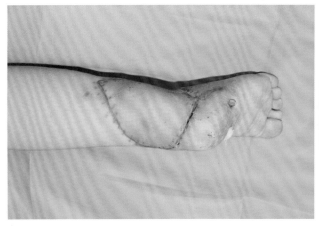

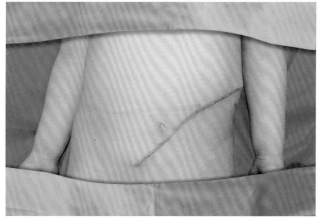

图 9-3-13　术后 3 个月随访皮瓣受区恢复情况（后侧观）　　　　**图 9-3-14　术后 3 个月随访皮瓣供区恢复情况**

　　病例二　患者，女性，32 岁。右小腿外伤术后贴骨瘢痕伴反复溃疡不愈 7 年入院。彻底清创后胫骨外露，设计 M-DIEAP 移植修复创面。皮瓣切取面积为 25.0cm×12.0cm，切取皮瓣厚度近 4cm，采用显微削薄技术去除多余脂肪组织，皮瓣削薄后厚度为 0.6cm。皮瓣断蒂后转移至受区，将腹壁下动脉及其伴行静脉与胫后动、静脉吻合，皮瓣供区直接缝合。术后皮瓣完全成活，创口一期愈合，术后 6 个月随访，皮瓣颜色、质地好，供区仅留线性瘢痕，无腹壁疝形成（图 9-3-15～图 9-3-26）。

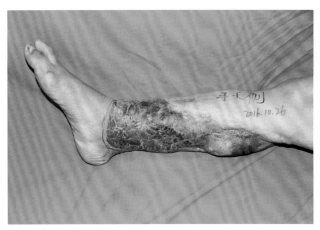

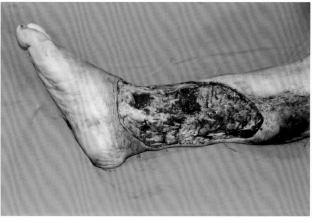

图 9-3-15　术前情况　　　　　　　　　　　　　　　　**图 9-3-16　清创后创面**

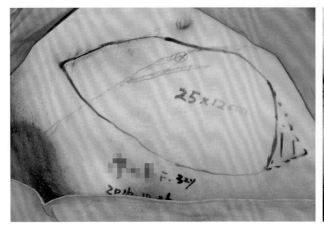

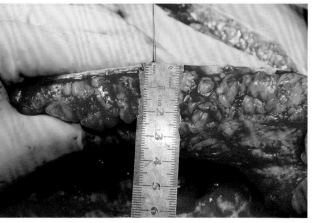

图 9-3-17　皮瓣设计　　　　　　　　　　　　　　　　**图 9-3-18　皮瓣削薄前**

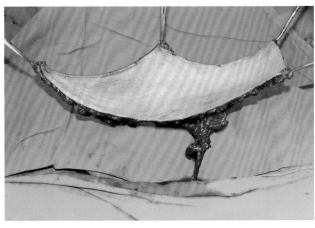

图 9-3-19　皮瓣削薄后

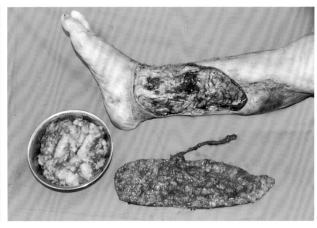

图 9-3-20　皮瓣断蒂后

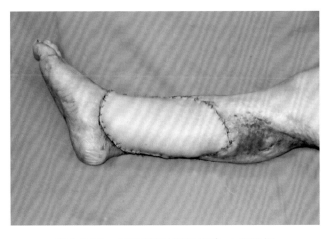

图 9-3-21　术后皮瓣外形不臃肿、血运良好

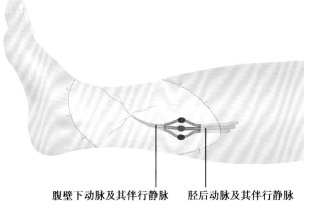

腹壁下动脉及其伴行静脉　　　胫后动脉及其伴行静脉

图 9-3-22　皮瓣血液循环重建示意图

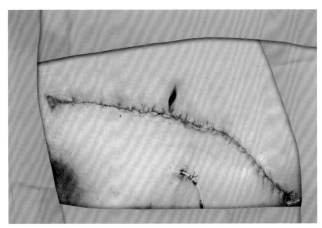

图 9-3-23　供区美容缝合

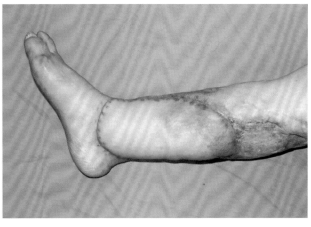

图 9-3-24　术后 6 个月随访皮瓣受区恢复情况（胫侧观）

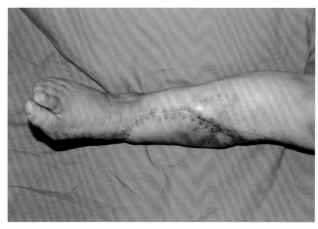

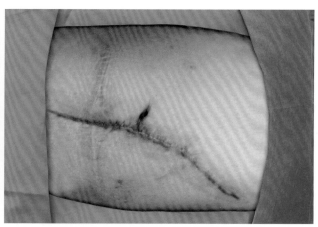

图 9-3-25　术后 6 个月随访皮瓣受区恢复情况（前侧观）　　　　图 9-3-26　术后 6 个月随访皮瓣供区恢复情况

五、术式评价

M-DIEAP 系一次性均匀修薄皮瓣，皮瓣受区可以获得满意的外观，避免了二次手术修薄整形，同时也减少了对皮瓣供区的损害（不修薄则需要切取更大面积皮瓣方能覆盖同样大小的创面），但穿支在浅筋膜层分支的显微解剖比较复杂、费时，有损伤穿支及其在浅筋膜内分支的风险。

六、注意事项

开展 M-DIEAP 的注意事项如下：①穿支较为纤细时，务必选择断蒂前行皮瓣显微削薄术，断蒂前皮瓣保留血流灌注，穿支及其在浅筋膜内分支的伴行静脉充盈容易辨认，以其为标识有利于避免损伤穿支及其在浅筋膜内的分支；此外，断蒂前削薄可及时发现活动性出血点，予以及时止血，可预防术后皮瓣下血肿的形成；②穿支及其在浅筋膜内的分支管径细小，必须在放大镜或显微镜下采用显微器械仔细解剖分离；③根据受区需要确定去脂量，去脂时建议保留真皮下 3～5mm 脂肪组织以保护真皮下血管网的完整，同时注意在穿支血管周围留有少量疏松组织以保护穿支蒂免受损伤；④遇穿支在浅筋膜内分支弥散时，显微削薄费力、耗时，术者须具备足够的耐心，有时血管蒂部须一个个脂肪球摘取，方能达到均匀修薄皮瓣的目的。

第四节　分叶腹壁下动脉穿支皮瓣

一、概述

分叶腹壁下动脉穿支皮瓣（polyfoliate deep inferior epigastric artery perforator flap，P-DIEAP）是指在一侧腹壁下动脉血管体区切取的两个或两个以上的穿支皮瓣，移植时只需吻合一组腹壁下血管即可重建两个或多个穿支皮瓣血液循环的一种特殊形式腹壁下动脉穿支皮瓣。

二、适应证

P-DIEAP 适应证包括：①相邻的两个或两个以上浅表创面修复；②宽大或不规则创面修复；③洞穿性缺损修复。

三、手术方法

1. 皮瓣设计 术前应常规采用 CTA 或 MRA 检查了解腹壁下动脉及其穿支的走行与分布,再以超声多普勒血流仪确定腹壁下动脉穿支穿出深筋膜的部位。以标记的穿支穿出点为核心分别设计每一叶穿支皮瓣,各叶皮瓣的长轴尽可能设计于同一轴线、平行轴线或垂直轴线上。修复同一处宽大创面时,应依据供区穿支数目、穿出部位来剪裁布样,将皮瓣化宽度为长度(减少皮瓣切取宽度,增加皮瓣切取长度),从而使原本需要植皮修复的皮瓣供区可以直接闭合。

临床设计依据腹壁下动脉穿支数目、穿出点的位置和局部皮肤弹性等因素来确定,常用三种设计类型:①皮瓣分主、次两叶,主要皮瓣设计于下腹,横向设计,次要皮瓣设计于侧腹,其轴线与主要皮瓣轴线垂直,皮瓣供区切口闭合后遗留倒 T 形瘢痕(图 9-4-1A,图 9-4-1B);②皮瓣大小相近,两个穿支皮瓣轴线为同一轴线,皮瓣供区切口闭合后遗留斜形线性瘢痕(图 9-4-1C,图 9-4-1D);③皮瓣大小相近,两个穿支皮瓣轴线与腹壁横纹平行,皮瓣供区切口闭合后遗留 Z 形线性瘢痕(图 9-4-1E,图 9-4-1F)。皮瓣设计完成后标记对接部位。

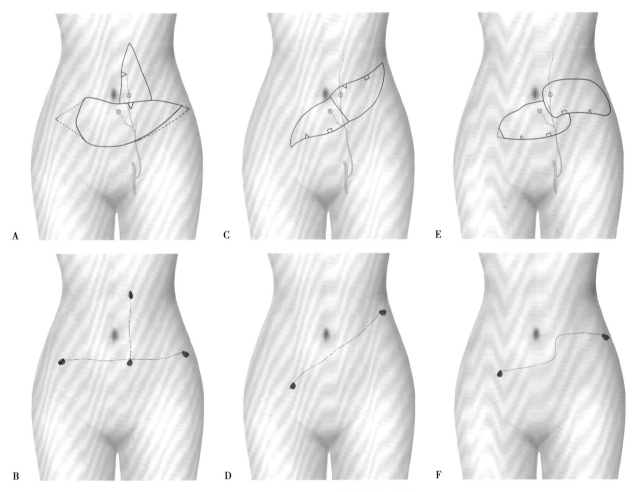

图 9-4-1 P-DIEAP 设计类型示意图

A. 皮瓣垂直设计;B. 垂直设计供区闭合;C. 皮瓣斜向设计;D. 斜向设计供区闭合;E. 皮瓣平行轴线设计;F. 平行轴线设计供区闭合。

2. 皮瓣切取 先切开皮瓣外侧缘,于深筋膜表面自外侧向中央穿支部位解剖分离,确认穿支后,旁开约 3mm 切开腹直肌前鞘,按逆行四面解剖法解剖分离选定的穿支及腹壁下血管,待皮瓣完全游离后再按设计标记线分割皮瓣,检查各叶皮瓣血运,确定皮瓣血运可靠后,依据受区所需血管蒂长度结扎、切断血管蒂。

3. 皮瓣移植 皮瓣断蒂后移植至受区,将腹壁下动、静脉与受区备用的动、静脉吻合重建皮瓣血液循环。修复一处宽大创面时,则先在无血状态下依据术前设计将皮瓣重新组合拼接成与创面形状一致的皮瓣,然后移植至受区,将腹壁下血管与受区血管吻合。

4. 皮瓣供区与受区创口闭合 同腹壁下动脉穿支皮瓣。

四、典型病例

病例一 患者,男性,9 岁。车祸致左足背大面积皮肤软组织缺损,伸肌腱、骨与关节外露,皮肤软组织缺损面积 15.0cm×12.0cm。设计 P-DIEAP 移植修复创面,皮瓣切取面积分别为 16.0cm×7.0cm 和 12.0cm×6.0cm,两皮瓣轴线垂直设计。应用逆行四面解剖法切取皮瓣,待皮瓣游离后再予以分割,断蒂后按术前设计重新拼接后移植至受区,将腹壁下动、静脉与胫前动、静脉吻合(A:V=1:2),皮瓣供区直接缝合。术后皮瓣成活良好,创口一期愈合,术后 6 个月随访,皮瓣颜色、质地好,外形不臃肿,供区仅留线性瘢痕,脐无明显移位,腹壁功能无影响(图 9-4-2~图 9-4-15)。

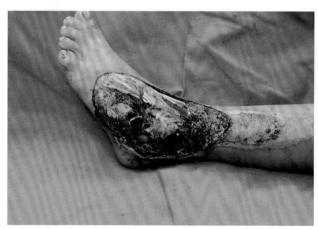

图 9-4-2 术前创面情况

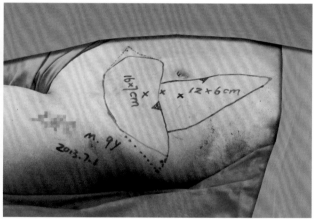

图 9-4-3 皮瓣设计

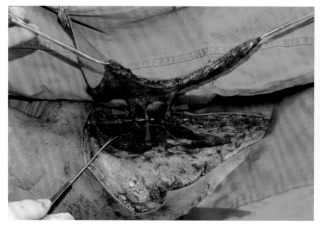

图 9-4-4 皮瓣切取(携带 3 条穿支,蓝色箭头)

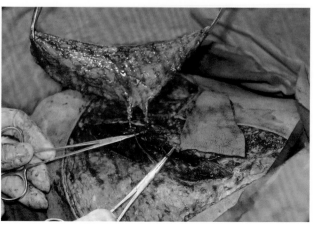

图 9-4-5 皮瓣分割

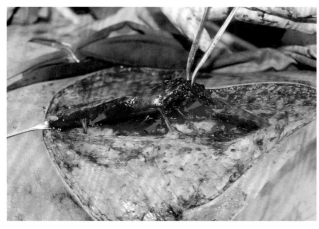

图 9-4-6　腹直肌运动神经支保留完好（蓝色箭头）

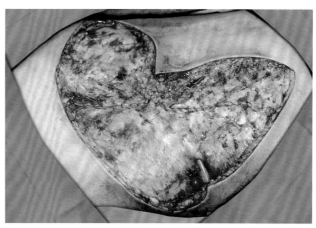

图 9-4-7　保留完整腹直肌前鞘

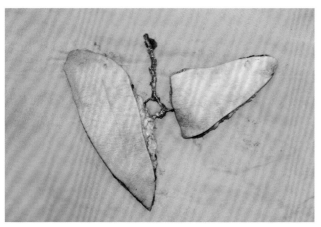

图 9-4-8　皮瓣断蒂后（皮肤面）

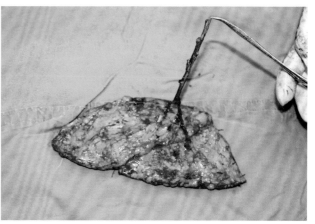

图 9-4-9　皮瓣拼接（脂肪面）

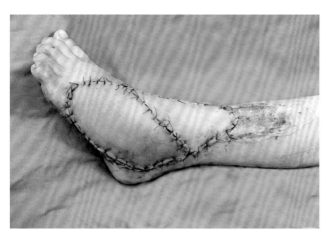

图 9-4-10　术后皮瓣血运良好

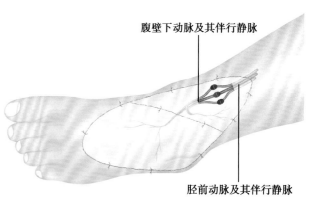

腹壁下动脉及其伴行静脉

胫前动脉及其伴行静脉

图 9-4-11　皮瓣血液循环重建示意图

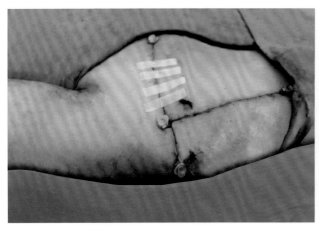

图 9-4-12　供区美容缝合

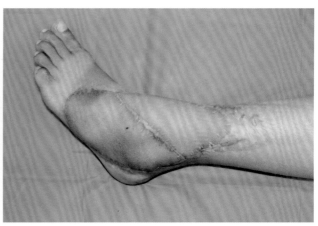

图 9-4-13　术后 6 个月随访皮瓣受区恢复情况（侧面观）

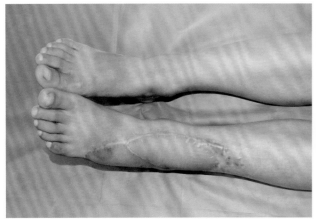

图 9-4-14　术后 6 个月随访皮瓣受区恢复情况（正面观）

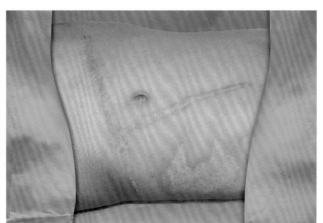

图 9-4-15　术后 6 个月随访皮瓣供区恢复情况

　　病例二　患者，男性，7 岁。车祸外伤致右小腿下段内侧大面积皮肤软组织缺损并肌腱与胫骨外露。清创后皮肤软组织缺损面积 11.0cm×10.0cm，将创面分割，设计 P-DIEAP 移植修复创面，皮瓣切取面积分别为 11.0cm×5.0cm 和 10.0cm×5.0cm，两皮瓣设计为同一轴线。应用逆行四面解剖法切取皮瓣，皮瓣游离后再予以分割，断蒂后按术前设计重新拼接后移植至受区，将腹壁下动、静脉与胫后动、静脉吻合（A∶V＝1∶2），皮瓣供区美容缝合。术后皮瓣成活良好，创口一期愈合，术后 2 年随访，皮瓣轻度臃肿，皮瓣供区线性瘢痕增宽（图 9-4-16～图 9-4-27）。

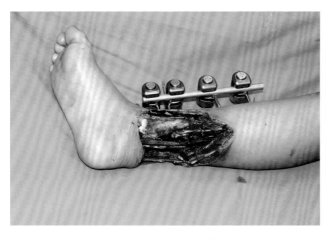

图 9-4-16　术前创面情况

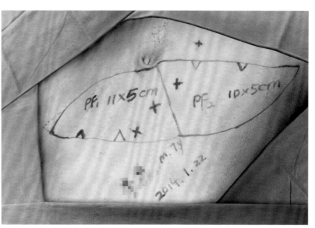

图 9-4-17　皮瓣设计

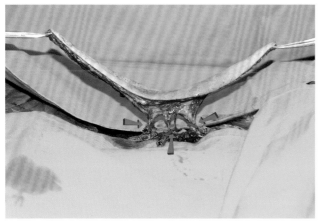

图 9-4-18　皮瓣切取（携带 3 条穿支，蓝色箭头）

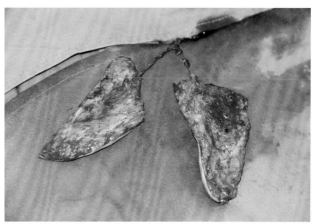

图 9-4-19　皮瓣分割

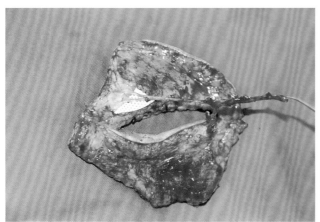

图 9-4-20　皮瓣拼接

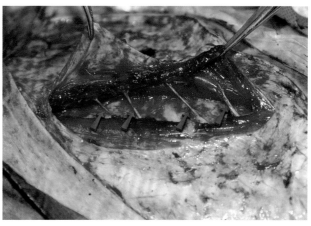

图 9-4-21　腹直肌运动神经支保留完好（蓝色箭头）

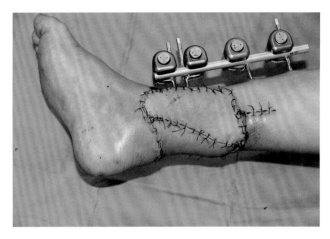

图 9-4-22 术后皮瓣血运良好

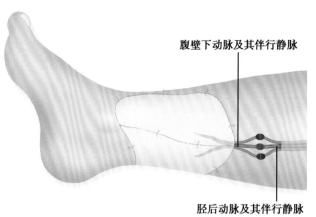

腹壁下动脉及其伴行静脉

胫后动脉及其伴行静脉

图 9-4-23 皮瓣血液循环重建示意图

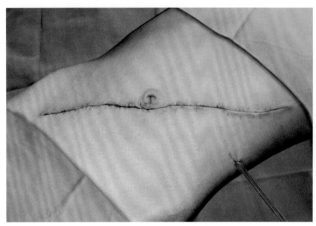

图 9-4-24 供区美容缝合

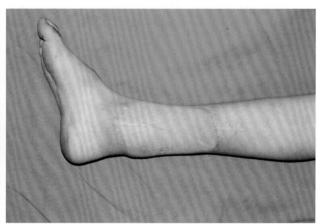

图 9-4-25 术后 2 年随访皮瓣受区恢复情况（侧面观）

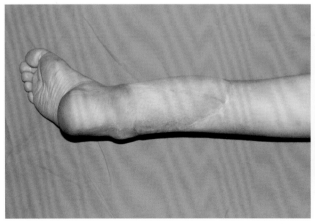

图 9-4-26 术后 2 年随访皮瓣受区恢复情况（后侧观）

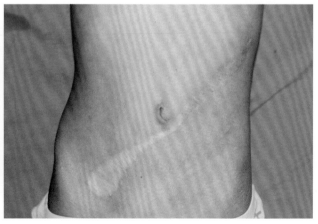

图 9-4-27 术后 2 年随访皮瓣供区恢复情况

病例三　患者，女性，5岁11个月。左手背外伤后大面积皮肤软组织缺损并伸指肌腱及部分掌骨缺损。清创后皮肤软组织缺损面积11.0cm×10.0cm，将创面分割，设计P-DIEAP移植修复创面，皮瓣切取面积分别为11.0cm×5.0cm和10.0cm×5.0cm，两皮瓣轴线平行设计，应用逆行四面解剖法切取皮瓣，皮瓣携带5支腹壁下动脉穿支，待皮瓣游离后，予以分割、断蒂，按术前设计重新拼接并移植至受区。将腹壁下动脉与桡动脉吻合，其中一条伴行静脉与桡动脉伴行静脉吻合，另一条伴行静脉与头静脉吻合，皮瓣供区直接缝合。术后皮瓣成活良好，创口一期愈合，术后3个月随访，皮瓣颜色、质地好，供区瘢痕不明显（图9-4-28～图9-4-37）。

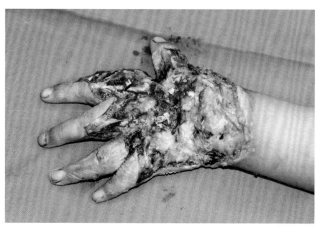

图9-4-28　术前创面情况

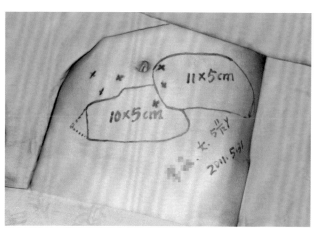

图9-4-29　皮瓣设计

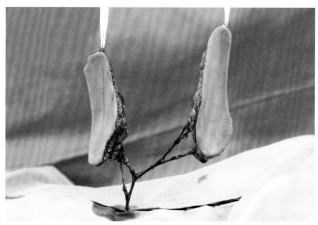

图9-4-30　皮瓣切取（断蒂前）

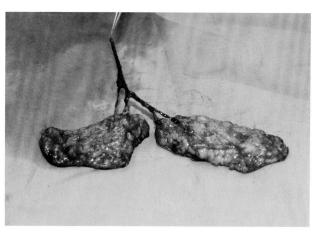

图9-4-31　皮瓣切取（断蒂后）

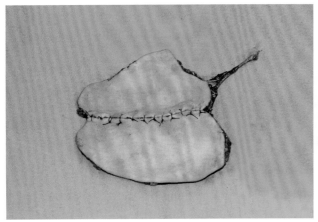

图 9-4-32　皮瓣拼接

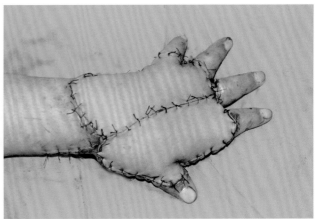

图 9-4-33　术后皮瓣血运良好

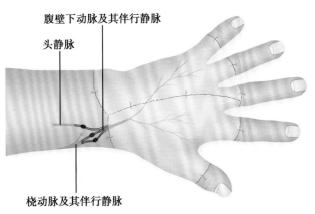

腹壁下动脉及其伴行静脉

头静脉

桡动脉及其伴行静脉

图 9-4-34　皮瓣血液循环重建示意图

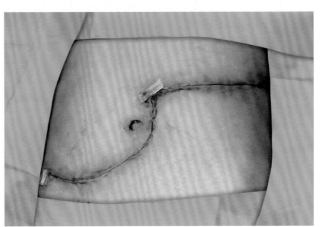

图 9-4-35　供区美容缝合

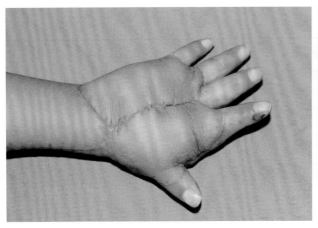

图 9-4-36　术后 3 个月随访皮瓣受区恢复情况

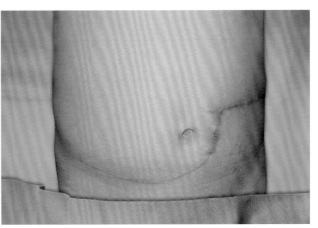

图 9-4-37　术后 3 个月随访皮瓣供区恢复情况

五、术式评价

P-DIEAP 除具备传统 DIEAP 的所有优点外，其突出的两大优点是：①仅需吻合一组腹壁下血管即可同时重建两个或多个腹壁下动脉穿支皮瓣血运，一次修复两个或多个创面；②修复宽大或不规则创面时，若按常规设计切取皮瓣，皮瓣供区无法直接缝合，而利用分叶穿支皮瓣技术可巧妙地将皮瓣化宽度为长度（创面分割，其中一叶旋转 90°或 180°），从而达到皮瓣供区直接缝合、避免第二供区损害的目的。其缺点是较传统 DIEAP 增加了手术难度与风险，皮瓣受区皮瓣拼接处增加了一道线性瘢痕，也延长了皮瓣供区线性瘢痕的长度。

六、注意事项

P-DIEAP 移植要求一侧腹壁下动脉发出两支或两支以上的穿支血管，穿支血管具有一定长度，且相隔一定距离进入皮肤。该术式对术者的设计、解剖水平要求高，技术难度大，手术有一定风险，临床应用时要注意以下几点：①术前常规应用超声多普勒血流仪和 CTA 或 MRA 检查，了解穿支数目、口径和走行，可以降低手术盲目性；②由于腹壁下动脉穿支呈纵向排列，垂直轴线与同一轴线斜形设计时，术后瘢痕较为明显，尽可能选择平行轴线设计；③皮瓣设计时要注意标记皮瓣接合部位，否则可能导致皮瓣不能原位对合而影响创面精准闭合；④皮瓣旋转拼接时容易导致穿支血管的扭转和卡压，拼接前应仔细理顺血管蒂。

第五节　嵌合腹壁下动脉穿支皮瓣

一、概述

2006 年 Hallock 等从解剖学方面描述了腹壁下动脉穿支皮瓣嵌合腹直肌瓣的可行性并首先成功应用于临床。嵌合腹壁下动脉穿支皮瓣（chimeric deep inferior epigastric artery perforator flap，Ch-DIEAP）是指在腹壁下动脉血管体区切取的包含两个或两个以上不同种类的独立组织瓣（如穿支皮瓣、腹直肌瓣、筋膜瓣等），这些独立组织瓣中至少含有一个穿支皮瓣，且供血动脉均源于腹壁下动脉，吻合腹壁下动、静脉即可同时重建两个或多个独立组织瓣血液循环的一种特殊形式腹壁下动脉穿支皮瓣。

二、适应证

Ch-DIEAP 适应证包括：①合并深部死腔的创面修复；②合并肌腱、关节囊或韧带缺损的创面修复；③合并动力肌缺损的创面修复。

三、手术方法

1. 皮瓣设计　Ch-DIEAP 包含穿支皮瓣和肌瓣或筋膜瓣，皮瓣设计同腹壁下动脉穿支皮瓣，肌瓣设计要依据受区创面深部组织缺损体积来确定切取肌瓣的大小，如合并肌腱缺损，需精确测量其缺损长度，如合并关节囊缺损，需精确测量其缺损面积。

2. 皮瓣切取　按逆行四面解剖法切取皮瓣，在解剖分离穿支与腹壁下血管的过程中注意保护好腹壁下血管至腹直肌及其前鞘的分支，再根据受区需要分别以各分支为蒂切取肌瓣和筋膜瓣，各独立组织瓣完全游离后逐一检查其血运，确定血运可靠后依据所需血管蒂长度断蒂。重建动力肌缺损时，需要携带 1~2 支支配腹直肌的肋间神经运动支。

3. 皮瓣移植 将皮瓣转移至受区后,理顺血管蒂,将肌瓣填充死腔,间断缝合数针予以固定,应用筋膜瓣重建肌腱缺损时,可先将筋膜瓣预制成形,再植入肌腱缺损处,采用改良Kessler缝合法进行缝合,然后将腹壁下动、静脉与受区备用动、静脉在显微镜下吻合。重建动力肌缺损时需要重建其起点,调节肌张力后,将远端与残存肌腱包埋缝合,同时将支配腹直肌的运动神经支与受区的动力神经缝合。

4. 皮瓣供区与受区创口闭合 同腹壁下动脉穿支皮瓣。

四、典型病例

患者,男性,21岁。车祸致左胫骨开放性粉碎性骨折,骨折内固定术后皮肤坏死8天入院。清创后胫骨及内固定钢板外露,局部残留死腔。设计 Ch-DIEAP 移植修复创面,皮瓣切取面积 15cm×7cm,腹直肌瓣切取大小 6cm×4cm×2cm。应用腹直肌瓣填塞死腔,将皮瓣覆盖浅表创面。将腹壁下动、静脉与胫前动、静脉吻合(A∶V=1∶2),皮瓣供区直接缝合。术后皮瓣成活良好,创口一期愈合。术后1年随访,皮瓣颜色、质地好,外形不臃肿,供区仅留线性瘢痕,脐无明显歪斜,腹壁功能无影响(图9-5-1~图9-5-8)。

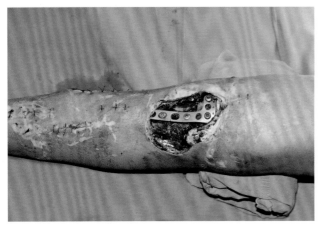

图 9-5-1　术前创面

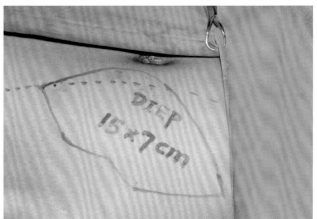

图 9-5-2　皮瓣设计

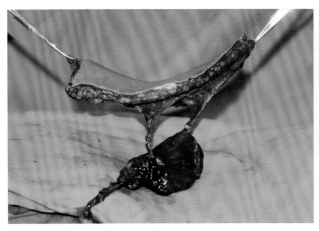

图 9-5-3　皮瓣切取(断蒂前)

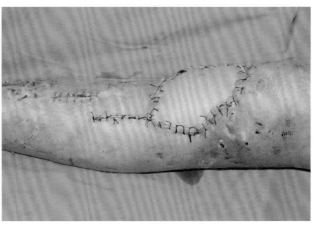

图 9-5-4　术后皮瓣血运良好

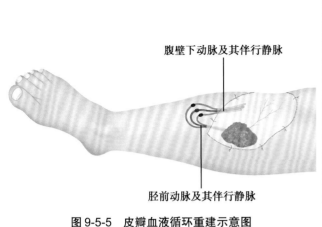

腹壁下动脉及其伴行静脉

胫前动脉及其伴行静脉

图 9-5-5　皮瓣血液循环重建示意图

图 9-5-6　供区直接缝合

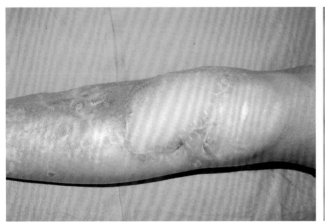

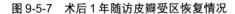

图 9-5-7　术后 1 年随访皮瓣受区恢复情况

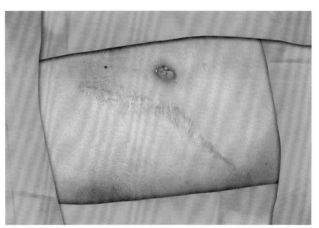

图 9-5-8　术后 1 年随访皮瓣供区恢复情况

五、术式评价

Ch-DIEAP 包括多种组织成分,其血管蒂共干于腹壁下血管,各组织瓣均有一定自由度,腹直肌瓣可自由填充死腔,腹直肌前鞘可重建肌腱缺损或关节囊缺损,穿支皮瓣可修复浅表创面,实现创面的立体修复,达到满意的修复效果。但 Ch-DIEAP 需要切取肌肉或筋膜瓣,较传统腹壁下动脉穿支皮瓣增加了局部组织损伤、手术难度及风险。

六、注意事项

Ch-DIEAP 需要切取部分腹直肌或腹直肌前鞘,尽可能精确估计深部死腔大小、肌腱缺损长度和关节囊缺损面积,避免过多切取造成供区损伤的增加;切取外侧区域腹直肌瓣和保留支配腹直肌的运动神经分支,可最大限度地保留腹直肌功能;前鞘部分切取后应仔细缝合,防止腹壁疝的发生;穿支皮瓣尽可能选择横向设计,术后瘢痕不明显,可减少对腹壁外观的影响;移植时要理顺血管蒂,防止扭转与卡压。

第六节　联体腹壁下动脉穿支皮瓣

一、概述

联体腹壁下动脉穿支皮瓣（conjoined deep inferior epigastric artery perforator flap，Co-DIEAP）是指切取的腹壁下动脉穿支皮瓣长度超出了一侧腹壁下血管所能供应的范围，必须在皮瓣远端吻合其他营养血管重建辅助的血液供应方能保证皮瓣全部成活的一种特殊形式腹壁下动脉穿支皮瓣。1994 年 Blondeel 首先报道了联体腹壁下动脉穿支皮瓣。临床常用的是横向联体腹壁下动脉穿支皮瓣（同时吻合对侧腹壁下血管、腹壁浅血管或旋髂浅血管等）和斜向联体腹壁下动脉穿支皮瓣（同时吻合同侧胸背血管、肋间后血管等）。

二、适应证

Co-DIEAP 适应证包括：①超长或肢体环形浅表创面修复；②乳房重建。

三、手术方法

1. 皮瓣设计　腹壁区域可供携带的穿支有双侧腹壁下动脉穿支、腹壁浅动脉穿支、旋髂浅动脉穿支和旋髂深动脉穿支，侧胸部有胸背动脉穿支、肋间后动脉穿支等，Co-DIEAP 多以双侧腹壁下动脉穿支穿出腹直肌前鞘点为核心点（或以一侧腹壁下动脉第一穿支穿出腹直肌前鞘点与同侧胸背动脉第一穿支或肋间后动脉穿支穿出深筋膜点为核心点），以两者连线为皮瓣轴线，依据受区创面大小与形状设计皮瓣。

2. 皮瓣切取　采用逆行四面解剖法解剖分离腹壁下血管穿支与主干，再以同样方法解剖分离需要携带的穿支及其一级源血管，待皮瓣完全游离后再确认皮瓣近端与远端的血运。

3. 皮瓣移植　皮瓣断蒂后移植至受区，调整皮瓣位置，间断缝合固定，在显微镜下吻合血管重建皮瓣血液循环。Co-DIEAP 的动脉重建分为内增压和外增压两种方法，静脉重建分内减压和外减压两种方法，亦可根据需要选择内增压联合外增压、内减压联合外减压的重建方法。

4. 皮瓣供区与受区创口闭合　同腹壁下动脉穿支皮瓣。

四、典型病例

病例一　患者，女性，30 岁。右小腿中下段瘢痕性溃疡，经久不愈。彻底清创后呈环形皮肤软组织缺损，设计 Co-DIEAP 移植修复创面，皮瓣切取面积达 36.0cm×11.0cm。采用外增压、外减压方式重建皮瓣血液循环，将右侧腹壁下动脉及其伴行静脉与胫后动脉及其伴行静脉近端吻合，左侧腹壁下动脉与胫后动脉远端吻合，将其一支伴行静脉与胫后动脉第三支伴行静脉吻合，旋髂浅静脉与大隐静脉吻合。皮瓣供区直接缝合。术后皮瓣成活良好，创口一期愈合。术后 3 年随访，皮瓣颜色、质地好，但皮瓣继发臃肿，供区仅留线性瘢痕，脐无歪斜，腹壁功能无影响（图 9-6-1～图 9-6-10）。

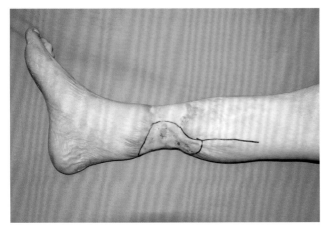

图 9-6-1 术前创面(内侧观)

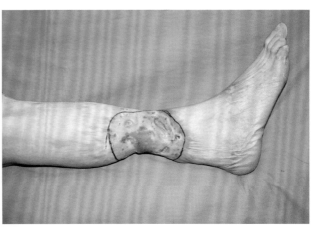

图 9-6-2 术前创面(外侧观)

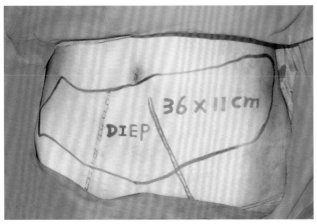

图 9-6-3 皮瓣设计

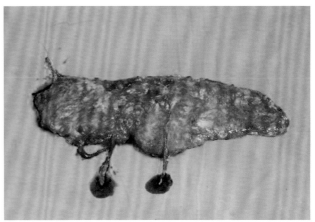

图 9-6-4 皮瓣切取

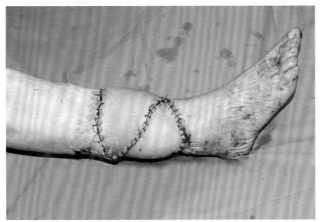

图 9-6-5 术后皮瓣外形与血运良好(前外侧观)

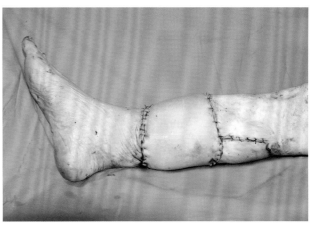

图 9-6-6 术后皮瓣外形与血运良好(内侧观)

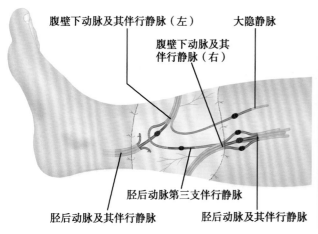

腹壁下动脉及其伴行静脉（左）　　　大隐静脉

腹壁下动脉及其
伴行静脉（右）

胫后动脉第三支伴行静脉

胫后动脉及其伴行静脉　　　胫后动脉及其伴行静脉

图 9-6-7　皮瓣血液循环重建示意图

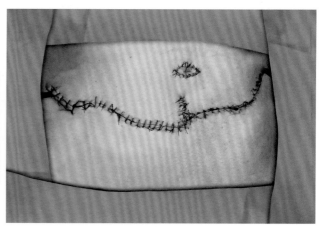

图 9-6-8　供区直接缝合

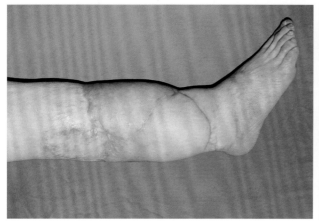

图 9-6-9　术后 3 年随访皮瓣受区恢复情况

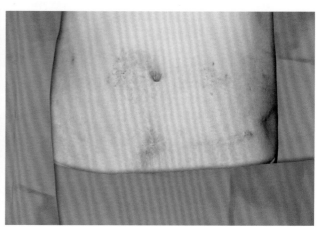

图 9-6-10　术后 3 年随访皮瓣供区恢复情况

　　病例二　患者，女性，49 岁，右侧乳腺癌根治术后 3 年要求乳房再造入院。患者曾有腹部手术史，脐下正中可见陈旧性手术瘢痕。设计 Co-DIEAP 移植重建乳房，皮瓣切取面积为 30.0cm×20.0cm。采用逆行四面解剖法切取皮瓣，沿穿支逆行解剖至腹壁下动脉，携带两侧腹壁下血管，证实皮瓣血运良好后予以断蒂，将左侧腹壁下动脉及其中一条伴行静脉与胸廓内动脉及其伴行静脉吻合，另一条伴行静脉与受区皮下静脉吻合，采用内增压 / 减压方式重建皮瓣血液循环，将右侧腹壁下动、静脉与左侧腹壁下动、静脉的肌支吻合，供区美容缝合。术后皮瓣顺利成活，创口一期愈合。术后 6 个月随访，皮瓣颜色、质地好，再造乳房外形良好，供区仅留线性瘢痕，无腹壁疝形成，术后 9 个月行乳头成形再造及腋窝部筋膜瓣填充术（图 9-6-11～图 9-6-22）。

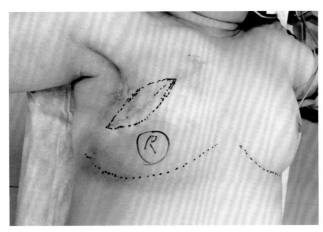

图 9-6-11　右侧乳腺癌根治术后

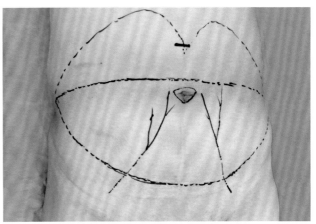

图 9-6-12　皮瓣设计

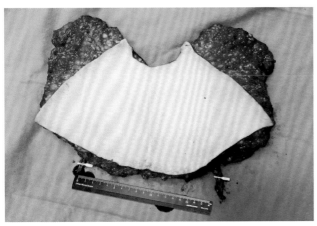

图 9-6-13　皮瓣断蒂后

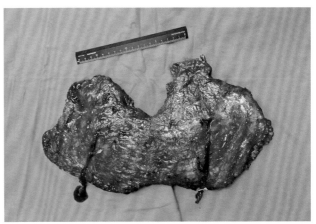

图 9-6-14　皮瓣不携带腹直肌与深筋膜

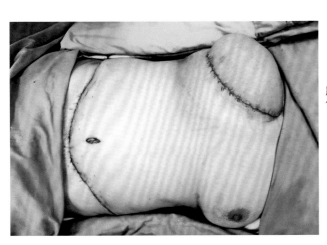

图 9-6-15　术后皮瓣血运良好

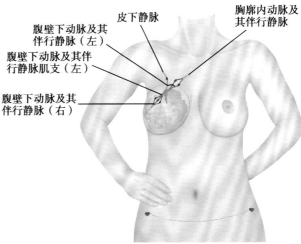

图 9-6-16　皮瓣血液循环重建示意图

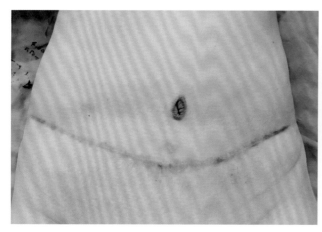

图 9-6-17　术后 9 个月随访皮瓣供区恢复情况

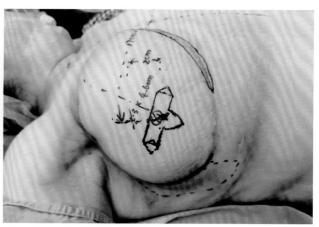

图 9-6-18　术后 9 个月受区恢复情况，乳头再造设计

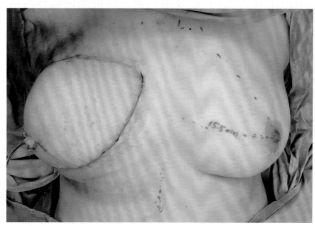

图 9-6-19　术后乳头再造情况

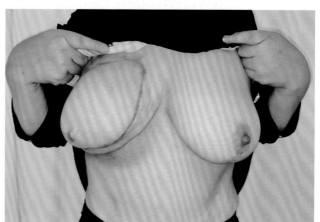

图 9-6-20　乳头再造术后 3 个月随访情况

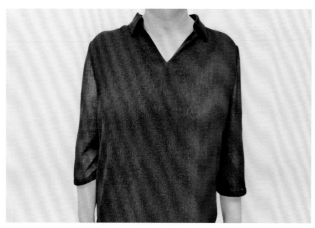

图 9-6-21　术后 1 年穿衣正位情况

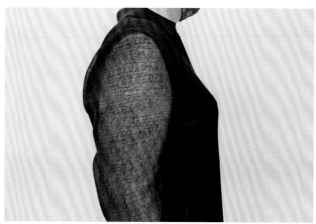

图 9-6-22　术后 1 年穿衣侧位情况

五、术式评价

Co-DIEAP 在一个供区切取穿支皮瓣即能修复超长创面或肢体环形创面,相应减少了皮瓣供区损害。采用内增压 / 减压方式进行血运重建,受区只需提供一组血管蒂。无论采用内增压 / 减压还是外增压 / 减压,皮瓣血运较组合移植更为可靠。但该术式需要解剖两组或两组以上的穿支和一级源血管,血管解剖较为费力耗时,穿支蒂的设计、组合与重建亦有较高的技术要求,Co-DIEAP 切取组织量大,适合于乳房再造,若用于修复四肢浅表创面则显外形臃肿。

六、注意事项

开展 Co-DIEAP 的注意事项如下:①解剖腹壁下血管时,应精确计算所需血管蒂长度,同时应注意保留其粗大的分支,并预留一定长度,以备内增压 / 减压使用;②目前在术前尚无法确定需携带的穿支数目,只能在显露皮瓣全部穿支和游离皮瓣后逐一阻断穿支血供来判断所需携带的穿支数目;③修复肢体环形创面时,皮瓣包绕肢体后血管蒂位置较接近,多数可以选择内增压 / 减压方式重建 Co-DIEAP 血液循环,修复超长创面时可酌情选择内增压 / 内减压和外增压 / 外减压方式重建 Co-DIEAP 血液循环。

第七节　血流桥接 - 显微削薄腹壁下动脉穿支皮瓣

一、概述

血流桥接 - 显微削薄腹壁下动脉穿支皮瓣(flow-through microdissected deep inferior epigastric artery perforator flap,F-M-DIEAP)系血流桥接腹壁下动脉穿支皮瓣和显微削薄腹壁下动脉穿支皮瓣两种技术组合而衍生,是指应用显微外科器械,在放大镜或显微镜下分离并保护好腹壁下动脉穿支血管及其分布于浅筋膜内的分支后去除其多余的浅筋膜层脂肪,并利用腹壁下动脉及其伴行静脉近端与受区主干血管近端吻合,将腹壁下动脉远端与受区主干动脉远端吻合,重建其血液循环的一种特殊形式腹壁下动脉穿支皮瓣。

二、适应证

F-M-DIEAP 适合于腹壁皮下脂肪肥厚患者合并主干动脉缺损的浅表创面修复。

三、手术方法

1. **皮瓣设计**　同血流桥接腹壁下动脉穿支皮瓣。
2. **皮瓣切取与削薄**　皮瓣切取同血流桥接腹壁下动脉穿支皮瓣。在皮瓣断蒂前削薄皮瓣,削薄要求同显微削薄腹壁下动脉穿支皮瓣。
3. **皮瓣移植**　同血流桥接腹壁下动脉穿支皮瓣。
4. **皮瓣供区与受区创口闭合**　同腹壁下动脉穿支皮瓣。

四、典型病例

患者,女性,69 岁。左足外伤后足背皮肤缺损,肌腱外露。设计 F-M-DIEAP 移植修复创面,同时桥接胫前动脉。皮瓣切取面积 14.0cm × 14.0cm。采用逆行四面解剖法切取皮瓣，皮瓣削薄前厚度为2.0cm，削薄后厚度为0.5cm。将腹壁下动脉及其伴行静脉近端与胫前动脉及其伴行静脉近端吻合，将腹壁下动脉内侧支远端与胫前动脉远端吻合。皮瓣供区直接缝合。术后皮瓣成活良好，创口一期愈合。术后3个月随访，皮瓣颜色、质地好，外形不臃肿，供区遗留线性瘢痕（图9-7-1～图9-7-10）。

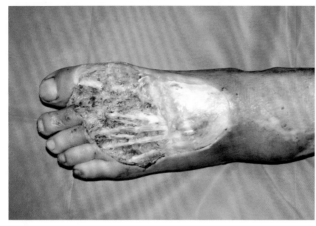

图9-7-1　术前创面情况

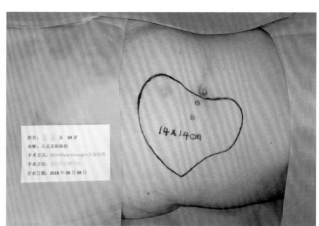

图9-7-2　皮瓣设计

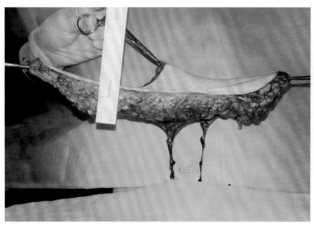

图9-7-3　皮瓣切取（削薄前）

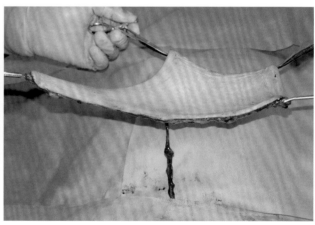

图9-7-4　皮瓣削薄后

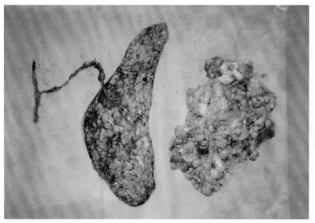

图9-7-5　显微削薄后的脂肪及皮瓣

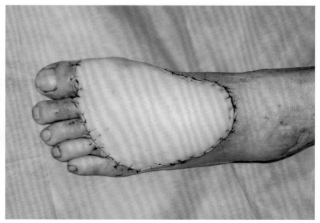

图9-7-6　术后皮瓣血运良好、外形不臃肿

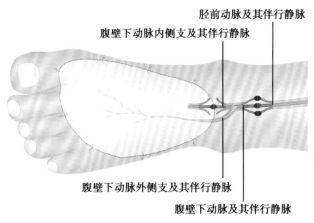

胫前动脉及其伴行静脉
腹壁下动脉内侧支及其伴行静脉
腹壁下动脉外侧支及其伴行静脉
腹壁下动脉及其伴行静脉

图 9-7-7 皮瓣血液循环重建示意图

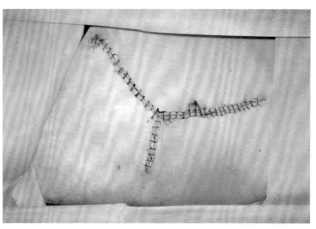

图 9-7-8 供区直接闭合

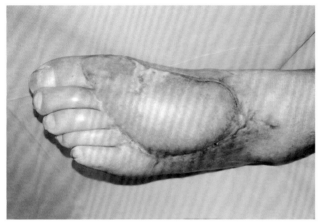

图 9-7-9 术后 3 个月随访皮瓣受区恢复情况

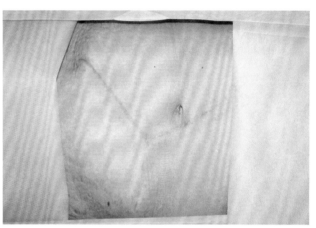

图 9-7-10 术后 3 个月随访皮瓣供区恢复情况

五、术式评价

该术式同时具备血流桥接腹壁下动脉穿支皮瓣和显微削薄腹壁下动脉穿支皮瓣的优点，可重建或避免牺牲受区主干血管，其重建的皮瓣血流动力学接近正常生理状态，可以降低血管危象的发生率；显微削薄改善了皮瓣受区外形，避免了二期皮瓣削薄整形。但该术式较传统腹壁下动脉穿支皮瓣增加了手术难度与风险。

六、注意事项

F-M-DIEAP 系血流桥接腹壁下动脉穿支皮瓣和显微削薄腹壁下动脉穿支皮瓣两种技术的组合，最佳适应证为合并主干血管缺损的腹壁脂肪肥厚患者浅表创面的修复，但腹壁下动脉穿支大多来源于其外侧支或内侧支，而外侧支和内侧支口径大多较为细小，不适合用于四肢主干动脉的重建，其口径与指 / 趾动脉接近，适合于手部大面积皮肤软组织缺损合并断指或拇指缺损时桥接再植与再造。其他注意事项参阅显微削薄腹壁下动脉穿支皮瓣章节。

第八节　显微削薄 - 分叶腹壁下动脉穿支皮瓣

一、概述

显微削薄 - 分叶腹壁下动脉穿支皮瓣（microdissected thin polyfoliate deep inferior epigastric artery perforator flap，M-P-DIEAP）系显微削薄腹壁下动脉穿支皮瓣和分叶腹壁下动脉穿支皮瓣两种技术组合而衍生，是指在腹壁下动脉血管体区切取两个或两个以上的穿支皮瓣，每一穿支皮瓣在保留穿支血管及其浅筋膜内分支和真皮下血管网的前提下，应用显微外科器械在放大镜或显微镜下去除多余的浅筋膜层脂肪，吻合一组腹壁下血管即可重建两个或多个穿支皮瓣血液循环的一种特殊形式腹壁下动脉穿支皮瓣。

二、适应证

M-P-DIEAP 适合于腹壁脂肪肥厚患者四肢、头颈、颌面两个 / 多个相邻浅表创面或宽大浅表创面修复。

三、手术方法

1. **皮瓣设计与切取**　同分叶腹壁下动脉穿支皮瓣。
2. **皮瓣削薄**　同显微削薄腹壁下动脉穿支皮瓣。
3. **皮瓣移植**　同分叶腹壁下动脉穿支皮瓣。
4. **皮瓣供区与受区创口闭合**　同腹壁下动脉穿支皮瓣。

四、典型病例

患儿，男性，3 岁。因车祸致右足大面积皮肤软组织缺损、骨外露并伸肌腱缺损 5 天入院。清创后皮肤软组织缺损面积 16.0cm×13.0cm。设计 M-P-DIEAP 移植修复创面，皮瓣切取面积分别为 16.0cm×8.0cm 和 9.0cm×5.0cm，采用逆行四面解剖法切取皮瓣，皮瓣游离证实血供可靠后予以分割、去脂削薄，再次检查各叶皮瓣血供，证实皮瓣血供可靠后断蒂。依据设计布样重新拼接皮瓣，再移植至受区，将腹壁下动脉及其伴行静脉与胫前动、静脉和大隐静脉吻合，供区予以直接闭合，右小腿下段剩余创面予以皮片移植覆盖。术后皮瓣顺利成活，创口一期愈合。术后 3 个月行同种异体肌腱移植重建踝关节背伸功能。1 年后随访，皮瓣外形、质地好，皮瓣供区遗留线性瘢痕，右踝伸屈功能恢复良好，行走步态正常（图 9-8-1～图 9-8-18）。

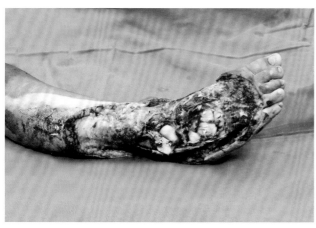

图 9-8-1　术前创面情况（前外侧观）

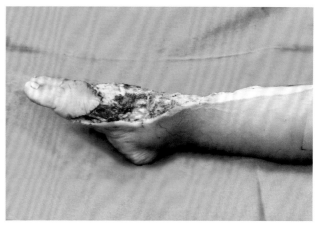

图 9-8-2　术前创面情况（内侧观）

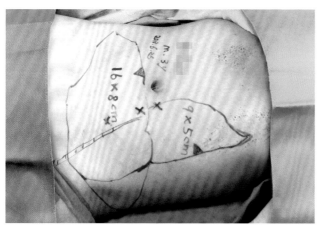

图 9-8-3　皮瓣设计

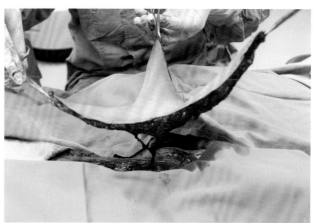

图 9-8-4　皮瓣切取

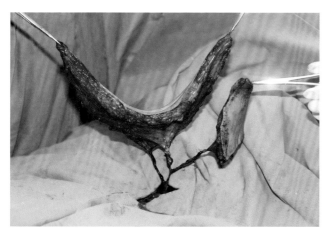

图 9-8-5　皮瓣分叶

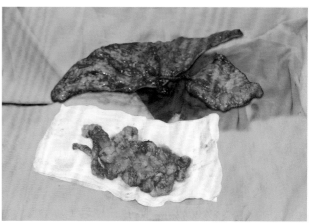

图 9-8-6　皮瓣显微削薄

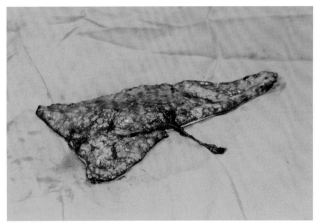

图 9-8-7　皮瓣拼接（断蒂后）

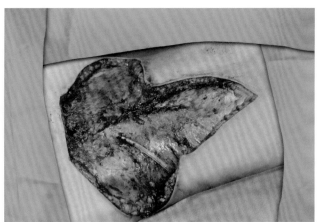

图 9-8-8　腹直肌前鞘完整保留

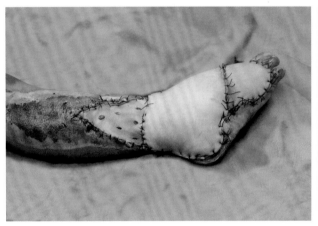

图 9-8-9　术后皮瓣血运良好（前外侧观）

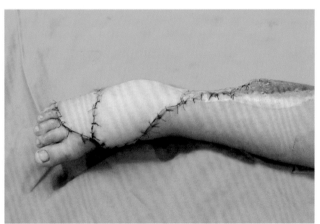

图 9-8-10　术后皮瓣血运良好（背侧观）

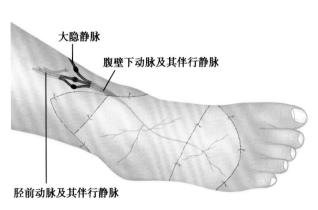

图 9-8-11　皮瓣血液循环重建示意图

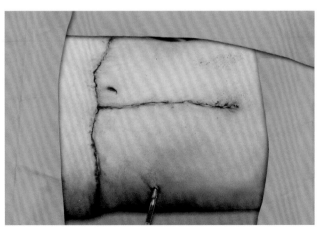

图 9-8-12　供区美容缝合

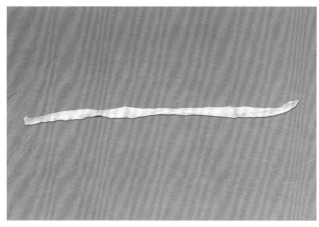

图 9-8-13　术后 3 个月行同种异体肌腱移植

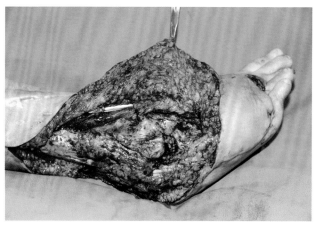

图 9-8-14　同种异体肌腱移植术中情况

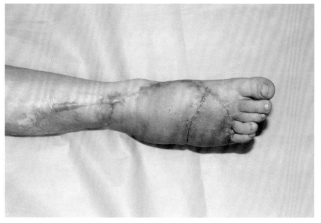

图 9-8-15　术后 1 年随访皮瓣受区恢复情况

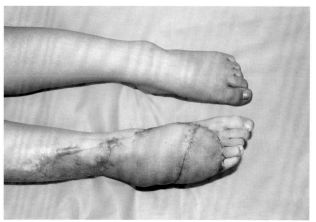

图 9-8-16　术后 1 年随访踝关节跖屈功能良好

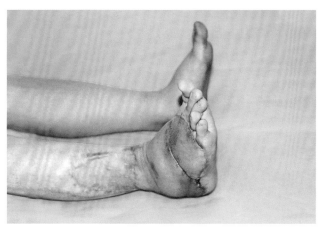

图 9-8-17　术后 1 年随访踝关节背伸功能良好

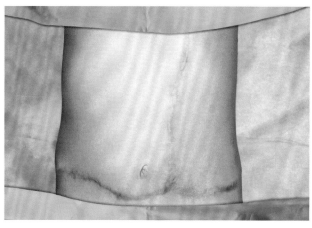

图 9-8-18　术后 1 年随访皮瓣供区恢复情况

五、术式评价

M-P-DIEAP 同时具备显微削薄腹壁下动脉穿支皮瓣和分叶腹壁下动脉穿支皮瓣的优点。吻合一组血管即能重建两个或多个皮瓣血液循环，一次修复两个或多个相邻创面；供区实现了直接闭合，避免了第二供区损害；显微削薄改善了皮瓣受区外形，避免了二期皮瓣削薄整形。但该术式同样存在传统 DIEAP 的缺点，且较传统 DIEAP 增加了手术难度与风险。

六、注意事项

M-P-DIEAP 系显微削薄腹壁下动脉穿支皮瓣和分叶腹壁下动脉穿支皮瓣两种技术的组合，对设计、操作要求高，既要考虑平面设计（分叶）避免牺牲第二供区，又要考虑层次与美观（显微削薄），分叶腹壁下动脉穿支皮瓣的切取需要较高技术要求，显微削薄需量力而行，在保证安全的前提下追求完美效果。其他注意事项参阅分叶腹壁下动脉穿支皮瓣和显微削薄腹壁下动脉穿支皮瓣章节。

第九节 显微削薄－嵌合腹壁下动脉穿支皮瓣

一、概述

显微削薄－嵌合腹壁下动脉穿支皮瓣（microdissected thin chimeric deep inferior epigastric artery perforator flap，M-Ch-DIEAP）系显微削薄腹壁下动脉穿支皮瓣和嵌合腹壁下动脉穿支皮瓣两种技术组合而衍生，是指在一侧腹壁下动脉血管体区切取的包含两个或两个以上不同种类的独立组织瓣（如穿支皮瓣、肌瓣、筋膜瓣等），其穿支皮瓣在保留穿支血管及其浅筋膜内分支和真皮下血管网的前提下，应用显微外科器械在放大镜或显微镜下去除多余的浅筋膜层脂肪，吻合一组腹壁下血管即可重建多个组织瓣血液循环的一种特殊形式腹壁下动脉穿支皮瓣。

二、适应证

M-Ch-DIEAP 适合于腹壁脂肪肥厚患者合并深部死腔或肌腱、关节囊缺损的浅表创面修复。

三、手术方法

1. **皮瓣设计与切取** 同嵌合腹壁下动脉穿支皮瓣。
2. **皮瓣削薄** 在皮瓣断蒂前，依据受区所需皮瓣厚度削薄皮瓣，削薄方法同显微削薄腹壁下动脉穿支皮瓣。
3. **皮瓣移植** 同嵌合腹壁下动脉穿支皮瓣。
4. **皮瓣供区与受区创口闭合** 同嵌合腹壁下动脉穿支皮瓣。

四、典型病例

患儿，男性，7 岁。轮辐伤致左足跟皮肤软组织、跟腱及跟骨缺损 5 天入院。彻底清创后设计 M-Ch-DIEAP 移植修复创面。皮瓣切取面积为 12.0cm × 6.0cm，携带体积为

4.0cm×2.0cm×2.0cm 的腹直肌瓣填充死腔，携带面积为 5.0cm×3.0cm 腹直肌前鞘重建跟腱，将腹壁下动、静脉与胫后动、静脉吻合（A∶V=1∶2），供区美容缝合。术后皮瓣顺利成活，创口一期愈合。术后 14 个月随访，皮瓣色泽、质地好，外形不臃肿，踝关节功能恢复良好，供区仅留线性瘢痕，无腹壁疝形成（图 9-9-1～图 9-9-16）。

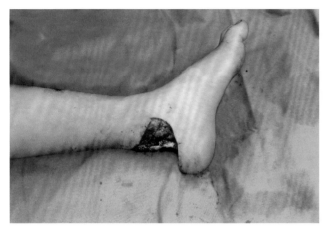

图 9-9-1　术前创面情况（内侧观）

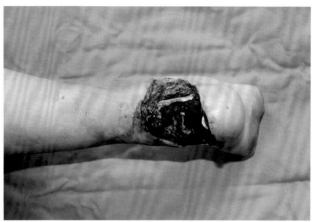

图 9-9-2　术前创面情况（后侧观）

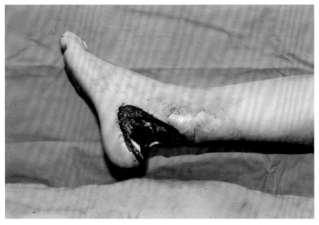

图 9-9-3　术前创面情况（外侧观）

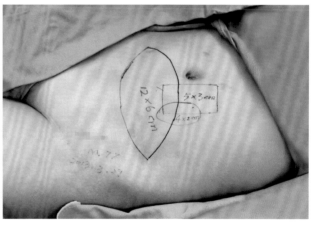

图 9-9-4　皮瓣设计

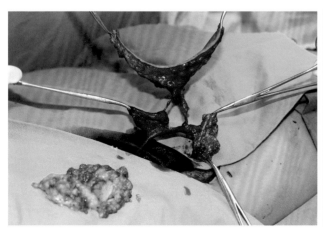

图 9-9-5　皮瓣切取（断蒂前显微削薄）

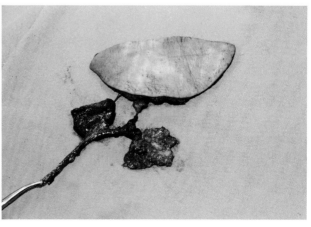

图 9-9-6　皮瓣断蒂后

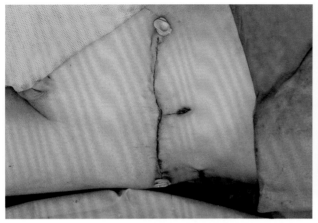

图 9-9-7　皮瓣供区美容缝合

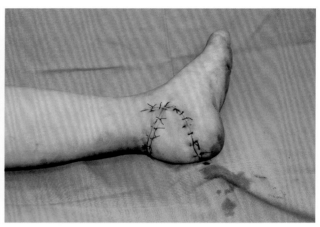

图 9-9-8　术后皮瓣血运良好（内侧观）

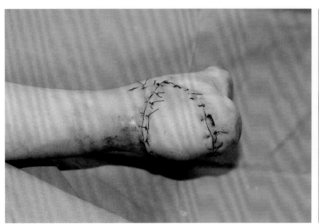

图 9-9-9　术后皮瓣血运良好（后侧观）

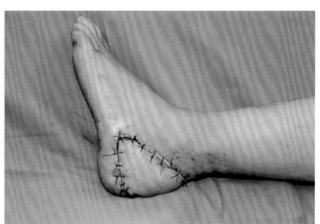

图 9-9-10　术后皮瓣血运良好（外侧观）

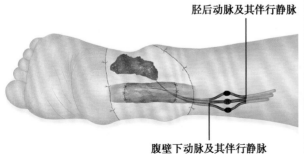

胫后动脉及其伴行静脉

腹壁下动脉及其伴行静脉

图 9-9-11　皮瓣血液循环重建示意图

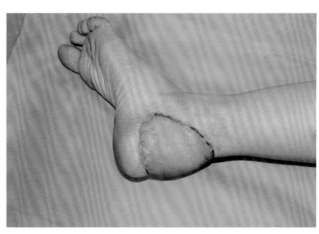

图 9-9-12　术后 14 个月随访皮瓣受区恢复情况（后外侧观）

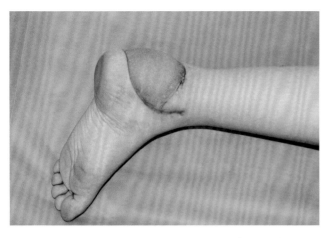

图 9-9-13　术后 14 个月随访皮瓣受区恢复情况（后内侧观）

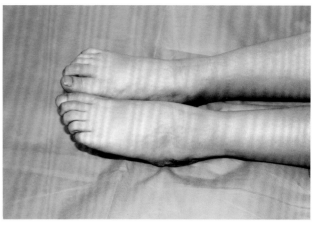

图 9-9-14　术后 14 个月随访踝关节跖屈功能良好

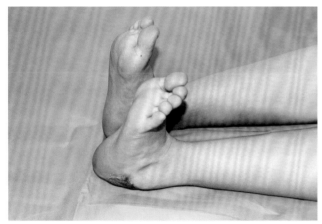

图 9-9-15　术后 14 个月随访踝关节背伸功能良好

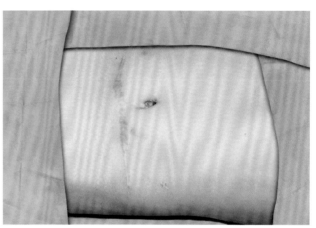

图 9-9-16　术后 14 个月随访皮瓣供区恢复情况

五、术式评价

M-Ch-DIEAP 除具备腹壁下动脉穿支皮瓣的优点外，还吸取了嵌合腹壁下动脉穿支皮瓣血供好、抗感染能力强、术式多样、可实现创面立体修复等优点，同时也整合了显微削薄腹壁下动脉穿支皮瓣改善皮瓣受区外形、避免二期皮瓣削薄整形的优点。但该术式包括不同的组织瓣成分，肌瓣、筋膜瓣与穿支皮瓣之间只通过血管蒂相连，各组织瓣均有一定的自由度，给创面修复带来了方便的同时增加了血管蒂扭转、卡压和牵拉损伤的发生率。

六、注意事项

M-Ch-DIEAP 设计要求高，既要考虑携带组织内容（嵌合），又要考虑层次与美观（显微削薄），应在保证组织瓣顺利成活的基础上追求功能、外形重建和供区微创。其他注意事项参阅嵌合腹壁下动脉穿支皮瓣和显微削薄腹壁下动脉穿支皮瓣章节。

第十节 分叶 - 嵌合腹壁下动脉穿支皮瓣

一、概述

分叶 - 嵌合腹壁下动脉穿支皮瓣（polyfoliate chimeric deep inferior epigastric artery perforator flap，P-Ch-DIEAP）是由分叶腹壁下动脉穿支皮瓣和嵌合腹壁下动脉穿支皮瓣两种技术组合而衍生，是指在同一腹壁下动脉血管体区切取两个（或两个以上）腹壁下动脉穿支皮瓣，同时切取一个或多个肌瓣或筋膜瓣，各组织瓣仅以穿支血管相连，移植时只需吻合一组腹壁下血管即可重建多个组织瓣血液循环的一种特殊形式腹壁下动脉穿支皮瓣。

二、适应证

P-Ch-DIEAP 适应证包括：①合并深部死腔或肌腱 / 关节囊缺损的相邻两个或多个创面修复；②合并深部死腔或肌腱 / 关节囊缺损的宽大创面修复；③洞穿性缺损修复。

三、手术方法

1. 皮瓣设计 P-Ch-DIEAP 包含两个或多个腹壁下动脉穿支皮瓣，还包含肌瓣和 / 或筋膜瓣，设计时要综合考虑分叶腹壁下动脉穿支皮瓣和嵌合腹壁下动脉穿支皮瓣的设计要求。

2. 皮瓣切取 按分叶腹壁下动脉穿支皮瓣切取方法切取皮瓣，显露穿支后，于穿支旁切开腹直肌前鞘，沿穿支游离合适的穿支蒂长度，转而显露分离出腹壁下血管，确认其至腹直肌及其前鞘的分支，分别以各分支为蒂切取肌瓣或筋膜瓣（腹直肌前鞘），直至汇入腹壁下血管主干，待各独立组织瓣完全游离后逐一检查其血运，确定血运可靠后依据所需血管蒂长度断蒂。

3. 皮瓣移植 将皮瓣断蒂后移植至受区，应用腹直肌瓣填充深部死腔，筋膜瓣重建肌腱或关节囊缺损，将分叶腹壁下动脉穿支皮瓣覆盖浅表邻近的两个或多个创面，精准定位缝合固定后，将腹壁下动、静脉与受区备用的动、静脉吻合重建皮瓣血液循环。修复合并深部死腔的一处宽大创面时，则先在无血状态下依据术前设计将皮瓣重新组合拼接成与创面形状一致的皮瓣，然后移植至受区，应用腹直肌瓣填充深部死腔，穿支皮瓣覆盖浅表创面，再将腹壁下血管与受区血管吻合。

4. 皮瓣供区与受区创口闭合 同嵌合腹壁下动脉穿支皮瓣。

四、典型病例

患儿，男性，3 岁。轮辐伤致右足跟后大面积皮肤缺损合并跟骨、跟腱部分缺损。设计 P-Ch-DIEAP 移植修复创面，皮瓣切取面积分别为 12.0cm×6.0cm 和 5.0cm×3.0cm，应用 4.0cm×2.0cm×2.0cm 腹直肌瓣填塞跟骨缺损部位，分叶腹壁下动脉穿支皮瓣拼接后覆盖足跟后宽大创面，将腹壁下动、静脉与胫后动、静脉吻合。术后皮瓣成活良好，创口一期愈合。术后 1 年随访，足跟外形与功能恢复良好，供区遗留线性瘢痕（图 9-10-1～图 9-10-16）。

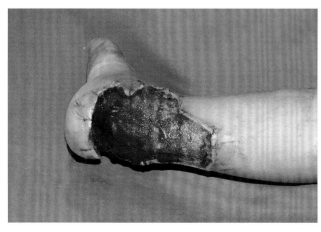

图 9-10-1　术前创面情况

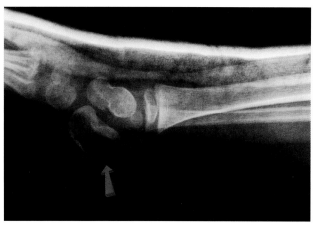

图 9-10-2　术前 X 线片显示部分跟骨缺损（红色箭头所指）

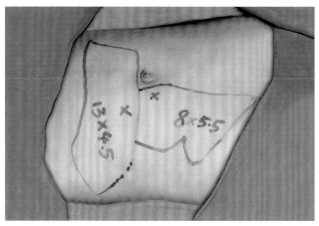

图 9-10-3　皮瓣设计

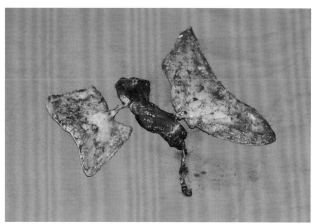

图 9-10-4　皮瓣切取（断蒂后）

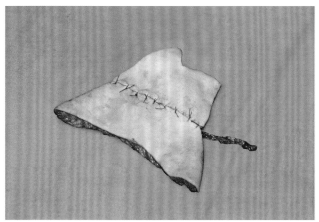

图 9-10-5　皮瓣拼接

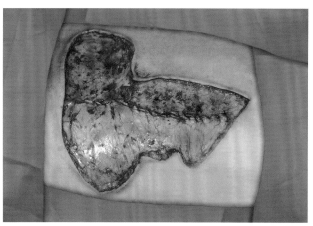

图 9-10-6　腹直肌前鞘完整保留

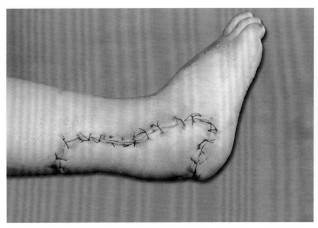

图 9-10-7　术后皮瓣血运良好(外侧观)

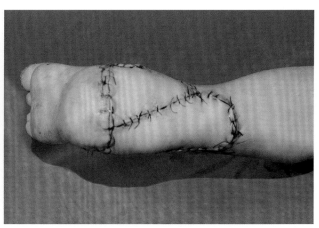

图 9-10-8　术后皮瓣血运良好(后侧观)

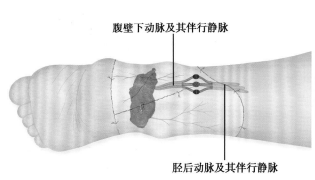

腹壁下动脉及其伴行静脉

胫后动脉及其伴行静脉

图 9-10-9　皮瓣血液循环重建示意图

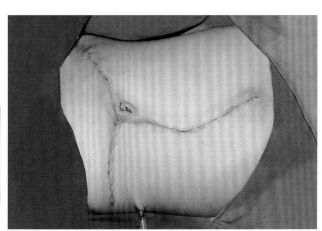

图 9-10-10　供区美容缝合

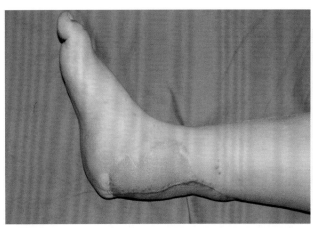

图 9-10-11　术后 1 年随访皮瓣受区恢复情况(内侧观)

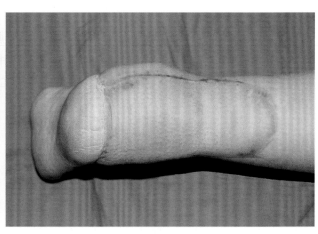

图 9-10-12　术后 1 年随访皮瓣受区恢复情况(后侧观)

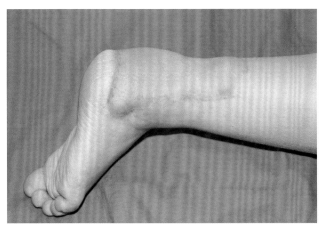

图 9-10-13　术后 1 年随访皮瓣受区恢复情况（外侧观）

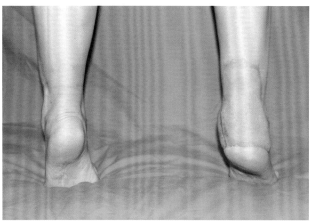

图 9-10-14　术后 1 年随访踝关节功能恢复良好

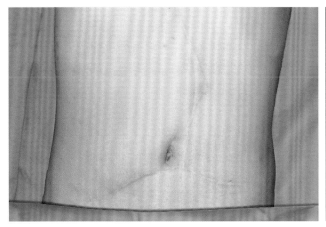

图 9-10-15　术后 1 年随访皮瓣供区恢复情况

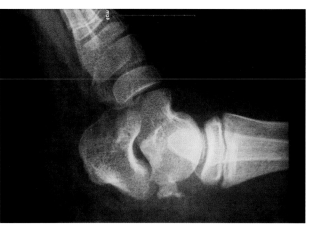

图 9-10-16　术后 1 年随访 X 线片显示跟骨愈合情况

五、术式评价

P-Ch-DIEAP 具有分叶腹壁下动脉穿支皮瓣的优点，吻合一组腹壁下血管即可重建多个组织瓣血运，一次修复两个／多个相邻创面或宽大不规则创面（避免第二供区损害）；同时吸取了嵌合腹壁下动脉穿支皮瓣的优点，腹直肌瓣、筋膜瓣和腹壁下动脉穿支皮瓣仅通过腹壁下血管穿支相连，各组织瓣均有一定自由度，应用腹直肌瓣可自由填充死腔，应用腹直肌前鞘可重建肌腱或关节囊缺损，应用腹壁下动脉穿支皮瓣可自由修复浅表创面，达到满意的修复效果。但该术式要切取多个不同成分的组织瓣，对设计、切取要求高，手术难度、风险大，各组织瓣血管蒂均共干于腹壁下血管，容易发生血管蒂扭转与卡压。

六、注意事项

P-Ch-DIEAP 携带两个或两个以上的穿支皮瓣，同时还携带肌瓣或筋膜瓣，各组织瓣都有独立的血管蒂相连共干于腹壁下血管，术中要仔细理顺每一组织瓣的血管蒂，防止扭转与卡压。其他注意事项参阅分叶腹壁下动脉穿支皮瓣和嵌合腹壁下动脉穿支皮瓣章节。

参 考 文 献

[1] KOSHIMA I，SOEDA S. Inferior epigastric artery skin flaps without rectus abdominis muscle[J]. Br J Plast Surg，1989，42（6）：645-648.

[2] ALLEN R J，TREECE P. Deep inferior epigastric perforator flap for breast reconstruction[J]. Ann Plast Surg，1994，32（1）：32-38.

[3] BLONDEEL P N，BOECKX W D. Refinements in free flap breast reconstruction：the free bilateral deep inferior epigastric perforator flap anastomosed to the internal mammary artery[J]. Br J Plast Surg，1994，47（7）：495-501.

[4] KIMURA N，SATOH K，HOSAKA Y. Microdissected thin perforator flaps：46 cases[J]. Plast Reconstr Surg，2003，112（7）：1875-1885.

[5] HALLOCK G G，RICE D C. Efficacy of venous supercharging of the deep inferior epigastric perforator flap in a rat model[J]. Plast Reconstr Surg，2005，116（2）：551-555；discussion 556.

[6] EO S，KIM D，JONES N F. Microdissection thinning of a pedicled deep inferior epigastric perforator flap for burn scar contracture of the groin：case report[J]. Plast Reconstr Surg，2005，21（7）：447-452.

[7] 刘元波，徐军，王静，等. 应用腹壁下动脉穿支皮瓣再造乳房 [J]. 中国修复重建外科杂志，2006，20（5）：534-536.

[8] 唐举玉，罗令，何洪波，等. 小儿腹壁下动脉穿支皮瓣移植修复足踝部软组织缺损 [J]. 中华显微外科杂志，2008，31（4）：249-252.

[9] 李宏烨，姚平，姚建民，等. 游离腹壁下动脉穿支皮瓣修复四肢缺损创面 [J]. 中华显微外科杂志，2012，35（2）：172.

[10] TANG J，FANG T，SONG D，et al. Free deep inferior epigastric artery perforator flap for reconstruction of soft-tissue defects in extremities of children[J]. Microsurgery，2013，33（8）：612-619.

[11] 李涛，陈振兵，陈燕花，等. 以腹壁下动脉穿支为蒂的血流桥接皮瓣修复肢体创面缺损 [J]. 中华整形外科杂志，2014，30（5）：339-343.

[12] 唐举玉，卿黎明，吴攀峰，等. 游离腹壁下动脉嵌合穿支皮瓣修复合并深部死腔的下肢皮肤软组织缺损 [J]. 中华整形外科杂志，2015，31（6）：425-428.

[13] 卿黎明，唐举玉，吴攀峰，等. 个性化设计腹壁下动脉穿支皮瓣在修复四肢皮肤软组织缺损中的临床应用 [J]. 中华整形外科杂志，2018，34（9）：709-714.

[14] LUO Z，QING L，ZHOU Z，et al. Reconstruction of large soft tissue defects of the extremities in children using the kiss deep inferior epigastric artery perforator flap to achieve primary closure of donor site[J]. Ann Plast Surg，2019，82（1）：64-70.

[15] SUI X，CAO Z，PANG X，et al. Reconstruction of moderate-sized soft tissue defects in foot and ankle in children：free deep inferior epigastric artery perforator flap versus circumflex scapular artery perforator flap[J]. J Plast Reconstr Aesthet Surg，2019，72（9）：1494-1502.

[16] CAO Z M，DU W，QING L M，et al. Reconstructive surgery for foot and ankle defects in pediatric patients：comparison between anterolateral thigh perforator flaps and deep inferior epigastric perforator flaps[J]. Injury，2019，50（8）：1489-1494.

[17] 刘洋，宋达疆，谢松林，等. 游离修薄腹壁下动脉穿支皮瓣修复四肢大面积软组织缺损的临床效果 [J]. 中华烧伤杂志，2020，36（7）：590-593.

[18] 付炳金，杨佳林，邓明明，等. 显微削薄旋髂浅动脉穿支皮瓣修复成人足背侧创面 [J]. 岭南现代临床外科，2020，20（3）：315-318.

[19] 谢庆平，穆蘭，刘元波，等. 腹壁下动脉穿支皮瓣专家共识[J]. 中华显微外科杂志，2020，43（5）：417-423.

[20] 宋达疆，李赞，章一新，等. 联体双侧血管蒂腹壁下动脉穿支皮瓣行乳房重建[J]. 中华显微外科杂志，2020，43（5）：441-445.

[21] 黄显军，周海波，徐恒，等. 游离腹壁下动脉穿支皮瓣修复四肢软组织缺损 [J]. 中华显微外科杂志，2021，44（4）：451-454.

[22] 喻田，兰荣玉，江吉勇，等. 显微削薄腹壁下动脉穿支皮瓣修复肢体皮肤软组织缺损 [J]. 创伤外科杂志，2021，23（6）：420-422，440.

[23] 徐伯扬，付苏，辛敏强，等. 双血管蒂腹壁下动脉穿支皮瓣在乳房再造中的临床应用 [J]. 中华整形外科杂志，2021，37（7）：712-718.

第十章

旋髂深动脉血管体区特殊形式穿支皮瓣

第一节　旋髂深动脉穿支皮瓣

一、概述

旋髂深动脉穿支皮瓣（deep circumflex iliac artery perforator flap，DCIAP）是在传统髂骨皮瓣基础上发展而来的一种新型皮瓣。传统髂骨皮瓣属于骨 - 肌肉 - 皮肤复合组织瓣，骨、肌与皮下组织不分离，皮瓣自由度小，骨瓣一旦被固定，皮瓣位置就被限制，难以有效修复浅表创面，加之传统髂骨皮瓣设计多以髂嵴为中心，来自旋髂深动脉的主要肌皮穿支血管常常不包含在皮瓣内，术后皮瓣部分坏死的并发症发生率高。1997 年 Safak 等报道了基于穿支血管基础的旋髂深动脉嵌合皮瓣的临床应用，2001 年 Kimata 报道携带髂骨瓣的旋髂深动脉穿支皮瓣修复复合组织缺损并提出了旋髂深动脉穿支皮瓣的概念，2008 年 Akyurek 报道了不携带髂骨的单纯旋髂深动脉穿支皮瓣的临床应用。由于旋髂深动脉穿支不够恒定，目前旋髂深动脉穿支皮瓣在临床并不常用，但因髂骨瓣的独特血供优势，嵌合旋髂深动脉穿支皮瓣成为临床携带骨瓣的嵌合穿支皮瓣的常用供区。

二、应用解剖

旋髂深动脉主干从髂外动脉（59.5%）或股动脉（40.5%）发出后走行于腹横筋膜浅层、腹内斜肌深面，在髂前上棘内侧分为升支与终末支，升支走行于腹横肌与腹内斜肌之间，营养腹壁肌肉，并发出肌皮穿支营养局部皮肤。旋髂深动脉主干继续沿着髂骨内侧缘向外上方走行，发出数支细小分支进入髂肌及髂骨，并发出 1～2 支肌皮穿支血管供应髂嵴上皮肤，旋髂深动脉主干最终与髂腰动脉或腰动脉吻合。旋髂深动脉血管蒂长约 8cm，起始部外径约为 2.8mm，伴行静脉多为 1 支。郑和平等将旋髂深动脉走行区域划分为三个部分：腹股沟部、髂嵴内侧部、髂嵴上部，分别发出腹壁肌支、髂骨支及最终的肌皮穿支。Bergeron 等进行的 12 例标本解剖研究发现：92% 的标本平均存在 1.6 支直径为 0.7mm 的旋髂深动脉穿支血管，位于髂前上棘后方 5～11cm、髂嵴上方 0～4cm 区域，穿支点出现区域面积为 31cm^2（图 10-1-1）。

三、适应证

DCIAP 带蒂转移可用于修复大腿近端、下腹部及会阴部皮肤软组织缺损；游离移植适合于修复四肢、颌面等部位中等面积的皮肤软组织缺损。

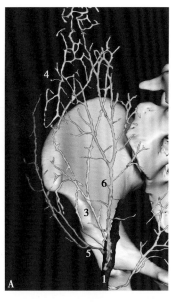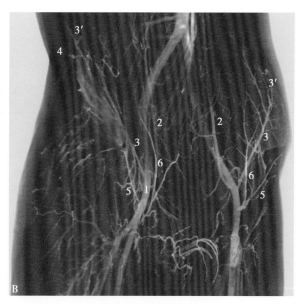

图 10-1-1 盆部三维重建,示旋髂深动脉穿支来源与分布

一次性整体血管造影,Mimics 分层三维重建:A. 深层;B. 浅层。1. 股动脉;2. 旋髂浅动脉,双侧可见长的降支;3. 腹壁浅动脉;3′. 旋髂深动脉穿支,4. 旋髂深动脉;5. 腹壁下动脉;6. 阴部外浅动脉。

四、手术方法

1. 皮瓣设计 术前采用彩色多普勒超声(或超声多普勒血流仪)探测定位并标记旋髂深动脉第一穿支穿出深筋膜位置。

点:以术前探测标记的旋髂深动脉第一穿支穿出深筋膜点为皮瓣的关键点,带蒂转移时旋转点最近可选择第一穿支穿出深筋膜点,最远可选择旋髂深动脉的起始点(髂外动脉与腹股沟韧带交点附近)。

线:以旋髂深动脉第一穿支穿出深筋膜点与旋髂深动脉体表投影内侧靠近该点探测到的第二穿支穿出深筋膜点连线为皮瓣轴线。

面:切取层面为腹壁浅筋膜层,切取宽度一般采用提捏法判断皮瓣的切取宽度。

依据创面形状、大小、深浅,参阅上述"点、线、面"设计皮瓣(图 10-1-2)。

2. 皮瓣切取 采用逆行四面解剖法切取皮瓣,首先切开皮瓣外侧缘,自外向内于浅筋膜层解剖分离皮瓣,至定位标记点附近寻找、确定穿出腹外斜肌的旋髂深动脉肌皮穿支,穿支确定后,旁开穿支约 3mm 切开腹外斜肌膜,首先解剖面对主刀医师的剖面,即穿支解剖第一个面,切开部分腹外斜肌、腹内斜肌,顺穿支血管向深层解剖,直至旋髂深血管主干,然后解剖第二个面(主刀医师左侧的穿支血管剖面),保留约 3mm 的筋膜组织,同法解剖第三个面(主刀医师右侧的穿支血管剖面),最后切开皮瓣内侧缘,于腹外斜肌表面自内至外会师至穿支处,接着解剖穿支的第四个面(主刀医师对侧的穿支血管剖面)。沿穿支向深层解剖显露并分离出所需长度的旋髂深血管。

3. 皮瓣转移或移植 带蒂转移可通过皮下隧道于腹股沟韧带表面转移至受区;游离移植时根据受区所需血管蒂长度结扎、切断旋髂深血管,皮瓣移植至受区创面,根据创面与血管蒂情况调整皮瓣位置,在显微镜下将血管断端清创,将旋髂深动、静脉分别与受区动、静脉吻合。

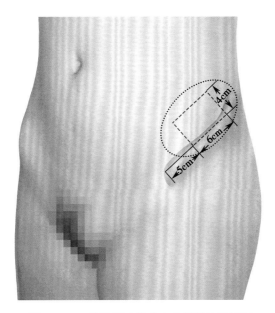

图 10-1-2　旋髂深动脉穿支皮瓣设计示意图

4. 皮瓣供区与受区创口闭合　皮瓣供区创面彻底止血后，创口置管负压引流管，以可吸收线分层缝合髂肌、腹横肌、腹内斜肌、腹外斜肌与浅筋膜组织，皮肤切口美容缝合。受区创口间断缝合，皮瓣下放置多根硅胶半管行低位引流。

五、典型病例

患者，女性，15 岁。交通事故致左足跟部外伤后溃烂不愈 2 年入院。设计右足底内侧皮瓣移植修复左足跟负重区创面，设计旋髂深动脉穿支皮瓣移植修复右侧足底内侧皮瓣供区创面。将旋髂深动脉及其伴行静脉分别与足底内侧动脉及其一条伴行静脉吻合，将皮瓣携带的皮下静脉与另一条足底内侧动脉伴行静脉吻合。术后皮瓣成活良好，创口一期愈合。术后 3 个月随访，皮瓣外形满意，供区线性瘢痕不明显（图 10-1-3～图 10-1-12）。

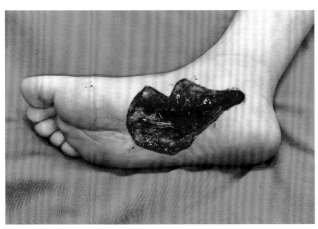

图 10-1-3　足底内侧皮瓣切取后创面

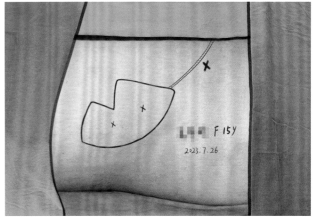

图 10-1-4　皮瓣设计

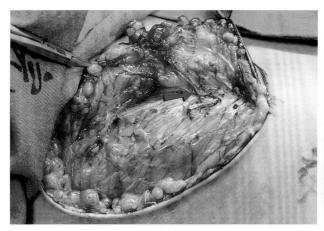

图 10-1-5　于髂骨内板内侧缘寻至穿支（蓝色箭头）

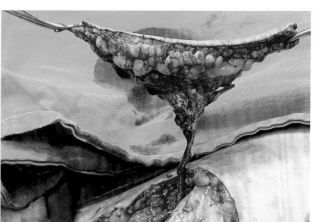

图 10-1-6　皮瓣切取（断蒂前）

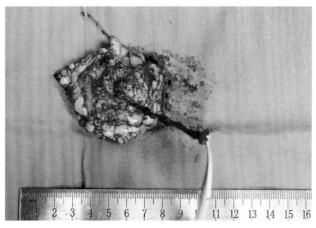

图 10-1-7　皮瓣断蒂（浅筋膜面观）

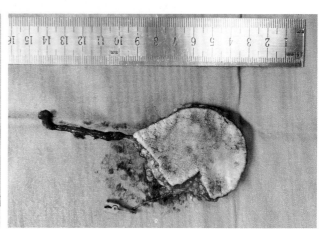

图 10-1-8　皮瓣断蒂（皮肤面观）

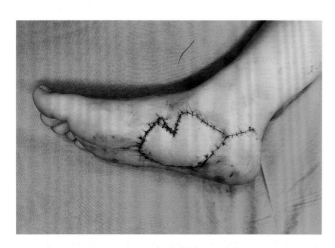

图 10-1-9　术后皮瓣血运良好

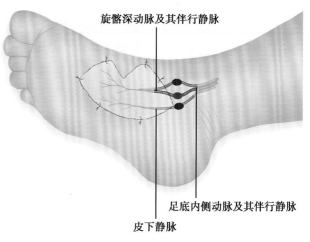

旋髂深动脉及其伴行静脉

足底内侧动脉及其伴行静脉

皮下静脉

图 10-1-10　皮瓣血液循环重建示意图

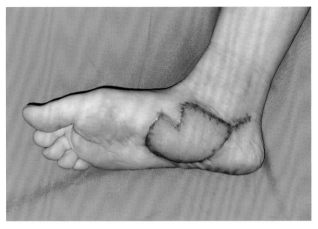
图 10-1-11 术后 3 个月随访皮瓣受区恢复情况

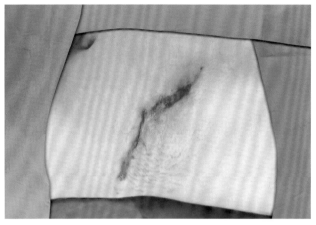
图 10-1-12 术后 3 个月随访皮瓣供区恢复情况

六、术式评价

DCIAP 的优点包括：供区较为隐蔽、携带一级源血管可获取较长的血管蒂和较粗的血管口径；皮瓣大多较薄、质地好；供区创面多可直接闭合，术后瘢痕不明显。但该术式也存在以下缺点：穿支不恒定，穿支血管口径细小，皮瓣切取面积有限，无特定的感觉神经支配，旋髂深血管位置深，解剖分离较为困难，髂腹下神经、髂腹股沟神经和股外侧皮神经与旋髂深血管走行关系密切，切取 DCIAP 时容易造成损伤等。

七、注意事项

开展 DCIAP 的注意事项如下：①由于旋髂深动脉穿支不够恒定，术前应常规应用彩超或超声多普勒血流仪进行穿支定位，旋髂深动脉穿支在距髂前上棘后方 5～11cm、髂嵴上方 0～4cm 区域内出现率高，可首先在此区域探寻；②术前常规应用提捏法了解局部皮肤质地、弹性、皮下脂肪厚度，并测量皮瓣可切取宽度（直接闭合情况下）；③旋髂深动脉穿支细小，DCIAP 切取面积不宜过大，否则可能导致皮瓣部分坏死；④旋髂深动脉伴行静脉多为 1支，皮瓣面积切取较大时，同时吻合旋髂浅静脉重建第二套静脉回流系统，可降低皮瓣静脉危象的发生率；⑤髂腹下神经、髂腹股沟神经与旋髂深血管紧密伴行，股外侧皮神经紧贴旋髂深血管下方穿行至股前外侧，解剖分离时要仔细，避免意外损伤；⑥皮瓣无特定的感觉神经支配，不适合修复对感觉重建要求高的部位；⑦皮瓣供区需要彻底止血、逐层关闭创面，避免死腔、腹膜后积血和腹壁疝的发生；⑧采用屈膝屈髋位有利于皮瓣供区的切口闭合，术后创口愈合后要注意髋关节的后伸功能锻炼，防止髋关节屈曲挛缩。

第二节 嵌合旋髂深动脉穿支皮瓣

一、概述

嵌合旋髂深动脉穿支皮瓣（chimeric deep circumflex iliac artery perforator flap, Ch-DCIAP）是指在旋髂深动脉血管体区内切取的包含两个或两个以上不同种类的独立组织瓣（如穿支皮瓣、骨瓣、肌瓣等），这些独立组织瓣中至少含有一个穿支皮瓣，且供血动脉均起源于旋髂深血管，吻合旋髂深血管即可同时重建两个或多个独立组织瓣血液循环的一种特殊形式旋髂深动脉穿支皮瓣。目前临床常用的嵌合旋髂深动脉穿支皮瓣为髂骨瓣与旋髂深动脉穿支皮瓣的嵌合,穿支皮瓣与髂骨瓣仅以穿支血管相连,骨瓣可重建深部骨缺损,皮瓣可自由覆盖浅表创面,实现了创面的立体修复。

二、适应证

Ch-DCIAP适合于合并大段骨缺损的四肢创面修复和口腔颌面肿瘤根治术后复合组织缺损的重建。

三、手术方法

1. 皮瓣设计 皮瓣设计同旋髂深动脉穿支皮瓣,根据骨缺损长度、宽度、高度设计髂骨瓣。

2. 皮瓣切取 采用逆行四面解剖法切取皮瓣,在穿支皮瓣解剖完成后,再沿旋髂深血管逆行解剖,分离至旋髂深血管起始部,分离保护股外侧皮神经、髂腹下神经和髂腹股沟神经,处理沿途分支及髂腰血管,分离髂肌显露髂骨内板,保留髂嵴,依据设计凿取髂骨瓣,检查穿支皮瓣与髂骨瓣血运,证实血供可靠后断蒂,旋髂深血管近端以1号丝线缝扎。

3. 皮瓣移植 将皮瓣转移至受区后,首先将髂骨瓣嵌入骨缺损处,以克氏针或螺钉固定,理顺血管蒂,将穿支皮瓣覆盖浅表创面,根据创面与血管蒂情况调整皮瓣位置,在显微镜下行血管断端清创,将旋髂深动、静脉分别与受区动、静脉吻合。

4. 皮瓣供区与受区创口闭合 皮瓣供区创面彻底止血后,创口置负压引流管,将保留的髂嵴复位,以2-0可吸收缝线缝合固定,以3-0可吸收线分层缝合髂肌、腹横肌、腹内斜肌、腹外斜肌与浅筋膜组织,皮肤切口美容缝合。皮瓣受区创口间断缝合,皮瓣下放置多根硅胶半管行低位引流。

四、典型病例

病例一 患者,男性,36岁。外伤致右足背皮肤软组织缺损并第一跖骨骨缺损3.5cm。设计Ch-DCIAP移植修复创面,髂骨瓣切取长度为3.5cm,皮瓣切取面积为12.5cm×8.0cm,应用髂骨瓣重建第一跖骨骨缺损,应用穿支皮瓣覆盖浅表创面。将髂骨瓣修整后嵌于第一跖骨骨缺损处,连接处各用一枚克氏针固定。将旋髂深动、静脉分别与足背动、静脉吻合,另将旋髂浅动脉与内踝前动脉吻合,将旋髂浅静脉与大隐静脉吻合。术后皮瓣成活良好,创口一期愈合。术后9个月随访,皮瓣外形满意,X线片复查显示髂骨与跖骨骨性愈合(图10-2-1~图10-2-12)。

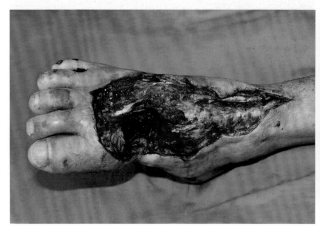

图 10-2-1　术前创面

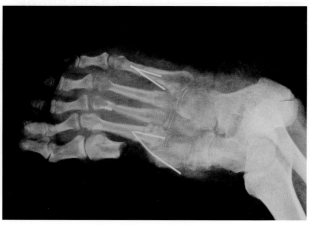

图 10-2-2　术前 X 线片

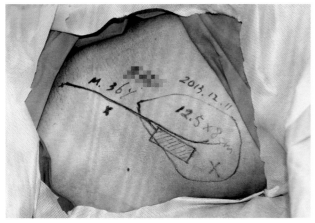

图 10-2-3 皮瓣设计

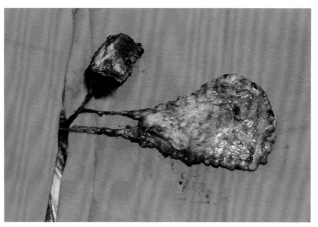

图 10-2-4 皮瓣、骨瓣切取（浅筋膜面观）

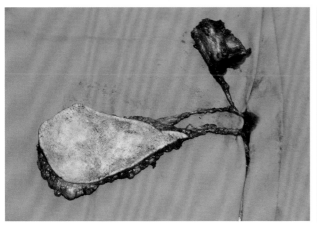

图 10-2-5 皮瓣、骨瓣切取（皮肤面观）

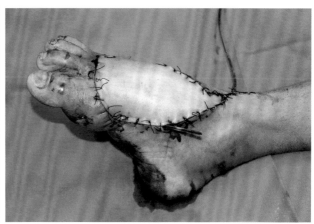

图 10-2-6 术后皮瓣血运良好

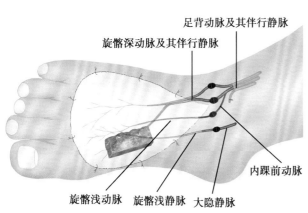

图 10-2-7 皮瓣血液循环重建示意图

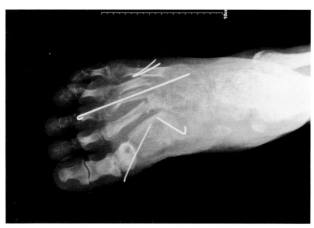

图 10-2-8 术后 X 线片

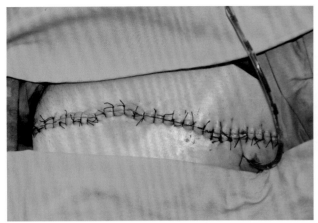

图 10-2-9　供区直接缝合

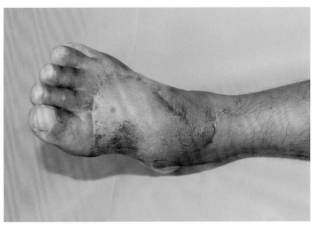

图 10-2-10　术后 9 个月随访皮瓣受区恢复情况

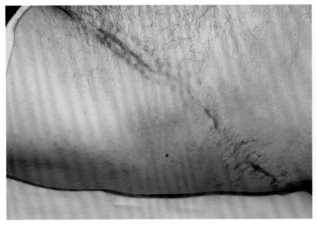

图 10-2-11　术后 9 个月随访皮瓣供区恢复情况

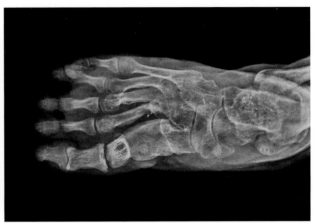

图 10-2-12　术后 9 个月随访患足 X 线片

　　病例二　患者，男性，28 岁。因右小腿外伤术后钢板外露、反复流脓 2 年，先后 6 次手术创口不愈。彻底清除病灶后，测量胫骨缺损 9cm，设计 Ch-DCIAP 移植修复创面，髂骨瓣切取长度为 9.0cm，皮瓣切取面积为 20.0cm×9.0cm，髂骨瓣与穿支皮瓣仅通过穿支相连，将旋髂深动脉及其伴行静脉分别与胫前动脉及其伴行静脉吻合，皮瓣携带的旋髂浅动脉与旋髂深动脉的腹内斜肌肌支吻合（内增压）。术后皮瓣成活良好，创口一期愈合。术后 10 个月随访，感染未复发，X 线片显示移植髂骨瓣与胫骨骨性愈合（图 10-2-13～图 10-2-24）。

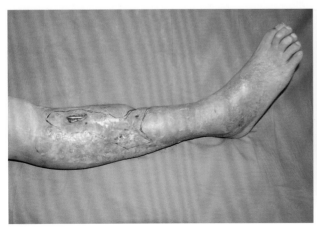

图 10-2-13　术前创面情况（清创前）

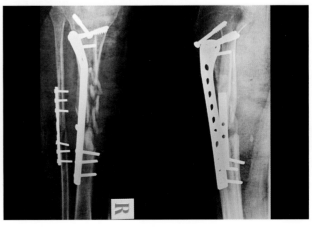

图 10-2-14　术前 X 线片显示胫骨部分骨质吸收

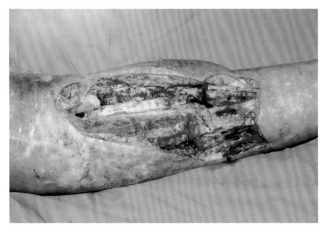

图 10-2-15　术前创面情况（清创后）

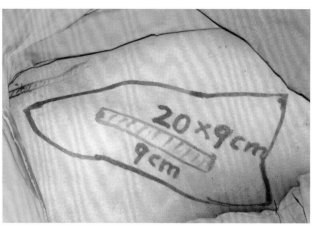

图 10-2-16　皮瓣设计

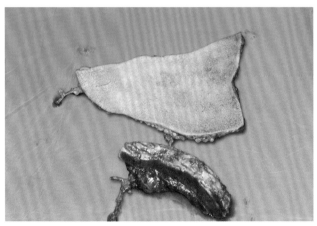

图 10-2-17　皮瓣、骨瓣切取（皮肤面观）

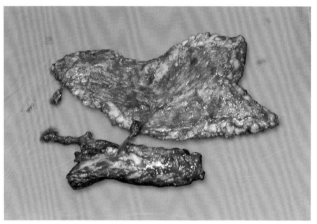

图 10-2-18　皮瓣、骨瓣切取（浅筋膜面观）

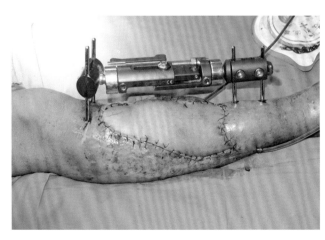

图 10-2-19　术后皮瓣血运良好

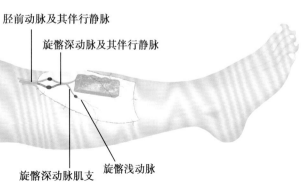

图 10-2-20　皮瓣血液循环重建示意图

胫前动脉及其伴行静脉

旋髂深动脉及其伴行静脉

旋髂深动脉肌支

旋髂浅动脉

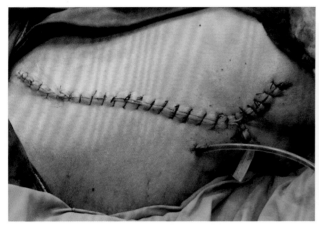

图 10-2-21　供区直接缝合

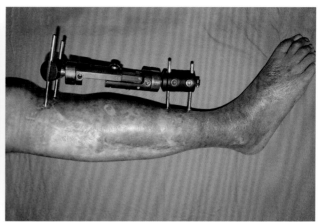

图 10-2-22　术后 10 个月随访皮瓣受区恢复情况

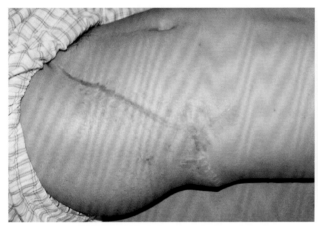

图 10-2-23　术后 10 个月随访皮瓣供区恢复情况

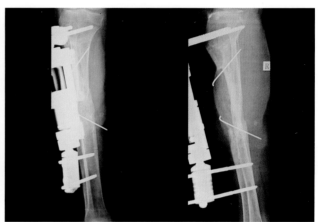

图 10-2-24　术后 10 个月 X 线片显示移植髂骨瓣与胫骨骨性愈合

五、术式评价

Ch-DCIAP 除具备 DCIAP 的优点外，还吸取了传统髂骨瓣血运好、成骨能力强的优点，髂骨瓣与穿支皮瓣仅以穿支血管相连，具备一定自由度，骨瓣固定后，皮瓣可自由调整位置，实现创面立体修复。但该术式也存在以下缺点：穿支不恒定，穿支血管口径细小，皮瓣切取面积有限，无特定的感觉神经支配，旋髂深血管位置深，解剖分离较为困难，供区损伤较大、出血量多等。

六、注意事项

开展 Ch-DCIAP 的注意事项如下：①髂骨瓣设计尽可能精准，以减少供区损伤，尽可能保留髂前上棘和髂嵴，以减少对局部外形与功能的影响；②切取次序：宜先切取穿支皮瓣，采用逆行四面解剖法解剖穿支与旋髂深血管主干后再切取髂骨瓣，可减少出血量；③术中要彻底止血，充分引流，防止血肿形成与感染；④该术式的嵌合成分在临床仅限于髂骨瓣，不建议嵌合腹外斜肌腱膜和腹内斜肌肌瓣，以避免对腹壁功能的损害和腹壁疝的发生；⑤其他注意事项参阅旋髂深动脉穿支皮瓣。

第三节 显微削薄－嵌合旋髂深动脉穿支皮瓣

一、概述

显微削薄－嵌合旋髂深动脉穿支皮瓣（micro-dissected thin chimeric deep circumflex iliac artery perforator flap，M-Ch-DCIAP）系显微削薄旋髂深动脉穿支皮瓣和嵌合旋髂深动脉穿支皮瓣两种技术组合而衍生，是指在一侧旋髂深动脉血管体区切取包含两个或两个以上不同种类的独立组织瓣（如穿支皮瓣、骨瓣、肌瓣等），其穿支皮瓣在放大镜（或显微镜）下应用显微外科器械分离保护穿支血管及其浅筋膜内分支，然后根据受区需要去除多余的浅筋膜层脂肪，移植时仅需吻合一组旋髂深血管即可重建多个组织瓣血液循环的一种特殊形式旋髂深动脉穿支皮瓣。

二、适应证

M-Ch-DCIAP 适合于髂腹股沟部位脂肪肥厚患者合并大段骨缺损的四肢及颌面浅表创面修复。

三、手术方法

1. **皮瓣设计与切取** 同嵌合旋髂深动脉穿支皮瓣。

2. **皮瓣削薄** 待皮瓣切取成功后，将皮瓣翻转，在放大镜或手术显微镜下，沿旋髂深动脉穿支继续解剖分离穿支及其在浅筋膜层的分支，直至穿入真皮下血管网层面，显露穿支血管在浅筋膜内的走行后予以妥善保护，根据受区需要去除多余的浅筋膜层脂肪组织，对于活动性出血点，以双击电凝彻底止血。

3. **皮瓣移植** 同嵌合旋髂深动脉穿支皮瓣。

4. **供区与受区切口闭合** 同嵌合旋髂深动脉穿支皮瓣。

四、典型病例

患者，男性，45 岁。右小腿外伤后创口不愈 2 年入院，诊断右胫骨创伤后骨髓炎。彻底清创后遗留皮肤软组织缺损并胫骨大段骨缺损，设计 M-Ch-DCIAP 移植修复。皮瓣切取面积为 13.0cm×6.0cm，携带体积为 5.5cm×3.0cm×2.0cm 的髂骨瓣重建胫骨骨缺损。在断蒂前行皮瓣显微削薄术，证实皮瓣、骨瓣血运可靠后断蒂。将髂骨瓣嵌入胫骨骨缺损处，以克氏针内固定，将旋髂深动、静脉与胫前动、静脉吻合，供区美容缝合。术后皮瓣顺利成活，创口一期愈合。术后 6 个月随访，感染未复发，皮瓣色泽质地好，外形不臃肿，小腿功能恢复良好，X 线片示移植髂骨与胫骨骨性愈合，供区仅遗留线性瘢痕（图 10-3-1～图 10-3-12）。

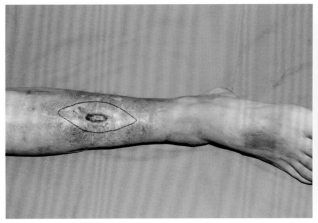

图 10-3-1 术前创面情况（清创前）

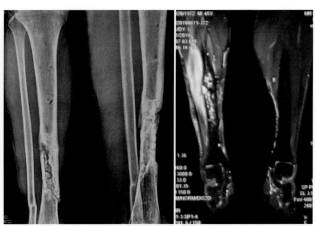

图 10-3-2 术前 X 线片及 MRI 显示局部病变情况

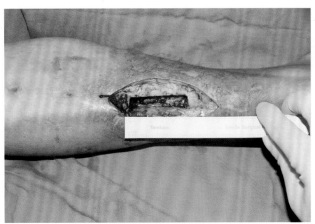

图 10-3-3 清创后创面情况

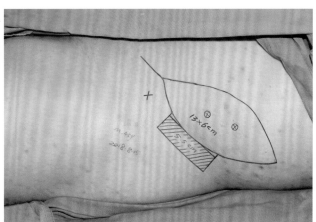

图 10-3-4 皮瓣设计

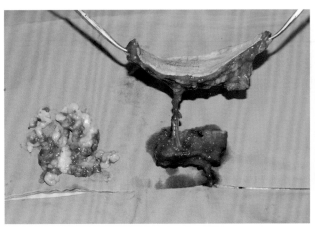

图 10-3-5 皮瓣切取（断蒂前显微削薄）

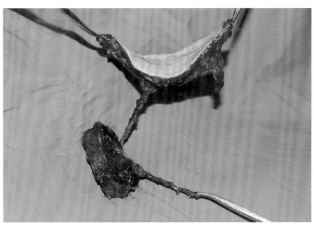

图 10-3-6 皮瓣断蒂后

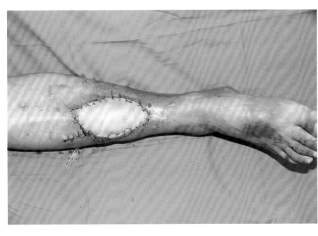

图 10-3-7　术后皮瓣血运与外形良好

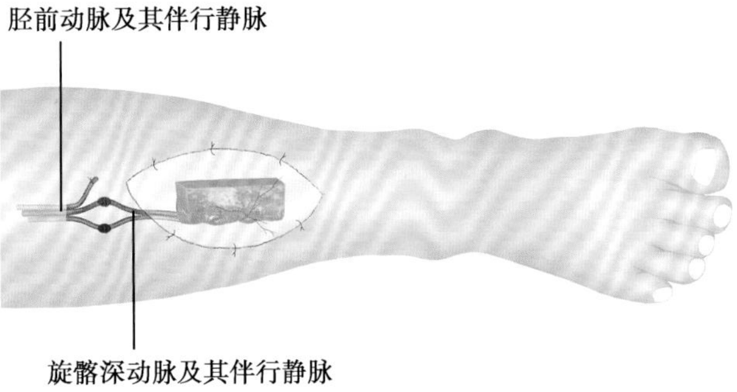

胫前动脉及其伴行静脉

旋髂深动脉及其伴行静脉

图 10-3-8　皮瓣血液循环重建示意图

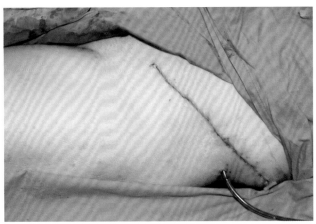

图 10-3-9　皮瓣供区美容缝合

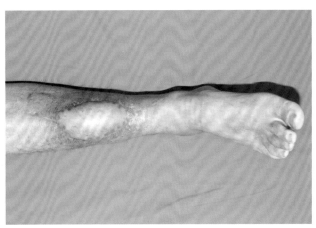

图 10-3-10　术后 6 个月随访皮瓣受区恢复情况

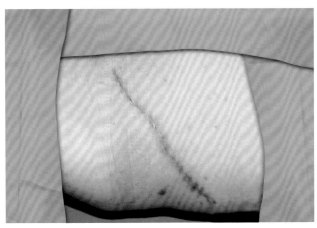

图 10-3-11　术后 6 个月随访皮瓣供区恢复情况

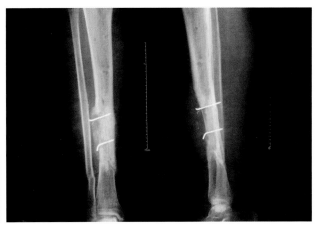

图 10-3-12　术后 6 个月随访 X 线片示移植髂骨与胫骨骨性愈合

五、术式评价

M-Ch-DCIAP 整合了嵌合旋髂深动脉穿支皮瓣与显微削薄旋髂深动脉穿支皮瓣的优点,既可实现立体修复,又可一期获得良好外形。但该术式与传统的旋髂深动脉穿支皮瓣相比,增加了供区损害、手术难度与风险。

六、注意事项

旋髂深动脉穿支大多较为纤细,建议选择在断蒂前行皮瓣显微削薄术。在断蒂前,皮瓣保留血流灌注,穿支及其在浅筋膜内分支伴行静脉充盈容易辨认,以其为标识有利于避免损伤穿支及其在浅筋膜内的分支;髂骨瓣切取时出血量多,应将皮瓣穿支及旋髂深血管主干完全游离后再切取髂骨瓣,可缩短手术时间,大大减少出血量;术中注意压迫止血,低位放置引流管,防止血肿形成。

参 考 文 献

[1] 王宝春,朱珏. 旋髂深动脉的外科解剖 [J]. 解剖学杂志,1985(2):130-133.

[2] SAFAK T,KLEBUC M J,MAVILI E, et al. A new design of the iliac crest microsurgical free flap without including the "obligatory" muscle cuff[J]. Plast Reconstr Surg, 1997, 100(7): 1703-1709.

[3] KIMATA Y,UCHIYAMA K,SAKURABA M, et al. Deep circumflex iliac perforator flap with iliac crest for mandibular reconstruction[J]. Br J Plast Surg, 2001, 54(6): 487-490.

[4] BERGERON L,TANG M,MORRIS S F. The anatomical basis of the deep circumflex iliac artery perforator flap with iliac crest[J]. Plast Reconstr Surg, 2007, 120(1): 252-258.

[5] 郑和平,康庆林,张发惠. 旋髂深动脉嵌合组织瓣的解剖学基础 [J]. 中国临床解剖学杂志,2008,26(1): 3-7.

[6] AKYUREK M,CONEJERO A,DUNN R. Deep circumflex iliac artery perforator flap without iliac crest[J]. Plast Reconstr Surg, 2008, 122(6): 1790-1795.

[7] QING L,WU P,YU F, et al. Sequential chimeric deep circumflex iliac artery perforator flap and flow-through anterolateral thigh perforator flap for one-stage reconstruction of complex tissue defects[J]. J Plast Reconstr Aesthet Surg, 2019, 72(7): 1091-1099.

第十一章

旋髂浅动脉血管体区特殊形式穿支皮瓣

第一节　旋髂浅动脉穿支皮瓣

一、概述

1972年McGregor和Jackson首次报道腹股沟皮瓣带蒂转移的临床应用，1973年Taylor等首先报道腹股沟皮瓣游离移植修复下肢皮肤软组织缺损获得成功，腹股沟皮瓣作为临床成功开展的首例游离皮瓣在皮瓣外科发展史上具有里程碑式意义。腹股沟皮瓣因其供区隐蔽，曾在儿童及年轻女性患者中得到广泛应用。然而传统腹股沟皮瓣由于旋髂浅血管变异多、血管蒂较短、外径较细而逐渐不为临床所用。旋髂浅动脉穿支皮瓣（superficial circumflex iliac artery perforator flap，SCIAP）是基于以旋髂浅动脉（superficial circumflex iliac artery，SCIA）为蒂的髂腹股沟皮瓣发展而来，2004年Koshima首先报道应用SCIAP修复颌面部、下肢及会阴部缺损获得成功后，该皮瓣再次得到发展。SCIAP切取不携带深筋膜，临床应用中除单纯带蒂和游离移植外，还衍生了显微削薄、分叶显微削薄-分叶等多种新术式，近年来SCIAP已广泛应用于四肢、头颈、口腔颌面、会阴等部位的修复与重建。

二、应用解剖

SCIA从腹股沟韧带下方约2.5cm处起源于股动脉，约66.7%直接起源于股动脉，约26.7%与旋髂深动脉共干起源于股动脉，约6.6%与腹壁浅动脉共干起源于股动脉。主干发出约1.5cm后即分为浅支和深支，浅支很快穿出深筋膜，朝外上方跨过腹股沟韧带，发出1～3支穿支，大部分位于腹股沟韧带内上方，称为内侧穿支；深支分出后在深筋膜下走行较长距离，在缝匠肌的外侧缘穿深筋膜至浅筋膜层，发出肌支营养缝匠肌，可以切取缝匠肌肌瓣，同时一分支在髂前上棘附近发出骨膜支营养表层髂嵴，可以切取浅层3cm宽的髂骨，皮肤分支在缝匠肌筋膜以深朝外上方走行，发出1～3支穿支血管，可达髂前上棘下外侧髂腰部（有学者称之为横支）。这些穿支血管主要位于腹股沟韧带外下方，也称为外侧穿支。SCIA的浅支和深支共计发出2～5支穿支，具备切取多叶穿支皮瓣的解剖学基础。

下腹壁浅筋膜层内有一层Scarpa筋膜，将深层大颗粒脂肪和浅层小颗粒脂肪分开，从Scarpa筋膜的浅层掀起皮瓣，解剖层次清楚，切取皮瓣又薄又快捷。Scarpa筋膜面以上的皮瓣削薄称为有限削薄。将显微修薄技术和浅筋膜层切取皮瓣技术结合起来使用，皮瓣修薄后可以只剩2～4mm厚的表皮和真皮层。

SCIA的浅支在一些病例中可能缺失，深支较为恒定。SCIA主干血管外径为（1.92±0.6）mm，SCIA穿支血管外径为（0.85±0.12）mm，穿支伴行静脉外径为（0.73±0.21）mm，旋髂浅静脉往往不与 SCIA 伴行，其外径较 SCIA 的伴行静脉粗大，外径为（1.42±0.13）mm，SCIA 穿支蒂的平均长度为（4.8±1.3）cm（3～8cm）（图 11-1-1）。

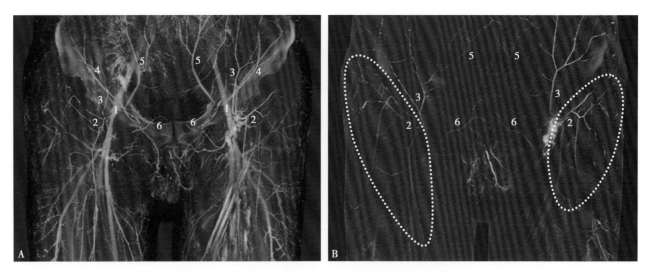

图 11-1-1　盆部三维重建，示旋髂浅动脉穿支来源与分布
一次性整体血管造影，Mimics 分层三维重建：A. 深层；B. 浅层。1. 股动脉；2. 旋髂浅动脉，双侧可见长的降支；3. 腹壁浅动脉；4. 旋髂深动脉；5. 腹壁下动脉；6. 阴部外浅动脉。

三、适应证

SCIAP 适应证包括：①四肢浅表创面修复；②会阴部创面修复与尿道重建；③头颈、颌面创面修复。

四、手术方法

1. 皮瓣设计　术前常规以超声多普勒血流仪或彩超探测标记旋髂浅动脉穿支穿出深筋膜点及其浅支、深支体表走行线。

点：以术前彩色多普勒探测确定的旋髂浅动脉穿支穿出深筋膜点作为皮瓣的关键点。

线：传统髂腹股沟皮瓣以下腹部股动脉搏动最明显点与髂前上棘的连线（即 SCIA 传统体表投影线）为传统轴线，SCIAP 则以术前探测标记的旋髂浅动脉浅支或深支体表走行线为皮瓣轴线。

面：皮瓣切取层面为深筋膜以浅。

根据受区创面大小、形状及所需血管蒂长度设计皮瓣。

2. 皮瓣切取　采用逆行四面解剖法切取皮瓣，先切开皮瓣下缘与外侧缘，切开皮肤、浅筋膜，在深筋膜表面解剖分离，确认穿支进入皮瓣后，循穿支逆行解剖，切开深筋膜，解剖分离旋髂浅血管浅支和 / 或深支，同时尽量携带走行表浅的旋髂浅静脉。游离旋髂浅血管蒂至股动脉或髂外动脉起始部，游离旋髂浅静脉至大隐静脉。

3. 皮瓣转移或移植　带蒂转移可通过皮下隧道或明道转移至受区；游离移植时根据受区所需血管蒂长度，结扎、切断旋髂浅血管，将皮瓣移植至受区创面，将皮瓣与创缘临时缝合数针予以固定，在手术显微镜下将血管断端清创，将旋髂浅动脉及其伴行静脉分别与受区血管吻合，若旋髂浅动脉伴行静脉为一支或外径较为细小时，同时吻合旋髂浅静脉重建第二套静脉回流系统。

4. 皮瓣供区与受区创口闭合　皮瓣供区创面彻底止血后，腹股沟创口置管负压引流，以可吸收线分层缝合深筋膜、皮下组织，皮肤切口美容缝合。受区创口间断缝合，皮瓣下放置多根硅胶半管低位引流。

五、典型病例

病例一　患者，男性，13 岁。因左手虎口瘢痕挛缩 2 年入院。行瘢痕切除松解至拇指正常外展位置，应用自制克氏针外固定装置予以撑开固定，设计同侧 SCIAP 移植修复创面，SCIAP 切取面积为 13.0cm×6.0cm，证实皮瓣血供可靠后断蒂，将旋髂浅动脉与桡动脉腕背支吻合，其伴行静脉与头静脉属支吻合，皮瓣供区美容缝合。术后 9 年随访，皮瓣质地良好，虎口开大满意，拇指外展及对指功能恢复正常，供区线性瘢痕稍有增宽（图 11-1-2～图 11-1-13）。

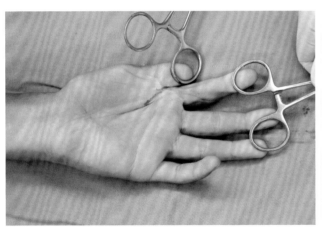

图 11-1-2　左手虎口瘢痕挛缩（掌侧观）

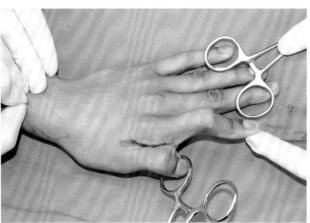

图 11-1-3　左手虎口瘢痕挛缩（背侧观）

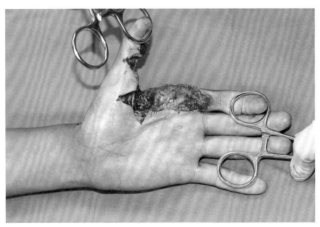

图 11-1-4　虎口瘢痕切除松解后皮肤软组织缺损（掌侧观）

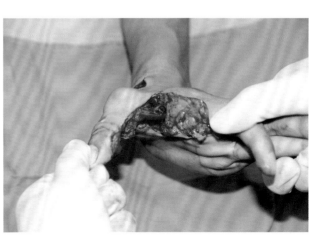

图 11-1-5　虎口瘢痕切除松解后皮肤软组织缺损（侧位观）

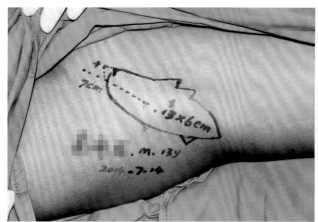

图 11-1-6　皮瓣设计

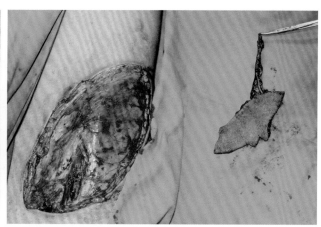

图 11-1-7　皮瓣切取（断蒂后）

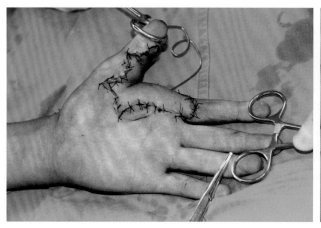

图 11-1-8　术后皮瓣血运良好（掌侧观）

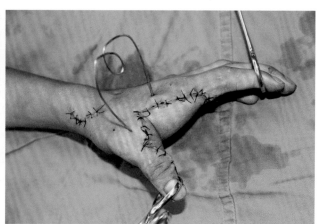

图 11-1-9　术后皮瓣血运良好（侧面观）

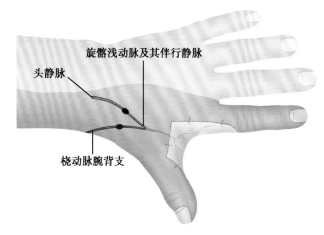

图 11-1-10　皮瓣血液循环重建示意图

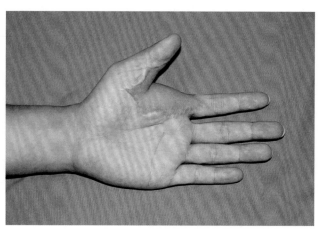

图 11-1-11　术后 9 年随访皮瓣受区恢复情况（掌侧观）

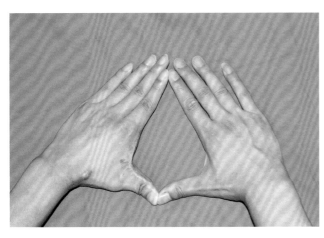

图 11-1-12 术后 9 年随访皮瓣受区恢复情况（背侧观）

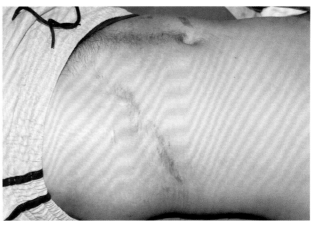

图 11-1-13 术后 9 年随访皮瓣供区恢复情况

　　病例二　患者，男性，44 岁。右足套脱伤后皮肤软组织大面积缺损，行健侧足底内侧皮瓣与双侧旋股外侧动脉降支穿支皮瓣组合移植修复，设计右侧 SCIAP 移植修复左侧足底内侧皮瓣供区创面。将旋髂浅动、静脉与足底内侧动、静脉吻合，SCIAP 供区直接闭合。术后 4 个月随访，皮瓣色泽、质地、恢复良好，皮瓣供区遗留线性瘢痕（图 11-1-14～图 11-1-21）。

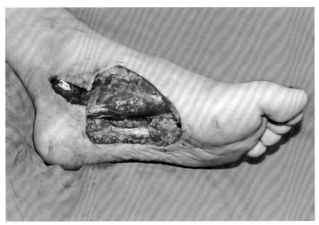

图 11-1-14 足底内侧皮瓣切取后创面

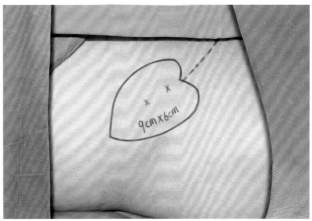

图 11-1-15 SCIAP 设计

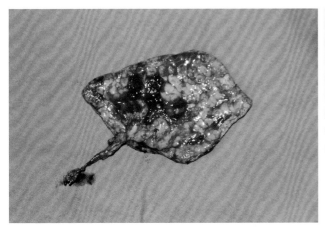

图 11-1-16 SCIAP 切取

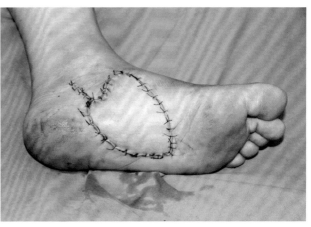

图 11-1-17 术后皮瓣血运良好

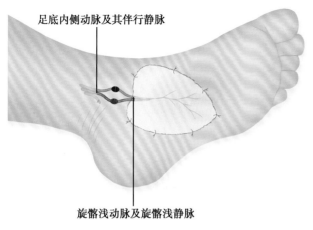

足底内侧动脉及其伴行静脉

旋髂浅动脉及旋髂浅静脉

图 11-1-18　皮瓣血液循环重建示意图

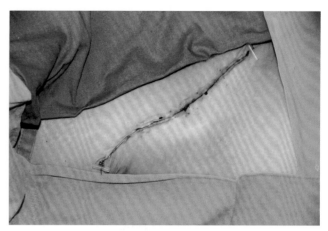

图 11-1-19　供区直接闭合

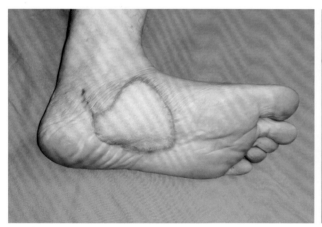

图 11-1-20　术后 4 个月随访皮瓣受区恢复情况

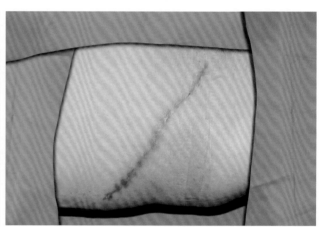

图 11-1-21　术后 4 个月随访皮瓣供区恢复情况

六、术式评价

SCIAP 具有供区隐蔽、体位方便、术后瘢痕不明显、外观影响小等优点。但该术式存在下述缺点：旋髂浅动脉及其穿支的解剖不够恒定、外径相对细小，皮瓣切取面积有限，没有特定的感觉神经支配，修复手部、面部等区域时色差明显。

七、注意事项

开展 SCIAP 的注意事项如下：①旋髂浅动脉及其穿支变异较多，术前应常规应用超声多普勒血流仪确定穿支位置及旋髂浅动脉浅支、深支走行，便于皮瓣设计与切取；②术前应常规采用提捏法评估皮瓣可切取宽度，皮瓣切取不宜过宽，否则既影响创面直接闭合，还可能影响髋关节的功能；③皮瓣切取面积较大时，携带旋髂浅动脉深支可以提高皮瓣的成活率；④旋髂浅动脉伴行静脉细小，同时吻合旋髂浅静脉可以降低静脉危象的发生率；⑤部分病例旋髂浅血管及其穿支纤细，术中须耐心、仔细解剖；⑥屈膝屈髋位有助于创面的直接闭合，但术后应早期进行髋关节后伸功能锻炼，防止发生髋关节屈曲挛缩。

第二节　显微削薄旋髂浅动脉穿支皮瓣

一、概述

显微削薄旋髂浅动脉穿支皮瓣（microdissected thin superficial circumflex iliac artery perforator flap，M-SCIAP）是指在显微镜（或放大镜）下，应用显微器械沿旋髂浅动脉穿支在浅筋膜层的走行方向解剖分离，直至其穿入真皮下血管网，保留旋髂浅动脉穿支及其与真皮下血管网的连续性，去除多余的浅筋膜层脂肪的一种特殊形式旋髂浅动脉穿支皮瓣。

二、适应证

M-SCIAP 适合于腹股沟部位皮下脂肪肥厚患者的四肢、颌面等部位浅表创面修复。

三、手术方法

1. 皮瓣设计与切取　同旋髂浅动脉穿支皮瓣。

2. 皮瓣显微削薄　可从浅筋膜内 Scarpa 筋膜的浅面解剖掀起皮瓣，待皮瓣解剖完成并确认皮瓣血供可靠后，将皮瓣翻转，在放大镜或手术显微镜下沿旋髂浅动脉穿支继续分离解剖，直至穿支进入真皮下血管网层面，显露穿支血管在浅筋膜内的走行后予以妥善保护，根据受区需要去除多余的浅筋膜层脂肪组织，将皮瓣削薄后以双极电凝彻底止血，再次确认皮瓣血供可靠后断蒂。

3. 皮瓣移植　同旋髂浅动脉穿支皮瓣。

4. 皮瓣供区与受区创口闭合　同旋髂浅动脉穿支皮瓣。

四、典型病例

患者，男性，57 岁。因右手机器绞伤入院。急诊清创后手背皮肤软组织缺损、肌腱外露，行 VSD 治疗，术后第 5 天再次清创，于对侧腹股沟部设计 M-SCIAP 游离移植修复，皮瓣切取面积为 15.0cm×8.5cm，供区皮下脂肪肥厚，断蒂前行显微削薄去除多余浅筋膜层脂肪，皮瓣携带髂腹下神经，断蒂后将皮瓣覆盖受区创面，将旋髂浅动脉与桡动脉腕背支吻合，旋髂浅静脉与头静脉吻合，将髂腹股沟神经与桡神经手背支吻合，皮瓣供区直接缝合，术后 3 个月随访，皮瓣色泽、质地、感觉恢复良好，皮瓣供区遗留线性瘢痕（图 11-2-1～图 11-2-12）。

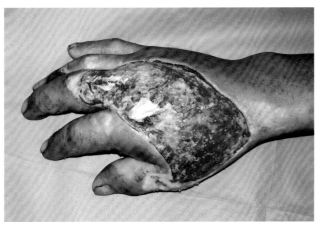

图 11-2-1　术前创面情况　　　　　　　　　　　图 11-2-2　皮瓣设计

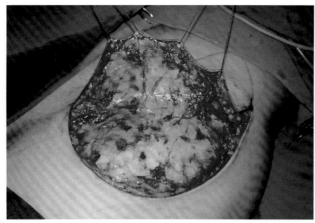

图 11-2-3　切开皮瓣下缘

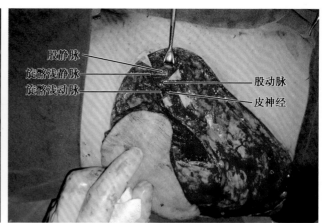

股静脉
旋髂浅静脉
旋髂浅动脉
股动脉
皮神经

图 11-2-4　切开皮瓣上缘，解剖穿支及源血管

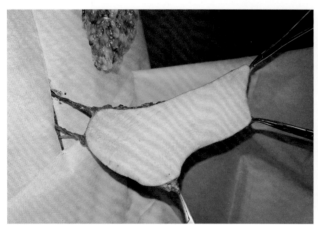

图 11-2-5　皮瓣削薄（断蒂前）

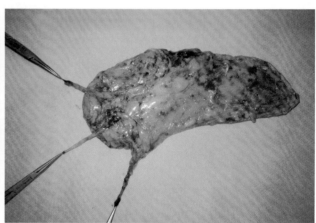

图 11-2-6　皮瓣断蒂后情况

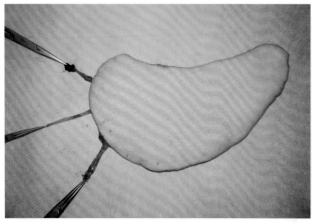

图 11-2-7　皮瓣蒂部平整

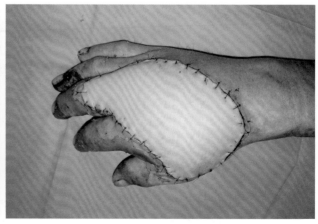

图 11-2-8　术后皮瓣血运良好

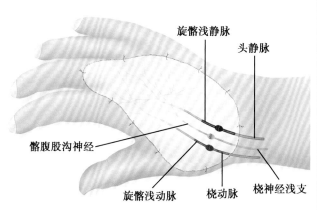

图 11-2-9　皮瓣血液循环重建示意图

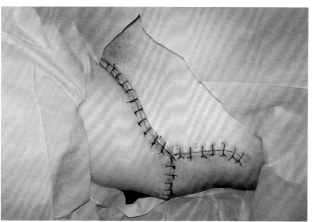

图 11-2-10　供区直接缝合

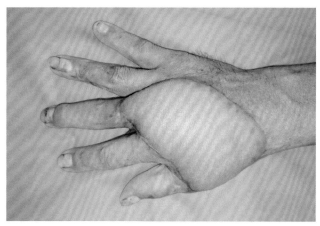

图 11-2-11　术后 3 个月随访皮瓣受区恢复情况

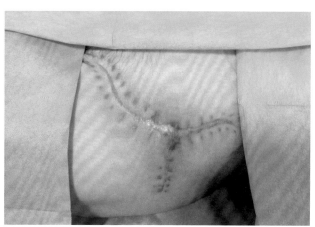

图 11-2-12　术后 3 个月随访皮瓣供区恢复情况

五、术式评价

M-SCIAP 系一次性均匀削薄皮瓣，皮瓣受区可以获得满意的外观，避免了二次手术削薄整形，同时也减少了皮瓣供区损害（不削薄则需要切取更大面积皮瓣方能覆盖同样大小的创面）。但旋髂浅动脉穿支在浅筋膜内分支细小，显微解剖分离有一定的难度与风险。

六、注意事项

开展 M-SCIAP 的注意事项如下：①显微削薄操作须在断蒂前进行，断蒂前皮瓣保留血流灌注，穿静脉及其分支充盈容易辨认，断蒂后皮瓣穿支血管显示不清，削薄时容易误伤；②旋髂浅动脉穿支外径细小，解剖分离必须在放大镜或显微镜下以显微器械来完成，同时注意在穿支血管周围留有少量组织以保护血管蒂免受损伤；③根据受区需要去除多余的浅筋膜层脂肪，去脂时保留真皮下约 3mm 脂肪组织以保护真皮下血管网的完整性；④遇到穿支在浅筋膜内分支弥散时，要沉着、冷静，有耐心，需在显微镜下逐一摘除血管蒂周围脂肪球方能达到均匀削薄的目的；⑤显微削薄时仔细止血，术毕充分引流，防止血肿形成。

第三节　分叶旋髂浅动脉穿支皮瓣

一、概述

分叶旋髂浅动脉穿支皮瓣（polyfoliate superficial circumflex iliac artery perforator flap，P-SCIAP）是指在同一旋髂浅动脉血管体区切取的两个或两个以上的穿支皮瓣，移植时只需吻合一组旋髂浅血管即可重建两个或两个以上穿支皮瓣血液循环的一种特殊形式旋髂浅动脉穿支皮瓣。

二、适应证

P-SCIAP 适应证包括：①四肢远端、颌面部相邻的两个或两个以上浅表创面修复；②四肢宽大或不规则创面修复；③四肢、颌面部洞穿性缺损修复。

三、手术方法

1. 皮瓣设计　术前常规采用超声多普勒血流仪或彩超确定旋髂浅动脉穿支数目及其穿出部位，以标记的穿支穿出深筋膜点为关键点分别设计每一叶穿支皮瓣。修复同一处宽大或不规则创面时，应依据供区穿支数目、穿出部位来剪裁布样，将皮瓣化宽度为长度（减少皮瓣切取宽度，增加皮瓣切取长度），从而使原本需要植皮修复的皮瓣供区创面可以直接闭合。

2. 皮瓣切取　常规切取皮瓣，在穿支及旋髂浅血管解剖完成后，分别阻断皮瓣的近端与远端穿支血管，确定皮瓣血供可靠后，按设计线分割皮瓣。

3. 皮瓣移植　根据受区所需血管蒂长度结扎、切断旋髂浅血管，将皮瓣断蒂后移植至受区创面，仔细理顺血管蒂，将分叶穿支皮瓣的各叶转移至创面，调整位置后缝合数针临时固定。修复一处宽大或不规则创面时，则先在无血状态下将皮瓣依据术前设计重新组合拼接成与创面形状一致的皮瓣，然后移植至受区。在手术显微镜下将血管断端清创，将旋髂浅动、静脉分别与受区血管吻合。

4. 皮瓣供区与受区创口闭合　同旋髂浅动脉穿支皮瓣。

四、典型病例

患者，男性，41 岁。左手机器压伤后 3 小时入院。急诊清创后左手示指、中指、环指、小指皮肤缺损，示指、中指、环指、小指中远节截指，于同侧腹股沟部设计四叶 SCIAP 游离移植修复示指环形及 3～5 指掌侧创面，示指的近指间关节得以保存，设计股深动脉第三穿动脉穿支皮瓣修复指背及手背创面，皮瓣切取面积为 13.0cm×9.0cm。先行切取股深动脉第三穿动脉穿支皮瓣，确认血运可靠后断蒂，移植至手背侧创面，将股深动脉第三穿动脉及其中一条伴行静脉与桡动脉腕背支及伴行静脉吻合，将另一条伴行静脉与手背皮下静脉吻合；P-SCIAP 携带静脉为伴行静脉，将旋髂浅动脉与第三指总动脉吻合，将两条伴行静脉与手背皮下静脉吻合，术后皮瓣成活，创口一期愈合。术后 18 个月随访，皮瓣成活良好，供区留有线性瘢痕（图 11-3-1～图 11-3-16）。

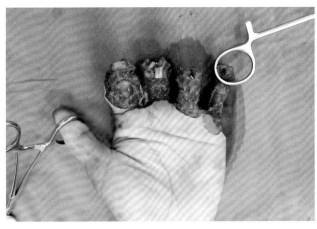

图 11-3-1　创面情况（掌侧观）

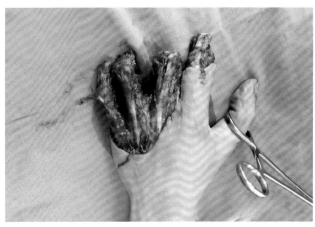

图 11-3-2　创面情况（背侧观）

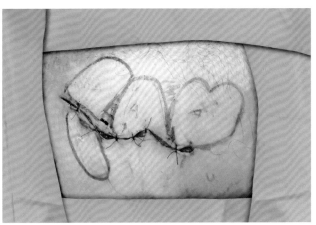

图 11-3-3　P-SCIAP 设计

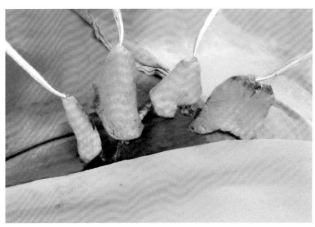

图 11-3-4　P-SCIAP 断蒂前

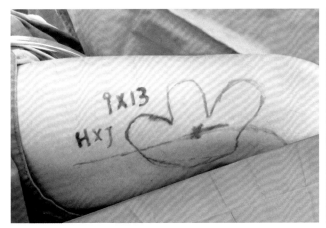

图 11-3-5　股深动脉第三穿动脉穿支皮瓣设计

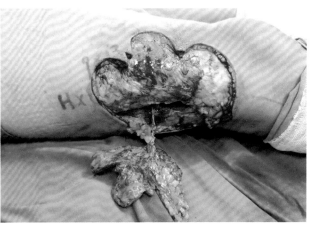

图 11-3-6　皮瓣切取不携带深筋膜

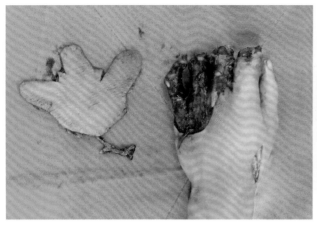

图 11-3-7　股深动脉第三穿动脉穿支皮瓣断蒂后

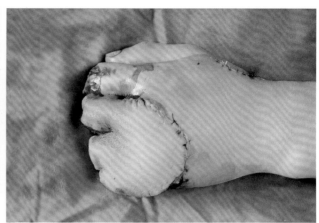

图 11-3-8　完成股深动脉第三穿动脉穿支皮瓣移植

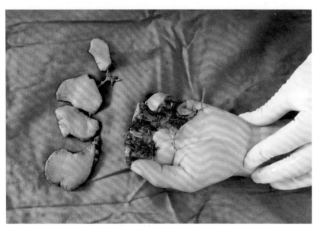

图 11-3-9　P-SCIAP 断蒂,待移植

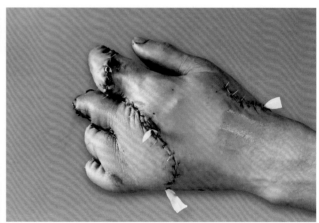

图 11-3-10　术后皮瓣血运良好(背侧观)

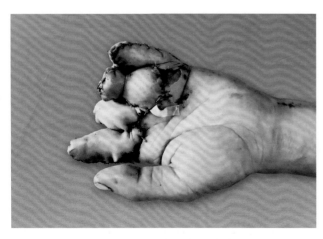

图 11-3-11　术后皮瓣血运良好(掌侧观)

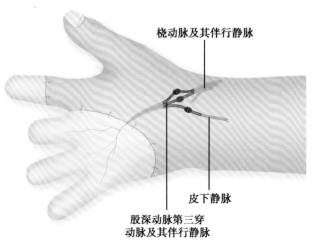

图 11-3-12　股深动脉第三穿动脉穿支皮瓣血液循环重建示意图

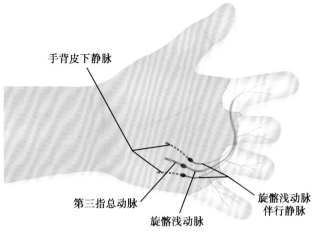

手背皮下静脉

第三指总动脉

旋髂浅动脉

旋髂浅动脉
伴行静脉

图 11-3-13　旋髂浅动脉分叶穿支皮瓣血液循环重建示意图

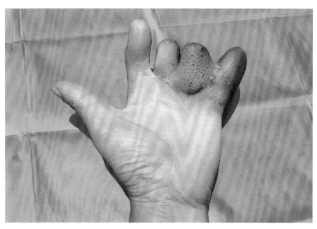

图 11-3-14　术后 18 个月随访皮瓣受区恢复情况（掌侧观）

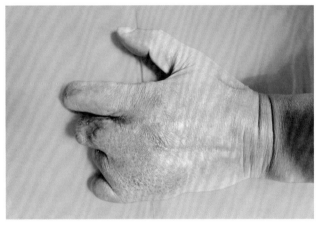

图 11-3-15　术后 18 个月随访皮瓣受区恢复情况（背侧观）

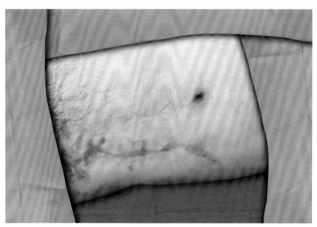

图 11-3-16　术后 18 个月随访腹股沟部供区恢复情况

五、术式评价

P-SCIAP 除具备传统 SCIAP 的所有优点外，还具备两大突出优点：①仅需吻合一组血管即可同时重建两个或多个穿支皮瓣血运，一次性修复两个或多个创面；②修复宽大或不规则创面时，若按常规设计切取皮瓣，皮瓣供区无法直接缝合，而利用分叶穿支皮瓣技术可巧妙地将皮瓣化宽度为长度，从而达到皮瓣供区直接缝合、避免第二供区损害的目的。但 P-SCIAP 切取有一定的不确定性，对术者的设计、解剖水平有一定的技术要求，手术风险相应增加，修复手部创面时还存在感觉功能恢复不良、皮肤移动度大、色差明显等问题。

六、注意事项

开展 P-SCIAP 的注意事项如下：① P-SCIAP 移植要求旋髂浅动脉发出两支或两支以上的穿支血管，穿支血管具有一定长度，且相隔一定距离进入皮肤，术前应常规采用超声多普勒血流仪检查，了解穿支数目、穿出深筋膜部位及其口径与走行，以降低手术盲目性；②皮瓣切取面积有限（皮瓣供区直接闭合的前提下），不适合大的创面修复；③由于修复手部创面时存在感觉功能恢复不良、皮肤移动度大、色差明显等问题，指腹缺损的修复不宜首选 P-SCIAP。

第四节 显微削薄－分叶旋髂浅动脉穿支皮瓣

一、概述

显微削薄－分叶旋髂浅动脉穿支皮瓣（microdissected thin polyfoliate superficial circumflex iliac artery perforator flap，M-P-SCIAP）系显微削薄旋髂浅动脉穿支皮瓣和分叶旋髂浅动脉穿支皮瓣两种技术组合而衍生，是指在旋髂浅动脉血管体区切取的分叶穿支皮瓣浅筋膜层脂肪肥厚，在保留穿支血管及其浅筋膜内分支和真皮下血管网的前提下，应用显微外科器械在放大镜或显微镜下去除多余的浅筋膜层脂肪，只需吻合一组旋髂浅血管即可重建两叶或多叶穿支皮瓣血液循环的一种特殊形式旋髂浅动脉穿支皮瓣。

二、适应证

M-P-SCIAP 适合于腹股沟部位皮下脂肪肥厚患者的手足部、颌面等区域相邻的两个或多个创面、宽大创面或洞穿性缺损修复。

三、手术方法

1. **皮瓣设计与切取**　同分叶旋髂浅动脉穿支皮瓣。
2. **皮瓣削薄**　同显微削薄旋髂浅动脉穿支皮瓣。
3. **皮瓣移植**　同分叶旋髂浅动脉穿支皮瓣。
4. **皮瓣供区与受区创口闭合**　同分叶旋髂浅动脉穿支皮瓣。

四、典型病例

患者，男性，28 岁。左手烧伤植皮术后瘢痕挛缩 22 年入院。瘢痕松解后肌腱、神经、血管外露。于对侧腹股沟部设计四叶 SCIAP 皮瓣修复示指、中指、环指、小指创面，采用逆行四面解剖法切取皮瓣，术中探查到旋髂浅动脉浅支有多条穿支，根据穿支位置调整皮瓣设计，皮瓣携带静脉为旋髂浅动脉伴行静脉，待皮瓣游离后，在放大镜下应用显微器械分离旋髂浅动脉穿支及其分支，然后根据受区需要去除多余浅筋膜脂肪，确认每一叶皮瓣血运可靠后断蒂并移植至受区，将旋髂浅动脉与第三指总动脉吻合，将两条伴行静脉与手背皮下静脉吻合，供区直接缝合。术后皮瓣顺利成活，创口一期愈合。术后 24 个月随访，左手指皮瓣外形不臃肿，部分色素沉着，各指主动伸指功能恢复（图 11-4-1～图 11-4-8）。

五、术式评价

M-P-SCIAP 系一次性均匀削薄皮瓣，皮瓣受区可以获得较为满意的外观，避免了二次手术削薄整形，同时仅需吻合一组血管即可同时重建两个或多个旋髂浅动脉穿支皮瓣血运，一次修复两个或多个创面；修复宽大或不规则创面时，若按常规设计切取皮瓣，皮瓣供区无法直接缝合，而利用分叶穿支皮瓣技术可巧妙地将皮瓣化宽度为长度，从而达到皮瓣供区直接缝合、避免第二供区损害的目的。但旋髂浅动脉穿支较细小，多叶旋髂浅动脉穿支皮瓣切取、显微削薄有一定难度与风险。

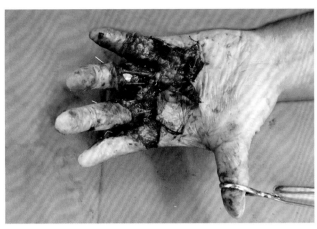

图 11-4-1 瘢痕切除松解后创面情况

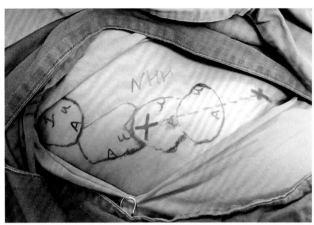

图 11-4-2 皮瓣设计

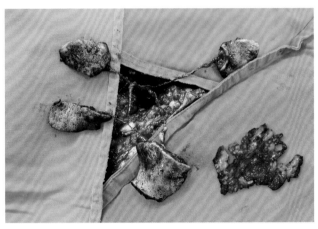

图 11-4-3 皮瓣切取及削薄（断蒂前）

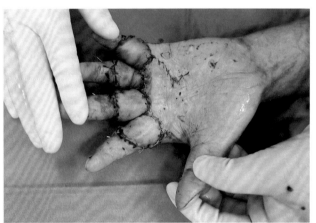

图 11-4-4 术后皮瓣血运良好

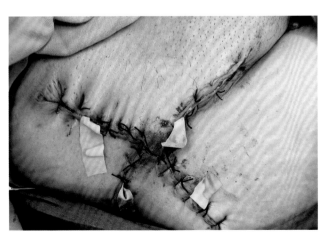

图 11-4-5 供区直接缝合

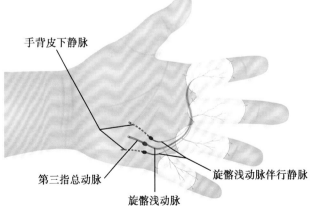

手背皮下静脉

第三指总动脉

旋髂浅动脉

旋髂浅动脉伴行静脉

图 11-4-6 皮瓣血液循环重建示意图

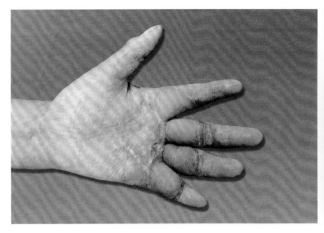

图 11-4-7　术后 24 个月随访皮瓣受区恢复情况

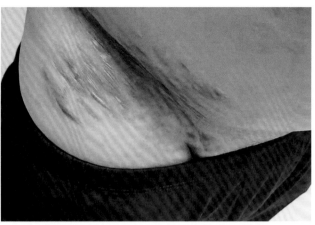

图 11-4-8　术后 24 个月随访皮瓣供区恢复情况

六、注意事项

开展 M-P-SCIAP 的注意事项如下：①显微削薄操作须在断蒂前进行，断蒂前皮瓣保留血流灌注，穿静脉及其分支充盈容易辨认，断蒂后皮瓣穿支血管显示不清，削薄时容易误伤；②旋髂浅动脉穿支外径细小，解剖分离必须在放大镜或显微镜下以显微器械完成，同时注意在穿支血管周围留有少量组织以保护血管蒂免受损伤；③根据受区需要去除多余的浅筋膜层脂肪，去脂时至少保留真皮下约 3mm 脂肪组织以保护真皮下血管网的完整；④遇到穿支在浅筋膜内分支弥散时，要沉着、冷静，有耐心，需在显微镜下逐一摘除血管蒂周围脂肪球方能达到均匀削薄的目的；⑤削薄时仔细止血，充分引流，防止血肿形成；⑥ M-P-SCIAP 移植要求一侧 SCIA 发出两支或两支以上穿支血管，穿支血管具有一定长度，且相隔一定距离进入皮肤，术前应常规应用超声多普勒血流仪检查，了解穿支数目、穿出部位及其口径与走行，以降低手术盲目性。

参 考 文 献

[1] MCGREGOR I A, JACKSON I T. The groin flap[J]. Br J Plast Surg, 1972, 25（1）: 3-16.

[2] DANIEL R K, TAYLOR G I. Distant transfer of an island flap by microvascular anastomoses. A clinical technique[J]. Plast Reconstr Surg, 1973, 52（2）: 111-117.

[3] KOSHIMA I, NANBA Y, TSUTSUI T, et al. Sequential vascularized iliac bone graft and a superficial circumflex iliac artery perforator flap with a single source vessel for established mandibular defects[J]. Plast Reconstr Surg, 2004, 113（1）: 101-106.

[4] KOSHIMA I, NANBA Y, TSUTSUI T, et al. Superficial circumflex iliac artery perforator flap for reconstruction of limb defects[J]. Plast Reconstr Surg, 2004, 113（1）: 233-240.

[5] HSU W M, CHAO W N, YANG C, et al. Evolution of the free groin flap: the superficial circumflex iliac artery perforator flap[J]. Plast Reconstr Surg, 2007, 119（5）: 1491-1498.

[6] 潘朝晖, 蒋萍萍, 薛山, 等. 旋髂浅动脉穿支嵌合骨皮瓣修复四肢骨与软组织缺损 [J]. 中华骨科杂志, 2010, 30（6）: 584-588.

[7] 李建娜, 高燕, 毛秀娟, 等. 旋髂浅动脉穿支嵌合骨皮瓣修复四肢骨与软组织缺损的护理 [J]. 实用医药杂志, 2011, 28（8）: 725-726.

[8] NARUSHIMA M, YAMASOBA T, IIDA T, et al. Pure skin perforator flap for microtia and congenital aural atresia using supermicrosurgical techniques[J]. J Plast Reconstr Aesthet Surg, 2011, 64（12）: 1580-1584.

[9] YOO K W, SHIN H W, LEE H K. A case of urethral reconstruction using a superficial circumflex iliac artery[J]. Arch Plast Surg, 2012, 39(3): 253-256.

[10] OH T S, LEE H S, HONG J P. Diabetic foot reconstruction using free flaps increases 5-year-survival rate[J]. J Plast Reconstr Aesthet Surg, 2013, 66(2): 243-250.

[11] GREEN R, RAHMAN K M A, OWEN S, et al. The superficial circumflex iliac artery perforator flap in intra-oral reconstruction[J]. J Plast Reconstr Aesthet Surg, 2013, 66(12): 1683-1687.

[12] HONG J P, SUN S H, BEN-NAKHI M. Modified superficial circumflex iliac artery perforator flap and supermicrosurgery technique for lower extremity reconstruction: a new approach for moderate-sized defects[J]. Ann Plast Surg, 2013, 71(4): 380-383.

[13] 黄耀鹏, 陈中, 王欣, 等. 保留供区足趾长度的Ⅱb度拇指缺损的再造 [J]. 中华显微外科杂志, 2014, 37(4): 352-355.

[14] CHOI D H, GOH T, CHO J Y, et al. Thin superficial circumflex iliac artery perforator flap and supermicrosurgery technique for face reconstruction[J]. J Craniofac Surg, 2014, 25(6): 2130-2133.

[15] IIDA T, MIHARA M, YOSHIMATSU H, et al. Versatility of the superficial circumflex iliac artery perforator flap in head and neck reconstruction[J]. Ann Plast Surg, 2014, 72(3): 332-336.

[16] 何悦, 金淑芳, 田卓炜, 等. 旋髂浅动脉穿支皮瓣的临床解剖学研究及其在舌癌缺损修复中的应用 [J]. 中国肿瘤临床, 2015, 42(16): 813-816.

[17] JIN S, HE Y, TIAN Z, et al. Superficial circumflex iliac artery perforator flap aided by color Doppler sonography mapping for like-with-like buccal reconstruction[J]. Oral Surg Oral Med Oral Pathol Oral Radiol, 2015, 119(2): 170-176.

[18] HE Y, TIAN Z, MA C, et al. Superficial circumflex iliac artery perforator flap: identification of the perforator by computed tomography angiography and reconstruction of a complex lower lip defect[J]. Int J Oral Maxillofac Surg, 2015, 44(4): 419-423.

[19] STROBBE S, VAN LANDUYT K, DELAERE P, et al. Superficial circumflex iliac artery perforator flap for reconstruction of oral defects after tumor resection[J]. B-ENT, 2015, 11(2): 157-161.

[20] KIM J H, KIM K N, YOON C S. Reconstruction of moderate-sized distal limb defects using a superthin superficial circumflex iliac artery perforator flap[J]. J Reconstr Microsurg, 2015, 31(9): 631-635.

[21] MA C, TIAN Z, KALFARENTZOS E, et al. Superficial circumflex iliac artery perforator flap: a promising candidate for large soft tissue reconstruction of retromolar and lateral buccal defects after oncologic surgery[J]. J Oral Maxillofac Surg, 2015, 73(8): 1641-1650.

[22] GOH T L H, PARK S W, CHO J Y, et al. The search for the ideal thin skin flap: superficial circumflex iliac artery perforator flap--a review of 210 cases[J]. Plast Reconstr Surg, 2015, 135(2): 592-601.

[23] NARUSHIMA M, IIDA T, KAJI N, et al. Superficial circumflex iliac artery pure skin perforator-based superthin flap for hand and finger reconstruction[J]. J Plast Reconstr Aesthet Surg, 2016, 69(6): 827-834.

[24] AKITA S, MITSUKAWA N, KUBOTA Y, et al. Delayed partial breast reconstruction and vascularized lymph node transfer by a superficial circumflex iliac artery perforator flap[J]. Plast Reconstr Surg, 2016, 137(2): 490e-491e.

[25] HAN H H, LEE J H, KIM S M, et al. Scrotal reconstruction using a superficial circumflex iliac artery perforator flap following Fournier's gangrene[J]. Int Wound J, 2016, 13(5): 996-999.

[26] GENTILESCHI S, SERVILLO M, GARGANESE G, et al. Surgical therapy of vulvar cancer: how to choose the correct reconstruction?[J]. J Gynecol Oncol, 2016, 27(6): e60.

[27] IIDA T, YAMAMOTO T, YOSHIMATSU H, et al. Supermicrosurgical free sensate superficial circumflex iliac artery perforator flap for reconstruction of a soft tissue defect of the ankle in a 1-year-old child[J]. Microsurgery, 2016, 36(3): 254-258.

[28] MA C, TIAN Z, KALFARENTZOS E, et al. Superficial circumflex iliac artery perforator flap for tongue

reconstruction[J]. Oral Surg Oral Med Oral Pathol Oral Radiol，2016，121（4）：373-380.

[29] LEE K T，PARK B Y，KIM E J，et al. Superthin SCIP flap for reconstruction of subungual melanoma：aesthetic functional surgery[J]. Plast Reconstr Surg，2017，140（6）：1278-1289.

[30] KIM S Y，LEE Y J，MUN G H. Anatomical understanding of target subcutaneous tissue layer for thinning procedures in thoracodorsal artery perforator，superficial circumflex iliac artery perforator，and anterolateral thigh perforator flaps[J]. Plast Reconstr Surg，2018，142（2）：521-534.

[31] 王海文，顾荣，江新民，等. 髂腹股沟嵌合穿支骨皮瓣修复四肢骨和软组织缺损的临床应用 [J]. 中华显微外科杂志，2019，42（1）：32-36.

[32] 唐阳平，苗峰，张桂红，等. 游离旋髂浅动脉分叶穿支皮瓣在创面修复中的应用 [J]. 中华手外科杂志，2020，36（5）：333-336.

[33] 付炳金，杨佳林，邓明明，等. 显微削薄旋髂浅动脉穿支皮瓣修复成人足背侧创面 [J]. 岭南现代临床外科，2020，20（3）：315-318，323.

[34] 董书男，刘承伟，江吉勇，等. 微型削薄旋髂浅动脉穿支皮瓣修复手部小面积软组织缺损 [J]. 中华显微外科杂志，2021，44（4）：435-438.

[35] 吴健，周鑫，欧昌良，等. 游离旋髂浅动脉分叶皮瓣修复手部不规则创面的临床应用研究 [J]. 创伤外科杂志，2021，23（8）：629-632.

[36] YAMAMOTO T，YAMAMOTO N，ISHIURA R. Free double-paddle superficial circumflex iliac perforator flap transfer for partial maxillectomy reconstruction：A case report[J]. Microsurgery，2022，42（1）：84-88.

[37] SCAGLIONI M F，MERONI M，FRITSCHE E，et al. Superficial circumflex iliac artery perforator flap in advanced head and neck reconstruction: from simple to its chimeric patterns and clinical experience with 22 cases[J]. Plast Reconstr Surg，2022，149（3）：721-730.

第十二章

旋股外侧动脉横支血管体区特殊形式穿支皮瓣

第一节　旋股外侧动脉横支穿支皮瓣

一、概述

旋股外侧动脉横支穿支皮瓣（transverse branch of lateral femoral circumflex artery perforator flap，TBLFCAP）是在阔筋膜张肌肌皮瓣的基础上发展而来的一种新型皮瓣。1978 年 Nahai 等首先报道了阔筋膜张肌肌皮瓣的临床应用，该皮瓣需要携带阔筋膜张肌，存在创伤较大、皮瓣臃肿等缺点。旋股外侧动脉横支穿支皮瓣切取时不需携带阔筋膜张肌，改善了皮瓣受区外形的同时，减少了皮瓣供区损害，2001 年 Koshima 等首先将其应用于修复四肢皮肤软组织缺损获得成功，目前在临床上应用的术式除传统术式外，还衍生了显微削薄、嵌合、显微削薄-嵌合等特殊形式旋股外侧动脉横支穿支皮瓣新术式。

二、应用解剖

旋股外侧动脉横支穿支皮瓣与旋股外侧动脉降支穿支皮瓣同为旋股外侧动脉供血系统。旋股外侧动脉自股深动脉或股动脉发出后很快分为升支、横支和降支。横支自旋股外侧动脉起点以远（2.3±1.1）cm 处发出，发出后于股直肌深面外行，至阔筋膜张肌肌门处穿过股外侧肌深面。横支的穿支较为恒定，直径大于 0.5mm 的穿支可见 2~3 支，多为肌皮穿支血管，肌内分支后穿阔筋膜张肌、阔筋膜，供养股前外侧皮肤，部分穿支（肌间隙穿支）自横支发出后经股直肌和阔筋膜张肌间隙，穿阔筋膜，供养股前外侧皮肤。横支主干行向大转子下后方，参与构成大转子后部"臀部十字吻合"。横支一般有 2 条静脉伴行。横支起始点外径（2.5±0.8）mm，可解剖长度（5.3±1.3）cm，与升支共干血管蒂长度（7.5±1.2）cm（图 12-1-1，图 13-1-1）。

三、适应证

TBLFCAP 带蒂转移可用于修复髂腹股沟及大转子周围创面，游离移植可用于修复四肢、头颈、躯干部创面和乳房再造。

四、手术方法

1. 皮瓣设计　常规标记髂前上棘、髌骨外缘中点，连接髂髌线，应用超声多普勒血流仪或彩超于髂髌线上 1/3 周围探测标记旋股外侧动脉横支穿支穿出阔筋膜部位。

点：以口径最为粗大的穿支穿出阔筋膜点为皮瓣的关键点，带蒂转移可以该点或该点至旋股外侧动脉横支发出点连线的任何一点为旋转点。

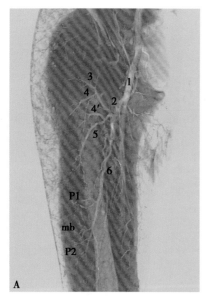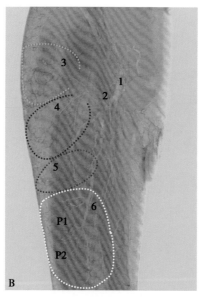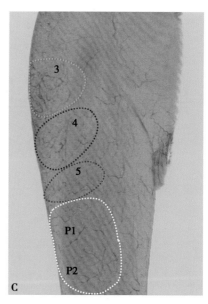

图 12-1-1　股部三维重建（右侧大腿前外侧观）

一次性整体血管造影，Mimics 层次三维重建，由深至浅，股前外侧面观：A. 深层，示股前外侧血供来源；B. 中层，示穿支血管干；C. 浅层，示皮下血管网。1. 股动脉；2. 股深动脉；3. 旋股外侧动脉升支；4. 旋股外侧动脉横支（与升支共干，分布于皮肤）；4′. 另一横支（发自斜支起始部，行向大转子下后方，无皮支）；5. 旋股外侧动脉斜支；6. 旋股外侧动脉降支，发出 P1、P2 穿支及肌支（mb）。

线：以术前探测标记的旋股外侧动脉横支的主穿支和副穿支穿出阔筋膜点的连线为皮瓣轴线。

面：皮瓣的切取平面为阔筋膜表面。皮瓣切取长度一般不超过髂髌线上 2/3 区域，切取宽度不超过提捏法测定的皮瓣可切取宽度（直接闭合情况下）。

依据创面形状、大小、深浅，参阅上述"点、线、面"设计皮瓣。

2. 皮瓣切取　采用逆行四面解剖法切取皮瓣，即先切开皮瓣外侧缘，在阔筋膜以浅平面向皮瓣中央锐性分离；保护沿途的皮肤穿支，直至发现术前探测标记的主穿支可靠后，旁开穿支 3～5mm 切开阔筋膜，首先解剖面对主刀医师的剖面，即穿支解剖第一个面，自阔筋膜层面顺穿支血管向深层解剖，切开部分阔筋膜张肌，直至分离到旋股外侧动脉横支，然后将股直肌向内侧、阔筋膜张肌向外侧牵开，解剖显露旋股外侧动脉横支主干，分离保护股神经分支，然后解剖第二个面，即主刀医师左侧的穿支血管剖面，保留约 3mm 筋膜组织，同法解剖第三个面，即主刀医师右侧的穿支血管剖面，最后切开皮瓣内侧缘，于阔筋膜表面自内至外会师至穿支处，接着解剖穿支的第四个面（面对第一助手的剖面），保留约 3mm 肌袖。血管蒂游离后，以血管夹阻断其他穿支，证实皮瓣血运可靠后，以双极电凝处理其他穿支，根据所需血管蒂长度结扎、切断血管蒂。

3. 皮瓣转移或移植　带蒂转移可通过皮下隧道或明道转移至受区；游离移植时根据受区所需血管蒂长度结扎、切断旋股外侧动脉横支及其伴行静脉，将皮瓣移植至受区创面，将皮瓣与创缘临时缝合数针予以固定，在手术显微镜下将血管断端清创，将旋股外侧动脉横支及其伴行静脉分别与受区血管吻合。

4. 皮瓣供区与受区创口闭合　皮瓣供区彻底止血后，在肌间隙深部放置 14 号硅胶管行负压引流，缝合阔筋膜张肌与阔筋膜，采用精细减张美容缝合法闭合供区创面。间断缝合闭合皮瓣受区创面，皮瓣下放置多根硅胶半管低位引流。

五、典型病例

患者，男性，35 岁。外伤致左前臂皮肤软组织缺损伴桡骨及肌腱外露。设计 TBLFCAP 游离移植修复创面，皮瓣切取面积为 12.0cm×7.5cm，皮瓣不携带阔筋膜与阔筋膜张肌，保留股外侧皮神经。将旋股外侧动脉横支及其伴行静脉与桡动脉及其伴行静脉吻合，皮瓣供区美容缝合。术后皮瓣成活良好，创口一期愈合，术后 3 个月随访，皮瓣外形不臃肿，皮瓣供区仅遗留线性瘢痕（图 12-1-2～图 12-1-9）。

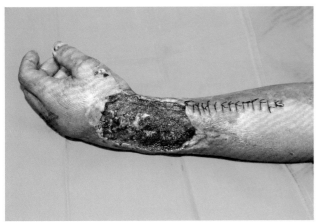

图 12-1-2　术前创面

图 12-1-3　皮瓣设计

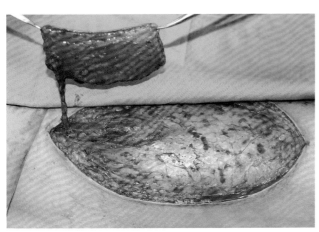

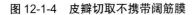

图 12-1-4　皮瓣切取不携带阔筋膜

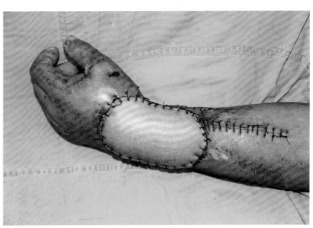

图 12-1-5　术后皮瓣血运良好

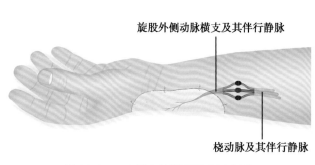

旋股外侧动脉横支及其伴行静脉

桡动脉及其伴行静脉

图 12-1-6 皮瓣血液循环重建示意图

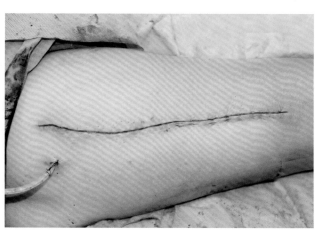

图 12-1-7 皮瓣供区美容缝合

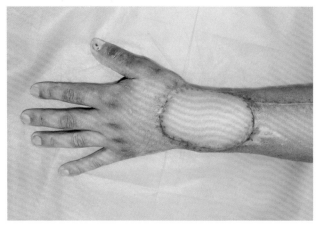

图 12-1-8 术后 3 个月随访皮瓣受区恢复情况

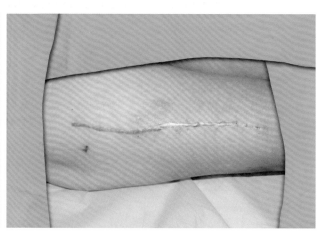

图 12-1-9 术后 3 个月随访皮瓣供区恢复情况

六、术式评价

TBLFCAP 具备以下优点：①供区相对隐蔽；②穿支较为恒定，皮瓣血供可靠；③术式多样，既可带蒂转移，又可游离移植，还可设计为显微削薄、分叶、嵌合等特殊形式；④皮瓣浅筋膜层脂肪大多肥厚，适合用于较深创面修复和乳房再造；⑤体位舒适、操作方便；⑥穿支大多穿肌距离短，穿支的分离解剖简单、快捷；⑦皮瓣可携带股外侧皮神经，适合于需要感觉重建的创面修复。但旋股外侧动脉横支穿支皮瓣大多浅筋膜脂肪较为肥厚，修复浅表创面时外形臃肿。

七、注意事项

开展 TBLFCAP 的注意事项如下：①旋股外侧动脉横支的穿支数目、外径、穿出阔筋膜部位均具有一定的不确定性，术前常规行多普勒超声探测穿支位置，了解穿支的数目与粗细，做到术前心中有数，可降低手术盲目性与风险；②术前仔细评估皮瓣供区皮肤的质地、弹性、松弛度和肌肉萎缩情况，争取皮瓣供区的无张力闭合；③采用逆行四面解剖法切取皮瓣可增加手术安全性,术中先切开皮瓣外侧缘,自外向内于阔筋膜表面解剖分离,容易显露穿支血管和避免误伤穿支,逆行解剖不受一级源血管来源变异的限制,不管穿支来源于何血管,只要解剖一定长度、达到一定口径就可断蒂移植;④切取皮瓣较长时,注意保留股外侧皮神经及其营养血管,必要时携带旋股外侧动脉降支穿支血管,以免皮瓣跨区供血障碍而坏死;⑤如皮瓣切取局限于大腿上 1/3,可仅携带股外侧皮神经外侧支,避免牺牲股外侧皮神经主干而致整个股前外侧皮肤的感觉障碍。

第二节 显微削薄旋股外侧动脉横支穿支皮瓣

一、概述

显微削薄旋股外侧动脉横支穿支皮瓣(microdissected thin transversal branch of lateral femoral circumflex artery perforator flap,M-TBLFCAP)是指在放大镜或显微镜下以显微器械沿旋股外侧动脉横支穿支在浅筋膜层的走行解剖分离,直至真皮下血管网,保护旋股外侧动脉横支穿支及其在浅筋膜内分支,根据受区需要去除多余的浅筋膜层脂肪的一种特殊形式旋股外侧动脉横支穿支皮瓣。

二、适应证

M-TBLFCAP 适合于大腿近端外侧皮下脂肪肥厚患者的四肢、头颈、颌面等部位浅表创面修复。

三、手术方法

1. 皮瓣设计、切取 同旋股外侧动脉横支穿支皮瓣。

2. 皮瓣显微削薄 皮瓣解剖完成并确认皮瓣血供可靠后,将皮瓣翻转,在放大镜或手术显微镜下沿旋股外侧动脉横支穿支继续分离解剖,显露穿支血管在浅筋膜内的走行直至穿支进入真皮下血管网,然后保护好穿支及其在浅筋膜内分支,根据受区需要剔除多余的浅筋膜层脂肪组织。

3. 皮瓣移植 同旋股外侧动脉横支穿支皮瓣。

4. 皮瓣供区与受区创口闭合 同旋股外侧动脉横支穿支皮瓣。

四、典型病例

患者,男性,48 岁。左小腿皮肤溃烂不愈十余年。清除溃疡病灶后局部皮肤软组织缺损、胫骨外露。设计 M-TBLFCAP 移植修复创面,皮瓣切取面积为 18.0cm×7.5cm,皮瓣厚度为 2cm,断蒂前削薄皮瓣,削薄后皮瓣厚度为 1cm。将旋股外侧动脉横支及其伴行静脉与胫后动脉及其伴行静脉吻合(A:V=1:2),皮瓣供区美容缝合。术后皮瓣成活良好,创口一期愈合,术后 6 个月随访,皮瓣颜色、质地好,外形不臃肿,创面周围皮肤营养状况明显改善,供区仅留线性瘢痕(图 12-2-1~图 12-2-10)。

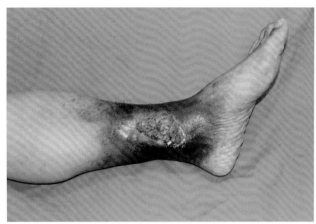

图 12-2-1 术前溃疡创面

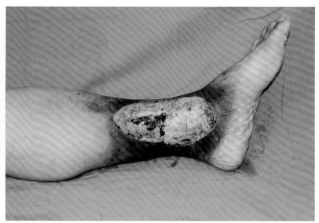

图 12-2-2 清创后情况

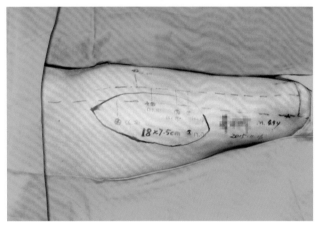

图 12-2-3 皮瓣设计

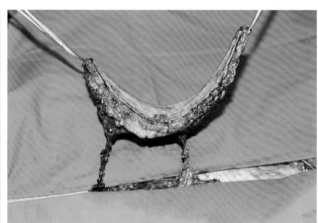

图 12-2-4 皮瓣削薄前

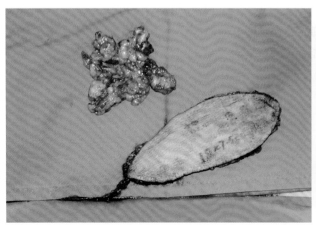

图 12-2-5 皮瓣削薄后

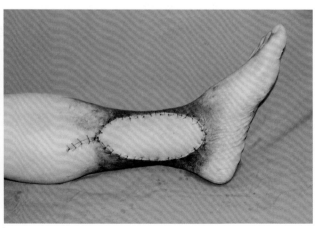

图 12-2-6 术后皮瓣血运良好

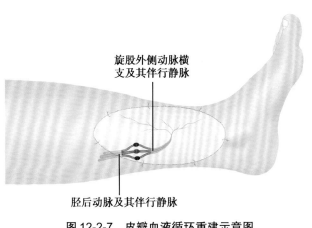

图 12-2-7 皮瓣血液循环重建示意图

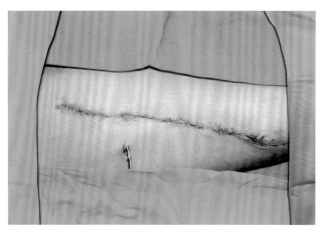

图 12-2-8 供区美容缝合

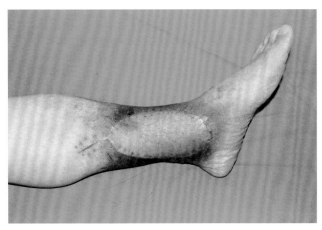

图 12-2-9 术后 6 个月随访皮瓣受区恢复情况

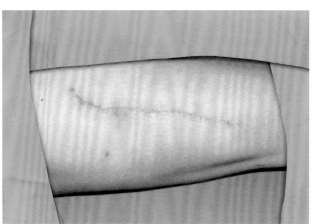

图 12-2-10 术后 6 个月随访皮瓣供区恢复情况

五、术式评价

M-TBLFCAP 系一次性均匀削薄皮瓣，皮瓣受区可以获得满意的外观，避免了二次手术削薄整形，同时也减少了皮瓣供区损害（不削薄则需要切取更大面积的皮瓣方能覆盖同样大小的创面）。但部分患者的旋股外侧动脉横支穿支及其在浅筋膜内分支细小，显微解剖分离有一定的难度与风险，显微削薄可能会损伤感觉神经的部分分支，影响皮瓣的感觉恢复。

六、注意事项

开展 M-TBLFCAP 的注意事项如下：①显微削薄操作须在断蒂前进行，断蒂前皮瓣保留血流灌注，穿支及其分支伴行静脉充盈容易辨认，断蒂后皮瓣穿支血管显示不清，削薄时容易误伤；②旋股外侧动脉横支穿支及其浅筋膜内分支外径细小，其解剖分离必须在放大镜或显微镜下以显微器械完成，同时注意在穿支及其浅筋膜分支血管周围留有少量组织以保护血管蒂免受损伤；③根据受区需要剔除多余的浅筋膜层脂肪，去脂时保留真皮下 3～5mm 脂肪组织以保护真皮下血管网的完整；④遇到穿支在浅筋膜内分支弥散时，要沉着、冷静，有耐心，需在显微镜下逐一摘除血管蒂周围脂肪球方能达到均匀削薄的目的；⑤削薄时仔细止血，充分引流，防止血肿形成。

第三节　嵌合旋股外侧动脉横支穿支皮瓣

一、概述

嵌合旋股外侧动脉横支穿支皮瓣（chimeric transversal branch of lateral femoral circumflex artery perforator flap，Ch-TBLFCAP）是指在旋股外侧动脉横支血管体区内切取的包含两个或两个以上不同种类的独立组织瓣（如穿支皮瓣、肌瓣、筋膜瓣等），这些独立组织瓣中至少含有一个穿支皮瓣，且供血动脉均起源于旋股外侧动脉横支，吻合旋股外侧动脉横支及其伴行静脉即可同时重建两个或两个以上独立组织瓣血液循环的一种特殊形式旋股外侧动脉横支穿支皮瓣。常用术式为旋股外侧动脉横支穿支皮瓣与肌瓣的嵌合移植。

二、适应证

Ch-TBLFCAP 适合于合并深部死腔或肌腱（或关节囊）缺损的创面修复。

三、手术方法

1. 皮瓣设计　同旋股外侧动脉横支穿支皮瓣，根据深部死腔的大小设计肌瓣的切取范围，根据肌腱或关节囊缺损情况设计阔筋膜瓣切取范围。

2. 皮瓣切取　采用逆行四面解剖法切取皮瓣，在穿支皮瓣解剖完成后显露分离出旋股外侧动脉横支，确认其至肌肉和阔筋膜的分支后，分别以各分支为蒂切取肌瓣或阔筋膜瓣，解剖分离各分支直至汇入旋股外侧动脉横支主干。完全游离各独立组织瓣后逐一检查其血运，确定血运可靠后依据所需血管蒂长度断蒂。

3. 皮瓣移植　将皮瓣断蒂后移植至受区，将阔筋膜张肌瓣填塞深部死腔（或以阔筋膜重建肌腱或修复关节囊缺损），将皮瓣覆盖浅表创面，间断缝合数针予以固定。在显微镜下将旋股外侧动脉横支及其伴行静脉与受区血管吻合。

4. 皮瓣供区与受区创口闭合　同旋股外侧动脉横支穿支皮瓣。

四、典型病例

患者，男性，50 岁。外伤致左足背皮肤软组织缺损急诊入院。清创后可见左足背皮肤软组织缺损，跖骨间死腔形成。设计 Ch-TBLFCAP 修复创面，皮瓣切取面积为 14.0cm×8.0cm，阔筋膜张肌肌瓣大小为 8.0cm×3.0cm×2.0cm。应用阔筋膜张肌肌瓣填塞深部死腔，皮瓣覆盖浅表创面。将旋股外侧动脉横支与足背动脉吻合，旋股外侧动脉横支的 2 支伴行静脉分别与足背动脉的 1 支伴行静脉及 1 支足背皮下浅静脉吻合。皮瓣供区美容缝合。术后皮瓣成活良好，创口一期愈合，术后 8 个月随访，皮瓣外形恢复好，皮瓣供区瘢痕不明显（图 12-3-1～图 12-3-8）。

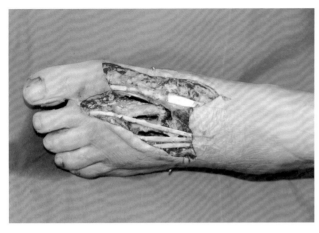

图 12-3-1　术前创面合并深部死腔

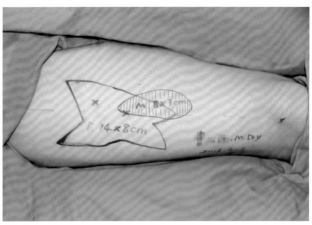

图 12-3-2　皮瓣设计

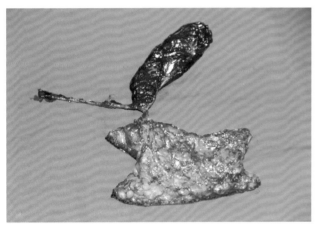

图 12-3-3　皮瓣切取（断蒂后）

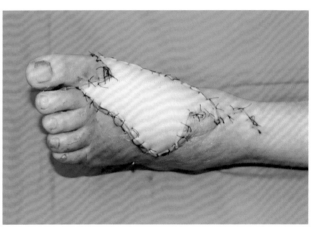

图 12-3-4　术后皮瓣血运良好

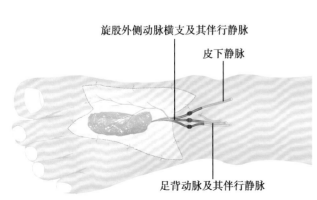

图 12-3-5　皮瓣血液循环重建示意图

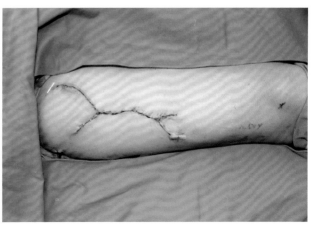

图 12-3-6　供区美容缝合

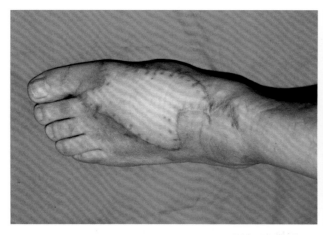

图 12-3-7　术后 8 个月随访皮瓣受区恢复情况

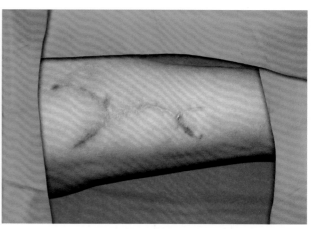

图 12-3-8　术后 8 个月随访皮瓣供区恢复情况

五、术式评价

Ch-TBLFCAP 沿用了穿支皮瓣的微创技术与美学理念，吸取了肌皮瓣血供好、抗感染能力强的优点，皮瓣与肌瓣仅以穿支血管相连，有足够的自由度，阔筋膜张肌肌瓣可有效填塞死腔，旋股外侧动脉横支穿支皮瓣可自由覆盖浅表创面，真正实现了创面的立体修复，与传统阔筋膜张肌肌皮瓣相比，一方面明显减少了供区损害，另一方面大大提高了受区修复的效果。但该术式需要切取部分阔筋膜张肌，增加了局部创伤和出血；每个组织瓣的血管均共干于旋股外侧动脉横支，增加了血管蒂扭转卡压的发生率。

六、注意事项

设计、切取 Ch-TBLFCAP 需要具备立体构想力，有较高的技术要求，手术时宜先切取旋股外侧动脉横支穿支皮瓣，再显露、分离源血管，根据源血管分支情况切取阔筋膜张肌肌瓣，肌瓣切取位置要综合死腔位置及其至受区血管的距离，肌瓣大小要适中，过小则不能有效填充，过大会增加供区损害且影响受区创口闭合和外形恢复，术中最好采用容积法精准测量死腔体积。阔筋膜张肌肌瓣与穿支皮瓣分别以源血管或穿支血管相连，要注意理顺血管蒂，防止扭转和卡压。肌瓣血供丰富，切取时出血较多，应仔细彻底止血，并于低位放置引流管充分引流。

第四节　显微削薄－嵌合旋股外侧动脉横支穿支皮瓣

一、概述

显微削薄-嵌合旋股外侧动脉横支穿支皮瓣（microdissected thin chimeric transversal branch of lateral femoral circumflex artery perforator flap，M-Ch-TBLFCAP）系显微削薄旋股外侧动脉横支穿支皮瓣与嵌合旋股外侧动脉横支穿支皮瓣两种技术组合而衍生，是指在旋股外侧动脉横支血管体区切取单一穿支皮瓣，同时切取一个或多个肌瓣（或阔筋膜瓣），各组织瓣的血管蒂会合于旋股外侧动脉横支，由于穿支皮瓣浅筋膜层脂肪肥厚，需应用显微外科器械在放大镜或显微镜下分离出并保护好穿支血管分布于浅筋膜内的分支后，根据受区需要去除多余的浅筋膜层脂肪，移植时仅需吻合旋股外侧动脉横支及其伴行静脉即可同时重建两个或多个独立组织瓣血液循环的一种特殊形式旋股外侧动脉横支穿支皮瓣。

二、适应证

M-Ch-TBLFCAP适合于供区皮下脂肪肥厚患者合并深部死腔（肌腱或关节囊缺损）的浅表创面修复。

三、手术方法

1. 皮瓣设计 同嵌合旋股外侧动脉横支穿支皮瓣。

2. 皮瓣切取与削薄 皮瓣切取同嵌合旋股外侧动脉横支穿支皮瓣，断蒂前削薄皮瓣，削薄要求同显微削薄旋股外侧动脉横支穿支皮瓣。

3. 皮瓣移植 应用肌瓣填塞深部死腔（应用阔筋膜瓣重建肌腱或关节囊），应用穿支皮瓣覆盖浅表创面。将旋股外侧动脉横支及其伴行静脉与受区血管吻合。

4. 皮瓣供区与受区创口闭合 同旋股外侧动脉横支穿支皮瓣。

四、典型病例

患者，男性，65岁。车祸伤致右足背皮肤软组织缺损合并深部死腔，第四趾缺如，彻底清除病灶，负压创面治疗一周后设计M-Ch-TBLFCAP移植修复，皮瓣切取面积为17.0cm×9.0cm，阔筋膜张肌肌瓣大小为5.0cm×3.0cm×2.0cm。采用逆行四面解剖法切取皮瓣，根据受区需要切取合适长度的一级源血管，应用肌瓣填充死腔，皮瓣覆盖创面。将旋股外侧动脉横支及其伴行静脉分别与足背动脉及其伴行静脉吻合，皮瓣供区美容缝合。术后皮瓣顺利成活，创口一期愈合。术后16个月随访，皮瓣外形不臃肿，供区仅遗留一线性瘢痕（图12-4-1～图12-4-10）。

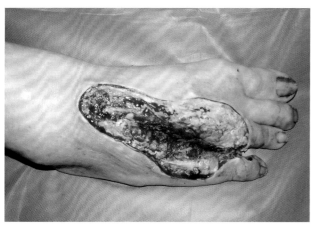
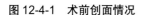

图 12-4-1 术前创面情况

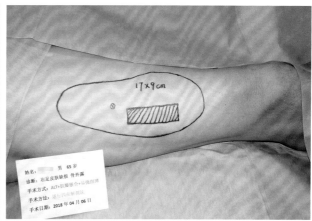

图 12-4-2 皮瓣设计

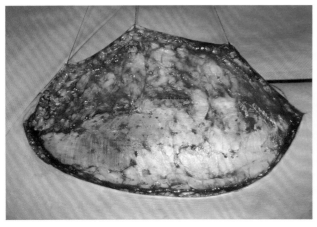

图 12-4-3　自阔筋膜表面寻至穿支

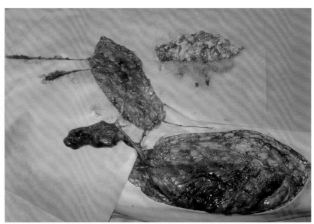

图 12-4-4　皮瓣切取与显微削薄

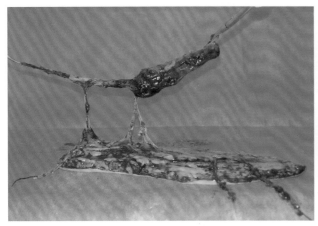

图 12-4-5　皮瓣断蒂后

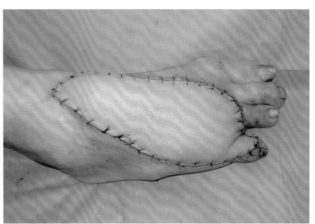

图 12-4-6　术后皮瓣血运良好

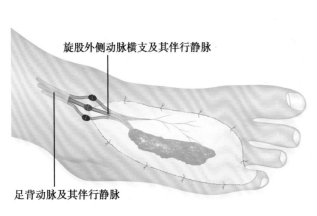

旋股外侧动脉横支及其伴行静脉

足背动脉及其伴行静脉

图 12-4-7　皮瓣血液循环重建示意图

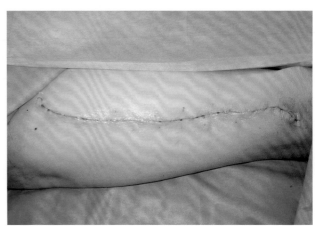

图 12-4-8　皮瓣供区美容缝合

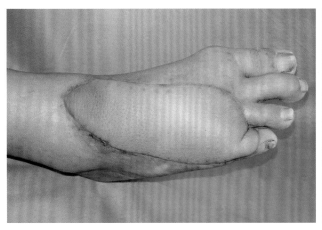
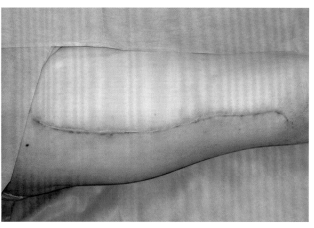

图 12-4-9　术后 16 个月随访皮瓣受区恢复情况　　　　图 12-4-10　术后 16 个月随访皮瓣供区恢复情况

五、术式评价

M-Ch-TBLFCAP 具备显微削薄旋股外侧动脉横支穿支皮瓣和嵌合旋股外侧动脉横支穿支皮瓣的优点，阔筋膜张肌肌瓣可填塞死腔治疗或预防感染，阔筋膜瓣可一期重建肌腱或关节囊缺损，显微削薄技术的应用可以获得更好的受区外形。但该术式需要切取肌瓣（或阔筋膜瓣），同时又要去除多余的浅筋膜层脂肪，与传统的旋股外侧动脉横支穿支皮瓣相比，增加了手术创伤、难度和风险。

六、注意事项

采用逆行四面解剖法切取穿支皮瓣，再依据旋股外侧动脉横支分支情况切取肌瓣或阔筋膜瓣；在断蒂前行皮瓣显微削薄；皮瓣断蒂后供区创面须彻底止血，低位放置硅胶管负压引流；移植时仔细理顺血管蒂，防止扭转与卡压。其他注意事项参阅显微削薄旋股外侧动脉横支穿支皮瓣和嵌合旋股外侧动脉横支穿支皮瓣章节。

参 考 文 献

[1] NAHAI F，SILVERTON J S，HILL H L，et al. The tensor fascia lata musculocutaneous flap[J]. Annals of Plastic Surgery，1978，1（4）：372-379.

[2] SHIEH S J，CHIU H Y，YU J C，et al. Free anterolateral thigh flap for reconstruction of head and neck defects following cancer ablation[J]. Plast Reconstr Surg，2000，105（7）：2349-2360.

[3] KOSHIMA I，URUSHIBARA K，INAGAWA K，et al. Free tensor fasciae latae perforator flap for the reconstruction of defects in the extremities[J]. Plast Reconstr Surg，2001，107（7）：1759-1765.

[4] 江奕恒，李学雷，石小田，等. 股前外侧单一高位穿支供血区域的形态学研究与皮瓣设计 [J]. 中国临床解剖学杂志，2007，25（5）：497-501.

[5] 章伟文，王欣，陈宏，等. 旋股外侧动脉横支为蒂的股前外侧皮瓣重建肘部复合组织缺损的临床应用 [J]. 中华手外科杂志，2009，25（4）：233-235.

[6] 王欣，章伟文，陈宏，等. 带旋股外动脉横支的股前外侧皮瓣在小腿保肢术中的应用 [J]. 现代实用医学，2009，21（7）：718.

[7] 贺继强，唐举玉，卿黎明，等. 动脉插管造影 CTA 与普通 CTA 显影股前外侧穿支的比较研究 [J]. 中国临床解剖学杂志，2017，35（5）：508-512.

[8] YOSHIMATSU H，YAMAMOTO T，HAYASHI A，et al. Use of the transverse branch of the superficial circumflex iliac artery as a landmark facilitating identification and dissection of the deep branch of the superficial circumflex iliac artery for free flap pedicle：Anatomical study and clinical applications[J]. Microsurgery，2019，39（8）：721-729.

[9] HE J，QING L，WU P，et al. Individualized design of double skin paddle anterolateral thigh perforator flaps to repair complex soft tissue defects of the extremities：An anatomical study and retrospective cohort study[J]. J Plast Reconstr Aesthet Surg，2021，74（3）：530-539.

[10] TSUIHIJI K，DANIEL B W，KAGEYAMA T，et al. Free tensor fascia lata true-perforator flap transfer for reconstruction of the calcaneal soft tissue defect complicated with osteomyelitis in a patient with alcohol-induced Charcot foot：A case report and literature review[J]. Microsurgery，2021，41（5）：473-479.

第十三章

旋股外侧动脉降支血管体区特殊形式穿支皮瓣

第一节　旋股外侧动脉降支穿支皮瓣

一、概述

1984 年徐达传首先报道了股前外侧皮瓣的解剖学研究,同年罗力生首先将该皮瓣成功应用于临床。股前外侧皮瓣供区相对隐蔽、血供可靠、可切取面积大,特别是携带阔筋膜可重建足跟、腹壁等特殊结构,携带股外侧皮神经可重建皮瓣感觉,因此,该皮瓣在临床获得广泛推广应用。随着应用解剖研究的深入与穿支皮瓣概念的提出,在股前外侧皮瓣基础上发展出了旋股外侧动脉降支穿支皮瓣、旋股外侧动脉横支穿支皮瓣和旋股外侧动脉斜支穿支皮瓣。旋股外侧动脉降支穿支皮瓣(descending branch of lateral femoral circumflex artery perforator flap,DBLFCAP)是由股前外侧皮瓣发展而来的一种临床常用的穿支皮瓣,皮瓣切取不携带阔筋膜与股外侧肌,不切断股神经分支,供血动脉为旋股外侧动脉降支。应用的术式除单纯的带蒂转移和游离移植外,基于旋股外侧动脉降支血管体区的解剖特点,相继衍生了血流桥接、显微削薄、分叶、嵌合、联体及血流桥接 - 显微削薄、血流桥接 - 分叶、血流桥接 - 嵌合、显微削薄 - 分叶、显微削薄 - 嵌合、显微削薄 - 联体、分叶 - 嵌合、嵌合 - 联体、血流桥接 - 显微削薄 - 分叶、血流桥接 - 显微削薄 - 嵌合、显微削薄 - 分叶 - 嵌合、显微削薄 - 嵌合 - 联体、血流桥接 - 显微削薄 - 分叶 - 嵌合等诸多特殊形式旋股外侧动脉降支穿支皮瓣,目前已发展成为临床应用术式最多、应用范围最广的皮瓣供区。

二、应用解剖

旋股外侧动脉自股深动脉(或股动脉)发出后分为升支、横支和降支,其中降支最粗大,行程最长。降支主干在股直肌与股外侧肌之间行向外下方(髂前上棘与髌骨外缘中点连线的下 2/3 段即为降支的体表投影),沿途发出多条肌支供养股外侧肌、股直肌和股中间肌。供养股外侧肌的肌支在肌内分支后,部分(肌皮穿支)穿股外侧肌、阔筋膜,供养股外侧区浅筋膜与皮肤,亦有部分(肌间隙穿支)自降支主干发出后,经股直肌与股外侧肌间隙,穿阔筋膜直接供养股外侧区浅筋膜与皮肤,降支的终支与膝上外侧动脉关节支或肌支吻合。旋股外侧动脉降支穿支皮瓣的穿支较为恒定,直径大于 0.5mm 的穿支可见 2～4 支,多为肌皮穿支(约占 70%),部分为肌间隙穿支(约占 30%);旋股外侧动脉降支起始处至穿支在浅筋膜内分支的长度为 14.5～22.5cm,穿支起始处至穿支在浅筋膜内分支处的长度为 2.3～12.5cm,浅筋膜内穿支长度为 2.0～3.5cm;穿支在浅筋膜内呈树枝状分布,相邻穿支之间存在交通支(图 13-1-1,图 12-1-1)。股前外侧皮肤为股外侧皮神经分布,其前支位置恒定,90% 于髂髌连线 1cm 范围内走行。

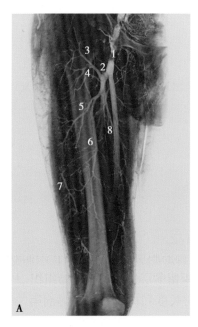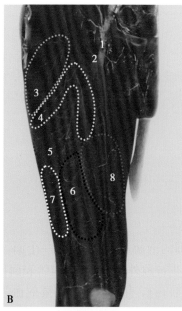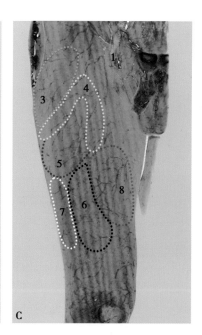

图 13-1-1 股部三维重建（右侧）

一次性整体血管造影，Mimics 层次三维重建，由深至浅，股前外侧面观：A. 深层，示股前外侧血供来源；B. 中层，示穿支血管干；C. 浅层，示皮下血管网。1. 股动脉 2. 股深动脉 3. 旋股外侧动脉升支 4. 旋股外侧动脉横支 5. 旋股外侧动脉斜支（起自降支上端）6. 旋股外侧动脉降支 7. 第 3 穿动脉 8. 股动脉直接穿支。

三、适应证

DBLFCAP 游离移植适应证包括两个方面：第一，四肢、头颈、躯干部大面积皮肤软组织修复；第二，舌、乳房、食管、阴茎、阴道等器官再造。DBLFCAP 顺行转移适合于下腹、会阴、髋关节周围创面修复与阴茎、阴道成形再造。DBLFCAP 逆行转移适合于大腿中下段与膝关节周围创面修复。

四、手术方法及典型病例

（一）DBLFCAP 游离移植

1. 手术方法

（1）皮瓣设计：术前采用提捏法判断皮肤质地、弹性、松弛度，并测量皮瓣可切取宽度（供区直接缝合的情况下）和皮瓣厚度。术前采用超声多普勒血流仪（或彩超）确定并标记旋股外侧动脉降支在髂髌线中点附近的第一穿支和位于其远端邻近的第二穿支穿出阔筋膜的体表位置。

点：以术前探测标记的旋股外侧动脉降支第一穿支穿出阔筋膜点为皮瓣的关键点。

线：以术前探测标记的旋股外侧动脉降支第一穿支与第二穿支穿出阔筋膜点连线为皮瓣轴线。

面：切取层面为阔筋膜表面。

根据创面大小、形状裁剪布样，将皮瓣主体部分设计在大腿中下段，以第一穿支穿出阔筋膜点为皮瓣关键点，一般将皮瓣 1/3 设计于该点近端，2/3 设计在该点远端，以皮瓣轴线为中心，依据创面布样设计皮瓣。根据受区所需血管蒂长度设计切取一级源血管（图 13-1-2）。

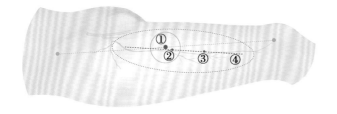

图 13-1-2　旋股外侧动脉降支穿支皮瓣设计示意图
①髂髌线中点；②"点"：旋股外侧动脉降支第一穿支（主穿支）穿出阔筋膜点；③旋股外侧动脉降支第二穿支（副穿支）穿出阔筋膜点；④"线"：主穿支穿出阔筋膜点与副穿支穿出阔筋膜点的连线。

　　（2）皮瓣切取：采用逆行四面解剖法切取皮瓣，即首先切开皮瓣外侧缘，切开皮肤、浅筋膜组织，自阔筋膜表面由外至内分离皮瓣，直至发现术前探测标记的第一穿支可靠后，旁开穿支 3～5mm 切开阔筋膜，术者需佩戴手术放大镜进行阔筋膜下操作，应用显微剪和显微蚊式钳沿穿支血管由表至里分离解剖，第一助手以微型双极电凝和微型钛夹配合止血。首先解剖面对主刀医师的剖面，即穿支的第一个面，自阔筋膜层面沿穿支血管表面顺肌纤维方向逆行解剖，切开少许股外侧肌，穿支血管表面仅保留薄层透明疏松结缔组织，尽量不切断或少切断股外侧肌纤维，直至达到所需要的血管蒂长度和口径。然后解剖第二个面，即主刀医师左侧的穿支血管剖面，保留约 3mm 筋膜组织，同法解剖第三个面，即主刀医师右侧的穿支血管剖面，而后切开皮瓣内侧缘，于阔筋膜表面自内至外会师至穿支处，最后解剖穿支的第四个面（面对第一助手的穿支血管剖面），保留 2～3mm 肌袖。穿支分离后，沿穿支血管分离出旋股外侧动脉降支及其伴行静脉近端与远端，分离并保护好股神经的股外侧肌肌支，以钛夹及双极电凝处理沿途其他无关分支血管，直至达到受区所需血管蒂长度。

　　（3）皮瓣移植：确认皮瓣血供可靠后，结扎、切断血管蒂，将皮瓣转移至受区，调整好皮瓣位置后，与创缘缝合数针予以固定，将旋股外侧动脉降支及其伴行静脉与受区血管吻合。

　　（4）皮瓣供区与受区创口闭合：皮瓣供区创面彻底止血后，于切口低位置管负压引流，以可吸收线分层缝合阔筋膜、皮下组织，皮肤切口采用精细减张美容缝合法闭合。受区创口间断缝合，皮瓣下放置多根硅胶半管引流。

　　2. 典型病例　患者，男性，52 岁。左小腿外伤后近中段前外侧皮肤软组织缺损，胫骨、肌腱外露，于右侧大腿设计面积为 18.0cm×10.0cm 的旋股外侧动脉降支穿支皮瓣，皮瓣切取不携带阔筋膜与股外侧肌，术中可见粗大穿支穿过阔筋膜进入皮下浅筋膜层并有丰富的分支，将皮瓣携带的旋股外侧动脉降支及其伴行静脉与受区胫前动脉及其伴行静脉吻合，皮瓣供区美容缝合。术后皮瓣顺利成活。术后 6 个月随访，皮瓣外形不臃肿，供区仅遗留线性瘢痕（图 13-1-3～图 13-1-10）。

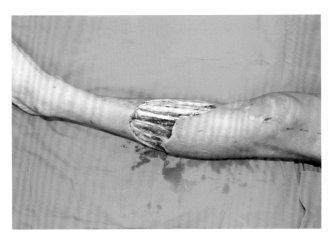

图 13-1-3　术前创面情况

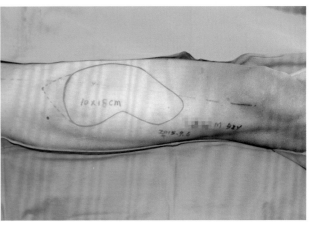

图 13-1-4　皮瓣设计

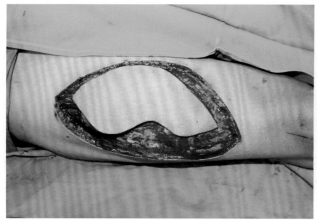

图 13-1-5　皮瓣切取

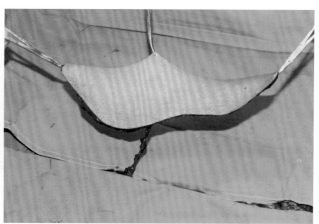

图 13-1-6　皮瓣断蒂前情况

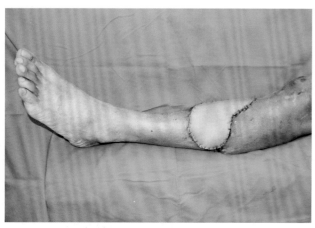

图 13-1-7　术后皮瓣血运良好

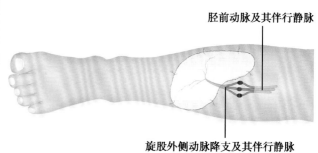

胫前动脉及其伴行静脉

旋股外侧动脉降支及其伴行静脉

图 13-1-8　皮瓣血液循环重建示意图

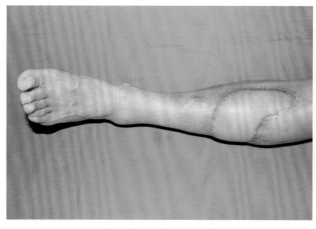

图 13-1-9　术后 6 个月随访皮瓣受区恢复情况

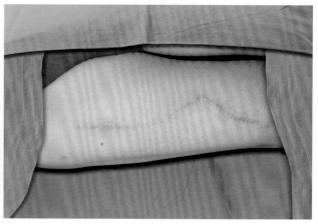

图 13-1-10　术后 6 个月随访皮瓣供区恢复情况

（二）DBLFCAP 顺行转移

1. 手术方法

（1）皮瓣设计与切取：同 DBLFCAP 游离移植。

（2）皮瓣转移：大腿近端皮肤较为松弛，顺行转移时可将皮瓣通过股直肌下方隧道、皮下隧道或切开局部皮肤明道转移至受区。

（3）皮瓣供区与受区创口闭合：同 DBLFCAP 游离移植。

2. 典型病例

（1）病例一：患者，男性，83 岁。因阴囊佩吉特病入院。扩大切除病变组织，设计旋股外侧动脉降支穿支皮瓣顺行转移修复创面，皮瓣切取面积为 11.0cm×7.0cm。皮瓣不携带阔筋膜与股外侧肌，皮瓣切取成功后通过皮下隧道转移至受区，皮瓣供区直接缝合。术后皮瓣成活良好，创口一期愈合（图 13-1-11～图 13-1-18）。

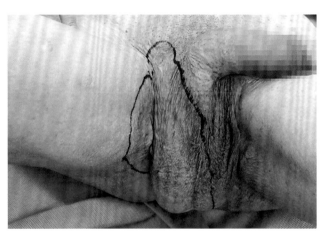

图 13-1-11 术前病灶情况

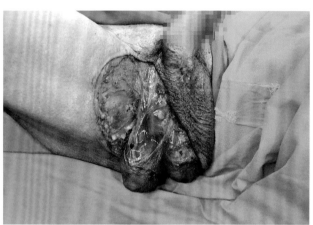

图 13-1-12 病灶根治性切除后会阴部创面

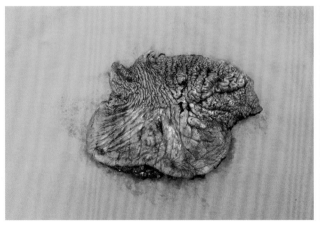

图 13-1-13 扩大切除的病变组织

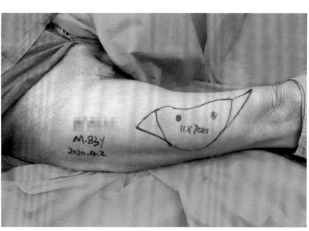

图 13-1-14 皮瓣设计

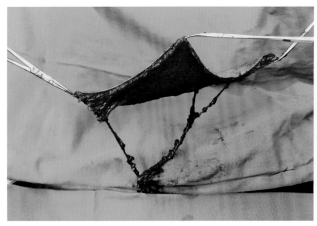

图 13-1-15 皮瓣携带 3 条穿支

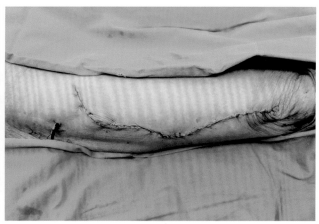

图 13-1-16 皮瓣供区直接闭合

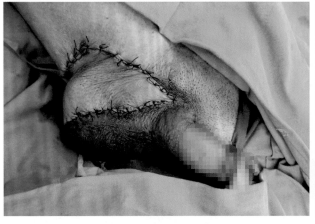

图 13-1-17 皮瓣转移术后血运良好

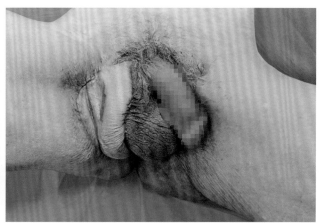

图 13-1-18 术后 3 个月随访皮瓣受区恢复情况

（2）病例二：患者，男性，29 岁。因左侧坐骨结节部溃烂不愈 1 年入院。设计同侧带血管蒂旋股外侧动脉降支穿支皮瓣顺行转移修复创面，皮瓣切取面积为 12.0cm×8.5cm，皮瓣切取不携带阔筋膜与股外侧肌，皮瓣采用明道转移至受区，皮瓣供区直接闭合。术后皮瓣成活良好，创口一期愈合。术后一年随访，溃疡未复发，皮瓣色泽、质地恢复良好（图 13-1-19～图 13-1-24）。

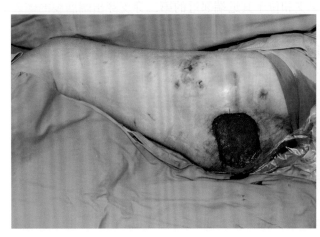

图 13-1-19 术前创面

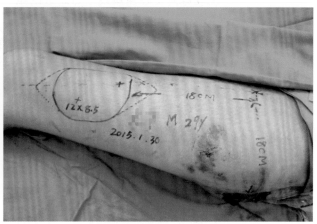

图 13-1-20 皮瓣设计

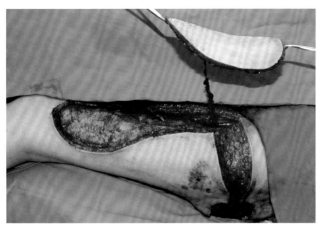

图 13-1-21 皮瓣明道转移

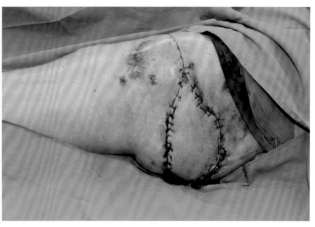

图 13-1-22 皮瓣转移术后血运良好

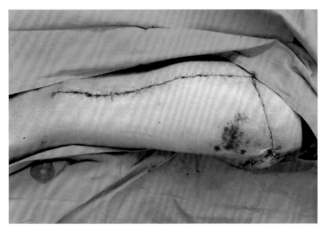

图 13-1-23 供区直接缝合

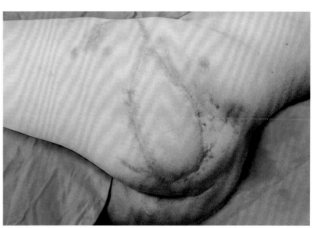

图 13-1-24 术后 1 年随访皮瓣受区恢复情况

（三）DBLFCAP 逆行转移

1. 手术方法

（1）皮瓣设计：利用旋股外侧动脉降支的终末支与膝上外侧动脉关节支或肌支构成吻合的解剖学基础设计切取皮瓣。术前采用超声多普勒血流仪（或彩超）确认并标记旋股外侧动脉降支在髂髌线中点附近的第一穿支和位于其近端邻近的第二穿支穿出阔筋膜的体表位置。

点：以术前探测标记的第一穿支穿出阔筋膜点为皮瓣的关键点。皮瓣旋转点位于皮瓣与创面相邻顶点连线中点对应的旋股外侧动脉降支点。

线：以术前探测标记的第一穿支与第二穿支穿出阔筋膜点连线为皮瓣轴线。

面：切取层面为阔筋膜表面。

根据创面剪取皮瓣布样，将其主体部分设计在大腿中上段，以皮瓣轴线为中心，第一穿支穿出点为皮瓣关键点，皮瓣 2/3 设计于该点近端，1/3 设计在该点远端。

（2）皮瓣切取：携带穿支与一级源血管的带血管蒂转移，采用逆行四面解剖法切取皮瓣。穿支游离至旋股外侧动脉降支主干后继续向远端解剖分离直至达到设计需要的血管蒂长度，以血管夹阻断旋股外侧动脉降支近端，证实皮瓣血供可靠后结扎、切断旋股外侧动脉降支近端。

（3）皮瓣转移：携带旋股外侧动脉降支逆行转移时，切开通道皮肤实行明道转移。

（4）皮瓣供区与受区创口闭合：同 DBLFCAP 游离移植。

2. 典型病例 患者，女性，29岁。右大腿中下段瘢痕性溃疡不愈3年入院。切除局部溃疡病灶及瘢痕后，设计同侧旋股外侧动脉降支穿支皮瓣逆行转移修复创面，皮瓣切取面积为17.0cm×7.0cm，皮瓣不携带深筋膜、股外侧肌，皮瓣供区直接缝合。术后皮瓣成活良好，创口一期愈合，术后1年随访，溃疡未复发，皮瓣色泽、质地恢复良好（图13-1-25～图13-1-28）。

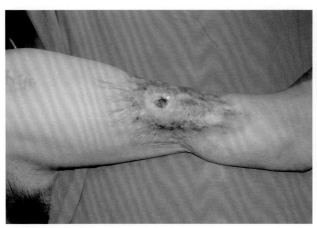

图 13-1-25　术前情况

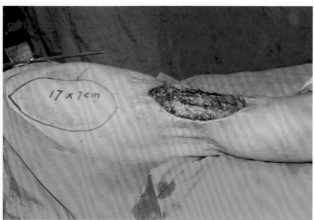

图 13-1-26　扩创后创面及皮瓣设计

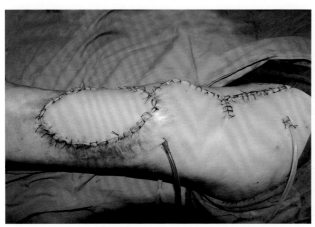

图 13-1-27　皮瓣逆行转移修复创面，供区直接缝合

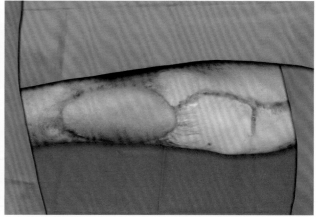

图 13-1-28　术后1年随访恢复情况

（四）旋股外侧动脉降支穿支蒂螺旋桨皮瓣

1. 手术方法

（1）皮瓣设计：术前标记髂髌线，以超声多普勒血流仪自近端创缘正常部位沿髂髌线探查并标记靠近创面的第一、第二穿支穿出阔筋膜点。

点：以术前探测标记靠近创面的第一穿支穿出阔筋膜点为皮瓣的旋转点。

线：以术前探测标记的第一穿支与第二穿支穿出阔筋膜点连线为皮瓣轴线。

面：切取层面为阔筋膜表面。

根据创面形状、大小裁剪皮瓣布样，以第一穿支穿出阔筋膜点为皮瓣旋转点，以第一穿支与第二穿支穿出阔筋膜点连线为皮瓣轴线设计螺旋桨穿支皮瓣，大桨位于旋转点近端，小桨位于旋转点远端，旋转点至皮瓣近心端距离较其至创面远心端距离增加约 1cm，皮瓣宽度放大 0.5～1cm（图 13-1-29）。

（2）皮瓣切取：采用顺 - 逆结合法切取皮瓣（图 13-1-30），即先有限切开旋转点部位皮肤、皮下组织，探查确定穿支与术前设计相符且外径可靠后，切开皮瓣四周，先解剖大桨，自皮瓣近心端向远心端于阔筋膜表面逆行解剖分离直至旋转点，然后解剖小桨，会师至旋转点，旁开穿支 3～5mm 切开阔筋膜，沿穿支血管向深部游离 1～2cm。

（3）皮瓣转移：将旋股外侧动脉降支穿支蒂螺旋桨皮瓣旋转 180°，将大桨覆盖创面。

（4）皮瓣供区与受区创口闭合：采用间断缝合闭合皮瓣受区与供区创口，在皮瓣下及近端皮瓣供区切口放置多根硅胶半管低位引流。

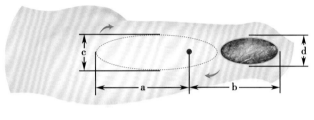

a=b+1cm   c=d+0.5cm

图 13-1-29　穿支蒂螺旋桨皮瓣示意图

图 13-1-30　顺 - 逆结合法切取示意图

2. 典型病例　患者，女性，29 岁。右膝关节置换术后多次翻修并感染致膝部皮肤软组织缺损。设计同侧旋股外侧动脉降支穿支蒂螺旋桨皮瓣逆行转移修复创面，皮瓣切取面积 20.0cm×4.5cm，皮瓣携带两个穿支，顺其解剖至会合部。皮瓣切取不携带阔筋膜、股外侧肌，皮瓣供区直接缝合。术后皮瓣成活良好，创口一期愈合（图 13-1-31～图 13-1-34）。

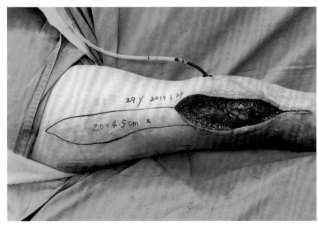
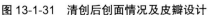

图 13-1-31　清创后创面情况及皮瓣设计

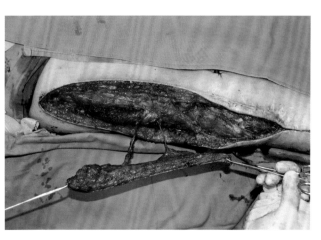

图 13-1-32　皮瓣切取

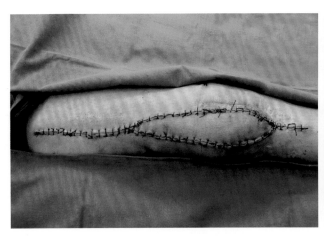

图 13-1-33　术后皮瓣血运良好

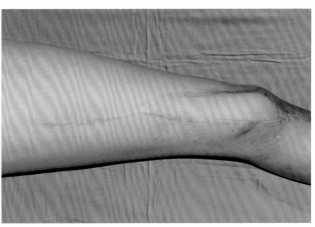

图 13-1-34　术后 3 年随访恢复情况

五、术式评价

DBLFCAP 是四肢、头颈颌面显微重建应用最多的皮瓣，该皮瓣具备众多优点，包括：①供区相对隐蔽；②皮瓣血供可靠、切取面积大；③穿支较为恒定；④血管蒂长、口径粗；⑤可携带股外侧皮神经重建皮瓣感觉，亦可用于桥接修复运动神经缺损；⑥术式多样，顺行转移可修复会阴、下腹部、髋关节周围创面及阴道、阴茎再造，逆行转移可修复大腿中下段和膝关节周围创面；游离移植可用于四肢、躯干、头颈颌面部创面修复及舌、乳房等器官再造；⑦皮瓣切取后对供区的功能及美观影响小，患者易于接受；⑧体位便于手术操作，供区与受区可同时进行，节省了手术时间。旋股外侧动脉降支穿支皮瓣具备上述所有优点，不同于传统股前外侧皮瓣，其核心在于手术的微创技术与美学理念，具体表现为：器械精细化、解剖微观化、操作微创化，即使用精细的显微器械在放大镜或显微镜下解剖，不切断（或少切断）肌肉，不切断股神经分支。旋股外侧动脉降支穿支皮瓣不切取阔筋膜，可避免肌疝的发生，不切断肌肉和股神经分支，可避免供区股四头肌肌力减退，供区直接缝合，可避免供区植皮瘢痕。

该术式虽优点众多，但亦存在下列缺点：①供区不够隐蔽，大腿遗留的瘢痕使部分年轻女性患者难以接受；②肌皮穿支居多，穿支的肌内分离有一定难度与风险；③部分患者股前外侧皮下脂肪肥厚，修复浅表创面时外形臃肿；④部分男性患者毛发浓密，修复后受区外形不美观（如手、足、舌体），后期需行脱毛处理。

六、注意事项

开展 DBLFCAP 的注意事项如下：①穿支并非十分恒定，术前常规应用超声多普勒血流仪或彩超探测确定旋股外侧动脉降支穿支穿出阔筋膜的位置，并了解穿支的数目与粗细，可降低手术盲目性和手术风险。②旋股外侧动脉降支穿支大多为肌皮穿支，有些肌内穿行距离长，解剖费力、耗时，对局部肌肉创伤较大；穿支的肌内解剖直接关系到皮瓣能否切取成功，术者应沉着耐心，应用显微外科器械在放大镜或显微镜下仔细解剖；采取逆行四面解剖法可缩短皮瓣切取时间，提高皮瓣切取成功率。③股外侧皮神经有恒定的营养血管，该血管与不同平面的深部穿支交通吻合，形成链式血管网，携带股外侧皮神经不但可重建皮瓣感觉，而且可以增加穿支皮瓣的供养范围，但牺牲股外侧皮神经会导致大腿前外侧区域感觉障碍。皮瓣切取面积大时，建议常规携带股外侧皮神经，一方面，因为股外侧皮神经支配区的皮肤已大部分被切取；另一方面，携带股外侧皮神经有利于皮瓣获得更加可靠的血供，还可以将股外侧皮神经与受区感觉神经缝合重建皮瓣感觉，但如果皮瓣切取面积不大且用于重建足底、手掌以外的非功能区域时，应尽量不牺牲股外侧皮神经。④切取中小面积的旋股外侧动脉降支穿支皮瓣移植时，如果受区血管条件好，邻近有健康的主干血管分支，皮瓣可只携带穿支血管，不携带旋股外侧动脉降支主干，甚至在穿支穿深筋膜平面切断血管蒂，这样可以避免追踪肌皮穿支到主干血管的精细解剖过程，减少深面肌肉的损伤。但当皮瓣切取面积大，或皮瓣受区附近缺乏合适的主干血管分支时，在深筋膜平面断蒂就存在穿支蒂短、穿支细小，特别是其伴行静脉管壁菲薄等缺点，临床应用时常常需要行血管移植，增加了血管吻合口数目，且因为血管口径不匹配，反而大大增加了手术创伤和风险，而旋股外侧动脉降支非肢体主干血管，携带旋股外侧动脉降支对局部组织和肢体血供无明显影响，大大提高了手术安全性和适用范围。⑤皮瓣完全游离后，应以血管夹阻断备用穿支，证实皮瓣血运可靠后才切断备用穿支血管。⑥皮瓣切取宽度在 7cm 左右时，一般可无张力缝合，但部分病例的皮肤弹性差，皮瓣切取宽度不到 7cm 亦难以直接缝合，而个别皮肤弹性特别好、外伤后股四头肌失用性肌萎缩严重的患者，皮瓣切取宽度达 10cm 亦能无张力缝合，因此术前应仔细评估皮瓣供区皮肤质地、弹性、松弛度和肌萎缩程度，笔者创用的提捏法是术前评估皮瓣可切取宽度的有效方法。供区切口应避免张力缝合，必要时可应用皮肤延展器、植皮或局部皮瓣转移来闭合供区创面。⑦足跟、足底、手掌等部位要求稳定性好，腹壁全层缺损或合并硬脑膜缺损的头部皮肤软组织缺损，选择携带阔筋膜的传统股前外侧皮瓣优于旋股外侧动脉降支穿支皮瓣。

第二节 血流桥接旋股外侧动脉降支穿支皮瓣

一、概述

血流桥接旋股外侧动脉降支穿支皮瓣（flow-through descending branch of lateral femoral circumflex artery perforator flap，F-DBLFCAP）是指利用旋股外侧动脉降支的近端与受区主干血管近端吻合，远端与受区主干血管远端吻合，在重建穿支皮瓣血液循环的同时避免牺牲或重建受区主干血管的一种特殊形式旋股外侧动脉降支穿支皮瓣。1997 年 Ao. M 等首次报道了应用血流桥接股前外侧皮瓣修复足踝部皮肤软组织缺损时不牺牲胫后动脉。2014 年笔者报道了血流桥接旋股外侧动脉降支穿支皮瓣应用于四肢修复重建的四种类型，进一步扩大了该术式的适用范围。

二、适应证

F-DBLFCAP 适应证包括：①合并主干动脉缺损的四肢皮肤软组织缺损；②肢体环形皮肤软组织缺损合并浅静脉缺损时，需要重建深静脉；③合并皮肤软组织缺损的再植与再造；④组合移植修复巨大创面。

三、手术方法

1. 皮瓣设计 同旋股外侧动脉降支穿支皮瓣游离移植。

2. 皮瓣切取 采用逆行四面解剖法切取皮瓣，游离至旋股外侧动脉降支后根据受区所需血管蒂长度继续分离合适长度的一级源血管，分离出股神经的股外侧肌支，处理沿途肌支，结扎、切断旋股外侧动脉降支远端，完全游离后检查皮瓣血运情况。

3. 皮瓣移植 确认皮瓣血供可靠后,切断旋股外侧动脉降支近端,以丝线缝扎血管蒂近端。将皮瓣断蒂后,移植至受区,将旋股外侧动脉降支及其伴行静脉的近端与受区主干血管近端吻合,旋股外侧动脉降支远端与受区主干血管远端吻合。

4. 皮瓣供区与受区创口闭合 同旋股外侧动脉降支穿支皮瓣。

四、典型病例

病例一 患者,男性,30岁。外伤致左肘关节前侧大面积皮肤软组织缺损并肱动脉长段栓塞,于左侧股前外侧设计切取 F-DBLFCAP 移植修复创面,皮瓣切取面积为 20.0cm×8.0cm,采用逆行四面解剖法切取皮瓣,携带 T 形旋股外侧动脉降支血管蒂。将皮瓣转移至受区覆盖肘关节前外侧创面,将旋股外侧动脉降支及伴行静脉近端分别与受区肱动、静脉吻合,旋股外侧动脉降支远端与桡动脉吻合,股外侧皮神经与前臂外侧皮神经缝合。在大腿外侧取刃厚皮片覆盖残余创面,皮瓣供区直接缝合。术后皮瓣顺利成活,创口一期愈合,左侧桡动脉搏动恢复良好(图 13-2-1～图 13-2-8)。

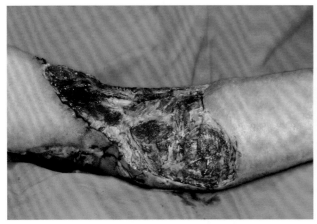

图 13-2-1　术前创面(尺侧观)

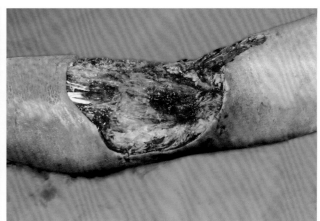

图 13-2-2　术前创面(桡侧观)

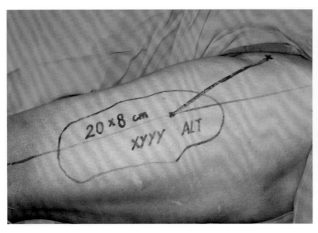

图 13-2-3　皮瓣设计

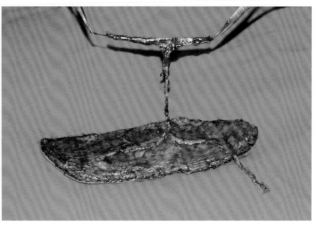

图 13-2-4　切取皮瓣携带 T 形血管蒂

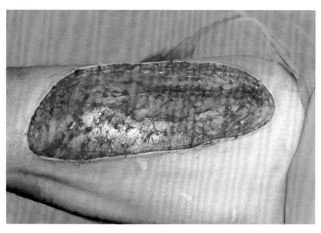

图 13-2-5 阔筋膜完整保留

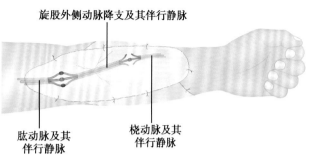

图 13-2-6 皮瓣血液循环重建示意图

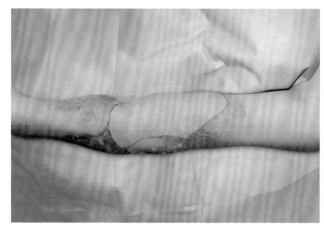

图 13-2-7 术后 4 周随访皮瓣受区恢复情况

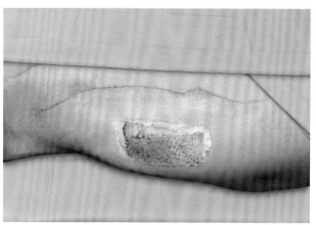

图 13-2-8 术后 4 周随访皮瓣供区恢复情况

病例二 患者,男性,47岁。车祸外伤致左足皮肤软组织缺损,伴有肌腱及骨外露。于对侧股前外侧设计 F-DBLFCAP 移植修复创面,皮瓣切取面积为 20.0cm×8.0cm,采用逆行四面解剖法切取皮瓣,皮瓣携带 T 形旋股外侧动脉降支血管蒂,不携带阔筋膜,将旋股外侧动脉降支近端与胫前动脉吻合,其伴行静脉与胫前动脉的 2 条伴行静脉吻合,旋股外侧动脉降支远端与胫前动脉远端吻合,重建胫前动脉,皮瓣供区直接缝合。术后皮瓣成活良好,创口一期愈合。术后 6 个月随访,皮瓣外形良好,皮瓣供区仅遗留线性瘢痕(图 13-2-9～图 13-2-18)。

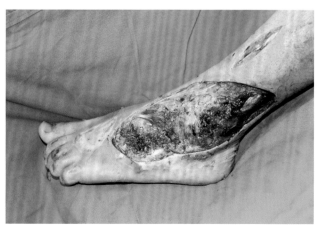

图 13-2-9 术前创面情况

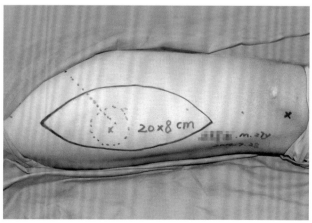

图 13-2-10 皮瓣设计

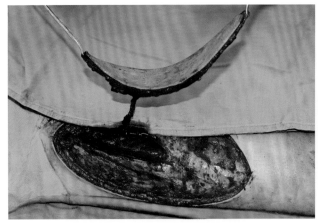

图 13-2-11　皮瓣切取不携带阔筋膜

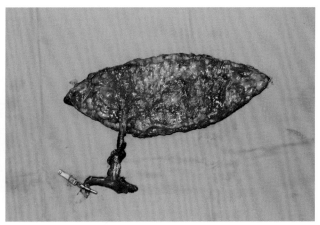

图 13-2-12　皮瓣断蒂后

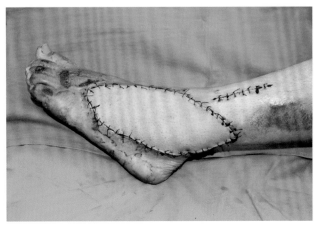

图 13-2-13　术后皮瓣血运良好

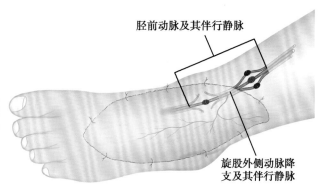

胫前动脉及其伴行静脉

旋股外侧动脉降
支及其伴行静脉

图 13-2-14　皮瓣血液循环重建示意图

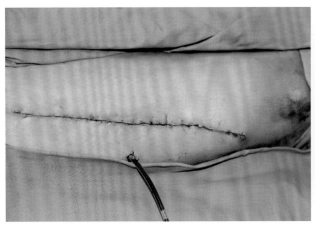

图 13-2-15　皮瓣供区美容缝合

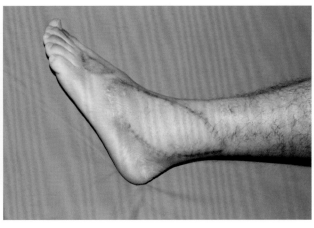

图 13-2-16　术后 6 个月随访皮瓣受区恢复情况（外侧观）

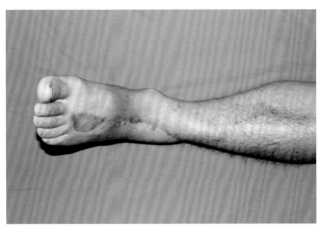

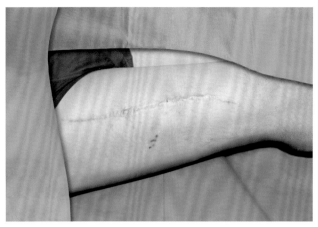

图 13-2-17　术后 6 个月随访皮瓣受区恢复情况（前侧观）　　　图 13-2-18　术后 6 个月随访皮瓣供区恢复情况

　　病例三　患者，男性，23 岁。因外伤致左小腿大面积皮肤软组织撕脱缺损并浅静脉缺损。于对侧残肢股前外侧设计 F-DBLFCAP 移植修复胫骨与肌腱外露创面，皮瓣切取面积为 28.0cm×9.0cm，其余创面植皮修复。采用逆行四面解剖法切取皮瓣，携带 T 形旋股外侧动脉降支血管蒂，将旋股外侧动脉降支及其伴行静脉近端与胫前动脉及其伴行静脉近端吻合，其远端与胫前动脉及其伴行静脉远端吻合，皮瓣供区直接缝合。术后皮瓣顺利成活，创口一期愈合。术后 1 年随访，左足无肿胀，皮瓣外形不臃肿，供区仅遗留线性瘢痕（图 13-2-19～图 13-2-26）。

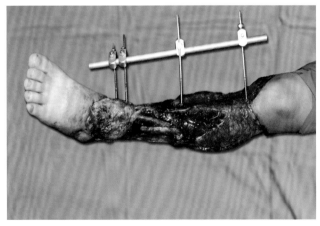

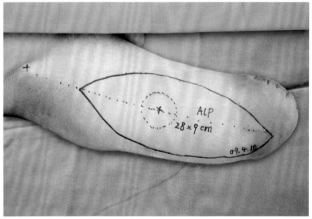

图 13-2-19　术前创面　　　　　　　　　　　　　　　图 13-2-20　皮瓣设计

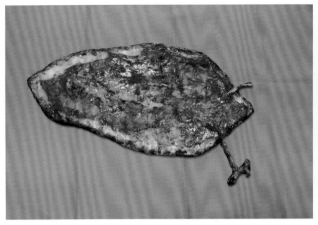

图 13-2-21 皮瓣切取（断蒂后）

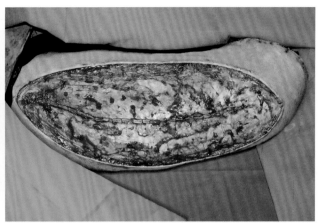

图 13-2-22 阔筋膜完整保留

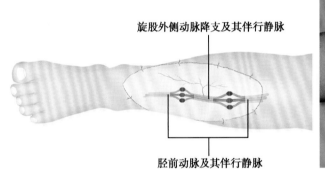

旋股外侧动脉降支及其伴行静脉

胫前动脉及其伴行静脉

图 13-2-23 皮瓣血液循环重建示意图

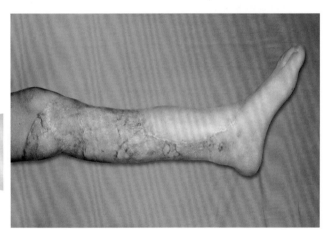

图 13-2-24 术后 1 年随访皮瓣受区恢复情况（内侧观）

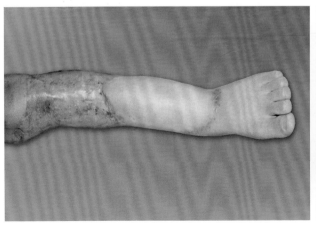

图 13-2-25 术后 1 年随访皮瓣受区恢复情况（前侧观）

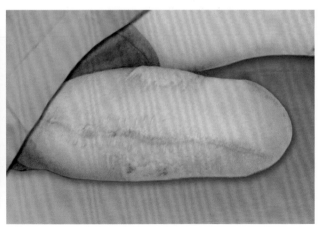

图 13-2-26 术后 1 年随访皮瓣供区恢复情况

病例四 患者，男性，30岁。因外伤致右前臂大面积皮肤软组织缺损，设计双侧DBLFCAP组合移植修复。左侧F-DBLFCAP切取面积为25.0cm×9.0cm，右侧DBLFCAP切取面积为24.0cm×9.0cm。将左侧旋股外侧动脉降支及其中一条伴行静脉的近端与桡动、静脉近端吻合，另外一条伴行静脉与肘前一条皮下静脉吻合，将其远端与右侧旋股外侧动脉降支及其伴行静脉的近端吻合，皮瓣供区均直接缝合，术后皮瓣顺利成活。术后一年随访，皮瓣外形不臃肿，供区遗留线性瘢痕（图13-2-27～图13-2-46）。

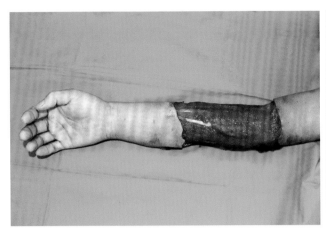

图13-2-27 右前臂创面情况（前侧观）

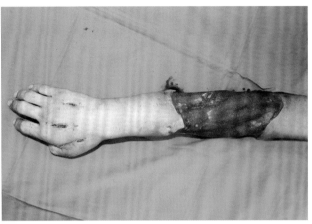

图13-2-28 右前臂创面情况（背侧观）

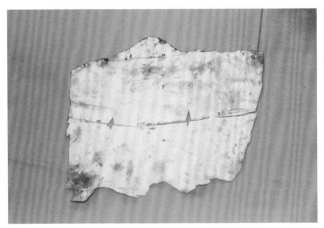

图13-2-29 根据创面裁剪分割布样

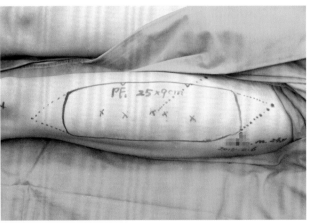

图13-2-30 皮瓣设计（左侧供区）

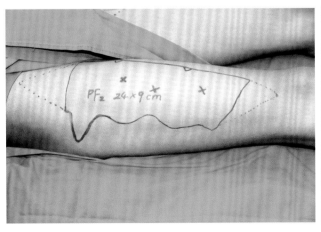

图13-2-31 皮瓣设计（右侧供区）

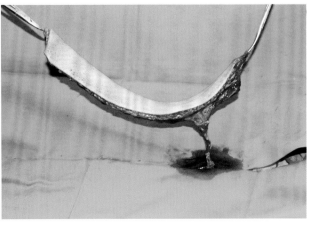

图13-2-32 皮瓣切取（左侧供区）

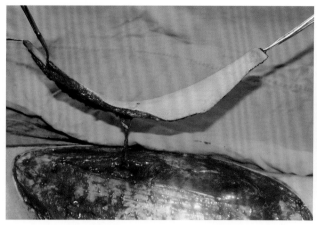

图 13-2-33 皮瓣切取（右侧供区）

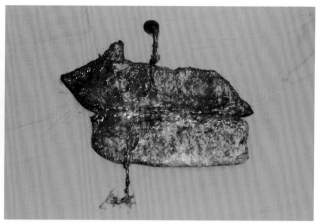

图 13-2-34 皮瓣拼接

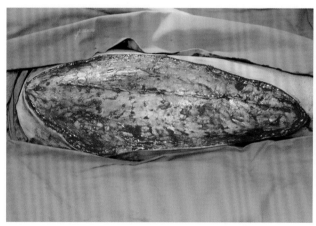

图 13-2-35 深筋膜完整保留（右侧供区）

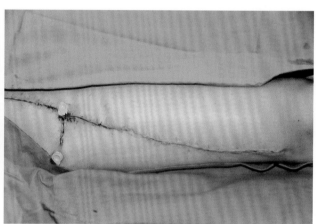

图 13-2-36 供区美容缝合（右侧供区）

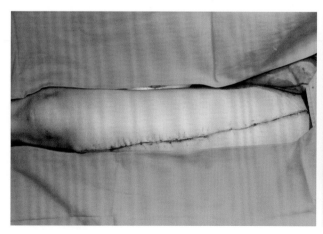

图 13-2-37 供区美容缝合（左侧供区）

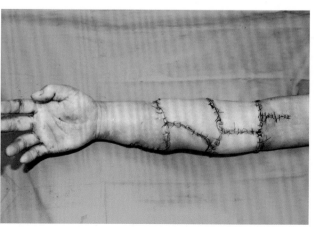

图 13-2-38 术后皮瓣血运良好（前侧观）

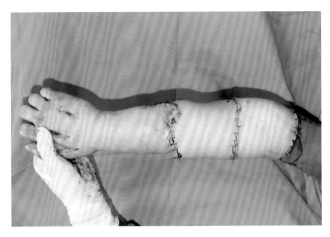

图 13-2-39　术后皮瓣血运良好（背侧观）

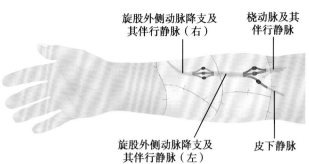

图 13-2-40　皮瓣血液循环重建示意图

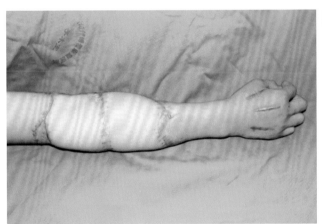

图 13-2-41　术后 1 年随访皮瓣受区恢复情况（背侧观）

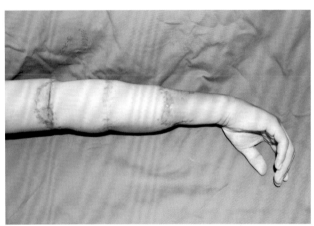

图 13-2-42　术后 1 年随访皮瓣受区恢复情况（尺侧观）

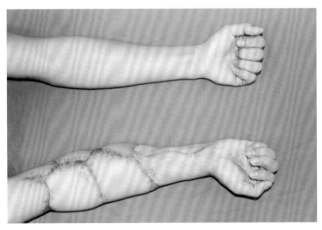

图 13-2-43　术后 1 年随访屈指功能恢复良好

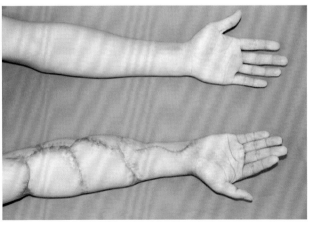

图 13-2-44　术后 1 年随访伸指功能恢复良好

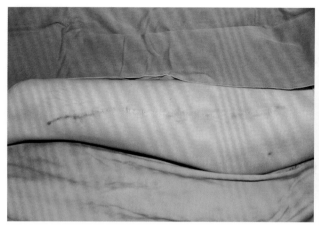
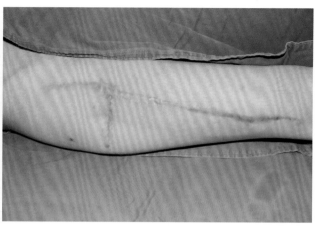

图 13-2-45　术后 1 年随访皮瓣供区恢复情况（左侧）　　　图 13-2-46　术后 1 年随访皮瓣供区恢复情况（右侧）

五、术式评价

F-DBLFCAP 除具备传统旋股外侧动脉降支穿支皮瓣游离移植的所有优点外，还具有下列优点：①可以利用旋股外侧动脉降支主干重建受区缺损的主干动脉（避免牺牲受区主干动脉），而且重建的皮瓣血流动力学接近正常生理状态（具有平衡和缓冲血流作用），术后万一近端吻合口发生栓塞，皮瓣仍可通过远端动脉逆向供血，该术式可以降低皮瓣血管危象的发生率；②部分旋股外侧动脉降支主干长、口径粗，临床还可应用于修复合并主干动脉节段性缺损的创面，做到修复创面的同时一期重建受区缺损的主干动脉，特别适合四肢Gustilo ⅢC 型损伤的创面修复；③肢体套脱伤时多合并浅静脉缺损，应用该术式可同时桥接动、静脉，保证肢体远端的动脉供血与静脉回流；④亦可利用其串联另一组织瓣，修复巨大面积的皮肤软组织缺损，旋股外侧动脉降支远端及沿途有多组肌支，口径与指 / 趾动、静脉相近，特别适合于急诊复杂的显微重建手术，皮瓣覆盖前臂、手部创面，利用旋股外侧动脉降支远端及沿途多组肌支与指 / 趾动、静脉吻合，完成复杂的再植与再造；⑤肢体只有唯一主干动脉供血时，以往担心肢体远端血供问题，临床多选择桥式交叉吻合的游离皮瓣移植，采用该术式可以利用旋股外侧动脉降支及其伴行静脉嵌入桥接，既重建了皮瓣血供，同时又恢复了肢体唯一主干动脉的连续性，可以避免复杂的桥式交叉吻合移植给患者带来的不良后果。

但该术式亦存在下述缺点：① F-DBLFCAP 切取时必须携带一定长度的一级源血管，解剖穿支和一级源血管大多需在股外侧肌内做较长距离的肌内分离，对股外侧肌有一定的损伤；②部分旋股外侧动脉降支远端细小，不能重建受区主干动脉；③该术式增加了血管吻合口数目，会延长手术时间。

六、注意事项

开展 F-DBLFCAP 的注意事项如下：①由于旋股外侧动脉降支及其穿支多穿行于股外侧肌，因此，修复合并主干动脉节段缺损的创面时，应尽可能准确判断其缺损长度，以切取合适长度的血管蒂，如受区创面不合并主干动脉缺损，利用 T 形血管蒂只是恢复受区主干动脉连续性，则可减少旋股外侧动脉降支的切取长度，从而减少对股外侧肌的损伤；②旋股外侧动脉降支穿支发出位置位于降支主干中部，降支主干两端口径合适且可切取一定长度，适合重建受区主干动脉缺损；穿支发出位置位于降支近端，主干口径较粗，适合嵌入桥接受区原本正常的主干动脉，但穿支解剖距离长，创伤较大；而穿支位于降支远端或为终末支，降支远端口径细小，不能桥接远端主干动脉，此时可选择旋股外侧动脉降支近端的粗大肌支与远端的主干动脉吻合；③血流桥接旋股外侧动脉降支穿支皮瓣移植时，近端吻合动、静脉，远端多仅吻合动脉，但修复肢体环形皮肤软组织缺损或合并主干动、静脉缺损创面时，建议同时吻合远端的静脉以建立肢体远端更好的静脉回流；④肢体严重创伤仅存一根主干动脉供血，选择该术式修复创面同时重建肢体唯一的主干动脉，具有一定的风险，临床选择须慎重；⑤应用于重建四肢 Gustilo ⅢC 型损伤时，降支远端需具备合适的口径，如口径过小会影响肢体远端供血，口径差别太大时，吻合口栓塞发生率增加，严重者可致远端肢体缺血坏死而导致截肢。

第三节　显微削薄旋股外侧动脉降支穿支皮瓣

一、概述

显微削薄旋股外侧动脉降支穿支皮瓣（microdissected thin descending branch of lateral femoral circumflex artery perforator flap，M-DBLFCAP）是指保留旋股外侧动脉降支穿支血管及其浅筋膜内的分支和真皮下血管网，应用显微外科器械在显微镜或放大镜下去除多余浅筋膜层脂肪的穿支皮瓣。该术式的核心是将穿支的解剖自肌内、深筋膜层延伸到了浅筋膜层，皮瓣除了不携带肌肉、深筋膜，还去除了多余的浅筋膜层脂肪组织。1996 年 Kimura 报道了削薄的旋股外侧动脉降支穿支皮瓣成功应用的临床经验，并在此基础上于 2002 年首先提出了显微削薄穿支皮瓣的概念。2008 年笔者改良了穿支皮瓣显微削薄方法，使该技术在临床获得了更好的推广应用。

二、适应证

M-DBLFCAP 适合于皮瓣供区皮下脂肪肥厚患者四肢、躯干、头颈颌面浅表创面的修复。

三、手术方法

1. 皮瓣设计　同旋股外侧动脉降支穿支皮瓣。

2. 皮瓣切取与削薄　采用逆行四面解剖法切取皮瓣，待皮瓣切取完成并确认皮瓣血运可靠后，将皮瓣翻转，在放大镜或手术显微镜下沿穿支血管分离解剖，直至穿支进入真皮下血管网层面，显露并分离出穿支血管在浅筋膜内的分支及走行后，根据受区需要保留相应厚度的真皮下脂肪组织（一般保留 3～5mm），去除多余的脂肪组织。

3. 皮瓣移植　将皮瓣断蒂后，移植至受区，将旋股外侧动脉降支（或穿支）及其伴行静脉与受区血管吻合。

4. 皮瓣供区与受区创口闭合　同旋股外侧动脉降支穿支皮瓣。

四、典型病例

病例一　患者，男性，33 岁。外伤致左胫骨骨折并局部皮肤软组织缺损，胫骨骨折选择钢板内固定，设计切取 M-DBLFCAP 移植修复，皮瓣面积为 21.0cm×8.0cm，采用逆行四面解剖法切取皮瓣，携带股外侧皮神经重建感觉，断蒂前行显微削薄，去除多余皮下脂肪。将旋股外侧动脉降支及其伴行静脉与胫后动脉及其伴行静脉吻合，将股外侧皮神经与隐神经缝合，皮瓣供区美容缝合。术后皮瓣存活良好，创口一期愈合。术后 1 年随访，皮瓣颜色、质地好，外形不臃肿，皮瓣的痛觉、触觉和温度觉均恢复，供区仅留线性瘢痕，大腿功能无影响（图 13-3-1～图 13-3-10）。

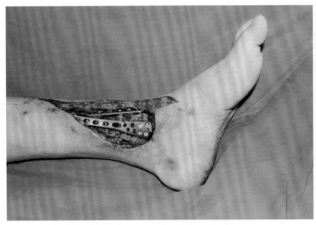

图 13-3-1 清创后创面情况

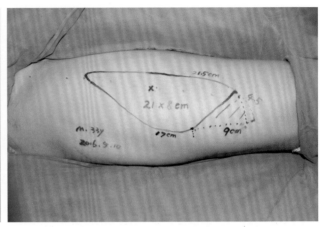

图 13-3-2 皮瓣设计

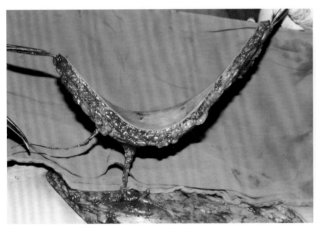

图 13-3-3 皮瓣切取（断蒂前）

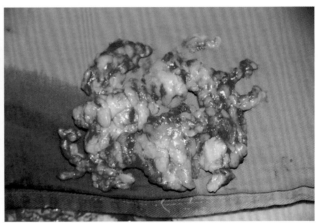

图 13-3-4 去除多余脂肪组织

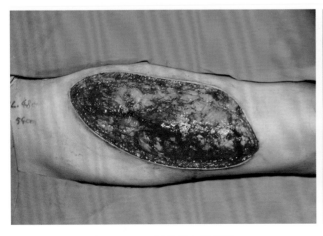

图 13-3-5 阔筋膜完整保留

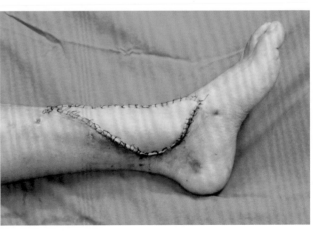

图 13-3-6 术后皮瓣血运良好

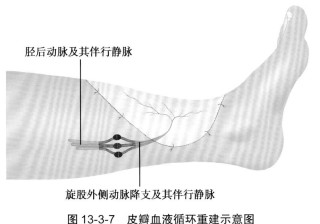

胫后动脉及其伴行静脉

旋股外侧动脉降支及其伴行静脉

图 13-3-7　皮瓣血液循环重建示意图

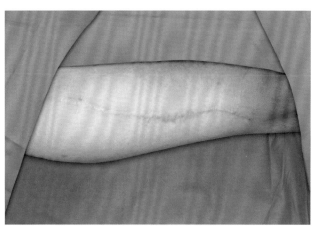

图 13-3-8　术后 1 年随访皮瓣受区恢复情况（内侧观）

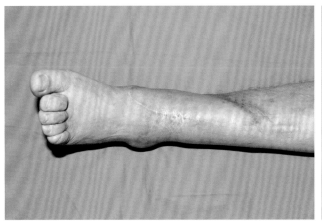
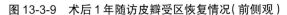

图 13-3-9　术后 1 年随访皮瓣受区恢复情况（前侧观）

图 13-3-10　术后 1 年随访皮瓣供区恢复情况

　　病例二　患者，男性，51 岁。右足外伤后瘢痕挛缩伴踝关节背伸障碍、行走痛 2 年入院，切除贴骨瘢痕组织，延长跟腱矫正踝关节畸形，设计 M-DBLFCAP 移植修复，皮瓣面积为 30.0cm×8.5cm，采用逆行四面解剖法切取皮瓣，携带股外侧皮神经重建感觉，断蒂前将修复足跟后区的皮瓣行显微削薄去除多余浅筋膜层脂肪组织。将旋股外侧动脉降支及其伴行静脉与胫后动脉及其伴行静脉吻合，股外侧皮神经与跟内侧神经缝合，皮瓣供区美容缝合。术后皮瓣顺利成活，创口一期愈合。术后 18 个月随访，皮瓣颜色、质地、感觉恢复良好，外形不臃肿，供区仅留线性瘢痕，大腿功能无影响（图 13-3-11～图 13-3-26）。

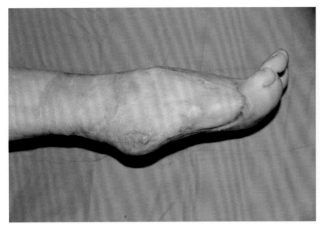
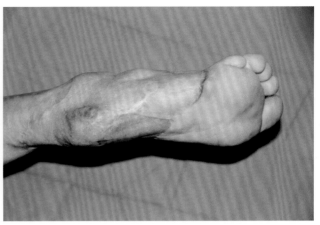

图 13-3-11 清创前情况（外侧观）　　　　　　　　图 13-3-12 清创前情况（足底观）

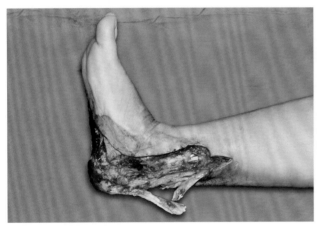
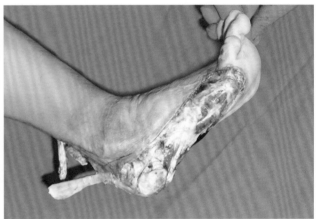

图 13-3-13 切除瘢痕组织后创面（内侧观）　　　　图 13-3-14 切除瘢痕组织后创面（外侧观）

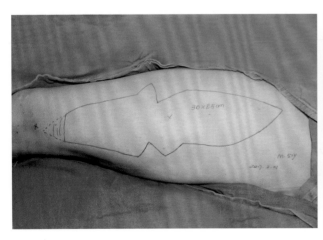
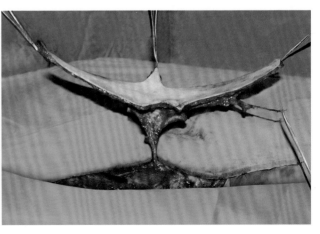

图 13-3-15 皮瓣设计　　　　　　　　　　　　　图 13-3-16 皮瓣切取

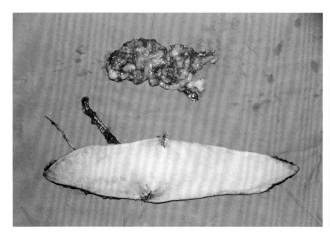

图 13-3-17　显微削薄与皮瓣成形

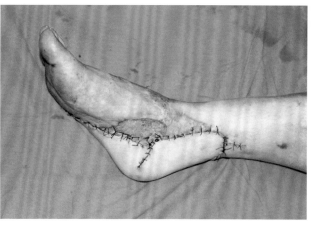

图 13-3-18　受区术后即刻（内侧观）

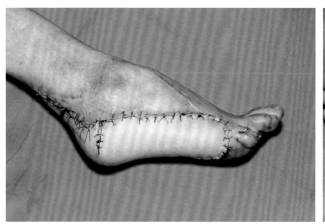

图 13-3-19　受区术后即刻（外侧观）

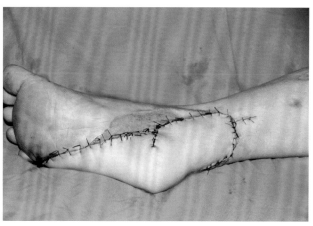

图 13-3-20　受区术后即刻（足底观）

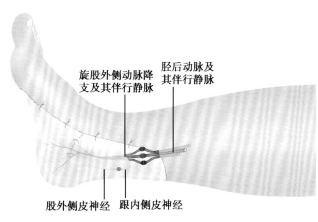

图 13-3-21　皮瓣血液循环重建示意图

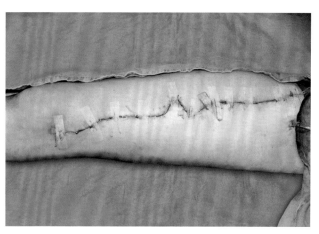

图 13-3-22　供区美容缝合

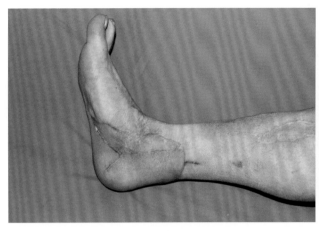

图 13-3-23 术后 18 个月随访皮瓣受区恢复情况（内侧观）

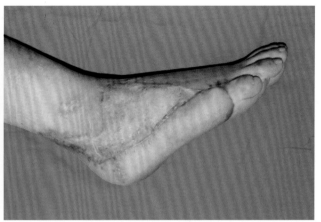

图 13-3-24 术后 18 个月随访皮瓣受区恢复情况（外侧观）

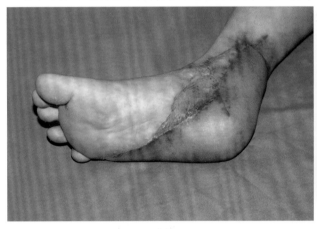

图 13-3-25 术后 18 个月随访皮瓣受区恢复情况（足底观）

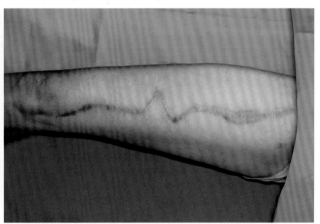

图 13-3-26 术后 18 个月随访皮瓣供区恢复情况

五、术式评价

M-DBLFCAP 系一次性均匀修薄皮瓣，皮瓣受区可以获得满意的外观，避免了二次整形修薄手术，同时也减少了皮瓣供区损害（不修薄则需要切取更大面积的皮瓣方能覆盖同样大小的创面）。但显微削薄耗时费力，并有一定的手术风险（损伤穿支可导致手术失败）。

六、注意事项

穿支在浅筋膜内分支的显微解剖比较复杂时，有损伤穿支在浅筋膜内分支的风险（去脂时注意在穿支血管周围留有少量疏松组织以保护穿支蒂免受损伤）。Kimura 报道先于皮瓣一侧做切口，于浅筋膜层显露穿支，在放大镜下分离出穿支的浅筋膜内分支直至真皮下血管网，于浅筋膜浅层直接切取皮瓣，皮瓣完全游离后向近端解剖游离穿支血管，根据受区所需血管蒂长度于相应平面切断血管蒂。笔者认为，穿支穿出深筋膜后在浅筋膜内的分支口径变得更加细小，采用该方法切取不易识别穿支血管，手术有较大风险，建议常规在阔筋膜表面切取，容易显露和确认穿支，皮瓣完全游离后翻转皮瓣，削薄操作较为方便，断蒂前皮瓣保留血流灌注，容易辨认和保护浅筋膜内分支，同时由于供区去除了脂肪组织，更有利于皮瓣供区的直接闭合。断蒂后皮瓣失去血液灌注，穿支血管辨认困难，皮瓣蒂部的修薄操作十分危险，因此，断蒂后仅适合皮瓣周边的修薄，而不能做蒂部的修薄。不管采用哪种切取方法，解剖穿支及其在浅筋膜内的分支时应常规使用显微器械于显微镜或放大镜下仔细解剖，穿支有较粗的分支进入真皮下血管网（皮支粗大型），皮瓣容易均匀修薄（含蒂部），但如果穿支进入浅筋膜即分为弥散的分支血管（细小分支型），蒂部只能在显微镜下避开分支血管逐个抽取大的脂肪球，从而达到均匀修薄的目的。

第四节　分叶旋股外侧动脉降支穿支皮瓣

一、概述

分叶旋股外侧动脉降支穿支皮瓣（polyfoliate descending branch of lateral femoral circumflex artery perforator flap，P-DBLFCAP）是指在旋股外侧动脉降支血管体区切取 2 个或 2 个以上的同类型穿支皮瓣，移植时只需吻合旋股外侧动脉降支及其伴行静脉即可重建两个或多个穿支皮瓣血液循环。临床常用的术式包括双叶旋股外侧动脉降支穿支皮瓣和三叶旋股外侧动脉降支穿支皮瓣。

P-DBLFCAP 的传统应用是用于修复邻近的两个或多个创面。2004 年 Tasi 首先报道了应用分叶股前外侧皮瓣修复颈部瘢痕创面；笔者于 2008 年应用 P-DBLFCAP 分别修复足背邻近的两处创面和踝前宽大创面获得成功，并于 2013 年提出修复宽大创面时可对创面进行合理分割，采用化宽度为长度实现皮瓣供区创面直接闭合（从而有效避免第二供区损害）的新理论，使该技术近年来在临床修复宽大创面中得到了推广应用。

二、适应证

P-DBLFCAP 的适应证包括：①相邻的两个或两个以上浅表创面修复；②宽大或不规则创面修复；③洞穿性缺损修复。

三、手术方法

1. 皮瓣设计　常规采用超声多普勒血流仪确定旋股外侧动脉降支血管体区穿支的数目及其穿出阔筋膜的部位，以测得的穿支穿出阔筋膜点为关键点分别设计每一叶穿支皮瓣，各叶皮瓣的长轴尽可能设计于同一轴线或接近于同一轴线上，从而将多个穿支皮瓣拼接成可分割的长梭形皮瓣（供区可直接闭合）。修复同一处宽大创面时，将创面做几何分割，将宽大创面转变为长梭形创面，进而将皮瓣化宽度为长度，使按传统设计切取需要植皮修复的皮瓣供区可以直接闭合（如梯形皮瓣转化成长梭形皮瓣）。然后以术前探测标记的穿支穿出阔筋膜点为关键点，参阅分割创面形状与大小设计皮瓣，各叶皮瓣轴线设计与髂髌线一致或平行，或与髂髌线形成小夹角。

2. 皮瓣切取　采用逆行四面解剖法切取皮瓣，将各穿支解剖分离至一级源血管（旋股外侧动脉降支及其伴行静脉），然后分割皮瓣，检查各叶皮瓣血运，确定其血运靠可靠后，依据受区所需血管蒂长度切断血管蒂。

3. 皮瓣移植　皮瓣断蒂后，将皮瓣移至受区，将旋股外侧动脉降支及其伴行静脉与受区血管吻合重建皮瓣血运。修复宽大创面时，则先在无血状态下按皮瓣设计模型拼接皮瓣，然后移植至受区，行血管吻合。

4. 皮瓣供区与受区创口闭合　同旋股外侧动脉降支穿支皮瓣。

四、典型病例

病例一 患者,女性,55 岁。左膝部外伤后皮肤软组织缺损。设计同侧 P-DBLFCAP 逆行转移修复创面,皮瓣切取面积分别为 10.5cm×6.5cm 和 9.5cm×6.0cm,皮瓣切取完成后按设计线分割,旋转拼接,明道转移覆盖创面,皮瓣供区直接缝合。术后皮瓣成活良好,创口一期愈合,术后 1 年随访,皮瓣受区、供区恢复良好(图 13-4-1~图 13-4-8)。

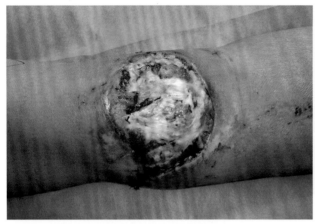

图 13-4-1　术前创面情况

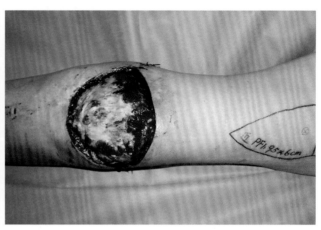

图 13-4-2　清创后情况

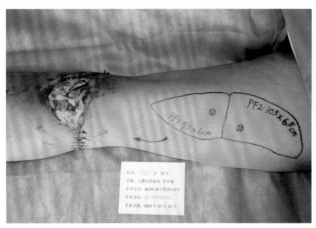

图 13-4-3　皮瓣设计

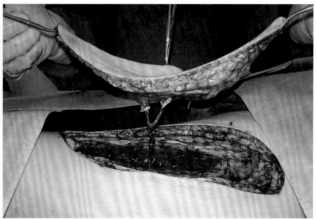

图 13-4-4　皮瓣切取

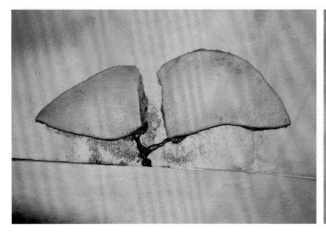

图 13-4-5　皮瓣分叶

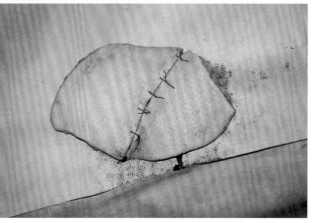

图 13-4-6　皮瓣拼接

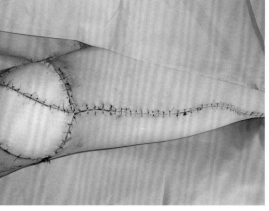

图 13-4-7 皮瓣修复创面，供区直接缝合

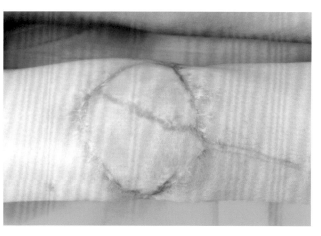

图 13-4-8 术后 1 年随访恢复情况

病例二 患者，男性，53 岁。外伤致右足内侧、足背两处皮肤软组织缺损，骨与肌腱外露。术前以超声多普勒血流仪定位旋股外侧动脉降支穿支穿出阔筋膜点，以标记的两穿支穿出点为关键点设计 P-DBLFCAP 移植修复创面，皮瓣切取面积分别为 14.0cm×8.0cm 和 11.0cm×6.0cm。确认皮瓣血运可靠后断蒂，将皮瓣转移至受区，通过皮下隧道分别将两皮瓣引至受区创面，将旋股外侧动脉降支及其伴行静脉与胫前动脉及其伴行静脉吻合，皮瓣供区直接缝合。右足内侧残余基底血供良好创面予以植皮修复。术后移植皮瓣与植皮成活良好，供、受区创口一期愈合。术后半年随访，皮瓣受区恢复良好，供区遗留不明显线性瘢痕（图 13-4-9～图 13-4-22）。

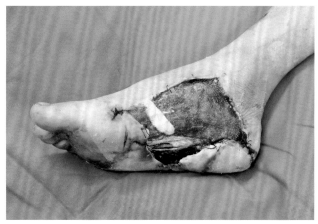

图 13-4-9 术前右足创面情况（内侧）

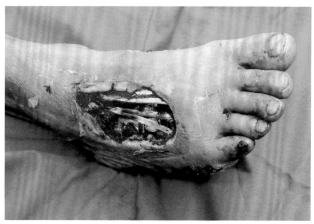

图 13-4-10 术前右足创面情况（背侧）

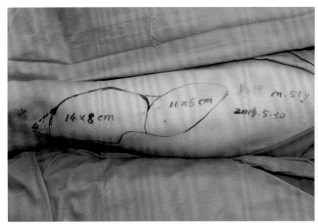

图 13-4-11　皮瓣设计

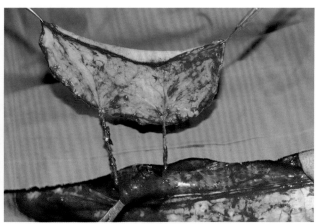

图 13-4-12　皮瓣切取（分叶前）

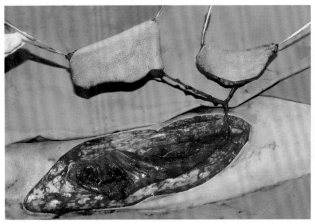

图 13-4-13　皮瓣切取（分叶后）

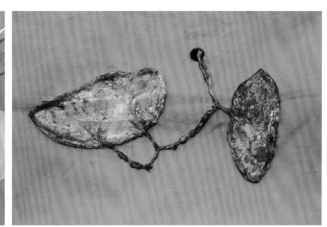

图 13-4-14　皮瓣断蒂后（浅筋膜面）

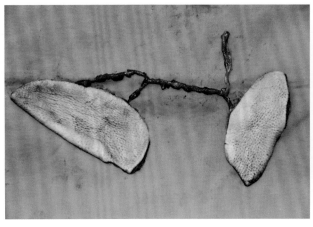

图 13-4-15　皮瓣断蒂后（皮肤面）

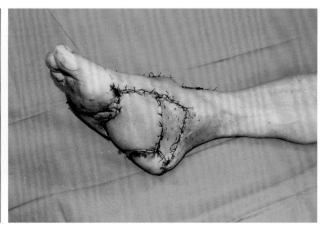

图 13-4-16　术后足底内侧皮瓣血运良好

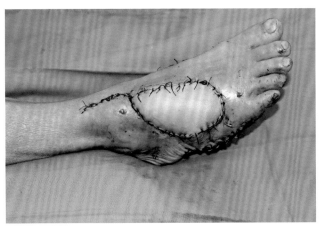

图 13-4-17 术后足背侧皮瓣血运良好

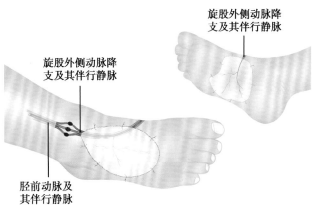

旋股外侧动脉降
支及其伴行静脉

旋股外侧动脉降
支及其伴行静脉

胫前动脉及
其伴行静脉

图 13-4-18 皮瓣血液循环重建示意图

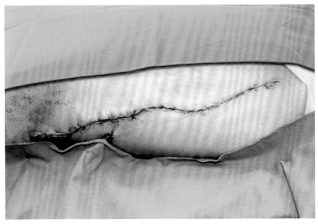

图 13-4-19 皮瓣供区美容缝合

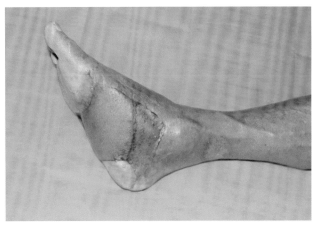

图 13-4-20 术后 6 个月随访皮瓣受区恢复情况（内侧观）

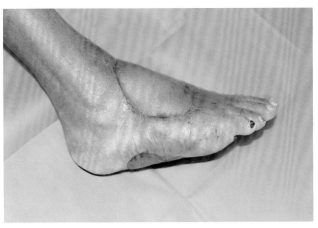

图 13-4-21 术后 6 个月随访皮瓣受区恢复情况（外侧观）

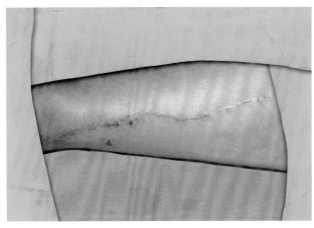

图 13-4-22 术后 6 个月随访皮瓣供区恢复情况

病例三 患者，男性，16 岁。车祸致左足跟大面积皮肤软组织缺损并跟骨外露。设计 P-DBLFCAP 移植修复创面，两皮瓣切取面积分别为 18.0cm×7.0cm 和 13.5cm×7.5cm。将皮瓣断蒂后，在无血状态下拼接为创面形状，然后移植至受区，将旋股外侧动脉降支及其伴行静脉与胫后动脉及其伴行静脉吻合，股外侧皮神经与跟外侧皮神经缝合，皮瓣供区直接缝合。术后皮瓣成活良好，创口一期愈合，术后 6 个月随访，皮瓣颜色、质地好，外形不臃肿，内侧皮瓣感觉恢复至 S_3 级，外侧皮瓣感觉恢复至 S_2 级，行走、跑、跳功能恢复正常，供区仅遗留线性瘢痕，大腿功能无影响（图 13-4-23～图 13-4-36）。

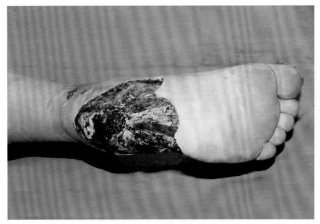

图 13-4-23 术前创面（足底观）

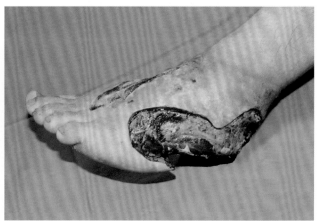

图 13-4-24 术前创面（足外侧观）

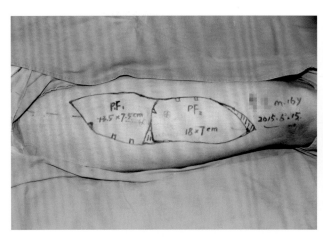

图 13-4-25 皮瓣设计

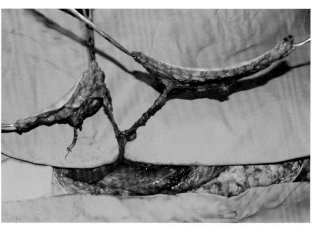

图 13-4-26 皮瓣切取（断蒂前）

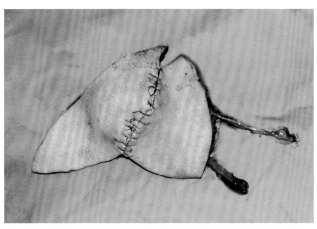

图 13-4-27　皮瓣拼接塑形（断蒂后）

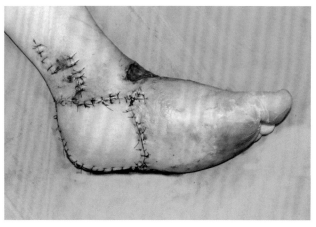

图 13-4-28　术后皮瓣血运良好（足内侧观）

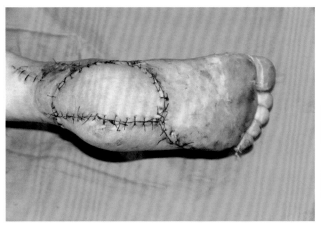

图 13-4-29　术后皮瓣血运良好（足底观）

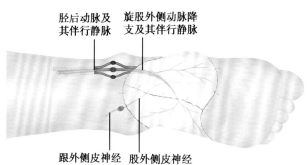

胫后动脉及
其伴行静脉　旋股外侧动脉降
支及其伴行静脉

跟外侧皮神经　股外侧皮神经

图 13-4-30　皮瓣血液循环重建示意图

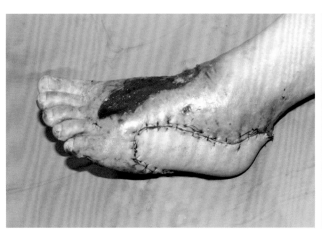

图 13-4-31　术后皮瓣血运良好（外侧观）

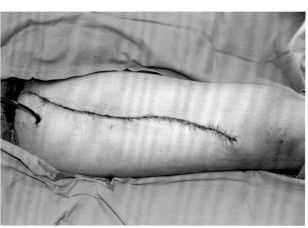

图 13-4-32　供区美容缝合

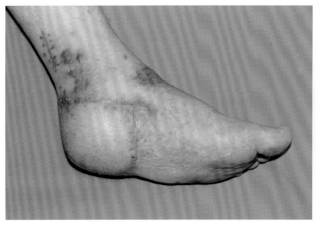

图 13-4-33　术后 6 个月随访皮瓣受区恢复情况（内侧观）

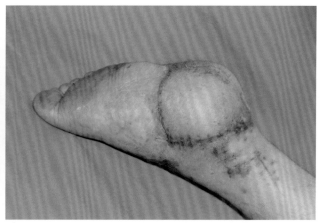

图 13-4-34　术后 6 个月随访皮瓣受区恢复情况（足底观）

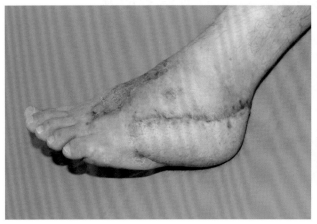

图 13-4-35　术后 6 个月随访皮瓣受区恢复情况（外侧观）

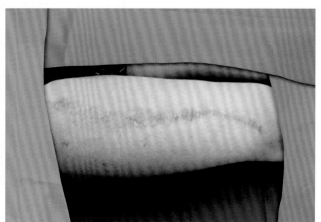

图 13-4-36　术后 6 个月随访皮瓣供区恢复情况

五、术式评价

　　P-DBLFCAP 除具备传统旋股外侧动脉降支穿支皮瓣的所有优点外，其突出的两大优点是：①只需吻合一组血管，牺牲一个供区即可同时修复两个或多个创面；②修复宽大或不规则创面时，按常规设计切取皮瓣，皮瓣供区无法直接缝合，而利用分叶穿支皮瓣技术巧妙地将皮瓣化宽度为长度，从而实现皮瓣供区直接闭合，减少了对皮瓣供区外形与功能的损害，同时有效避免了牺牲第二供区。但该术式亦存在下述缺点：①分叶旋股外侧动脉降支穿支皮瓣的穿支穿肌走行距离长、会合部位高时，解剖穿支费时、耗力，对局部肌肉组织损害增大；②该术式对术者的设计、解剖水平要求较高，技术难度较大，手术有一定风险；③皮瓣错位拼接，血管蒂位置与长度会受到一定限制，交叉后可能导致血管蒂卡压而发生血管危象；④供区线性瘢痕长度增加，受区皮瓣拼接处形成线性瘢痕亦是其不足；⑤感觉功能重建大多只能兼顾其中一叶皮瓣。

六、注意事项

　　P-DBLFCAP 移植要求旋股外侧动脉降支发出两支或两支以上的穿支血管，穿支血管需具备一定长度（自由度），并且相隔一定距离进入皮肤。临床应用时要注意以下几点：①术前应用超声多普勒血流仪、CTA、MRA 或彩超检查了解旋股外侧动脉降支及其穿支血管的起源、走行、口径、数目、质量及穿深筋膜位置，减少手术盲目性；②术前采用提捏法仔细评估皮瓣可切取宽度（供区直接闭合的情况下），皮瓣设计时，各分叶穿支皮瓣的长轴原则上应避免垂直设计，以免导致皮瓣切取宽度超出测定的可切取宽度而致供区需要皮肤移植；③术中万一发现穿支来源于不同源血管，可改为穿支皮瓣组合移植，避免过度分离导致旋股外侧血管主干断蒂，一方面会对股四头肌的血供造成严重破坏，术后可能发生局部肌肉缺血坏死；另一方面，旋股外侧动脉伴行静脉外径粗大，与受区血管不匹配，吻合困难；同时还可因为旋股外侧动、静脉位置深、行程短，术中显露分离相对困难，可能因操作不慎引起术中大出血；④遇到穿支误伤或穿支细小时，可改用嵌合穿支皮瓣切取来补救；⑤皮瓣旋转拼接时容易导致穿支血管的扭转和卡压，拼接前应仔细理顺血管蒂。

第五节　嵌合旋股外侧动脉降支穿支皮瓣

一、概述

嵌合旋股外侧动脉降支穿支皮瓣（chimeric descending branch of lateral femoral circumflex artery perforator flap，Ch-DBLFCAP）是指在旋股外侧动脉降支血管体区内切取两个或两个以上不同种类的独立组织瓣（如肌瓣、筋膜瓣、皮瓣等，这些独立组织瓣中至少含有一个穿支皮瓣），且其供血动脉均起源于旋股外侧动脉降支，吻合旋股外侧动脉降支及其伴行静脉即可同时重建两个或多个独立组织瓣的血液循环。笔者于 2008 年应用该术式治愈一例跟骨结核感染所致的合并深部死腔的足跟部创面，将肌瓣填塞深部死腔，将皮瓣自由覆盖浅表创面，提出创面三维立体修复新理念。

二、适应证

Ch-DBLFCAP 的适应证包括：①合并深部死腔（骨或肌肉缺损）的创面修复；②合并肌腱、关节囊或韧带缺损的创面修复。

三、手术方法

1. **皮瓣设计**　Ch-DBLFCAP 包含穿支皮瓣、肌瓣和 / 或阔筋膜瓣，其穿支皮瓣的设计与常规穿支皮瓣相同，股外侧肌瓣和阔筋膜瓣的设计要根据受区创面深部组织缺损的内容和体积来决定，如合并跟腱缺损，需精确测量其缺损长度和宽度，如为单纯的软组织缺损，则需估算缺损组织的体积（深部死腔可应用容积法测量其体积大小）。

2. **皮瓣切取**　采用逆行四面解剖法切取皮瓣，在穿支皮瓣解剖完成后显露分离旋股外侧动脉降支，确认其至肌肉和阔筋膜的分支后，分别以各分支为蒂切取肌瓣或阔筋膜瓣，解剖分离各分支直至汇入旋股外侧动脉降支主干。各独立组织瓣完全游离后逐一检查其血运，确定血运可靠后依据所需血管蒂长度断蒂。

3. **皮瓣移植**　将皮瓣断蒂后移植至受区，将股外侧肌瓣填充深部死腔，间断缝合数针予以固定，如采用阔筋膜重建跟腱缺损，则先将阔筋膜瓣预制成形，再植入缺损处，采用改良 Kessler 缝合法缝合跟腱与阔筋膜瓣。在显微镜下将旋股外侧动脉降支及其伴行静脉与受区血管吻合。

4. 皮瓣供区与受区创口闭合 创面彻底止血后，于股直肌与股外侧肌间隙置管行负压引流，以可吸收缝线分层缝合阔筋膜、皮下组织，皮肤切口美容缝合。受区创口间断缝合，皮瓣下放置多根硅胶半管引流。

四、典型病例

病例一 患者，男性，42岁。左跟骨结核窦道反复流脓1年入院。清创后跟骨残留死腔、浅表皮肤软组织缺损。设计Ch-DBLFCAP移植修复创面，皮瓣切取面积为10.0cm×4.0cm，肌瓣切取体积为6.0cm×3.0cm×2.0cm，采用逆行四面解剖法切取皮瓣，根据受区需要切取股外侧肌肌瓣及一定长度的血管蒂，穿支供养皮瓣，降支远端供养股外侧肌肌瓣。断蒂后将股外侧肌肌瓣填塞死腔，皮瓣覆盖浅表创面。将旋股外侧动脉降支及其伴行静脉分别与胫后动脉及其伴行静脉吻合，皮瓣供区直接缝合。术后皮瓣成活良好，创口一期愈合。术后11个月随访，皮瓣颜色、质地好，外形不臃肿，结核未复发，供区仅留线性瘢痕，大腿功能无影响（图13-5-1～图13-5-12）。

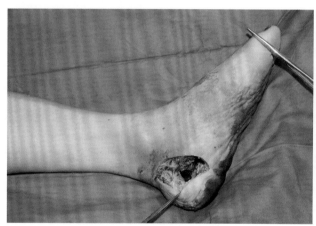

图 13-5-1　术前创面情况

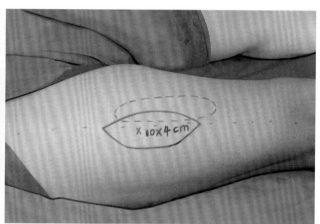

图 13-5-2　皮瓣设计

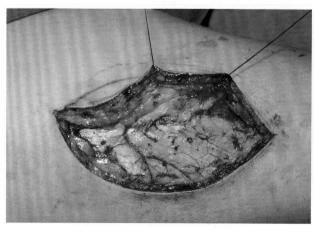

图 13-5-3　于阔筋膜表层寻找穿支

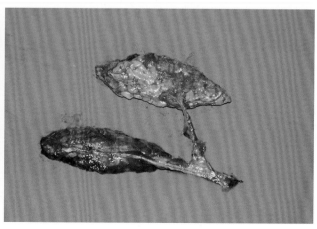

图 13-5-4　皮瓣已断蒂

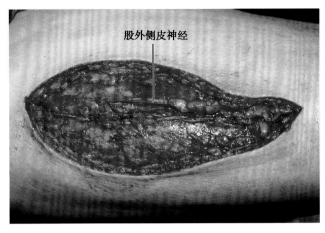

图 13-5-5 阔筋膜保留完整，不牺牲股外侧皮神经

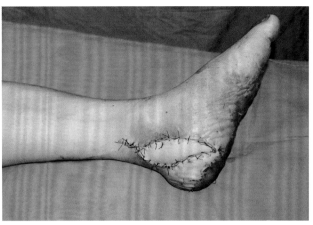

图 13-5-6 术后皮瓣血液循环良好

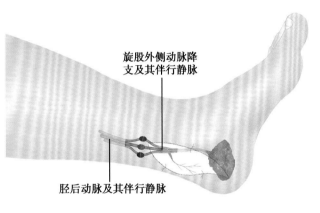

图 13-5-7 皮瓣血液循环重建示意图

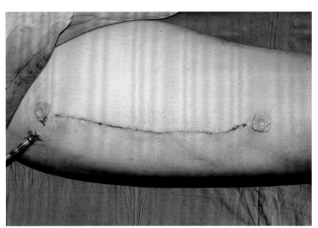

图 13-5-8 皮瓣供区美容缝合

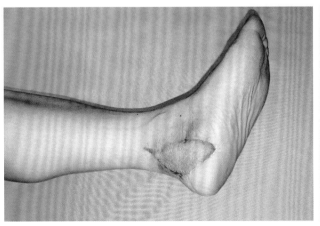

图 13-5-9 术后 11 个月随访皮瓣受区恢复情况

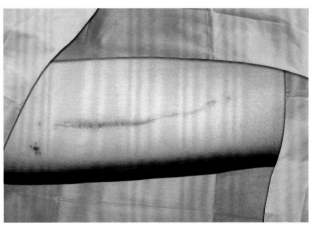

图 13-5-10 术后 11 个月随访皮瓣供区恢复情况

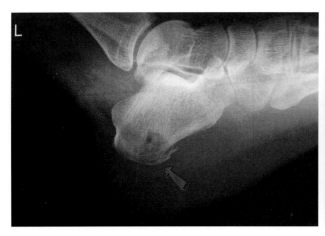

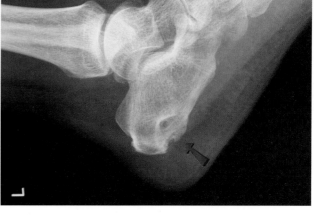

图 13-5-11　术前 X 线片　　　　　　　　　　图 13-5-12　术后 11 个月 X 线片

病例二　患者，男性，56 岁。左小腿外伤后反复流脓 1 年入院，彻底清创后，胫骨残留死腔并大面积浅表皮肤软组织缺损。设计 Ch-DBLFCAP 移植修复创面，皮瓣切取面积为 25.0cm×8.5cm，肌瓣切取体积为 20.0cm×3.0cm×3.0cm，采用逆行四面解剖法切取皮瓣，其中一条穿支供养皮瓣，降支肌支供养股外侧肌肌瓣。断蒂后将股外侧肌肌瓣填塞嵌入胫骨骨髓腔，将皮瓣覆盖浅表创面。将旋股外侧动脉降支及其伴行静脉与胫后动脉及其伴行静脉吻合，皮瓣供区直接缝合。术后皮瓣成活良好，创口一期愈合。术后 12 个月随访，皮瓣颜色、质地好，外形不臃肿，骨髓炎未复发，供区仅留线性瘢痕，大腿功能无影响（图 13-5-13～图 13-5-22）。

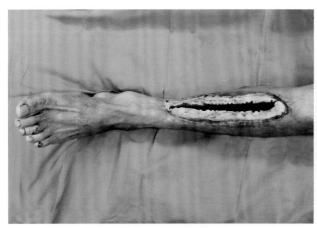

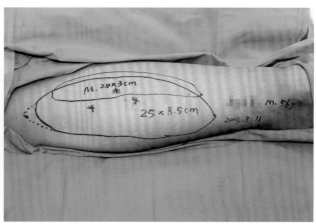

图 13-5-13　术前创面情况　　　　　　　　　　图 13-5-14　皮瓣设计

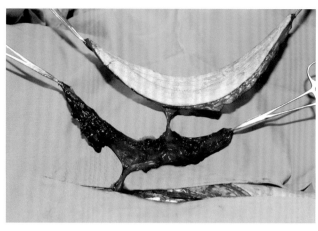

图 13-5-15　皮瓣及肌瓣切取（断蒂前）

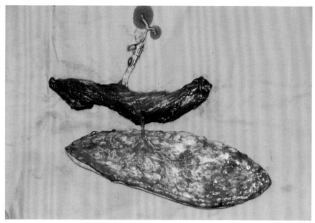

图 13-5-16　断蒂后情况

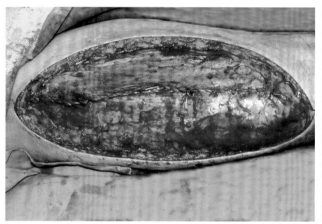

图 13-5-17　阔筋膜完整保留

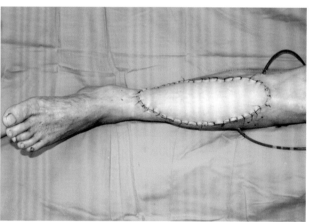

图 13-5-18　术后皮瓣血运良好

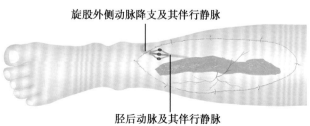

旋股外侧动脉降支及其伴行静脉

胫后动脉及其伴行静脉

图 13-5-19　皮瓣血液循环重建示意图

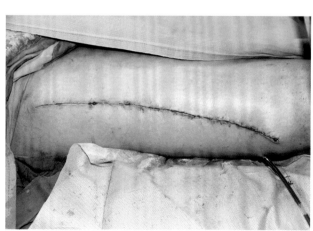

图 13-5-20　皮瓣供区美容缝合

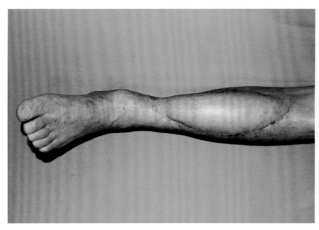

图 13-5-21　术后 12 个月随访皮瓣受区恢复情况

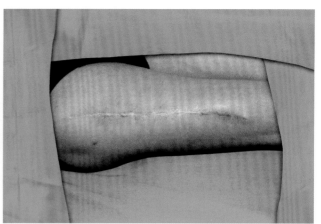

图 13-5-22　术后 12 个月随访皮瓣供区恢复情况

五、术式评价

Ch-DBLFCAP 不同于传统的肌皮瓣和筋膜皮瓣，具有下述优点：①该术式沿用了穿支皮瓣的微创技术与美学理念，吸取了肌皮瓣和筋膜皮瓣血供好、抗感染能力强的优点，皮瓣与肌瓣和 / 或阔筋膜瓣仅以穿支血管相连，有充分的自由度，肌瓣可有效填充死腔，皮瓣自由覆盖浅表创面，真正实现了创面的立体修复；②其术式多种多样，可以设计穿支皮瓣与肌瓣嵌合移植，也可设计穿支皮瓣与阔筋膜瓣嵌合移植，必要时还可设计穿支皮瓣与肌瓣、阔筋膜瓣嵌合移植，穿支皮瓣（或肌瓣）可切取一个，也可切取多个；③该术式与传统股前外侧皮瓣、股外侧肌皮瓣相比，一方面明显减少了供区损害，另一方面大大提高了受区修复的效果；④Ch-DBLFCAP 还可作为分叶旋股外侧动脉降支穿支皮瓣切取过程中出现一叶切取失败时的补救措施。

但该术式亦存在下述缺点：①Ch-DBLFCAP 携带股外侧肌肌瓣时，需要切取部分股外侧肌，术中出血会增加，局部瘢痕形成与粘连可能影响股四头肌功能；携带阔筋膜瓣时，可能影响创口的直接闭合，术后发生肌皮粘连或肌疝，甚至出现股四头肌肌力减弱；②每个组织瓣血管均共干于旋股外侧动脉降支，增加了血管蒂扭转卡压的发生率。

六、注意事项

设计、切取嵌合旋股外侧动脉降支穿支皮瓣需要具备立体构想力，有较高的技术要求，手术时宜先切取旋股外侧动脉降支穿支皮瓣，再显露、分离源血管，根据源血管分支情况切取肌瓣或阔筋膜瓣。肌瓣尽量设计于股外侧肌内侧缘，切取简单，对股外侧肌创伤较小。股外侧肌瓣、阔筋膜瓣与穿支皮瓣分别以源血管或穿支血管相连，要注意理顺每一组血管蒂，防止扭转和卡压。肌瓣血供丰富，切取时出血较多，应仔细彻底止血，并于低位放置引流管充分引流。

第六节　联体旋股外侧动脉降支穿支皮瓣

一、概述

联体旋股外侧动脉降支穿支皮瓣（conjoined descending branch of lateral femoral circumflex artery perforator flap，Co-DBLFCAP）是指切取的旋股外侧动脉降支穿支皮瓣长度超出了旋股外侧动脉降支血管体区，必须在皮瓣的远端或近端吻合其他血管体区营养血管，重建辅助的血液循环方能保证皮瓣成活的一种特殊形式旋股外侧动脉降支穿支皮瓣。2012年笔者将联体穿支皮瓣列入特殊形式穿支皮瓣的五种基本术式之一，并首先应用于四肢环形创面的修复，进一步拓宽了适应证。

二、适应证

Co-DBLFCAP适合于超长浅表创面或四肢环形浅表创面修复。

三、手术方法

1. 皮瓣设计　股前外侧区域可供携带的穿支有旋股外侧动脉降支穿支、旋股外侧动脉横支穿支、股深动脉第三穿动脉穿支、膝外上动脉穿支和旋髂浅动脉穿支。以旋股外侧动脉降支穿支为主穿支，皮瓣设计以旋股外侧动脉降支第一穿支穿出阔筋膜点为中心，以该点与其邻近的第二穿支穿出阔筋膜点连线为皮瓣轴线，依据受区创面大小、形状设计皮瓣。

2. 皮瓣切取与移植　采用逆行四面解剖法切取皮瓣，先切开皮瓣外侧缘，在阔筋膜表面向皮瓣中央锐性分离，确定可靠的皮瓣穿支后，切开皮瓣内侧缘，同法分离，与穿支会合，至此皮瓣仅通过穿支相连，以血管夹逐一阻断穿支血供，判断皮瓣远、近两端的血供情况，依据各穿支的供血情况和范围确定携带穿支的数量。确定所需携带的穿支后，于其周围纵向切开阔筋膜，以显微器械在显微镜或放大镜下沿穿支血管向深层解剖，旋股外侧动脉降支穿支系核心血管，分离时注意携带其T形血管蒂及其粗大的分支，各穿支分离至一级源血管后，再次以血管夹阻断其他备用穿支，证实皮瓣血运可靠后，以双极电凝或钛夹处理其他穿支，根据所需血管蒂长度于相应平面断蒂。联体穿支皮瓣动脉重建分内增压与外增压两种方法，部分超长联体穿支皮瓣需携带多组穿支，需要采用内增压联合外增压方法来重建皮瓣的血液循环。副穿支蒂能到达旋股外侧动脉降支远端或分支，且受区只有一组可供吻合血管时，选择内增压方式重建皮瓣血液循环，即将旋股外侧动脉降支及其伴行静脉近端与受区动、静脉吻合，同时携带的副穿支或其源血管与旋股外侧动脉降支及其伴行静脉远端吻合，或与其粗大的分支吻合。受区有两组或两组以上可供吻合的血管时，则可选择外增压方式重建皮瓣血液循环，即将所携带的穿支或其源血管分别与受区另一组血管吻合。

3. 皮瓣供区与受区创口闭合　同旋股外侧动脉降支穿支皮瓣。

四、典型病例

病例一　患者，男性，29岁。车祸致左胫、腓骨开放性骨折伴广泛皮肤软组织缺损。清创后胫骨外露，左小腿前方残留超长创面。胫骨以外固定支架固定，创面设计Co-DBLFCAP移植修复，皮瓣切取面积为44.0cm×9.0cm，采用逆行四面解剖法切取皮瓣，皮瓣携带旋髂浅动脉、旋股外侧动脉降支和横支，不携带阔筋膜。将旋髂浅动、静脉与小腿伸肌肌支吻合（外增压与外减压），将旋股外侧动脉降支近端及其伴行静脉与腓动脉及其伴行静脉吻合，旋股外侧动脉降支远端及其伴行静脉与旋股外侧动脉横支及其伴行静脉吻合（内增压与内减压），术后皮瓣血运良好，皮瓣供区直接闭合。术后 14 个月随访，皮瓣无臃肿，供区遗留线性瘢痕（图 13-6-1～图 13-6-10）。

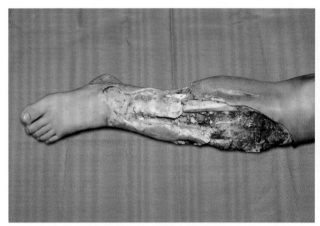

图 13-6-1　术前创面情况

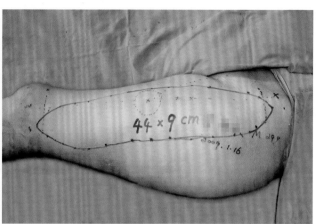

图 13-6-2　皮瓣设计

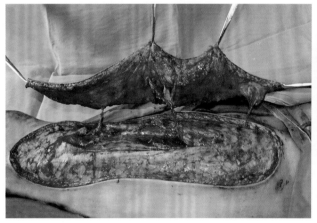

图 13-6-3　皮瓣切取（断蒂前）

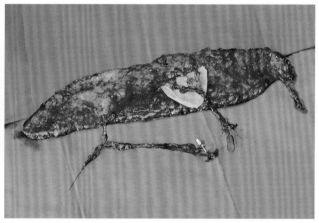

图 13-6-4　皮瓣断蒂后

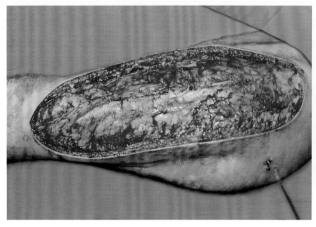

图 13-6-5　阔筋膜完整保留

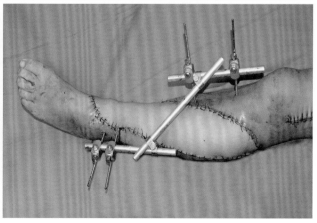

图 13-6-6　术后皮瓣血液循环良好

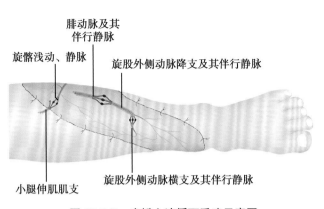

腓动脉及其
伴行静脉

旋髂浅动、静脉

旋股外侧动脉降支及其伴行静脉

小腿伸肌肌支

旋股外侧动脉横支及其伴行静脉

图 13-6-7　皮瓣血液循环重建示意图

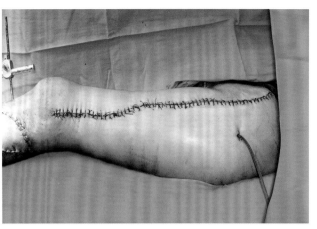

图 13-6-8　皮瓣供区直接缝合

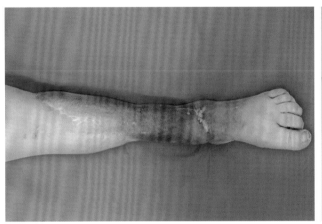

图 13-6-9　术后 14 个月随访皮瓣受区恢复情况

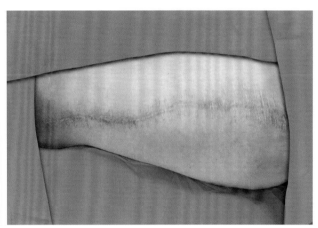

图 13-6-10　术后 14 个月随访皮瓣供区恢复情况

　　病例二　患者，男性，45 岁。外伤致左前臂皮肤套脱伤。清创后肌腱、肌肉外露，中、近段大面积皮肤软组织环形缺损。设计 Co-DBLFCAP 移植，皮瓣切取面积为 33.0cm×7.0cm，采用逆行四面解剖法切取皮瓣，皮瓣携带旋股外侧动脉降支与横支，不携带阔筋膜。将旋股外侧动脉降支近端及其中一条伴行静脉与桡动脉及其伴行静脉吻合，另一条伴行静脉与肘正中静脉吻合，将旋股外侧动脉降支的一支粗大肌支及其伴行静脉与旋股外侧动脉横支及其伴行静脉吻合。术后皮瓣血运良好，皮瓣供区美容缝合。术后 6 个月随访，皮瓣无臃肿，供区遗留线性瘢痕（图 13-6-11～图 13-6-24）。

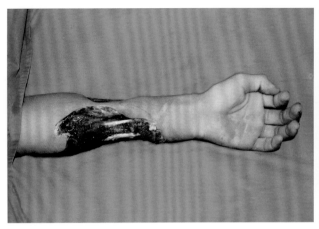

图 13-6-11　术前创面情况（掌侧观）

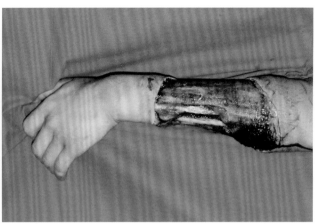

图 13-6-12　术前创面情况（背侧观）

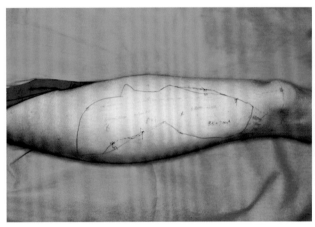

图 13-6-13　皮瓣设计

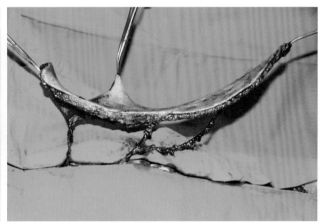

图 13-6-14　皮瓣切取

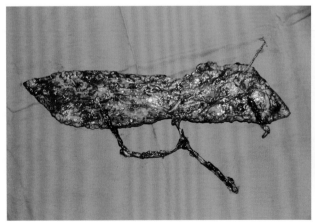

图 13-6-15　皮瓣断蒂后

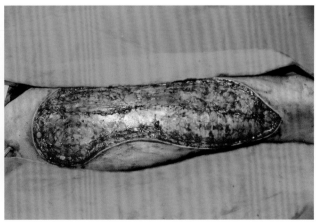

图 13-6-16　阔筋膜完整保留

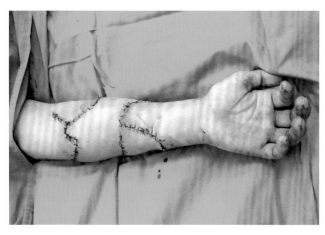

图 13-6-17　术后皮瓣血运良好（掌侧观）

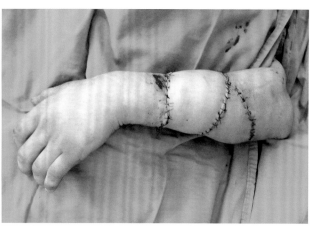

图 13-6-18　术后皮瓣血运良好（背侧观）

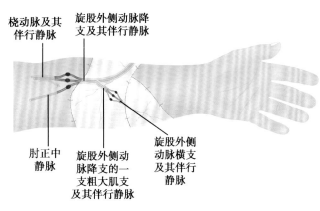

图 13-6-19　皮瓣血液循环重建示意图

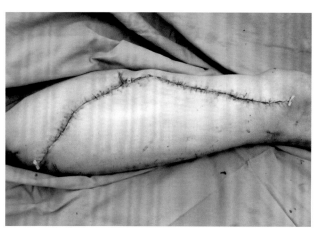

图 13-6-20　皮瓣供区美容缝合

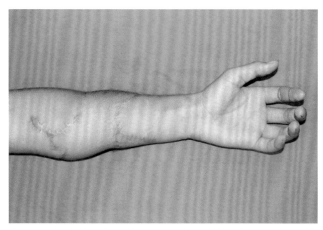

图 13-6-21　术后 6 个月随访皮瓣受区恢复情况（掌侧观）

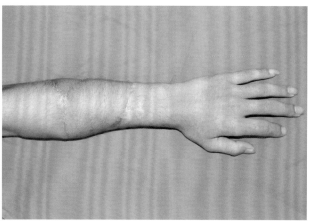

图 13-6-22　术后 6 个月随访皮瓣受区恢复情况（背侧观）

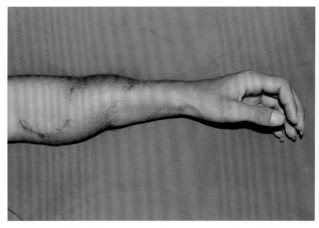
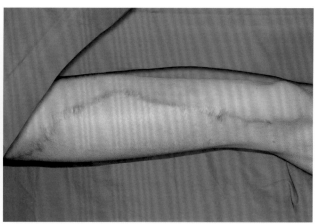

图 13-6-23　术后 6 个月随访皮瓣受区恢复情况（桡侧观）　　　图 13-6-24　术后 6 个月随访皮瓣供区恢复情况

五、术式评价

Co-DBLFCAP 仅在一处供区切取穿支皮瓣即能修复超长创面或四肢环形创面，相应减少了皮瓣供区损害。采用内增压方式进行血运重建，受区只需提供一组血管蒂。不论采用内增压与内减压还是外增压与外减压，皮瓣血运较组合移植均更为可靠。但该术式需要解剖两组（或多组）穿支及一级源血管，血管解剖较为费力耗时，对血液循环重建亦有较高的技术要求。

六、注意事项

解剖主穿支的一级源血管时，应精确计算所需血管蒂长度，同时应注意保留其粗大的分支，并预留一定长度。联体旋股外侧动脉降支穿支皮瓣存在跨体区动脉灌注问题，可采用外增压、内增压或内增压联合外增压技术解决，临床发现联体旋股外侧动脉降支穿支皮瓣亦存在跨体区静脉回流问题，即部分病例动脉可以跨体区供应，但存在皮瓣远端部分的静脉回流障碍（跨体区回流障碍），此时需采用外减压（将皮瓣远端静脉与受区远端另一静脉吻合）、内减压（将皮瓣远端静脉与主穿支一级源动脉分支伴行静脉吻合）技术解决皮瓣远端的静脉回流问题，防止皮瓣远端部分坏死的发生。

第七节　血流桥接 - 显微削薄旋股外侧动脉降支穿支皮瓣

一、概述

血流桥接 - 显微削薄旋股外侧动脉降支穿支皮瓣（flow-through microdissected thin descending branch of lateral femoral circumflex artery perforator flap，F-M-DBLFCAP）系血流桥接旋股外侧动脉降支穿支皮瓣与显微削薄旋股外侧动脉降支穿支皮瓣两种技术组合而衍生，是指在旋股外侧动脉降支血管体区切取穿支皮瓣，在保留穿支血管及其浅筋膜内分支和真皮下血管网的前提下，应用显微外科器械在放大镜或显微镜下去除多余的浅筋膜层脂肪，并利用旋股外侧动脉降支及其伴行静脉近端与受区主干血管近端吻合，其远端与受区主干动脉远端吻合重建其血液循环的一种特殊形式旋股外侧动脉降支穿支皮瓣。2014 年笔者设计了该术式并成功应用于一例皮瓣供区脂肪肥厚患者前臂皮肤软组织缺损合并桡动脉部分缺损修复,术后皮瓣受区获得良好外形,桡动脉缺损获得一期重建。

二、适应证

F-M-DBLFCAP 适合于大腿供区皮下脂肪肥厚患者合并四肢主干血管缺损的浅表创面修复。

三、手术方法

1. 皮瓣设计 同血流桥接旋股外侧动脉降支穿支皮瓣。

2. 皮瓣切取 皮瓣切取同血流桥接旋股外侧动脉降支穿支皮瓣。在皮瓣断蒂前削薄皮瓣,削薄要求同显微削薄旋股外侧动脉降支穿支皮瓣。皮瓣削薄后再次检查皮瓣血运,确认皮瓣血运可靠后断蒂。

3. 皮瓣移植 同血流桥接旋股外侧动脉降支穿支皮瓣。

4. 供区与受区创口闭合 同血流桥接旋股外侧动脉降支穿支皮瓣。

四、典型病例

病例一 患者,男性,42 岁。车祸致右前臂皮肤软组织缺损并桡骨骨折、肌腱外露、桡动脉缺损。切取 F-M-DBLFCAP 移植修复创面,皮瓣切取面积为 13.0cm×6.0cm,同时重建桡动脉缺损。皮瓣厚度达 2cm,削薄后皮瓣厚度为 0.8cm。将旋股外侧动脉降支近端及其伴行静脉与桡动脉及其伴行静脉、头静脉吻合,将降支远端与桡动脉远端吻合。皮瓣供区直接缝合。术后皮瓣成活良好,创口一期愈合,术后 2 年随访,皮瓣颜色、质地好,外形不臃肿,右侧桡动脉搏动良好,供区仅遗留线性瘢痕(图 13-7-1~图 13-7-10)。

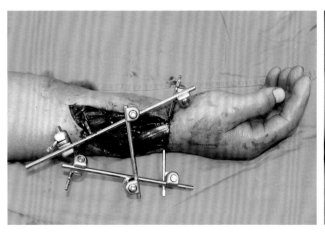

图 13-7-1　术前创面情况

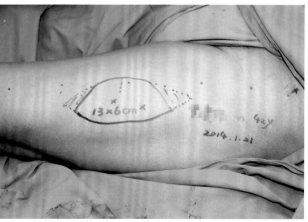

图 13-7-2　皮瓣设计

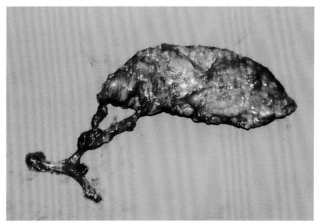

图 13-7-3　皮瓣显微削薄后断蒂

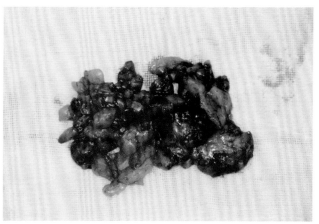

图 13-7-4　皮瓣削薄后的脂肪球

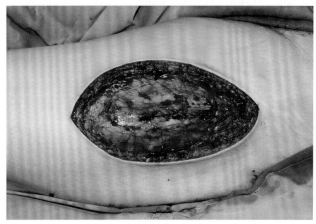

图 13-7-5　阔筋膜完整保留

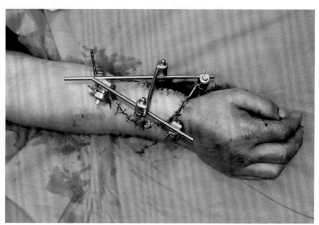

图 13-7-6　术后皮瓣血运、外形良好

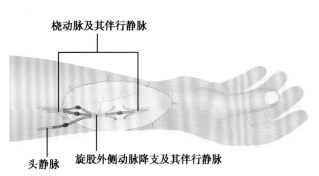

图 13-7-7　皮瓣血液循环重建示意图

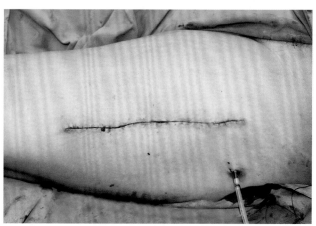

图 13-7-8　皮瓣供区美容缝合

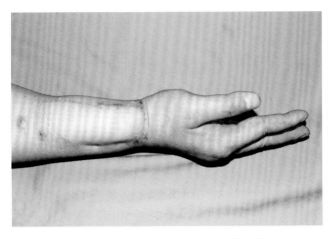

图 13-7-9　术后 2 年随访皮瓣受区恢复情况

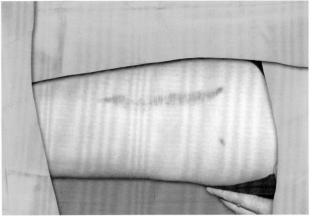

图 13-7-10　术后 2 年随访皮瓣供区恢复情况

　　病例二　患者，男性，36 岁。车祸致右胫骨平台骨折，术后胫前皮肤软组织缺损并胫骨外露。设计 F-M-DBLFCAP 移植修复创面，皮瓣切取面积为 17.0cm×8.0cm。采用逆行四面解剖法切取皮瓣，皮瓣削薄前厚度为 1.5cm，削薄后厚度为 0.5cm。将旋股外侧动脉降支及其伴行静脉近端与胫前动脉及其伴行静脉吻合，将降支远端与胫前动脉远端吻合。皮瓣供区美容缝合。术后皮瓣成活良好，创口一期愈合，术后 5 个月随访，皮瓣颜色、质地好，外形不臃肿，供区仅遗留线性瘢痕（图 13-7-11～图 13-7-22）。

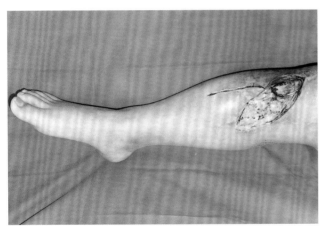

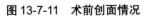

图 13-7-11　术前创面情况

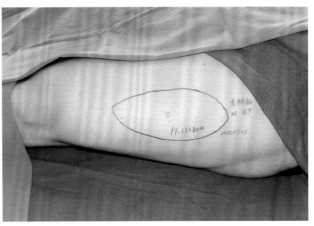

图 13-7-12　皮瓣设计

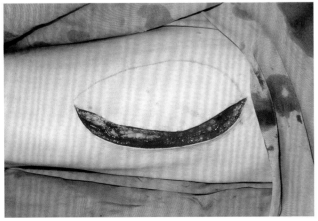

图 13-7-13　切开皮瓣外侧缘

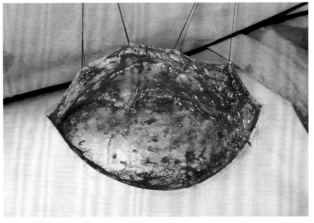

图 13-7-14　阔筋膜表面分离

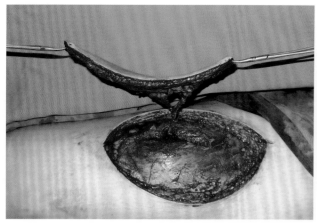

图 13-7-15　皮瓣切取（削薄前）

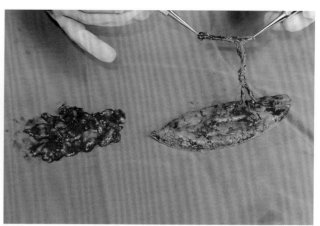

图 13-7-16　皮瓣削薄后

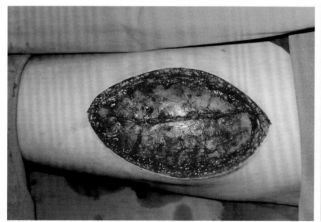

图 13-7-17　阔筋膜完整保留

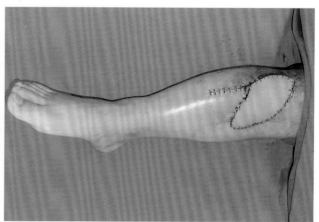

图 13-7-18　术后皮瓣外形、血运良好

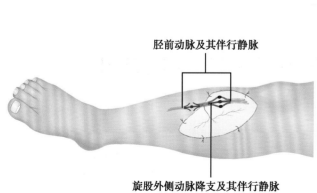

胫前动脉及其伴行静脉

旋股外侧动脉降支及其伴行静脉

图 13-7-19　皮瓣血液循环重建示意图

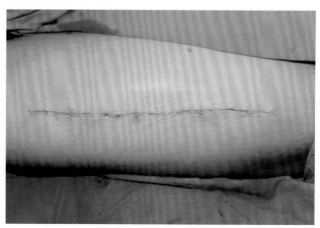

图 13-7-20　供区美容缝合

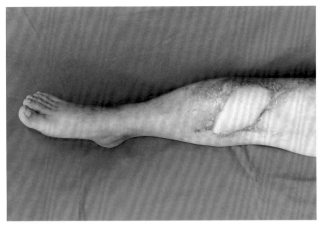

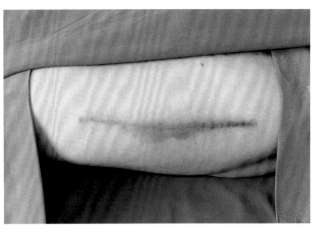

图 13-7-21　术后 5 个月随访皮瓣受区恢复情况　　　　图 13-7-22　术后 5 个月随访皮瓣供区恢复情况

五、术式评价

F-M-DBLFCAP 同时具备显微削薄旋股外侧动脉降支穿支皮瓣和血流桥接旋股外侧动脉降支穿支皮瓣的优点，避免牺牲受区主干血管，其重建的皮瓣血流动力学接近正常生理状态（可平衡和缓冲血流），可以降低血管危象的发生率，做到修复创面的同时重建受区的主干血管；供区实现了直接闭合，避免了第二供区损害，显微削薄改善了皮瓣受区外形，避免了二次皮瓣削薄整形。但该术式较传统的旋股外侧动脉降支穿支皮瓣增加了手术难度与风险，延长了手术时间。

六、注意事项

F-M-DBLFCAP 的难点与主要风险在于解剖分离穿支在浅筋膜内的分支，要求显微削薄操作在断蒂前完成，以充盈的穿支伴行静脉为标识，在放大镜或显微镜下解剖分离，穿支在浅筋膜内分支细小弥散时，要有足够的耐心与毅力。去脂时，对于活动性出血点要以双极电凝及时止血，防止术后继发出血与血肿形成。穿支发出部位靠近一级源血管近端，其远端有一定长度和外径适合重建受区主干血管，穿支发出部位靠近一级源血管远端，则常因一级源血管远端口径太细，不能重建四肢的主干动脉缺损。其他注意事项参阅血流桥接旋股外侧动脉降支穿支皮瓣、显微削薄旋股外侧动脉降支穿支皮瓣和旋股外侧动脉降支穿支皮瓣章节。

第八节　血流桥接 - 分叶旋股外侧动脉降支穿支皮瓣

一、概述

血流桥接 - 分叶旋股外侧动脉降支穿支皮瓣（flow-through polyfoliate descending branch of lateral femoral circumflex artery perforator flap，F-P-DBLFCAP）系血流桥接旋股外侧动脉降支穿支皮瓣与分叶旋股外侧动脉降支穿支皮瓣两种技术组合而衍生，是指在同一旋股外侧动脉降支血管体区切取两个（或两个以上）穿支皮瓣，同时利用旋股外侧动脉降支及其伴行静脉的近端与受区主干血管近端吻合，降支远端与受区主干动脉远端吻合，在重建旋股外侧动脉降支分叶穿支皮瓣血液循环的同时避免牺牲（或重建）受区主干血管的一种特殊形式旋股外侧动脉降支穿支皮瓣。2015 年笔者设计了该术式并成功应用于修复足跟部宽大创面，有效避免了受区主干动脉损伤与牺牲第二供区。

二、适应证

F-P-DBLFCAP 的适应证包括：①合并主干血管缺损的相邻两个或多个创面修复；②合并主干血管缺损的宽大创面修复；③合并主干血管缺损的巨大创面修复（采用一级源血管远端或其粗大肌支来重建另一皮瓣血供）。

三、手术方法

1. 皮瓣设计 同分叶旋股外侧动脉降支穿支皮瓣，血管蒂设计需要综合考虑血流桥接旋股外侧动脉降支穿支皮瓣的设计要求。

2. 皮瓣切取 按分叶旋股外侧动脉降支穿支皮瓣切取方法切取皮瓣，手术显露并分离出旋股外侧动脉降支，根据受区所需血管蒂长度解剖旋股外侧动脉降支，确定血运可靠后依据所需血管蒂长度结扎、切断血管蒂。

3. 皮瓣移植 修复同一创面时先依据术中设计的定位标志将分叶旋股外侧动脉降支穿支皮瓣拼接复原为创面形状，皮瓣移植至受区后，将旋股外侧动脉降支血管近端与受区主干血管近端吻合，其远端与主干血管远端吻合。

4. 皮瓣供区与受区创口闭合 同旋股外侧动脉降支穿支皮瓣。

四、典型病例

患者，男性，45 岁。车祸致左足跟部大面积皮肤软组织缺损、跟骨外露。设计 F-P-DBLFCAP 移植修复创面，皮瓣切取面积分别为 10.0cm×6.0cm 和 20.0cm×7.0cm。采用逆行四面解剖法切取皮瓣，皮瓣携带 T 形旋股外侧动脉降支血管蒂，面积大的一叶皮瓣携带股外侧皮神经，断蒂后移植至受区，将旋股外侧动脉降支及其伴行静脉近端与胫后动脉及其伴行静脉近端吻合，旋股外侧动脉降支远端与胫后动脉远端吻合，将股外侧皮神经与跟内侧神经缝合，皮瓣供区直接缝合。术后皮瓣成活良好，创口一期愈合。术后 1 年随访，皮瓣颜色、质地好，外形不臃肿，皮瓣感觉恢复良好，供区仅遗留线性瘢痕，大腿功能无影响（图 13-8-1～图 13-8-14）。

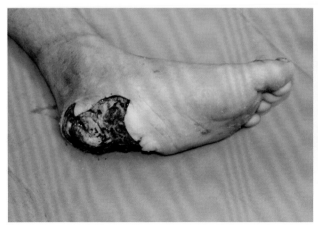

图 13-8-1 术前创面情况（内侧观）

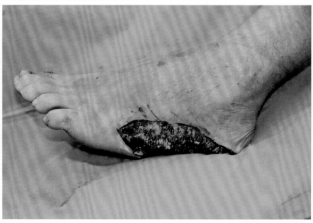

图 13-8-2 术前创面情况（外侧观）

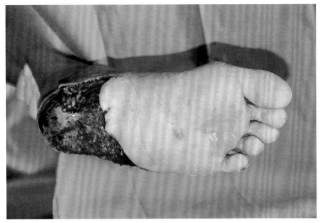

图 13-8-3　术前创面情况（足底观）

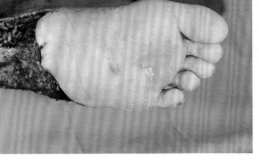

图 13-8-4　皮瓣设计

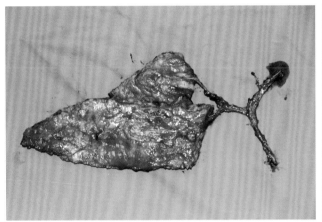

图 13-8-5　皮瓣切取拼接（浅筋膜面）

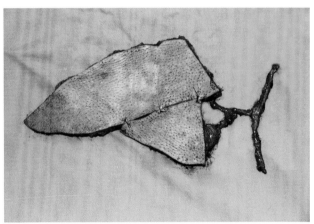

图 13-8-6　皮瓣拼接（皮肤面）

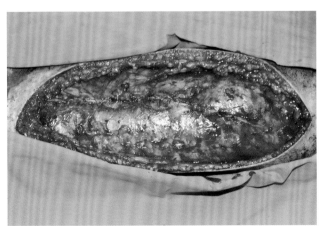

图 13-8-7　阔筋膜完整保留

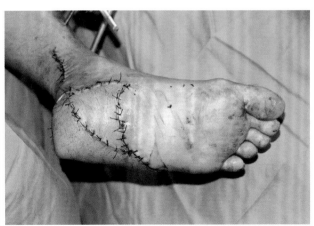

图 13-8-8　术后皮瓣血运良好

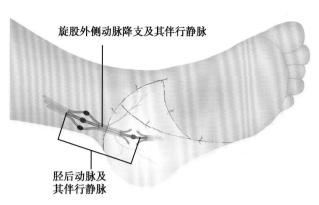

旋股外侧动脉降支及其伴行静脉

胫后动脉及
其伴行静脉

图 13-8-9　皮瓣血液循环重建示意图

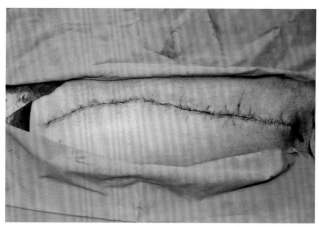

图 13-8-10　供区美容缝合

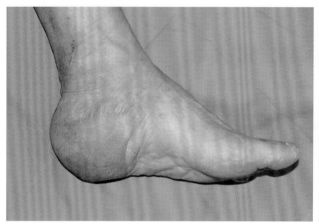

图 13-8-11　术后 1 年随访皮瓣受区恢复情况（内侧观）

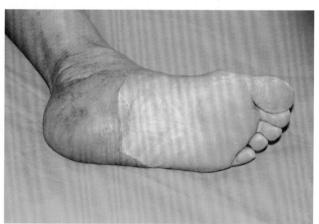

图 13-8-12　术后 1 年随访皮瓣受区恢复情况（足底观）

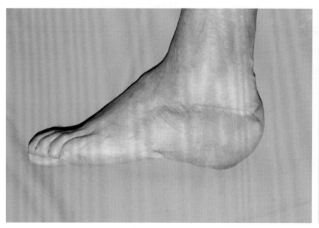

图 13-8-13　术后 1 年随访皮瓣受区恢复情况（外侧观）

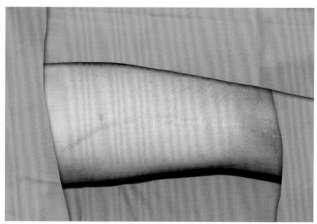

图 13-8-14　术后 1 年随访皮瓣供区恢复情况

五、术式评价

F-P-DBLFCAP 沿用了分叶旋股外侧动脉降支穿支皮瓣的优点,吻合一组血管即可重建多个组织瓣的血运,一次修复两个或多个相邻创面或宽大不规则创面(避免第二供区损害);同时吸取了血流桥接旋股外侧动脉降支穿支皮瓣的优点,可以重建或避免牺牲受区主干血管,其重建的皮瓣血流动力学更接近正常生理状态,且万一近端吻合口栓塞,皮瓣仍可通过远端动脉逆向供血,旋股外侧动脉降支远端或其粗大肌支还可串联血管重建另一组织瓣血供修复更大创面。但该术式与传统旋股外侧动脉降支穿支皮瓣相比,增加了血管吻合口数目,要切取两个或多个穿支皮瓣并携带旋股外侧动脉降支主干,设计、切取要求高,增加了技术难度和风险,延长了手术时间。

六、注意事项

分叶旋股外侧动脉降支穿支皮瓣各叶皮瓣仅以旋股外侧动脉降支穿支相连,容易发生血管蒂扭转与卡压,皮瓣拼接前要仔细理顺血管蒂。受区合并主干动脉缺损为其最佳适应证,没有合并受区主干动脉缺损时,亦可利用该技术来重建受区主干动脉的连续性,避免牺牲受区主干动脉。受区合并主干动脉缺损时应准确判断其缺损长度,以切取相应长度的血管蒂(一级源血管);如受区主干血管正常,利用T形血管蒂只是恢复受区主干动脉血流,则可以减少一级源血管的切取长度,从而减少皮瓣供区损害。其他注意事项参阅血流桥接旋股外侧动脉降支穿支皮瓣、分叶旋股外侧动脉降支穿支皮瓣和旋股外侧动脉降支穿支皮瓣章节。

第九节 血流桥接 - 嵌合旋股外侧动脉降支穿支皮瓣

一、概述

血流桥接 - 嵌合旋股外侧动脉降支穿支皮瓣(flow-through chimeric descending branch of lateral femoral circumflex artery perforator flap,F-Ch-DBLFCAP)系血流桥接旋股外侧动脉降支穿支皮瓣与嵌合旋股外侧动脉降支穿支皮瓣两种技术组合而衍生,是指在旋股外侧动脉降支血管体区切取单一穿支皮瓣,同时切取一个或多个肌瓣(或阔筋膜瓣),各组织瓣血管蒂会合于旋股外侧动脉降支,移植时需将旋股外侧动脉降支及其伴行静脉的近端与受区主干血管近端吻合,降支远端与受区主干动脉远端吻合,在重建多个组织瓣血液循环的同时重建受区缺损的主干动脉(或不牺牲受区主干动脉)的一种特殊形式旋股外侧动脉降支穿支皮瓣。2011 年笔者设计了该术式并成功应用于合并胫后血管损伤和深部死腔的小腿创面修复。

二、适应证

F-Ch-DBLFCAP 适合于合并主干动脉缺损和深部死腔(或肌腱/关节囊/韧带缺损)的创面修复。

三、手术方法

1. 皮瓣设计 F-Ch-DBLFCAP 包含肌瓣和/或阔筋膜瓣并带有旋股外侧动脉降支,设计要综合嵌合旋股外侧动脉降支穿支皮瓣和血流桥接旋股外侧动脉降支穿支皮瓣的设计要求。

2. 皮瓣切取 按嵌合旋股外侧动脉降支穿支皮瓣切取方法切取皮瓣,皮瓣的穿支和肌瓣的肌支解剖会合至旋股外侧动脉降支主干后,依据受区主干血管缺损长度游离合适长度的一级源血管,确定各组织瓣血运可靠后断蒂。

3. 皮瓣移植 将股外侧肌肌瓣填充深部死腔(或阔筋膜瓣重建肌腱、关节囊或韧带),穿支皮瓣覆盖浅表创面,将旋股外侧动脉降支及其伴行静脉的近端与受区主干血管近端吻合,降支远端与受区主干动脉远端吻合。

4. 皮瓣供区与受区创口闭合 同旋股外侧动脉降支穿支皮瓣。

四、典型病例

患者,男性,46 岁。车祸致左小腿皮肤软组织缺损、肌腱外露。彻底清除坏死组织后内踝部创面深部合并死腔与胫后动脉缺损。设计 F-Ch-DBLFCAP 移植修复创面,皮瓣切取面积为 11.0cm×7.5cm,采用逆行四面解剖法切取皮瓣,根据受区需要切取股外侧肌肌瓣及适宜长度血管蒂,将股外侧肌肌瓣填充内踝部深部死腔,穿支皮瓣覆盖浅表创面,将旋股外侧动脉降支及其伴行静脉近端与胫后动脉及其伴行静脉近端吻合,降支远端与胫后动脉远端吻合,皮瓣供区直接缝合。术后皮瓣成活良好,创口一期愈合,术后 6 个月随访,皮瓣颜色、质地好,外形不臃肿,供区仅留线性瘢痕,大腿功能无影响(图 13-9-1～图 13-9-8)。

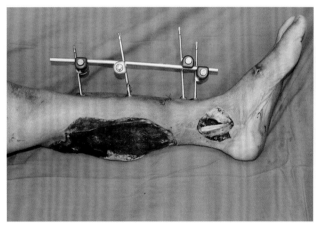

图 13-9-1　术前创面情况

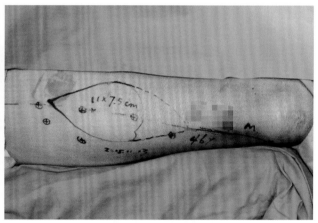

图 13-9-2　皮瓣设计

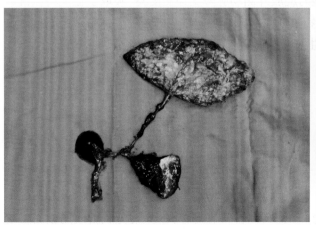

图 13-9-3　皮瓣切取(断蒂后)

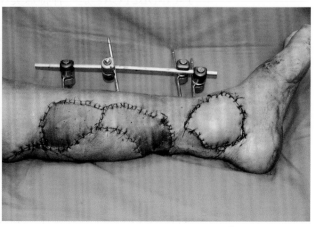

图 13-9-4　肌瓣填充死腔,皮瓣覆盖创面

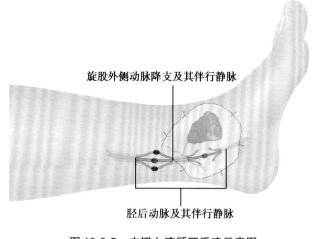

旋股外侧动脉降支及其伴行静脉

胫后动脉及其伴行静脉

图 13-9-5　皮瓣血液循环重建示意图

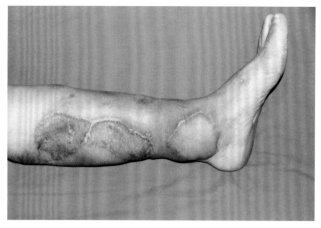

图 13-9-6　术后 6 个月随访皮瓣受区恢复情况（内侧观）

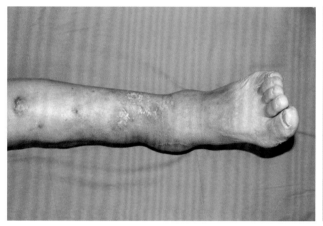

图 13-9-7　术后 6 个月随访皮瓣受区恢复情况（前侧观）

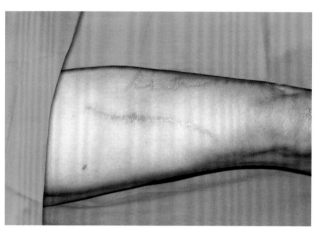

图 13-9-8　术后 6 个月随访皮瓣供区恢复情况

五、术式评价

F-Ch-DBLFCAP 是一种特殊类型的旋股外侧动脉降支穿支皮瓣，吸取了血流桥接旋股外侧动脉降支穿支皮瓣的优点，避免牺牲受区主干血管，其重建的皮瓣血流动力学接近正常生理状态，可以降低血管危象的发生率，做到修复创面的同时重建受区的主干血管；同时吸取了嵌合旋股外侧动脉降支穿支皮瓣的优点，股外侧肌肌瓣和旋股外侧动脉降支穿支皮瓣仅通过旋股外侧动脉降支穿支相连，各组织瓣均有一定自由度，股外侧肌肌瓣可自由填充深部死腔，阔筋膜瓣可重建肌腱或关节囊缺损，旋股外侧动脉降支穿支皮瓣可自由修复浅表创面，达到满意的修复效果。但该术式需要切取旋股外侧动脉降支主干、切取股外侧肌肌瓣或阔筋膜瓣，供区创伤相对增加，出血增多，需增加血管吻合口数目，延长了手术时间。

六、注意事项

嵌合成分的设计要有立体构想力，保证其血管蒂有足够长度，避免肌瓣或筋膜瓣修复受区时因血管蒂张力大而被迫行血管移植；各组织瓣都有旋股外侧动脉降支分出的独立营养血管,皮瓣移植时要注意理顺血管蒂,防止扭转与卡压;术中要注意彻底止血和充分引流,防止血肿形成和感染。其他注意事项参阅血流桥接旋股外侧动脉降支穿支皮瓣、嵌合旋股外侧动脉降支穿支皮瓣和旋股外侧动脉降支穿支皮瓣章节。

第十节　显微削薄-分叶旋股外侧动脉降支穿支皮瓣

一、概述

显微削薄-分叶旋股外侧动脉降支穿支皮瓣(microdissected thin polyfoliate descending branch of lateral femoral circumflex artery perforator flap,M-P-DBLFCAP)系显微削薄旋股外侧动脉降支穿支皮瓣与分叶旋股外侧动脉降支穿支皮瓣两种技术组合而衍生,是指在旋股外侧动脉降支血管体区切取两个或两个以上的穿支皮瓣,每一穿支皮瓣在保留穿支血管及其浅筋膜内分支和真皮下血管网的前提下,应用显微外科器械在放大镜或显微镜下去除多余浅筋膜层脂肪,移植时只需吻合一组旋股外侧动脉降支及其伴行静脉即可重建其血液循环的一种特殊形式旋股外侧动脉降支穿支皮瓣。

二、适应证

M-P-DBLFCAP 的适应证包括:①供区皮下脂肪肥厚患者的两个或多个相邻创面修复;②供区皮下脂肪肥厚患者浅表宽大创面修复。

三、手术方法

1. 皮瓣设计　同分叶旋股外侧动脉降支穿支皮瓣。

2. 皮瓣切取　同分叶旋股外侧动脉降支穿支皮瓣,皮瓣断蒂前削薄皮瓣,削薄要求同显微削薄旋股外侧动脉降支穿支皮瓣。削薄后再次确认皮瓣血运,血运可靠后断蒂。

3. 皮瓣移植　修复两处或多处创面时将每叶皮瓣通过明道或皮下隧道引至创面,修复一处宽大创面时,则按创面大小、形状重新拼接皮瓣。将旋股外侧动脉降支及其伴行静脉与受区血管吻合。

4. 皮瓣供区与受区创口闭合　同旋股外侧动脉降支穿支皮瓣。

四、典型病例

患者,女性,44 岁。车祸致左胫前大面积皮肤软组织缺损并胫骨外露。设计 M-P-DBLFCAP 移植修复创面,皮瓣切取面积分别为 14.0cm×7.0cm 和 15.0cm×8.0cm,两皮瓣轴线在同一水平线上。采用逆行四面解剖法切取皮瓣,皮瓣削薄前厚度为 2.0cm,削薄后为0.7cm。断蒂后按创面大小、形状拼接,然后覆盖创面。将旋股外侧动脉降支及其伴行静脉分别与胫前动脉及其伴行静脉吻合,皮瓣供区直接缝合。术后皮瓣存活良好,创口一期愈合。术后 2 个月随访,皮瓣颜色、质地好,外形不臃肿,供区仅留线性瘢痕,大腿功能无影响(图 13-10-1～图 13-10-12)。

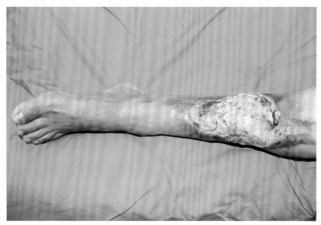

图 13-10-1 清创前情况

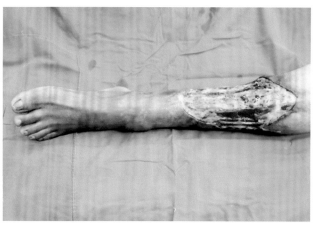

图 13-10-2 清创后情况

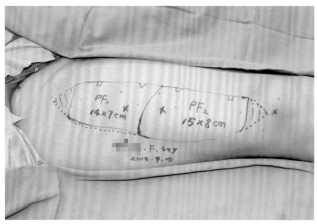

图 13-10-3 皮瓣设计

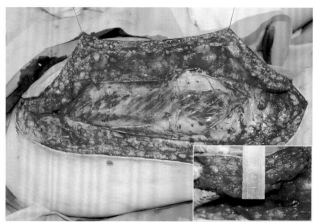

图 13-10-4 皮瓣削薄前厚度达 2cm

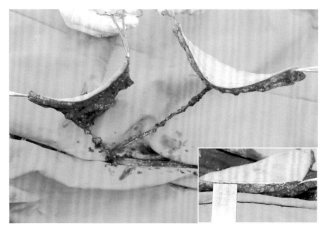

图 13-10-5 皮瓣削薄后

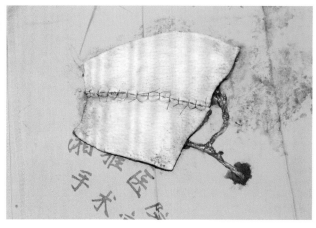

图 13-10-6 皮瓣拼接(皮肤面)

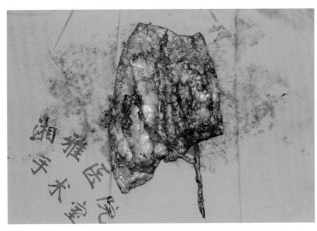

图 13-10-7　皮瓣拼接（浅筋膜面）

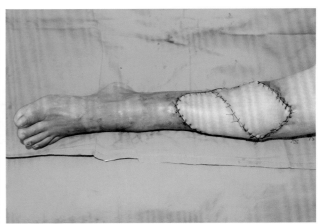

图 13-10-8　术后皮瓣血运良好，外形不臃肿

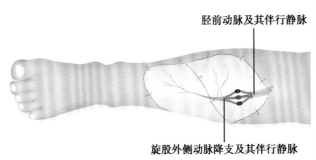

　　胫前动脉及其伴行静脉

　　旋股外侧动脉降支及其伴行静脉

图 13-10-9　皮瓣血液循环重建示意图

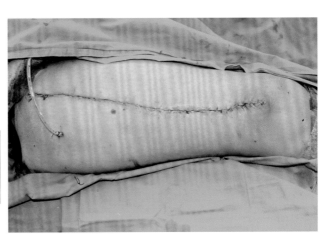

图 13-10-10　皮瓣供区美容缝合

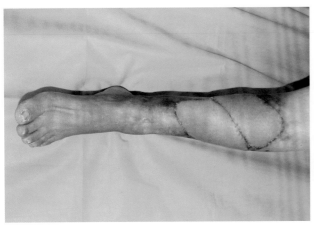

图 13-10-11　术后 2 个月随访皮瓣受区恢复情况

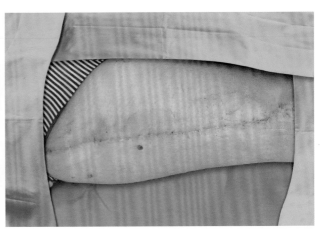

图 13-10-12　术后 2 个月随访皮瓣供区恢复情况

五、术式评价

M-P-DBLFCAP同时具备显微削薄旋股外侧动脉降支穿支皮瓣和分叶旋股外侧动脉降支穿支皮瓣的优点,吻合一组血管即能重建两个或多个皮瓣血液循环,一次修复两个或多个相邻创面,减少了受区血管损害,降低血管重建难度,提高手术安全系数,供区实现了直接闭合,避免了第二供区损害,显微削薄改善了皮瓣受区外形,避免了二次皮瓣削薄整形。但M-P-DBLFCAP切取具有一定的不确定性,显微削薄操作有一定难度与风险。

六、注意事项

术前常规应用超声多普勒血流仪定位穿支数目及穿出阔筋膜位置,以减少手术盲目性;显微削薄建议在断蒂前完成,在放大镜或显微镜下游离穿支在浅筋膜内分支直至其穿入真皮下血管网,遇分支弥散时,显微削薄要沉着冷静,有足够耐心。其他注意事项参阅显微削薄旋股外侧动脉降支穿支皮瓣、分叶旋股外侧动脉降支穿支皮瓣和旋股外侧动脉降支穿支皮瓣章节。

第十一节　显微削薄－嵌合旋股外侧动脉降支穿支皮瓣

一、概述

显微削薄-嵌合旋股外侧动脉降支穿支皮瓣(microdissected thin chimeric descending branch of lateral femoral circumflex artery perforator flap,M-Ch-DBLFCAP)系显微削薄旋股外侧动脉降支穿支皮瓣与嵌合旋股外侧动脉降支穿支皮瓣两种技术组合而衍生,是指在旋股外侧动脉降支血管体区切取单一穿支皮瓣,同时切取一个或多个肌瓣(或阔筋膜瓣),各组织瓣的血管蒂会合于旋股外侧动脉降支,由于穿支皮瓣浅筋膜层脂肪肥厚,需在保留穿支血管及其浅筋膜内分支和真皮下血管网的前提下,应用显微外科器械在放大镜或显微镜下去除多余浅筋膜层脂肪,而移植时仅需吻合旋股外侧动脉降支及其伴行静脉即可同时重建两个或多个独立组织瓣血液循环的一种特殊形式旋股外侧动脉降支穿支皮瓣。

二、适应证

M-Ch-DBLFCAP适合于皮瓣供区皮下脂肪肥厚患者合并深部死腔(或关节囊/韧带/肌腱缺损)的浅表创面修复。

三、手术方法

1. **皮瓣设计**　同嵌合旋股外侧动脉降支穿支皮瓣。
2. **皮瓣切取**　同嵌合旋股外侧动脉降支穿支皮瓣,皮瓣断蒂前削薄皮瓣,削薄要求同显微削薄旋股外侧动脉降支穿支皮瓣。
3. **皮瓣移植**　将股外侧肌肌瓣填充深部死腔(阔筋膜瓣重建肌腱、韧带或关节囊),穿支皮瓣覆盖浅表创面。将旋股外侧动脉降支及其伴行静脉与受区血管吻合。
4. **皮瓣供区与受区创口闭合**　同嵌合旋股外侧动脉降支穿支皮瓣。

四、典型病例

患者，女性，46岁。右小腿外伤后窦道反复流脓一年入院。彻底清创后胫骨近端遗留深部死腔，胫前皮肤软组织缺损。设计 M-Ch-DBLFCAP 移植修复创面，皮瓣切取面积为 13.0cm×7.0cm，股外侧肌肌瓣大小为 12.0cm×3.0cm×2.0cm。采用逆行四面解剖法切取皮瓣，皮瓣削薄前厚度为 2.0cm，削薄后为 0.8cm。断蒂后将股外侧肌肌瓣填充胫骨死腔，穿支皮瓣覆盖胫前创面。将旋股外侧动脉降支及其伴行静脉分别与胫后动脉及其伴行静脉吻合（动脉采用端侧吻合），皮瓣供区直接缝合。术后皮瓣顺利成活，创口一期愈合。术后6个月随访，皮瓣颜色、质地好，外形不臃肿，感染未复发，供区仅留线性瘢痕，大腿功能无影响（图 13-11-1～图 13-11-12）。

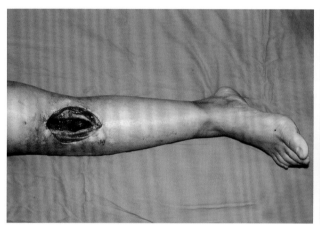

图 13-11-1 术前创面情况（整体观）

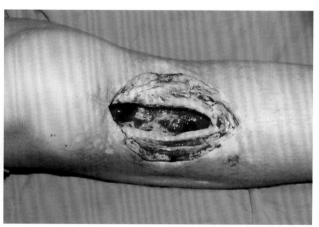

图 13-11-2 术前创面情况（局部观）

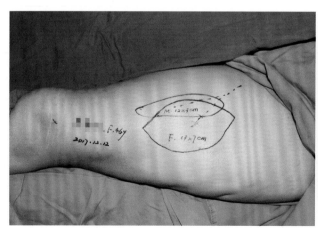

图 13-11-3 皮瓣设计

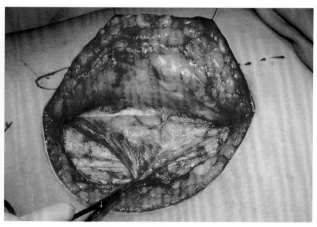

图 13-11-4 显露穿支第一个面

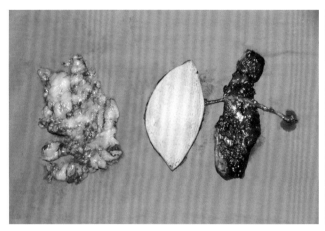

图 13-11-5 皮瓣断蒂后

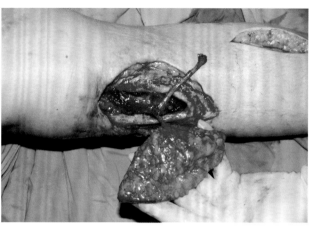

图 13-11-6 股外侧肌肌瓣填充死腔

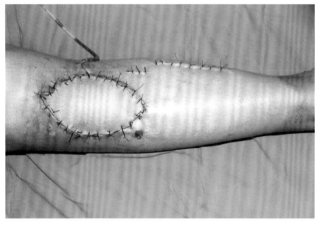

图 13-11-7 术后皮瓣外形与血运良好

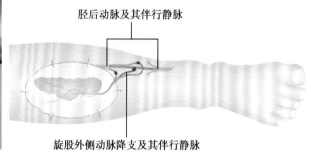

胫后动脉及其伴行静脉

旋股外侧动脉降支及其伴行静脉

图 13-11-8 皮瓣血液循环重建示意图

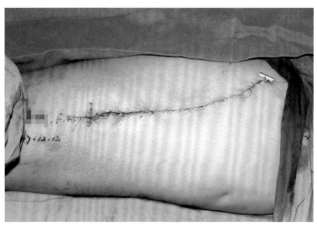

图 13-11-9 供区美容缝合

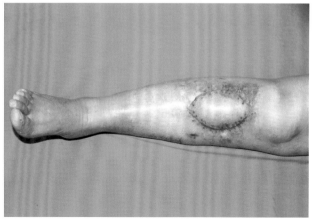

图 13-11-10 术后 6 个月随访皮瓣受区恢复情况（前侧观）

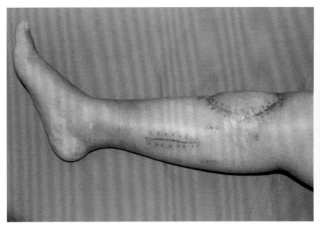

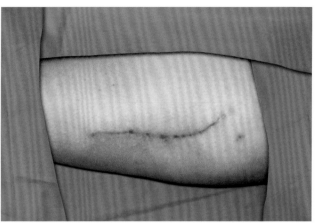

图 13-11-11　术后 6 个月随访皮瓣受区恢复情况（内侧观）　　　图 13-11-12　术后 6 个月随访皮瓣供区恢复情况

五、术式评价

M-Ch-DBLFCAP 具备显微削薄旋股外侧动脉降支穿支皮瓣和嵌合旋股外侧动脉降支穿支皮瓣的优点，股外侧肌肌瓣可填充深部死腔治疗或预防感染，阔筋膜瓣可一期重建肌腱、韧带或关节囊缺损，显微削薄技术的应用可以获得更好的受区外形。但该术式需要切取股外侧肌肌瓣（或阔筋膜瓣），同时又要去除多余的浅筋膜层脂肪，与传统的旋股外侧动脉降支穿支皮瓣相比，增加了手术创伤、难度和风险，延长了手术时间。

六、注意事项

操作程序上注意先采用逆行四面解剖法切取穿支皮瓣，再根据受区需要切取股外侧肌瓣或阔筋膜瓣，断蒂前行皮瓣显微削薄术，削薄操作在放大镜或显微镜下完成；术中要彻底止血，充分引流，防止血肿形成；移植时要逐一理顺各组织瓣血管蒂，防止扭转与卡压。其他注意事项参阅显微削薄旋股外侧动脉降支穿支皮瓣、嵌合旋股外侧动脉降支穿支皮瓣和旋股外侧动脉降支穿支皮瓣章节。

第十二节　显微削薄 - 联体旋股外侧动脉降支穿支皮瓣

一、概述

显微削薄 - 联体旋股外侧动脉降支穿支皮瓣（microdissected thin conjoined descending branch of lateral femoral circumflex artery perforator flap，M-Co-DBLFCAP）系显微削薄旋股外侧动脉降支穿支皮瓣与联体旋股外侧动脉降支穿支皮瓣两种技术组合而衍生，是指切取的旋股外侧动脉降支穿支皮瓣长度超出了旋股外侧动脉降支血管体区，必须在皮瓣的远端或近端吻合其他血管体区穿支或一级源血管，方能保证皮瓣成活，同时根据创面需要在保留穿支血管及其浅筋膜内分支和真皮下血管网的前提下应用显微外科器械在放大镜或显微镜下去除多余浅筋膜层脂肪的一种特殊形式旋股外侧动脉降支穿支皮瓣。

二、适应证

M-Co-DBLFCAP 适合于皮瓣供区皮下脂肪肥厚患者的超长浅表创面或四肢环形创面修复。

三、手术方法

1. **皮瓣设计** 同联体旋股外侧动脉降支穿支皮瓣。

2. **皮瓣切取与显微削薄** 皮瓣切取同联体旋股外侧动脉降支穿支皮瓣，皮瓣切取完成后将皮瓣放置于原位灌注约 10 分钟，证实皮瓣血供可靠后再行皮瓣削薄术，操作要求同显微削薄旋股外侧动脉降支穿支皮瓣。

3. **皮瓣移植** 同联体旋股外侧动脉降支穿支皮瓣。

4. **皮瓣供区与受区创口闭合** 同联体旋股外侧动脉降支穿支皮瓣。

四、典型病例

患者，男性，29 岁。车祸致左胫、腓骨开放性骨折伴广泛皮肤软组织缺损。清创后左小腿前方残留长段胫骨骨外露，设计 M-Co-DBLFCAP 移植修复创面，皮瓣切取面积为 33.0cm × 10.0cm，采用逆行四面解剖法切取皮瓣，皮瓣携带旋股外侧动脉降支和横支，不携带阔筋膜。将旋股外侧动脉降支近端及其伴行静脉与胫后动脉及其伴行静脉吻合，旋股外侧动脉降支远端及其伴行静脉与旋股外侧动脉横支及其伴行静脉吻合（内增压与内减压），术后皮瓣血运良好，皮瓣供区直接缝合。术后 4 个月随访皮瓣无臃肿，供区遗留线性瘢痕（图 13-12-1～图 13-12-12）。

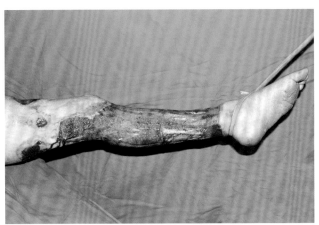
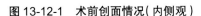

图 13-12-1　术前创面情况（内侧观）

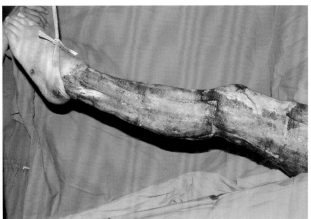

图 13-12-2　术前创面情况（外侧观）

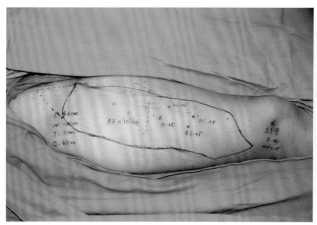

图 13-12-3 皮瓣设计

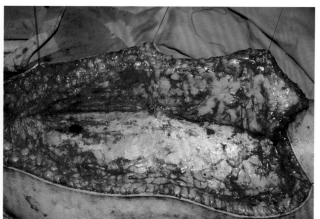

图 13-12-4 于阔筋膜表面分离

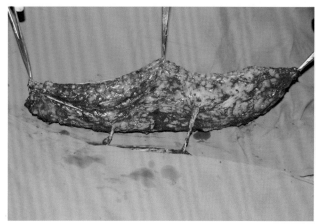

图 13-12-5 皮瓣断蒂前

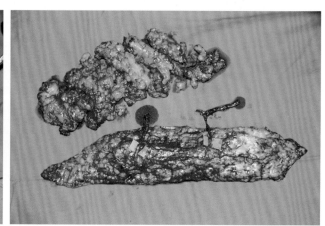

图 13-12-6 皮瓣削薄后

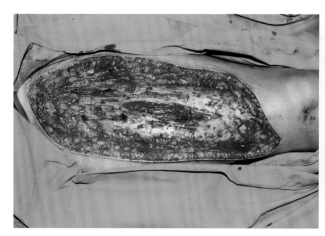

图 13-12-7 阔筋膜完整保留

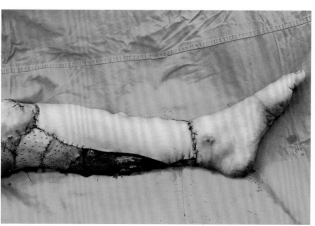

图 13-12-8 术后皮瓣血运良好

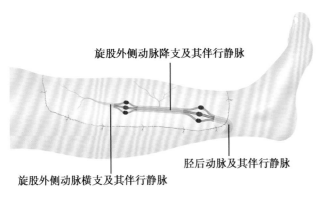

旋股外侧动脉降支及其伴行静脉

脍后动脉及其伴行静脉

旋股外侧动脉横支及其伴行静脉

图 13-12-9　皮瓣血液循环重建示意图

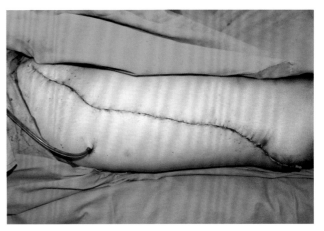

图 13-12-10　供区美容缝合

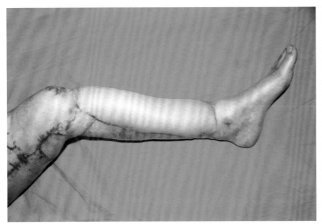

图 13-12-11　术后 4 个月随访皮瓣受区恢复情况

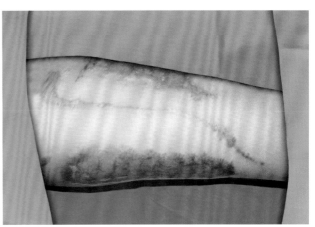

图 13-12-12　术后 4 个月随访皮瓣供区恢复情况

五、术式评价

M-Co-DBLFCAP 仅一处供区切取的穿支皮瓣即能修复超长创面或环形创面，相应减少了皮瓣供区损害。采用内增压 / 减压方式进行血运重建，受区只需提供一组血管蒂。不论采用内增压 / 减压还是外增压 / 减压，皮瓣血运较组合移植均更为可靠。显微削薄皮瓣后，受区可以获得满意的外观，避免了二次修薄整形手术，同时也减少了皮瓣供区损害（不修薄则需要切取更大面积的皮瓣方能覆盖同样大小的创面）。但该术式需解剖与吻合两组（或多组）穿支或一级源血管，显微削薄亦耗时费力，并有一定的手术风险（损伤穿支可导致手术失败）。

六、注意事项

M-Co-DBLFCAP 系显微削薄旋股外侧动脉降支穿支皮瓣和联体旋股外侧动脉降支穿支皮瓣技术的整合，不但要解剖和吻合两组或两组以上的穿支与一级源血管，显微削薄时亦需解剖分离两组或两组以上的穿支在浅筋膜内的走行且削薄的皮瓣面积大，因此，M-Co-DBLFCAP 是一个非常复杂、耗时并具有一定风险的手术，术者要有充分的思想准备。其他注意事项参阅联体旋股外侧动脉降支穿支皮瓣、显微削薄旋股外侧动脉降支穿支皮瓣和旋股外侧动脉降支穿支皮瓣章节。

第十三节 分叶 - 嵌合旋股外侧动脉降支穿支皮瓣

一、概述

分叶 - 嵌合旋股外侧动脉降支穿支皮瓣（polyfoliate chimeric descending branch of lateral femoral circumflex artery perforator flap，P-Ch-DBLFCAP）系分叶旋股外侧动脉降支穿支皮瓣与嵌合旋股外侧动脉降支穿支皮瓣两种技术组合而衍生，是指在旋股外侧血管降支血管体区切取两个（或两个以上）穿支皮瓣，同时切取一个或多个肌瓣（或筋膜瓣），各组织瓣仅以穿支血管相连，移植时只需吻合旋股外侧动脉降支及其伴行静脉即可重建多个组织瓣血液循环的一种特殊形式旋股外侧动脉降支穿支皮瓣。

二、适应证

P-Ch-DBLFCAP 的适应证包括：①合并深部死腔（或关节囊 / 韧带 / 肌腱缺损）的相邻两个或多个创面修复；②合并深部死腔（或关节囊 / 韧带 / 肌腱缺损）的宽大创面修复；③洞穿性缺损修复。

三、手术方法

1. **皮瓣设计** P-Ch-DBLFCAP 包含两个或多个穿支皮瓣，还包含肌瓣和 / 或筋膜瓣，设计要综合分叶旋股外侧动脉降支穿支皮瓣和嵌合旋股外侧动脉降支穿支皮瓣的设计要求。

2. **皮瓣切取** 采用逆行四面解剖法切取各叶旋股外侧动脉降支穿支皮瓣，穿支游离至合适长度后，分离切取股外侧肌瓣，将支配皮瓣的穿支和支配肌瓣（或筋膜瓣）的分支继续向近心端分离直至会合于旋股外侧动脉降支主干，各独立组织瓣完全游离后逐一检查其血运，确定血运可靠后断蒂。

3. **皮瓣移植** 将股外侧肌肌瓣填充深部死腔（阔筋膜瓣重建肌腱、韧带或关节囊缺损），穿支皮瓣覆盖浅表创面。应用分叶旋股外侧动脉降支穿支皮瓣修复同一创面时，先将分叶穿支皮瓣拼接成创面形状再移植至皮瓣受区。将旋股外侧动脉降支及其伴行静脉与受区血管吻合。

4. **皮瓣供区与受区创口闭合** 同嵌合旋股外侧动脉降支穿支皮瓣。

四、典型病例

病例一 患者，男性，43 岁。左前臂挤压伤致尺、桡骨开放性骨折，在当地医院行钢板内固定植骨术后感染，伤口不愈。入院后彻底清创，取出内固定及异体骨，改外固定支架外固定，创面采用 VSD 治疗，一周后再次扩创，设计 P-Ch-DBLFCAP 移植修复创面，皮瓣切取面积分别为 13.0cm×5.0cm 和 15.0cm×9.0cm，股外侧肌肌瓣切取体积为 8.0cm×3.0cm×2.0cm。采用逆行四面解剖法切取皮瓣，根据受区需要切取股外侧肌肌瓣及合适长度的一级源血管，将股外侧肌肌瓣填充前臂深部死腔，分叶穿支皮瓣覆盖前臂两处创面。将旋股外侧动脉降支及其中一条伴行静脉与桡动脉及其伴行静脉吻合，降支另一条伴行静脉与头静脉吻合，皮瓣供区美容缝合。术后皮瓣存活良好，创口一期愈合，术后 4 个月随访，皮瓣颜色、质地好，外形不臃肿，供区仅留线性瘢痕，大腿功能无影响（图 13-13-1～图 13-13-16）。

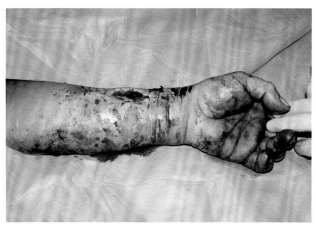

图 13-13-1　术前情况（掌侧观）

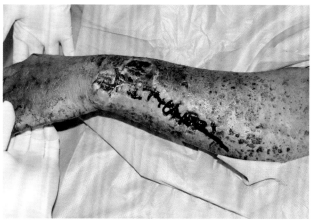

图 13-13-2　术前情况（背侧观）

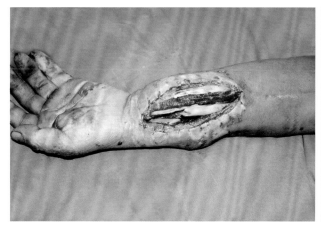

图 13-13-3　扩创后创面（掌侧观）

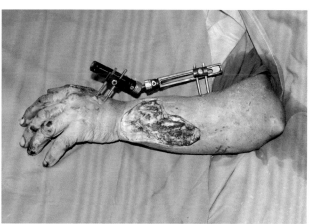

图 13-13-4　扩创后创面（背侧观）

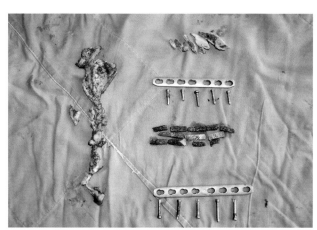

图 13-13-5　扩创取出内固定及异体骨

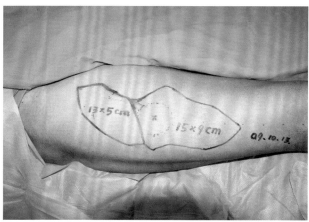

图 13-13-6　皮瓣设计

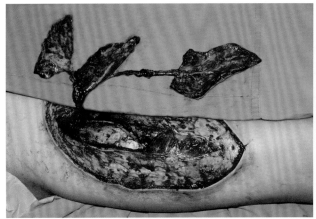

图 13-13-7 皮瓣切取

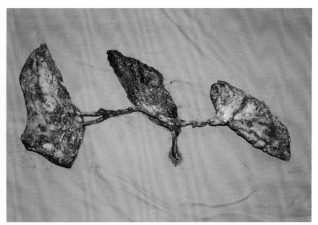

图 13-13-8 皮瓣断蒂后情况

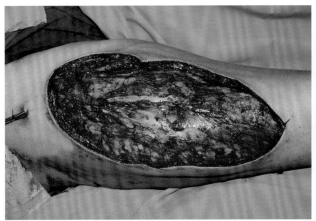

图 13-13-9 阔筋膜完整保留

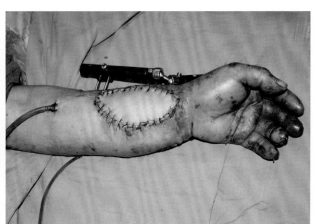

图 13-13-10 术后皮瓣血运良好(掌侧观)

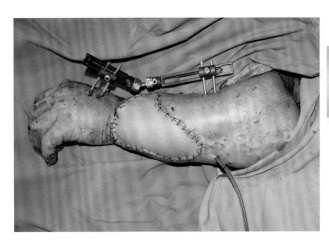

图 13-13-11 术后皮瓣血运良好(背侧观)

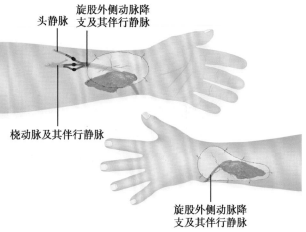

图 13-13-12 皮瓣血液循环重建示意图

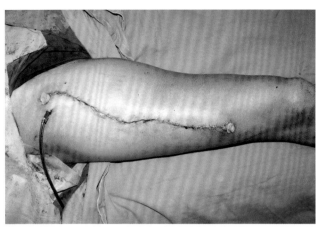

图 13-13-13　供区美容缝合

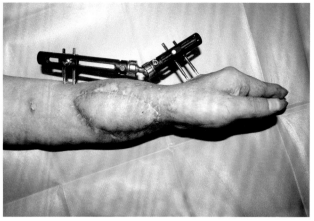

图 13-13-14　术后 4 个月随访皮瓣受区恢复情况（桡侧观）

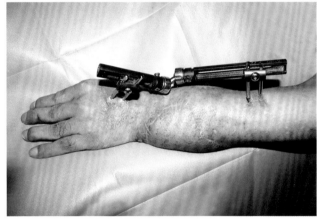

图 13-13-15　术后 4 个月随访皮瓣受区恢复情况（背侧观）

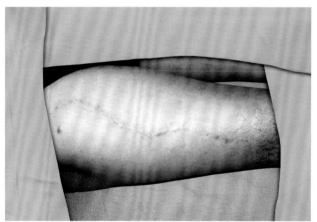

图 13-13-16　术后 4 个月随访皮瓣供区恢复情况

　　病例二　患者，男性，52 岁。车祸致左踝部皮肤软组织缺损合并深部死腔，骨与肌腱外露。设计 P-Ch-DBLFCAP 移植修复创面，皮瓣切取面积分别为 14.0cm×8.0cm 和 14.0cm×7.0cm，股外侧肌肌瓣切取体积为 6.0cm×4.0cm×2.0cm。采用逆行四面解剖法切取皮瓣，切取股外侧肌肌瓣填塞死腔，将拼接后的皮瓣覆盖浅表创面。将旋股外侧动脉降支及其伴行静脉与胫前动脉及其伴行静脉吻合，皮瓣供区直接缝合。术后皮瓣存活良好，创口一期愈合，术后 3 个月随访，皮瓣颜色、质地好，外形不臃肿，供区仅遗留线性瘢痕，大腿功能无影响（图 13-13-17～图 13-13-32）。

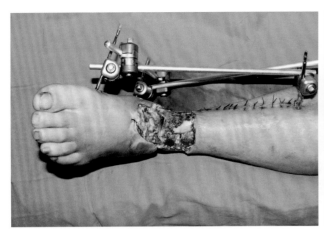

图 13-13-17　术前创面情况（前侧观）

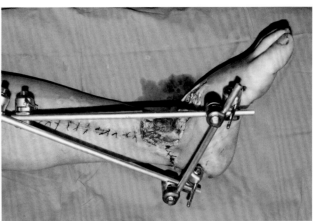

图 13-13-18　术前创面情况（内侧观）

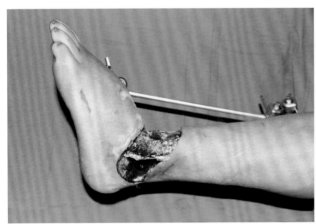

图 13-13-19　术前创面情况（外侧观）

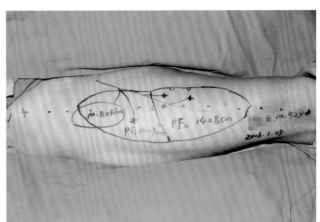

图 13-13-20　皮瓣设计

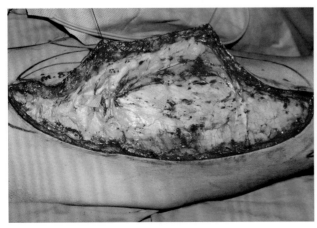

图 13-13-21　阔筋膜表面分离皮瓣

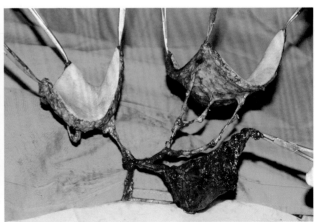

图 13-13-22　皮瓣切取（断蒂前）

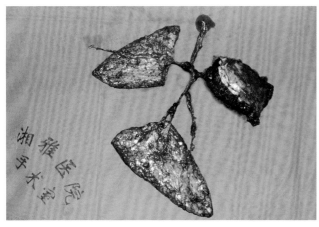

图 13-13-23　皮瓣断蒂

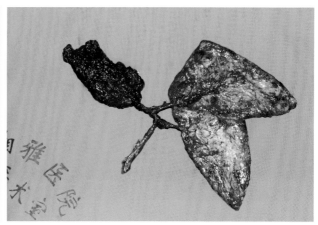

图 13-13-24　皮瓣拼接

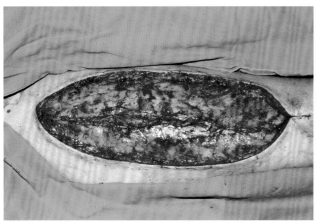

图 13-13-25　阔筋膜完整保留

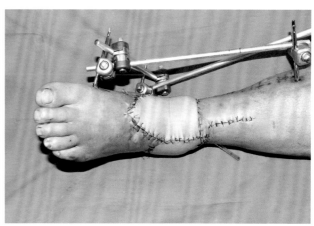

图 13-13-26　术后皮瓣血运良好（前侧观）

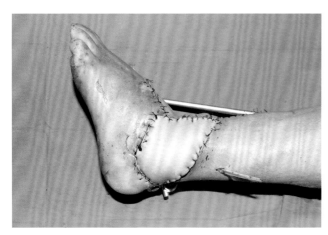

图 13-13-27　术后皮瓣血运良好（外侧观）

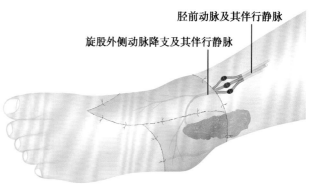

胫前动脉及其伴行静脉

旋股外侧动脉降支及其伴行静脉

图 13-13-28　皮瓣血液循环重建示意图

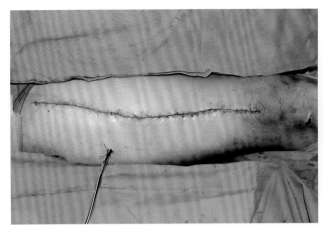

图 13-13-29 供区美容缝合

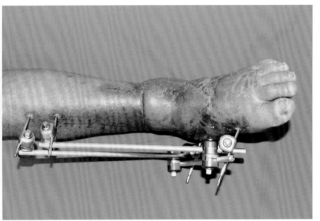

图 13-13-30 术后 3 个月随访皮瓣受区恢复情况（前侧观）

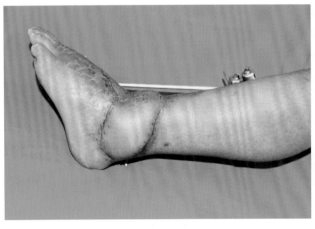

图 13-13-31 术后 3 个月随访皮瓣受区恢复情况（外侧观）

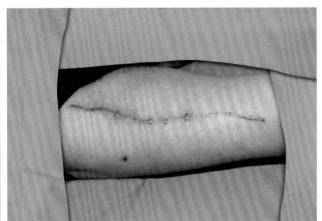

图 13-13-32 术后 3 个月随访皮瓣供区恢复情况

五、术式评价

P-Ch-DBLFCAP 保留了分叶旋股外侧动脉降支穿支皮瓣的精髓，吻合一组血管即可重建多个组织瓣血运，一次修复两个或多个相邻创面或宽大不规则创面（避免第二供区损害）；同时吸取了嵌合旋股外侧动脉降支穿支皮瓣的优点，股外侧肌肌瓣、阔筋膜瓣和穿支皮瓣仅通过旋股外侧动脉降支穿支相连，各组织瓣均有一定自由度，股外侧肌肌瓣可自由填充深部死腔，阔筋膜瓣可重建关节囊或肌腱/韧带缺损，旋股外侧动脉降支穿支皮瓣可自由修复浅表创面，达到满意的修复效果。但该术式要切取多个不同成分的组织瓣，设计、切取要求高，手术难度高、风险大，切取肌瓣会增加出血与局部创伤。

六、注意事项

P-Ch-DBLFCAP 需要切取多个组织瓣，术前要常规采用超声多普勒血流仪、CTA 或 MRA 检查，明确一级源血管分支及穿支数目、口径、走行与会合部位，降低手术盲目性；切取程序宜先解剖穿支，切取穿支皮瓣，再显露其一级源血管及其分支，再根据受区需要切取肌瓣或筋膜瓣；各组织瓣仅以旋股外侧动脉降支穿支相连，容易发生血管蒂扭转与卡压，拼接和移植皮瓣时要仔细理顺血管蒂；穿支纤细，牵拉后容易发生痉挛或撕脱，术中要妥善保护；切取肌瓣时要彻底止血，充分引流，防止局部血肿形成。其他注意事项参阅分叶旋股外侧动脉降支穿支皮瓣、嵌合旋股外侧动脉降支穿支皮瓣和旋股外侧动脉降支穿支皮瓣章节。

第十四节 嵌合-联体旋股外侧动脉降支穿支皮瓣

一、概述

嵌合-联体旋股外侧动脉降支穿支皮瓣（chimeric conjoined descending branch of lateral femoral circumflex artery perforator flap，Ch-Co-DBLFCAP）系嵌合旋股外侧动脉降支穿支皮瓣与联体旋股外侧动脉降支穿支皮瓣两种技术组合而衍生，是指切取的旋股外侧动脉降支穿支皮瓣长度超出了旋股外侧动脉降支血管体区，必须在皮瓣的远端或近端吻合其他血管体区营养血管重建辅助血液循环方能保证皮瓣成活，同时切取肌瓣或阔筋膜瓣一期填充深部死腔或重建关节囊/韧带/肌腱缺损的一种特殊形式旋股外侧动脉降支穿支皮瓣。

二、适应证

Ch-Co-DBLFCAP 适合于合并深部死腔（或关节囊/韧带/肌腱缺损）的超长浅表创面或四肢环形浅表创面修复。

三、手术方法

1. 皮瓣设计 股前外侧区域可供携带的穿支有旋股外侧动脉降支穿支、旋股外侧动脉横支穿支、股深动脉第三穿动脉穿支、膝外上动脉穿支和旋髂浅动脉穿支。以旋股外侧动脉降支穿支为主穿支，皮瓣设计以旋股外侧动脉降支第一穿支穿出阔筋膜点为中心，以该点与其邻近的第二穿支穿出阔筋膜点连线为皮瓣轴线，依据受区创面大小、形状设计皮瓣，嵌合成分根据组织缺损的内容来设计。

2. 皮瓣切取 按旋股外侧动脉降支联体穿支皮瓣切取方法切取皮瓣，待皮瓣切取完成后根据一级源血管的分支情况切取肌瓣或阔筋膜瓣。证实皮瓣血运可靠后，用双极电凝或钛夹处理其他穿支，根据所需血管蒂长度于相应平面断蒂。

3. 皮瓣移植 皮瓣断蒂后移植至受区，将肌瓣填充深部死腔（或将阔筋膜瓣重建关节囊、韧带或肌腱），皮瓣血液循环重建同联体旋股外侧动脉降支穿支皮瓣。

4. 皮瓣供区与受区创口闭合 同嵌合旋股外侧动脉降支穿支皮瓣。

四、典型病例

患者，男性，65 岁。左小腿创面不愈反复窦道流脓 40 年入院，诊断：左胫骨慢性骨髓炎。术前通过组织活检排除了恶变，彻底清除贴骨瘢痕、窦道、死骨及股骨髓腔不健康肉芽组织。设计 Ch-Co-DBLFCAP 移植修复创面，皮瓣切取面积为 22.0cm×6.0cm，肌瓣大小为 12.0cm×4.0cm×2.0cm，采用逆行四面解剖法切取皮瓣，将股外侧肌肌瓣填塞胫骨髓腔，穿支皮瓣覆盖浅表创面，皮瓣携带旋股外侧动脉横支 1 个穿支和旋股外侧动脉降支 1 个穿支，将旋股外侧动脉降支及其伴行静脉与胫前动脉及其伴行静脉吻合，旋股外侧动脉降支粗大肌支及伴行静脉与旋股外侧动脉横支及其伴行静脉吻合，皮瓣供区直接闭合。术后皮瓣顺利成活，创口一期愈合。术后 20 个月随访，感染未复发，皮瓣色泽、质地良好，外形不臃肿，皮瓣供区线性瘢痕不明显（图 13-14-1～图 13-14-8）。

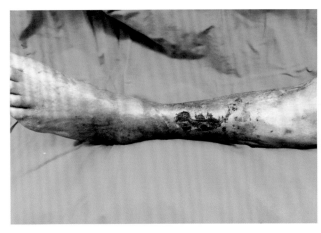

图 13-14-1　清创前创面情况

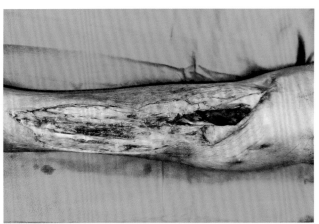

图 13-14-2　清创后创面情况

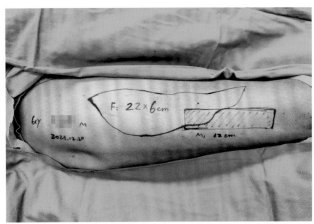

图 13-14-3　皮瓣设计

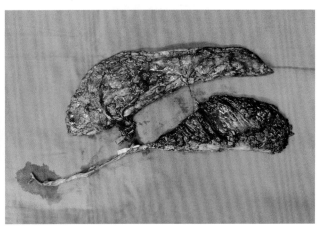

图 13-14-4　皮瓣肌瓣切取

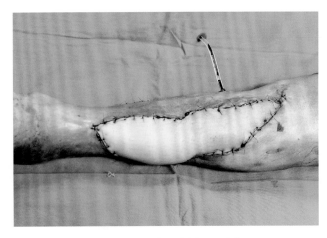

图 13-14-5　术后皮瓣血运良好

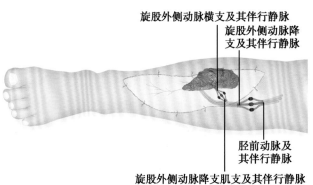

旋股外侧动脉横支及其伴行静脉
旋股外侧动脉降支及其伴行静脉
胫前动脉及其伴行静脉
旋股外侧动脉降支肌支及其伴行静脉

图 13-14-6　皮瓣血液循环重建示意图

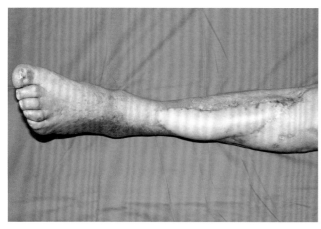

图 13-14-7 术后 20 个月随访皮瓣受区恢复情况

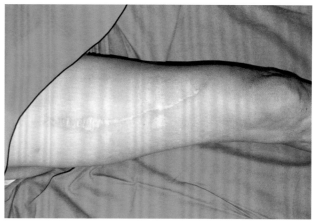

图 13-14-8 术后 20 个月随访皮瓣供区恢复情况

五、术式评价

Ch-Co-DBLFCAP 是嵌合旋股外侧动脉降支穿支皮瓣与联体旋股外侧动脉降支穿支皮瓣两种技术的组合,具备两种术式的优点,可以实现有效填充深部死腔的同时一期完美修复超长创面或四肢环形创面。但该术式需要切取肌瓣或筋膜瓣,增加了局部创伤;需要解剖两组或多组穿支,穿支的解剖较为费力耗时;穿支蒂的设计、组合与重建亦有较高的技术要求。

六、注意事项

设计切取肌瓣或筋膜瓣时要精准评估深部组织缺损的位置、体积和所需血管蒂长度,做到按需切取,精准重建,避免增加供区损伤和受区无效修复。嵌合成分植入时要理顺血管蒂,防止扭转,保护好皮瓣,防止穿支意外撕脱。其他注意事项参阅联体旋股外侧动脉降支穿支皮瓣、嵌合旋股外侧动脉降支穿支皮瓣和旋股外侧动脉降支穿支皮瓣章节。

第十五节 血流桥接 - 显微削薄 - 分叶旋股外侧动脉降支穿支皮瓣

一、概述

血流桥接 - 显微削薄 - 分叶旋股外侧动脉降支穿支皮瓣(flow-through microdissected thin polyfoliate descending branch of lateral femoral circumflex artery perforator flap,F-M-P-DBLFCAP)系血流桥接旋股外侧动脉降支穿支皮瓣、显微削薄旋股外侧动脉降支穿支皮瓣和分叶旋股外侧动脉降支穿支皮瓣三种技术组合而衍生,是指在旋股外侧动脉降支血管体区切取共干于旋股外侧动脉降支的两个或多个穿支皮瓣,并在放大镜(或显微镜)下去除各叶皮瓣浅筋膜层的多余脂肪,移植时将旋股外侧动脉降支及其伴行静脉近端与受区主干血管近端吻合,旋股外侧动脉降支远端与受区主干动脉远端吻合,在重建各叶穿支皮瓣血运的同时重建受区主干动脉连续性的一种特殊形式旋股外侧动脉降支穿支皮瓣。

二、适应证

F-M-P-DBLFCAP 适合于皮瓣供区脂肪肥厚患者合并主干动脉缺损的两个 / 多个创面或宽大创面修复。

三、手术方法

1. 皮瓣设计 综合考量分叶旋股外侧动脉降支穿支皮瓣、血流桥接旋股外侧动脉降支穿支皮瓣设计要求。

2. 皮瓣切取 按分叶旋股外侧动脉降支穿支皮瓣切取方式切取皮瓣，根据受区需要的血管蒂长度来解剖分离旋股外侧动脉降支蒂长度。皮瓣游离后按显微削薄穿支皮瓣要求削薄皮瓣。

3. 皮瓣移植 皮瓣断蒂后拼接成创面形状，移植于受区，将旋股外侧动脉降支及其伴行静脉近端与受区主干血管吻合，旋股外侧动脉降支远端与受区主干动脉远端吻合。

4. 皮瓣供区与受区创口闭合 同嵌合旋股外侧动脉降支穿支皮瓣移植。

四、典型病例

患者，女性，68 岁。因左内踝部外伤后瘢痕溃疡不愈 10 年入院。病灶清除后皮肤软组织缺损面积为 13.0cm×12.0cm，于右大腿设计 F-M-P-DBLFCAP，皮瓣切取面积分别为 12.0cm×7.0cm 和 13.0cm×7.0cm，采用逆行四面解剖法切取皮瓣，断蒂前在放大镜下削薄，去除多余脂肪组织，断蒂后在无血状态下拼接。将旋股外侧动脉降支及其伴行静脉近端与胫后动脉及其伴行静脉近端吻合，旋股外侧动脉降支远端与胫后动脉远端吻合重建胫后动脉，皮瓣供区美容缝合。术后 6 年随访，皮瓣外形不臃肿，供区仅遗留一条线性瘢痕（图 13-15-1～图 13-15-12）。

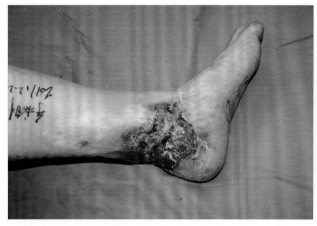

图 13-15-1 术前创面

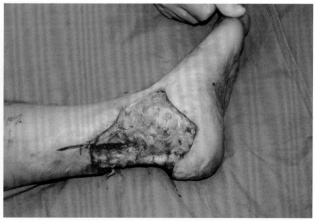

图 13-15-2 清创后创面

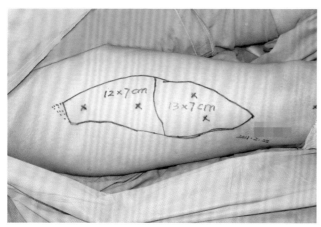

图 13-15-3　皮瓣设计

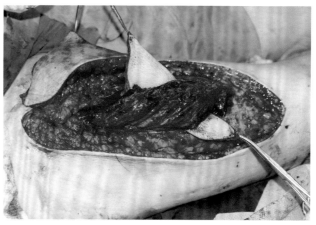

图 13-15-4　不切断两穿支间股外侧肌

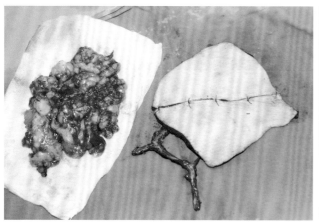

图 13-15-5　皮瓣削薄拼接(皮肤面)

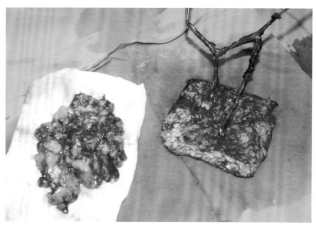

图 13-15-6　皮瓣削薄拼接(筋膜面)

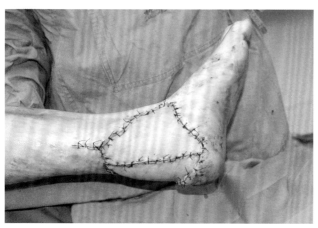

图 13-15-7　术后皮瓣外形与血运良好

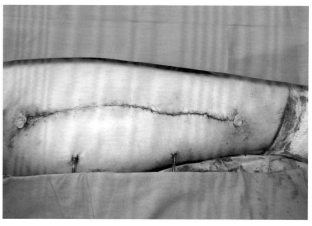

图 13-15-8　供区美容缝合

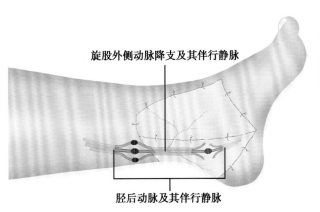

旋股外侧动脉降支及其伴行静脉

胫后动脉及其伴行静脉

图 13-15-9　皮瓣血液循环重建示意图

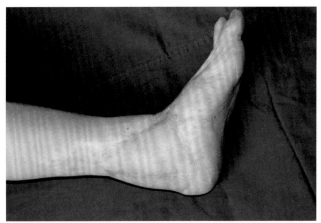

图 13-15-10　术后 6 年随访皮瓣受区恢复情况（内侧观）

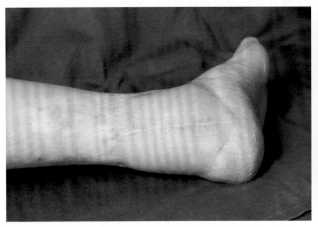

图 13-15-11　术后 6 年随访皮瓣受区恢复情况（后侧观）

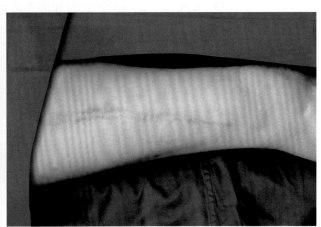

图 13-15-12　术后 6 年随访皮瓣供区恢复情况

五、术式评价

　　F-M-P-DBLFCAP 同时具备血流桥接旋股外侧动脉降支穿支皮瓣、显微削薄旋股外侧动脉降支穿支皮瓣和分叶旋股外侧动脉降支穿支皮瓣的优点，应用于皮瓣供区脂肪肥厚患者，获得良好皮瓣外形的同时可以一期重建缺损的主干动脉，供区直接闭合避免了牺牲第二供区。但 F-M-P-DBLFCAP 集成了血流桥接、显微削薄、分叶三种穿支皮瓣技术，增加了手术难度与风险。

六、注意事项

　　术前常规采用彩超或超声多普勒血流仪探测标记旋股外侧动脉降支穿支穿出阔筋膜部位，按分叶旋股外侧动脉降支穿支皮瓣要求设计与切取皮瓣，在断蒂前行显微削薄术，按显微削薄旋股外侧动脉降支穿支皮瓣的要求完成皮瓣削薄。其他注意事项参阅血流桥接旋股外侧动脉降支穿支皮瓣、显微削薄旋股外侧动脉降支穿支皮瓣、分叶旋股外侧动脉降支穿支皮瓣和旋股外侧动脉降支穿支皮瓣章节。

第十六节　血流桥接 - 显微削薄 - 嵌合旋股外侧动脉降支穿支皮瓣

一、概述

血流桥接 - 显微削薄 - 嵌合旋股外侧动脉降支穿支皮瓣（flow-through microdissected thin chimeric descending branch of lateral femoral circumflex artery perforator flap，F-M-Ch-DBLFCAP）系血流桥接旋股外侧动脉降支穿支皮瓣、显微削薄旋股外侧动脉降支穿支皮瓣和嵌合旋股外侧动脉降支穿支皮瓣三种技术组合而衍生，是指在旋股外侧动脉降支血管体区切取单一穿支皮瓣，同时切取一个或多个肌瓣（或阔筋膜瓣），皮瓣断蒂前在放大镜（或显微镜）下去除多余浅筋膜层脂肪组织，移植时将旋股外侧动脉降支及其伴行静脉近端与受区主干血管近端吻合，旋股外侧动脉降支远端与受区主干动脉远端吻合，在重建（或避免牺牲）受区主干动脉的同时重建两个或多个独立组织瓣血液循环的一种特殊形式旋股外侧动脉降支穿支皮瓣。

二、适应证

F-M-Ch-DBLFCAP 适合于皮瓣供区脂肪肥厚患者合并主干血管缺损和深部死腔（骨、肌肉缺损）或肌腱、关节囊缺损的创面修复。

三、手术方法

1. 皮瓣设计　兼顾血流桥接旋股外侧动脉降支穿支皮瓣与嵌合旋股外侧动脉降支穿支皮瓣的设计要求。

2. 皮瓣切取与削薄　皮瓣切取同血流桥接 - 嵌合旋股外侧动脉降支穿支皮瓣，皮瓣断蒂前行显微削薄，削薄要求同显微削薄旋股外侧动脉降支穿支皮瓣。

3. 皮瓣移植　将股外侧肌肌瓣填塞深部死腔（或阔筋膜瓣重建肌腱、韧带或关节囊缺损），将穿支皮瓣覆盖浅表创面。再将旋股外侧动脉降支及其伴行静脉近端与受区主干血管近端吻合，旋股外侧动脉降支远端（或粗大肌支）与受区主干动脉远端吻合。

4. 皮瓣供区与受区创口闭合　同嵌合旋股外侧动脉降支穿支皮瓣。

四、典型病例

患者，男性，46 岁。因左胫骨骨折术后伤口不愈并骨外露 1 年入院。彻底病灶清除，创面负压治疗一周后设计 F-M-Ch-DBLFCAP 移植修复创面。皮瓣切取面积为 14.0cm×7.5cm，携带体积为 5.5cm×2.5cm×2.5cm 的股外侧肌肌瓣。采用逆行四面解剖法切取皮瓣，根据受区需要切取股外侧肌肌瓣及合适长度血管蒂，断蒂前根据受区需要去除多余的浅筋膜层脂肪组织。断蒂后将股外侧肌肌瓣填充胫骨死腔，旋股外侧动脉降支穿支皮瓣覆盖胫前浅表创面。将旋股外侧动脉降支及其中一条伴行静脉与胫前动脉及其中一条伴行静脉吻合，降支另一条伴行静脉与大隐静脉吻合，旋股外侧动脉降支远端与胫前动脉远端吻合。术后皮瓣顺利成活，创口一期愈合。术后 1 年随访，皮瓣外形、质地恢复良好，感染未复发，供区线性瘢痕不明显（图 13-16-1～图 13-16-12）。

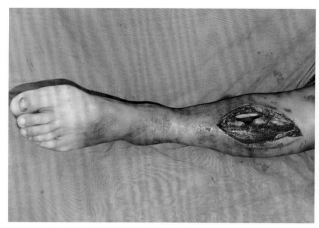

图 13-16-1 术前创面情况

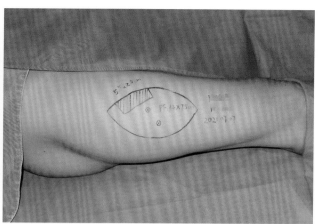

图 13-16-2 皮瓣设计

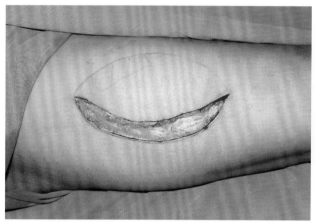

图 13-16-3 切开皮瓣外侧缘

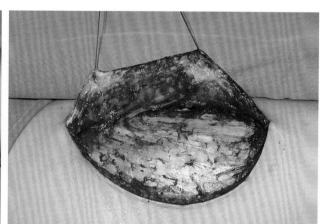

图 13-16-4 阔筋膜表面分离皮瓣

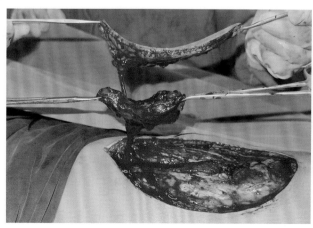

图 13-16-5 皮瓣断蒂前情况

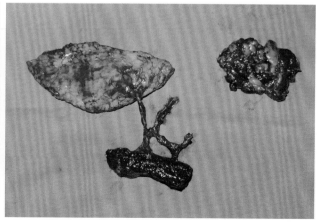

图 13-16-6 皮瓣断蒂后

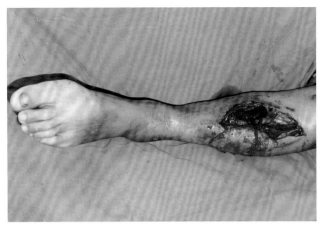

图 13-16-7　股外侧肌肌瓣填充胫骨深部死腔

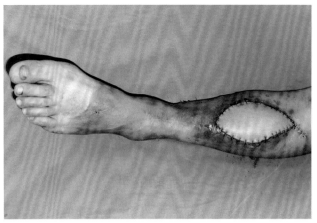

图 13-16-8　皮瓣覆盖浅表创面

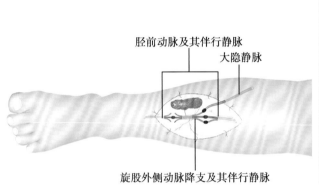

图 13-16-9　皮瓣血液循环重建示意图

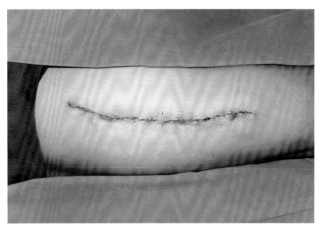

图 13-16-10　皮瓣供区美容缝合

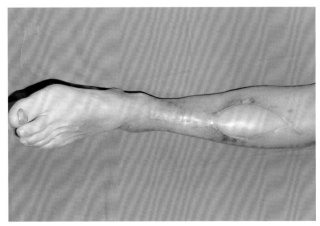

图 13-16-11　术后 1 年随访皮瓣受区恢复情况

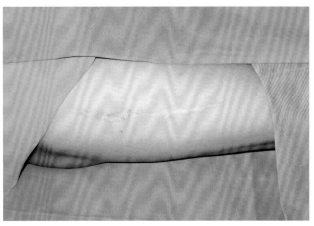

图 13-16-12　术后 1 年随访皮瓣供区恢复情况

五、术式评价

F-M-Ch-DBLFCAP 具备血流桥接旋股外侧动脉降支穿支皮瓣、显微削薄旋股外侧动脉降支穿支皮瓣和嵌合旋股外侧动脉降支穿支皮瓣的优点，股外侧肌肌瓣可填塞深部死腔防治感染，阔筋膜瓣可一期重建肌腱、韧带或关节囊缺损，显微削薄技术的应用可以获得更好的受区外形，利用旋股外侧动脉降支及其伴行静脉近端与受区主干血管近端吻合，其远端（或粗大肌支）与受区主干血管远端吻合能重建（或避免牺牲）受区主干血管。但该术式需要切取股外侧肌肌瓣（或阔筋膜瓣）和解剖分离较长节段一级源血管，同时又要去除多余的浅筋膜层脂肪，与传统的旋股外侧动脉降支穿支皮瓣相比，增加了手术难度与风险，也相应延长了手术时间。

六、注意事项

按嵌合旋股外侧动脉降支穿支皮瓣要求设计、切取皮瓣；断蒂前在放大镜或显微镜下解剖分离穿支在浅筋膜层的走行，保护好穿支及其在浅筋膜层分支，根据受区需要去除多余脂肪组织；肌瓣切取与皮瓣削薄时均应以双极电凝彻底止血；肌瓣、筋膜瓣与穿支皮瓣仅以血管蒂相连，移植时需仔细理顺血管蒂，防止扭转与卡压；其他注意事项参阅血流桥接旋股外侧动脉降支穿支皮瓣、显微削薄旋股外侧动脉降支穿支皮瓣、嵌合旋股外侧动脉降支穿支皮瓣和旋股外侧动脉降支穿支皮瓣章节。

第十七节　显微削薄 - 分叶 - 嵌合旋股外侧动脉降支穿支皮瓣

一、概述

显微削薄 - 分叶 - 嵌合旋股外侧动脉降支穿支皮瓣（microdissected thin polyfoliate chimeric descending branch of lateral femoral circumflex artery perforator flap，M-P-Ch-DBLFCAP）系显微削薄旋股外侧动脉降支穿支皮瓣、分叶旋股外侧动脉降支穿支皮瓣和嵌合旋股外侧动脉降支穿支皮瓣三种技术组合而衍生，是指在旋股外侧动脉降支血管体区切取两个或两个以上穿支皮瓣、一个或多个肌瓣和 / 或阔筋膜瓣，同时应用显微外科器械在放大镜或显微镜下分离并保护好穿支血管及其分布于浅筋膜内的分支，去除穿支皮瓣多余的浅筋膜层脂肪，各组织瓣营养血管会合于旋股外侧动脉降支及其伴行静脉，移植时只需吻合旋股外侧动脉降支及其伴行静脉即可重建多个组织瓣的血液循环的一种特殊形式旋股外侧动脉降支穿支皮瓣。

二、适应证

M-P-Ch-DBLFCAP 适合于皮瓣供区脂肪肥厚患者合并深部死腔（或肌腱 / 韧带 / 关节囊缺损）的相邻两个或多个浅表创面或宽大浅表创面修复。

三、手术方法

1. 皮瓣设计　M-P-Ch-DBLFCAP 设计要综合考虑分叶旋股外侧动脉降支穿支皮瓣和嵌合旋股外侧动脉降支穿支皮瓣的设计要求。

2. 皮瓣切取与削薄　按分叶 - 嵌合旋股外侧动脉降支穿支皮瓣切取方法切取皮瓣，确定各组织瓣血运可靠后将皮瓣翻转平铺,在放大镜或显微镜下沿穿支血管分离解剖直至进入真皮下血管网层面,显露穿支血管在浅筋膜内的走行后,根据受区需要,去除多余的浅筋膜层脂肪组织。

3. 皮瓣移植 将肌瓣填塞深部死腔(阔筋膜瓣重建肌腱、韧带或关节囊缺损),将穿支皮瓣覆盖受区创面,修复同一创面时,先依据术中设计的定位标志将分叶旋股外侧动脉降支穿支皮瓣拼接复原为创面形状,然后将皮瓣移植至受区。将旋股外侧动脉降支及其伴行静脉与受区血管吻合。

4. 皮瓣供区与受区创口闭合 同嵌合旋股外侧动脉降支穿支皮瓣。

四、典型病例

患者,男性,15岁。车祸致右胫、腓骨粉碎性骨折并皮肤软组织缺损,二期扩创后创面合并胫骨髓腔深部死腔。设计 M-P-Ch-DBLFCAP 移植修复创面,皮瓣切取面积分别为 13.0cm×6.5cm 和 11.0cm×6.0cm,携带体积为 5.0cm×3.0cm×2.0cm 的股外侧肌肌瓣填充深部死腔,采用逆行四面解剖法切取皮瓣,根据受区需要切取股外侧肌肌瓣及合适长度的一级源血管,断蒂前行显微削薄,断蒂后拼接皮瓣,将股外侧肌肌瓣填充胫骨死腔,皮瓣覆盖浅表创面。将旋股外侧动脉降支及其2支伴行静脉与胫后动脉及其2支伴行静脉吻合,皮瓣供区美容缝合。术后皮瓣成活良好,创口一期愈合。术后1年随访,感染未复发,皮瓣颜色、质地好,外形稍臃肿,供区遗留线性瘢痕(图13-17-1～图13-17-10)。

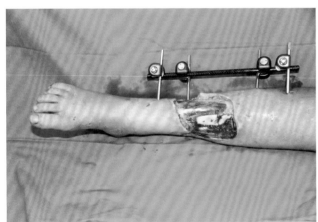

图 13-17-1 术前创面情况

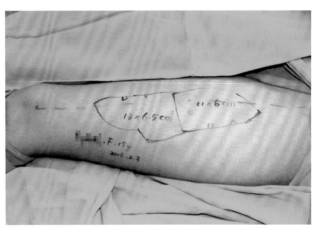

图 13-17-2 皮瓣设计

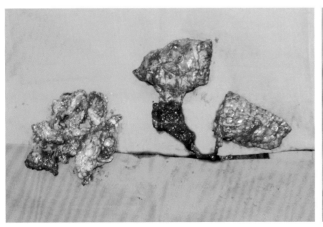

图 13-17-3 皮瓣切取与削薄(断蒂前)

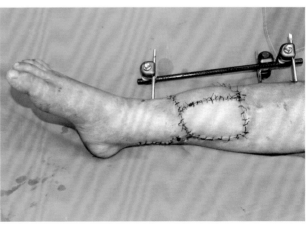

图 13-17-4 术后皮瓣血运良好(前内侧观)

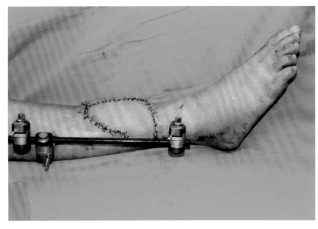

图 13-17-5 术后皮瓣血运良好（前外侧观）

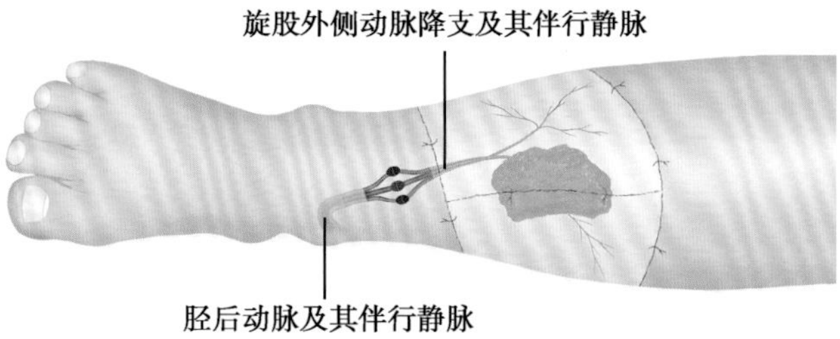

旋股外侧动脉降支及其伴行静脉

胫后动脉及其伴行静脉

图 13-17-6 皮瓣血液循环重建示意图

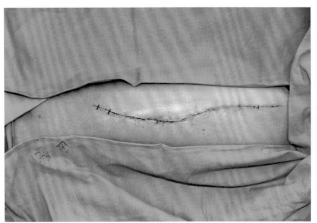

图 13-17-7 供区美容缝合

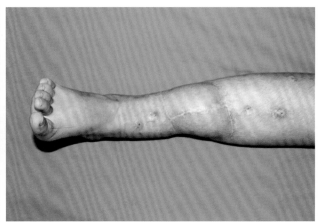

图 13-17-8 术后 1 年随访皮瓣受区恢复情况（前侧观）

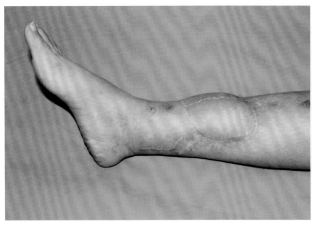

图 13-17-9 术后 1 年随访皮瓣受区恢复情况（内侧观）

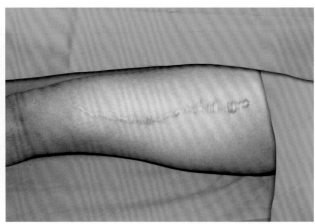

图 13-17-10 术后 1 年随访皮瓣供区恢复情况

五、术式评价

M-P-Ch-DBLFCAP 吸取了分叶 - 嵌合旋股外侧动脉降支穿支皮瓣的精华，吻合一组血管即可重建多个组织瓣血运，一次修复两个 / 多个相邻创面或宽大不规则创面，可以实现供区直接闭合（避免第二供区损害），并可有效填充死腔；同时吸取了显微削薄旋股外侧动脉降支穿支皮瓣的优点，可一次性均匀修薄皮瓣，皮瓣受区可获得满意的外观，同时也减少了皮瓣供区损害。但该术式要切取多个不同成分的组织瓣，系三种技术的组合应用，设计、切取要求高，手术难度大、风险高。

六、注意事项

按分叶 - 嵌合旋股外侧动脉降支穿支皮瓣要求设计、切取皮瓣，断蒂前完成皮瓣的显微削薄，削薄要求同显微削薄旋股外侧动脉降支穿支皮瓣，移植时需理顺血管蒂，防止扭转与卡压。其他注意事项参阅显微削薄旋股外侧动脉降支穿支皮瓣、分叶旋股外侧动脉降支穿支皮瓣、嵌合旋股外侧动脉降支穿支皮瓣和旋股外侧动脉降支穿支皮瓣章节。

第十八节 显微削薄 - 嵌合 - 联体旋股外侧动脉降支穿支皮瓣

一、概述

显微削薄 - 嵌合 - 联体旋股外侧动脉降支穿支皮瓣（microdissected thin chimeric conjoined descending branch of lateral femoral circumflex artery perforator flap，M-Ch-Co-DBLFCAP）系显微削薄旋股外侧动脉降支穿支皮瓣、嵌合旋股外侧动脉降支穿支皮瓣和联体旋股外侧动脉降支穿支皮瓣三种技术组合而衍生，是指穿支皮瓣切取超出了旋股外侧动脉降支血管体区范围，必须在皮瓣的远端或近端吻合其他血管体区穿支或一级源血管方能保证皮瓣全部成活，同时需要携带股外侧肌肌瓣或阔筋膜瓣来填充深部死腔或重建肌腱 / 关节囊 / 韧带缺损，并在断蒂前应用显微外科器械在放大镜或显微镜下分离出穿支血管及其浅筋膜内分支，根据创面需要去除多余浅筋膜脂肪的一种特殊形式旋股外侧动脉降支穿支皮瓣。

二、适应证

M-Ch-Co-DBLFCAP 适合于皮瓣供区脂肪肥厚患者合并深部死腔（或关节囊 / 肌腱 / 韧带缺损）的超长浅表创面或肢体环形宽大创面修复。

三、手术方法

1. **皮瓣设计** M-Ch-Co-DBLFCAP 设计要综合考虑嵌合旋股外侧动脉降支穿支皮瓣和联体旋股外侧动脉降支穿支皮瓣的设计要求。

2. **皮瓣切取与削薄** 按联体旋股外侧动脉降支穿支皮瓣切取方法切取皮瓣，根据供区缺损情况，携带肌瓣或筋膜瓣填充深部死腔或重建关节囊、韧带、肌腱缺损，确定各组织瓣血运可靠后将皮瓣翻转平铺，在放大镜或显微镜下顺穿支血管分离解剖直至进入真皮下血管网层面，显露穿支血管在浅筋膜内的走行后，根据受区需要，去除多余的浅筋膜层脂肪组织。

3. **皮瓣移植** 皮瓣移植至受区，将股外侧肌肌瓣填塞深部死腔，阔筋膜瓣重建肌腱、关节囊或韧带缺损，穿支皮瓣覆盖浅表创面。将旋股外侧动脉降支及其伴行静脉与受区血管吻合，皮瓣远端或近端携带的穿支或一级源血管与旋股外侧动脉降支及其伴行静脉远端（或与其粗大肌支及伴行静脉）吻合。

4. 皮瓣供区与受区创口闭合 同嵌合 - 联体旋股外侧动脉降支穿支皮瓣移植。

四、典型病例

患者，男性，50 岁。车祸致右足跟、踝部开放性损伤伴广泛皮肤软组织缺损。清创后跟骨部分骨缺损并外露，踝关节周围形成 C 形创面。设计 M-Ch-Co-DBLFCAP 移植修复创面，皮瓣切取面积为 26.0cm×9.0cm，股外侧肌肌瓣切取体积为 9.0cm×3.0cm×2.0cm。皮瓣携带旋股外侧动脉降支和横支及股外侧皮神经，断蒂前行皮瓣削薄，去除多余脂肪组织。断蒂后将股外侧肌肌瓣填塞足跟部死腔，皮瓣覆盖浅表创面。将旋股外侧动脉降支及其伴行静脉近端与胫后动脉及其伴行静脉吻合，旋股外侧动脉横支及伴行静脉与旋股外侧动脉降支及伴行静脉远端吻合，股外侧皮神经与跟内侧神经缝合。术后皮瓣血运良好，皮瓣供区直接缝合。术后 4 个月随访，皮瓣稍臃肿，行走功能恢复正常，供区遗留线性瘢痕，无肌疝与肌力减退等并发症发生（图 13-18-1～图 13-18-14）。

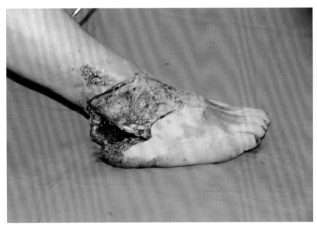

图 13-18-1 术前创面情况（外侧观）

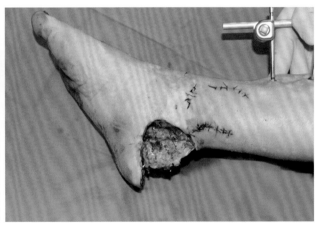

图 13-18-2 术前创面情况（内侧观）

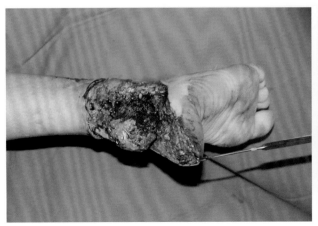

图 13-18-3 术前创面情况（后侧观）

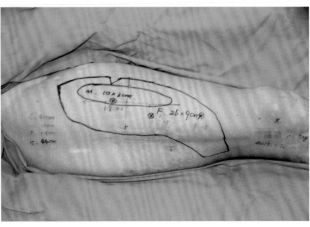

图 13-18-4 皮瓣设计

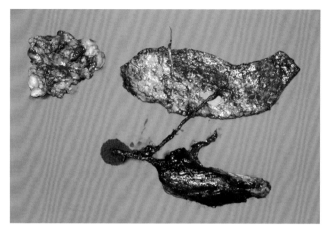

图 13-18-5 皮瓣切取及削薄(断蒂后)

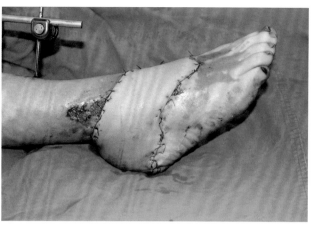

图 13-18-6 术后皮瓣血运良好(前外侧观)

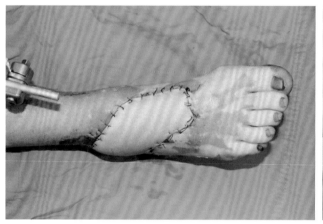

图 13-18-7 术后皮瓣血运良好(前侧观)

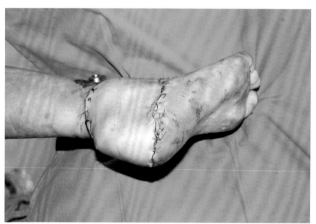

图 13-18-8 术后皮瓣血运良好(后侧观)

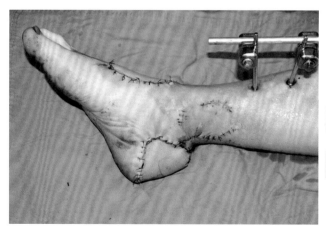

图 13-18-9 术后皮瓣血运良好(内侧观)

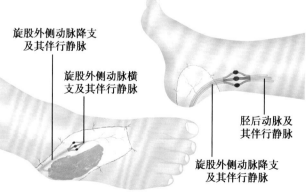

图 13-18-10 皮瓣血液循环重建示意图

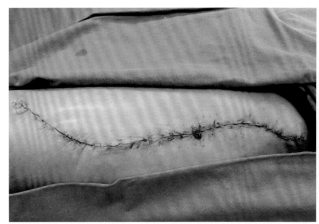

图 13-18-11　供区美容缝合

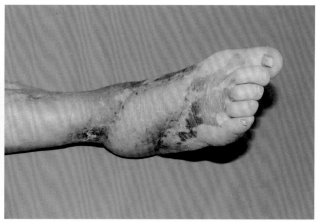

图 13-18-12　术后 4 个月随访皮瓣受区恢复情况（前侧观）

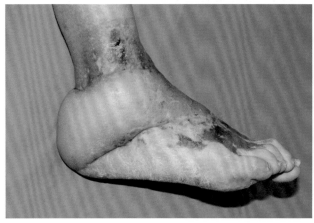

图 13-18-13　术后 4 个月随访皮瓣受区恢复情况（外侧观）

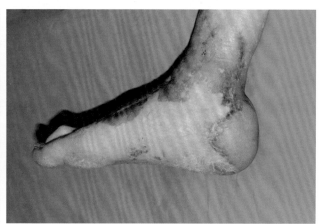

图 13-18-14　术后 4 个月随访皮瓣受区恢复情况（内侧观）

五、术式评价

M-Ch-Co-DBLFCAP 整合了显微削薄旋股外侧动脉降支穿支皮瓣、嵌合旋股外侧动脉降支穿支皮瓣和联体旋股外侧动脉降支穿支皮瓣三种术式的优点，牺牲一个供区即可修复超长创面，可一期填充深部死腔，重建关节囊、韧带或肌腱缺损，可实现创面立体修复，抗感染能力强，功能恢复快，可一期获得良好皮瓣外形。但该术式需要切取肌瓣或筋膜瓣，增加了供区损伤，需要解剖分离多组穿支血管，血液循环重建较复杂，同时还需一期削薄整形，延长了手术时间，增加了手术难度与风险。

六、注意事项

按嵌合 - 联体旋股外侧动脉降支穿支皮瓣要求设计、切取皮瓣，联体穿支皮瓣显微削薄难度大、要求高，术者要有足够耐心与毅力，具体削薄要求同显微削薄旋股外侧动脉降支穿支皮瓣。其他注意事项参阅显微削薄旋股外侧动脉降支穿支皮瓣、嵌合旋股外侧动脉降支穿支皮瓣、联体旋股外侧动脉降支穿支皮瓣和旋股外侧动脉降支穿支皮瓣章节。

第十九节 血流桥接－显微削薄－分叶－嵌合旋股外侧动脉降支穿支皮瓣

一、概述

血流桥接－显微削薄－分叶－嵌合旋股外侧动脉降支穿支皮瓣（flow-through microdissected thin polyfoliate chimeric descending branch of lateral femoral circumflex artery perforator flap，F-M-P-Ch-DBLFCAP）系血流桥接旋股外侧动脉降支穿支皮瓣、显微削薄旋股外侧动脉降支穿支皮瓣、分叶旋股外侧动脉降支穿支皮瓣和嵌合旋股外侧动脉降支穿支皮瓣四种技术组合而衍生，是指在旋股外侧动脉降支血管体区切取两个（或两个以上）旋股外侧动脉降支穿支皮瓣，同时切取一个或多个肌瓣或筋膜瓣（各组织瓣仅以血管蒂相连），应用显微外科器械在放大镜或显微镜下分离并保护好穿支血管及其分布于浅筋膜内的分支，去除穿支皮瓣多余的浅筋膜层脂肪，并利用旋股外侧动脉降支及其伴行静脉近端与受区主干血管近端吻合，旋股外侧动脉降支远端（或粗大肌支）与受区主干动脉远端吻合，重建（或避免牺牲）受区主干动脉的同时重建两个或多个独立组织瓣血液循环的一种特殊形式旋股外侧动脉降支穿支皮瓣。

二、适应证

F-M-P-Ch-DBLFCAP 适合于股前外侧皮下脂肪肥厚患者合并主干动脉缺损及深部肌与肌腱、韧带、关节囊缺损（特别是合并深部死腔）的相邻两个或多个浅表创面、宽大创面及洞穿性缺损修复。

三、手术方法

1. 皮瓣设计 F-M-P-Ch-DBLFCAP 包含两个或多个旋股外侧动脉降支穿支皮瓣，还包含肌瓣和／或筋膜瓣，设计要综合考虑分叶旋股外侧动脉降支穿支皮瓣和嵌合旋股外侧动脉降支穿支皮瓣的设计要求。

2. 皮瓣切取与削薄 按分叶旋股外侧动脉降支穿支皮瓣切取方法切取皮瓣，显露穿支后，顺穿支游离合适的穿支蒂长度，转而显露分离出旋股外侧动脉降支，确认其至肌肉、阔筋膜及至皮瓣的穿支，分别以各分支为蒂切取肌瓣或筋膜瓣，直至汇入旋股外侧动脉降支主干，各独立组织瓣完全游离后逐一检查其血运情况，再于放大镜或显微镜下去除穿支皮瓣多余的浅筋膜层脂肪，确定血运可靠后依据所需血管蒂长度结扎、切断一级源血管。

3. 皮瓣移植 皮瓣断蒂后，将股外侧肌肌瓣填塞深部死腔（阔筋膜瓣重建肌腱、韧带或关节囊），将穿支皮瓣覆盖浅表创面。修复宽大创面时，先将皮瓣拼接成创面形状，再将肌瓣充填死腔，皮瓣覆盖浅表创面。将旋股外侧动脉降支及其伴行静脉近端与受区主干血管近端吻合，其远端（或粗大肌支）与受区主干血管远端吻合。

4. 皮瓣供区与受区创口闭合 同嵌合旋股外侧动脉降支穿支皮瓣移植。

四、典型病例

病例一 患者，男性，43 岁。车祸致右跟骨骨折并骨缺损与大面积皮肤软组织缺损，清创后足跟部遗留死腔。设计 F-M-P-Ch-DBLFCAP 移植修复创面，皮瓣切取面积分别为 17.0cm×7.0cm 和 14.0cm×7.0cm，携带股外侧肌肌瓣填充深部死腔，采用逆行四面解剖法切取皮瓣，根据受区需要切取合适长度的一级源血管，断蒂前行显微削薄，断蒂后拼接皮瓣,然后将股外侧肌肌瓣填充足跟死腔,皮瓣覆盖创面。将旋股外侧动脉降支及其 2 支伴行静脉近端与胫后动脉及其 2 支伴行静脉近端吻合,旋股外侧动脉降支远端与胫后动脉远端吻合,近端皮瓣携带的股外侧皮神经与跟内侧神经缝合。皮瓣供区美容缝合。术后皮瓣成活良好,创口一期愈合。术后半年随访,皮瓣颜色、质地好,外形稍臃肿,供区遗留线性瘢痕,患者恢复正常行走功能(图 13-19-1~图 13-19-14)。

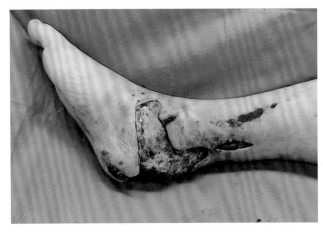

图 13-19-1　术前创面情况(内侧观)

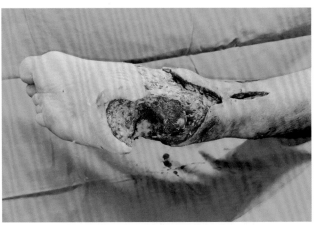

图 13-19-2　术前创面情况(后侧观)

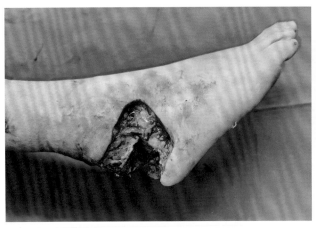

图 13-19-3　术前创面情况(外侧观)

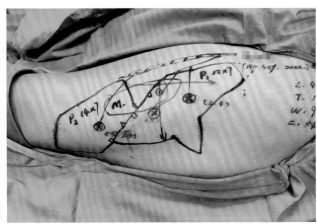

图 13-19-4　皮瓣设计

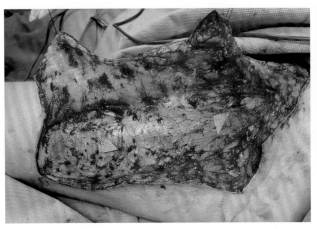

图 13-19-5　阔筋膜表面解剖分离

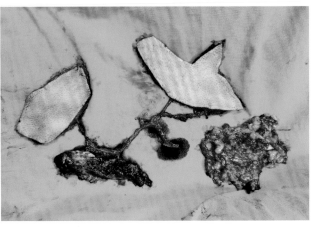

图 13-19-6　皮瓣切取与削薄

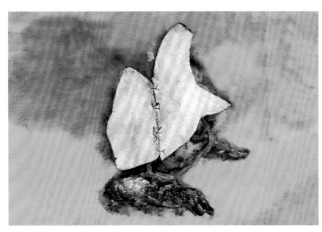

图 13-19-7　皮瓣拼接

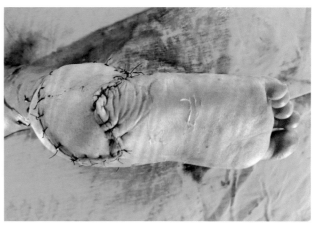

图 13-19-8　术后皮瓣血运良好（足底观）

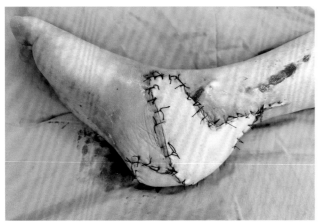

图 13-19-9　术后皮瓣血运良好（内侧观）

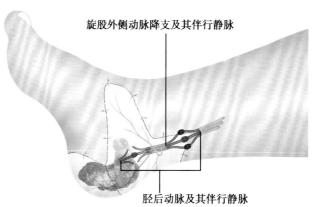

图 13-19-10　皮瓣血液循环重建示意图

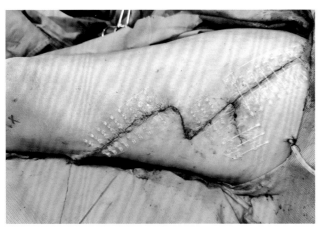

图 13-19-11　供区美容缝合

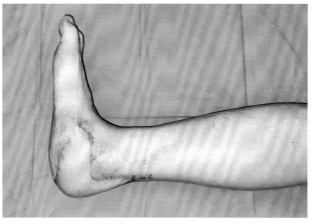

图 13-19-12　术后 6 个月随访皮瓣受区恢复情况（内侧观）

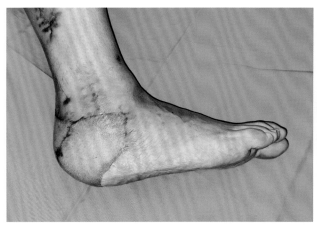
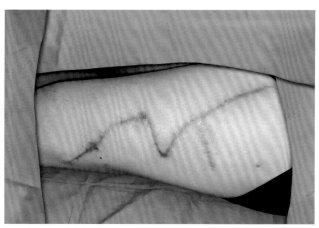

图 13-19-13　术后 6 个月随访皮瓣受区恢复情况（外侧观）　　　　图 13-19-14　术后 6 个月随访皮瓣供区恢复情况

　　病例二　患者，男性，47 岁。车祸致右足多发骨折并皮肤软组织缺损，足底与足背形成洞穿性创面，骨、肌腱外露。设计 F-M-P-Ch-DBLFCAP 移植修复创面，皮瓣切取面积分别为 11.0cm×8.0cm 和 10.0cm×6.5cm。采用逆行四面解剖法切取皮瓣，根据受区需要切取股外侧肌肌瓣及合适长度的一级源血管，应用显微器械于放大镜下去除多余浅筋膜层脂肪组织。断蒂后将股外侧肌肌瓣填充死腔，穿支皮瓣分别覆盖足底及足背创面。将旋股外侧动脉降支及伴行静脉近端与足背动脉及其伴行静脉近端吻合，旋股外侧动脉降支远端与足背动脉远端吻合，皮瓣供区直接缝合。术后皮瓣存活良好，创口一期愈合，术后 5 个月随访，皮瓣颜色、质地好，外形不臃肿，供区留有线性瘢痕，大腿功能无影响（图 13-19-15～图 13-19-28）。

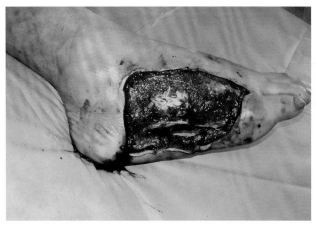
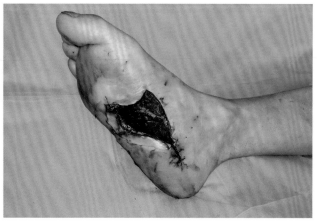

图 13-19-15　术前创面情况（足外侧观）　　　　　　图 13-19-16　术前创面情况（足内侧观）

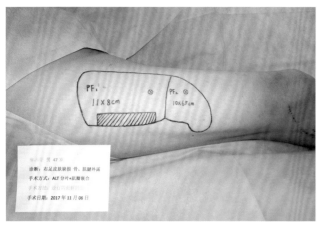

图 13-19-17　皮瓣设计

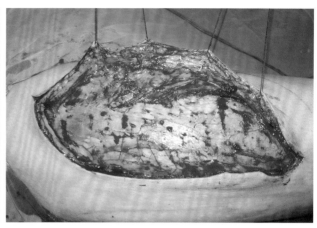

图 13-19-18　阔筋膜表面分离

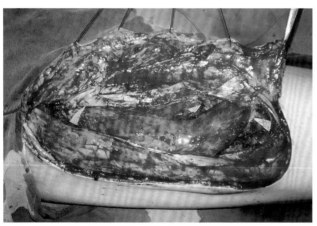

图 13-19-19　沿穿支逆行解剖

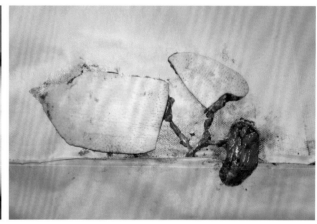

图 13-19-20　皮瓣断蒂前

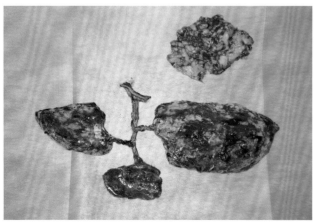

图 13-19-21　皮瓣断蒂后

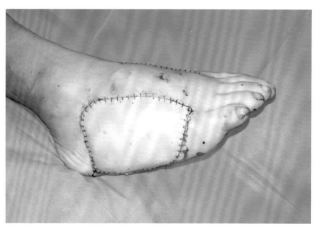

图 13-19-22　术后皮瓣血运良好(足外侧观)

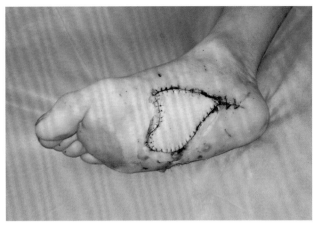

图 13-19-23 术后皮瓣血运良好（足内侧观）

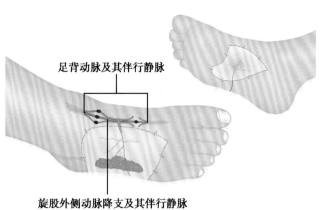

足背动脉及其伴行静脉

旋股外侧动脉降支及其伴行静脉

图 13-19-24 皮瓣血液循环重建示意图

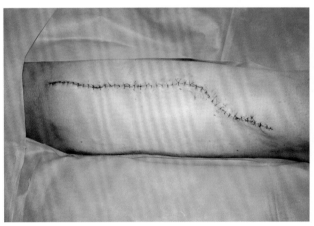

图 13-19-25 皮瓣供区直接闭合

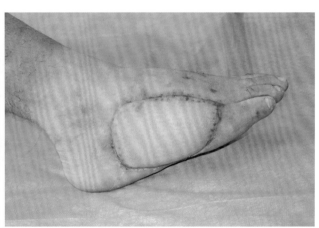

图 13-19-26 术后 5 个月随访皮瓣受区恢复情况（外侧观）

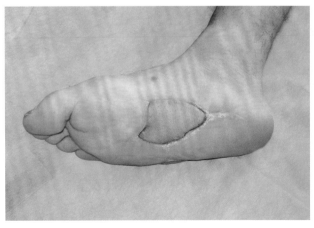

图 13-19-27 术后 5 个月随访皮瓣受区恢复情况（足内侧观）

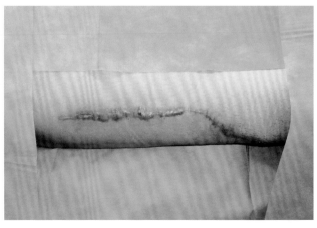

图 13-19-28 术后 5 个月随访皮瓣供区恢复情况

五、术式评价

F-M-P-Ch-DBLFCAP 能够重建(或避免牺牲)受区主干动脉,吸取了分叶旋股外侧动脉降支穿支皮瓣的精华,吻合一组血管即可重建多个组织瓣血运,一次修复两个 / 多个相邻创面或宽大不规则创面(避免第二供区损害);同时吸取了嵌合旋股外侧动脉降支穿支皮瓣的优点,股外侧肌肌瓣、阔筋膜瓣和旋股外侧动脉降支穿支皮瓣仅通过旋股外侧动脉降支穿支相连,各组织瓣均有一定自由度,股外侧肌肌瓣可自由填充死腔,阔筋膜瓣可重建肌腱、关节囊或韧带缺损,旋股外侧动脉降支穿支皮瓣可自由修复浅表创面,穿支皮瓣去除了多余的浅筋膜层脂肪,有效避免了二期手术整形削薄,一次手术达到满意外形效果。但该术式需要切取多个不同成分的组织瓣,设计、切取要求高,手术难度高、风险大;各组织瓣均有独立的血管蒂且共干于旋股外侧动脉降支血管,增加了血管蒂扭转与卡压的发生率;切取股外侧肌肌瓣,术中出血会增加,局部瘢痕形成与粘连可能影响股四头肌功能,切取阔筋膜瓣时,可能影响创口的直接闭合,术后发生肌皮粘连、肌疝,甚至出现股四头肌肌力的减弱,显微削薄有可能损伤穿支浅筋膜层分支,由于增加了血管吻合口数量和显微削薄操作,相应延长了手术时间。

六、注意事项

F-M-P-Ch-DBLFCAP 系血流桥接、显微削薄、分叶、嵌合四种特殊形式穿支皮瓣技术的整合,整合技术越多,难度越大,针对特定适应证的重建效果则越好。按分叶 - 嵌合旋股外侧动脉降支穿支皮瓣要求设计、切取皮瓣;断蒂前完成显微削薄,具体削薄要求同显微削薄旋股外侧动脉降支穿支皮瓣;移植时注意理顺血管蒂,避免扭转与卡压;其他注意事项参阅血流桥接旋股外侧动脉降支穿支皮瓣、显微削薄旋股外侧动脉降支穿支皮瓣、分叶旋股外侧动脉降支穿支皮瓣、嵌合旋股外侧动脉降支穿支皮瓣和旋股外侧动脉降支穿支皮瓣章节。

参 考 文 献

[1] 徐达传,钟世镇,刘牧之,等. 股前外侧部皮瓣的解剖学一个新的游离皮瓣供区 [J]. 临床应用解剖学杂志,1984,2(3):158-160.

[2] KOSHIMA I, KAWADA S, ETOH H, et al. Flow-through anterior thigh flaps for one-stage reconstruction of soft-tissue defects and revascularization of ischemic extremities[J]. Plast Reconstr Surg, 1995, 95(2): 252-260.

[3] BLONDEEL P N, VAN LANDUYT K H I, MONSTREY S J M, et al. The "Gent" consensus on perforator flap terminology: preliminary definitions[J]. Plast Reconstr Surg, 2003, 112(5): 1378-1387.

[4] HUANG W C, CHEN H C, WEI F C, et al. Chimeric flap in clinical use[J]. Clin Plast Surg, 2003, 30(3): 457-467.

[5] 唐举玉,李康华,谢松林,等. 游离皮瓣移植修复小儿四肢创伤性软组织缺损 [J]. 中华显微外科杂志,2006,29(1):58-60.

[6] 唐举玉,李康华,刘俊,等. 股前外侧游离皮瓣修复足跟大面积软组织缺损 [J]. 中华整形外科杂志,2006,22(6):436-438.

[7] HALLOCK G G. Further clarification of the nomenclature for compound flaps[J]. Plast Reconstr Surg, 2006, 117(7): 151e-160e.

[8] 唐举玉,李康华,吴梅英,等. 股外侧皮神经和跟内、外侧神经的截面形态观察与神经纤维计数 [J]. 中华显微外科杂志,2009,32(1):47-50.

[9] 唐举玉,李康华,廖前德,等. 穿支皮瓣移植修复四肢软组织缺损 108 例[J]. 中华显微外科杂志,2010,33(3):186-189.

[10] HALLOCK G G. The complete nomenclature for combined perforator flaps[J]. Plast Reconstr Surg，2011，127（4）：1720-1729.

[11] 刘鸣江，夏晓丹，唐举玉，等. 股外侧穿支皮瓣的临床应用研究 [J]. 中华显微外科杂志，2012，35（2）：100-103.

[12] 唐举玉，李康华，谢松林，等. 股前外侧皮瓣修复足跟大面积软组织缺损的感觉重建探讨 [J]. 中华显微外科杂志，2012，35（4）：267-271.

[13] BLONDEEL P N，MORRIS S F，HALLOCK G G，et al. Perforator flaps: anatomy，technique，& clinical applications[M]. Florida: CRC press，2013.

[14] 唐举玉，吴攀峰，俞芳，等. 特殊类型穿支皮瓣在创伤骨科的临床应用 [J]. 中华创伤杂志，2014，30（11）：1085-1088.

[15] 黄雄杰，唐举玉，谢松林，等. 游离股前外侧超薄穿支皮瓣修复踇甲皮瓣供区创面 [J]. 中华显微外科杂志，2014，37（3）：271-273.

[16] 吴攀峰，唐举玉，李康华，等. 旋股外侧动脉降支分叶穿支皮瓣临床应用 16 例 [J]. 中华显微外科杂志，2015，38（6）：526-529.

[17] QING L，WU P，LIANG J，et al. Use of Flow-through anterolateral thigh perforator flaps in reconstruction of complex extremity defects[J]. J Reconstr Microsurg，2015，31（8）：571-578.

[18] DU W，WU P F，QING L M，et al. Systemic and flap inflammatory response associates with thrombosis in flap venous crisis[J]. Inflammation，2015，38（1）：298-304.

[19] 唐举玉，周征兵，吴攀峰，等. 显微削薄穿支皮瓣技术在臃肿皮瓣二期削薄中的应用 [J]. 中华显微外科杂志，2016，39（1）：4-7.

[20] 唐举玉，魏在荣，张世民，等. 穿支皮瓣的临床应用原则专家共识 [J]. 中华显微外科杂志，2016，39（2）：105-106.

[21] 唐举玉，卿黎明，贺继强，等. 数字化技术辅助旋股外侧动脉降支分叶穿支皮瓣设计的初步应用 [J]. 中华显微外科杂志，2016，39（2）：123-126.

[22] 尹路，宫可同，殷中罡，等. 高位皮动脉在分叶嵌合旋股外侧动脉降支穿支皮瓣中应用两例 [J]. 中华显微外科杂志，2016，39（6）：619-620.

[23] ZHANG Y X，HAYAKAWA T J，LEVIN L S，et al. The economy in autologous tissue transfer: part 1. the kiss flap technique[J]. Plast Reconstr Surg，2016，137（3）：1018-1030.

[24] 李海军，郑晓菊，张忠，等. 股前外侧嵌合皮瓣与 Flow-through 修复四肢环形组织缺损 [J]. 中华显微外科杂志，2017，40（1）：97-100.

[25] 曾蔚，周征兵，唐举玉，等. 旋股外侧动脉降支穿支皮瓣移植修复四肢软组织缺损的术后管理 [J]. 中华显微外科杂志，2017，40（1）：101-103.

[26] 卿黎明，贺继强，唐举玉，等. 旋股外侧动脉降支穿支皮瓣供区直接闭合的可靠切取宽度及其影响因素分析 [J]. 中华显微外科杂志，2017，40（2）：114-117.

[27] 汤玉泉，唐举玉，吴攀峰，等. 旋股外侧动脉降支嵌合穿支皮瓣游离移植治疗胫骨创伤后骨髓炎 [J]. 中国现代医学杂志，2017，27（8）：76-79.

[28] HALLOCK G G. The chimera flap: a quarter century odyssey[J]. Ann Plast Surg，2017，78（2）：223-229.

[29] 唐举玉，杜威，卿黎明，等. Flow-through 嵌合旋股外侧动脉降支穿支皮瓣的临床应用 [J]. 中国修复重建外科杂志，2018，32（8）：1052-1055.

[30] 唐举玉，贺继强，吴攀峰，等. 股前外侧嵌合穿支皮瓣修复腓骨皮瓣供区术后骨筋膜室综合征一例 [J]. 中华显微外科杂志，2018，41（1）：99-100.

[31] 唐举玉，贺继强，吴攀峰，等. 旋股外侧动脉降支嵌合穿支皮瓣立体修复合并深部死腔的下肢软组织缺损 [J]. 中华显微外科杂志，2018，41（5）：424-427.

[32] ZHOU Z B，PAN D，WU P F，et al. Utilization of microdissected thin perforator flap technique in the treatment of bulky and deformed skin flaps[J]. Ann Plast Surg，2018，80（6）：634-638.

[33] 牟勇，黎路根，胡春兰，等. 削薄分叶股前外侧穿支皮瓣修复四肢复杂软组织缺损 [J]. 中华显微外科杂志，2019，42（3）：218-222.

[34] 刘鸣江，魏青兰. 股前外穿支分叶皮瓣嵌合肌瓣修复手部多处软组织缺损的临床应用 [J]. 中南医学科学杂志，2019，47（3）：315-317.

[35] CAO Z M，DU W，QING L M，et al. Reconstructive surgery for foot and ankle defects in pediatric patients：comparison between anterolateral thigh perforator flaps and deep inferior epigastric perforator flaps[J]. Injury，2019，50（8）：1489-1494.

[36] QING L，WU P，ZHOU Z，et al. Customized reconstruction of complex three-dimensional defects in the extremities with individual design of vastus lateralis muscle-chimeric multi-lobed anterolateral thigh perforator flap[J]. J Plast Surg Hand Surg，2019，53（5）：271-278.

[37] 詹翼，唐际存，王锐英，等. Flow-through 嵌合 ALTP 急诊修复四肢 Gustillo Ⅲ C 型损伤 [J]. 中华显微外科杂志，2020，43（1）：51-55.

[38] 唐举玉，贺继强，吴攀峰，等. 股前外侧分叶 - 嵌合穿支皮瓣在四肢复杂创伤修复中的应用 [J]. 中华显微外科杂志，2020，43（4）：326-330.

[39] HE J，WU P，ZHOU Z，et al. Versatile design of compound vastus lateralis muscle and anterolateral thigh musculocutaneous perforator free flaps for customized reconstruction of complex skin and soft tissue defects in the extremities[J]. Microsurgery，2020，40（7）：783-791.

[40] 唐举玉，卿黎明，吴攀峰，等. 一种股前外侧穿支皮瓣血管切取的方法——逆行四面解剖法 [J]. 中华显微外科杂志，2021，44（2）：137-140.

[41] 俞芳，唐举玉，吴攀峰，等. 特殊形式穿支皮瓣移植修复小儿双下肢巨大面积软组织缺损　例 [J]. 中华显微外科杂志，2021，44（2）：221-223.

[42] 吴攀峰，唐举玉，钟达，等. 股前外侧嵌合穿支皮瓣移植修复膝关节周围大面积复合组织缺损 [J]. 中华显微外科杂志，2021，44（5）：507-511.

[43] 唐举玉，王玉玲，吴攀峰，等. 显微削薄 - 嵌合旋股外侧动脉降支穿支皮瓣修复四肢复杂软组织缺损 [J]. 中华显微外科杂志，2021，44（6）：621-624.

[44] 庞晓阳，吴攀峰，张兴，等. 旋股外侧动脉降支单穿支分叶皮瓣的临床应用 [J]. 中南大学学报（医学版），2021，46（9）：983-988.

[45] 朱孜冠，杨晓东，卢鸿瑞，等. 特殊形式穿支皮瓣修复四肢创面 118 例经验总结 [J]. 浙江医学，2021，43（13）：1454-1456.

[46] HE J，QING L，WU P，et al. Individualized design of double skin paddle anterolateral thigh perforator flaps to repair complex soft tissue defects of the extremities：An anatomical study and retrospective cohort study[J]. J Plast Reconstr Aesthet Surg，2021，74（3）：530-539.

[47] HE J，QING L，WU P，et al. Customized reconstruction of complex soft tissue defects in the upper extremities with variants of double skin paddle anterolateral thigh perforator flap[J]. Injury，2021，52（7）：1771-1777.

[48] PANG X，QING L，WU P，et al. Catheter-based computer tomography angiography in double-skin paddle anterolateral thigh perforator[J]. Ann Plast Surg，2021，86（2）：242.

[49] HE J，GULIYEVA G，WU P，et al. Reconstruction of complex soft tissue defects of the heel with versatile double skin paddle anterolateral thigh perforator flaps：an innovative way to restore heel shape[J]. Front Surg，2022，9：836505.

第十四章

腓肠内侧动脉血管体区特殊形式穿支皮瓣

第一节　腓肠内侧动脉穿支皮瓣

一、概述

腓肠内侧动脉穿支皮瓣（medial surae artery perforator flap，MSAP）由腓肠肌肌皮瓣发展而来，是以腓肠内侧动脉穿支供血、位于腓肠肌内侧头表面的轴型皮瓣，皮瓣切取只包括皮肤和浅筋膜组织，不包括腓肠肌内侧头和深筋膜。2001年Cavadas等首先报道了该穿支皮瓣的解剖与临床应用，随后很多学者对该皮瓣进行了深入研究，在传统的MSAP带蒂转移与游离移植的基础上，衍生了血流桥接、显微削薄、嵌合、血流桥接 - 显微削薄、血流桥接 - 嵌合、显微削薄 - 嵌合、血流桥接 - 显微削薄 - 分叶等特殊形式腓肠内侧动脉穿支皮瓣新术式。

二、应用解剖

腓肠内侧动脉发自腘动脉，向下内走行2~5cm后在腓肠肌内侧头深面入肌，在肌内与腓肠内侧神经伴行，并发出分支营养肌肉及表面皮肤。腓肠内侧动脉起始部，直径约1.2mm，可再分为2~3支走行于腓肠肌内侧头深面，在内侧头的中下部发出2~3支穿支。较为恒定的2支分别于距离腘窝横纹8cm和15cm平面穿出深筋膜。腓肠内侧动脉与周围动脉之间有丰富的吻合，向内与隐动脉吻合，向下与胫后动脉吻合，向外与腓肠外侧动脉或腓肠中动脉吻合，向上与腘窝直接皮动脉吻合。

另有学者研究发现，腓肠内侧动脉自腘皱褶上方1.3~1.9cm平面起源于腘动脉，起始部外径为（2.43±0.31）mm，肌外血管长度为4.0~4.8cm，在腘皱褶远端2.7~3.1cm平面入肌。主干入肌后沿肌纤维长轴下行，发出多条肌支和1~2条肌皮穿支，67%的标本出现2条肌皮穿支，穿支穿出深筋膜的体表定位在距后正中线1.7~3.7cm、距腘皱褶5.8~9.9cm处，第1穿支与腘皱褶的垂直距离平均为（6.77±0.75）cm，第2穿支与腘皱褶的垂直距离平均为（8.68±0.93）cm，临床上可以这2个点进行彩超定位设计分叶皮瓣。穿支穿出深筋膜平面的外径为（0.71±0.11）mm，穿支自主干发出处的外径为（0.94±0.11）mm，穿支蒂长平均为（3.90±0.72）cm。研究表明，仅以腓肠内侧动脉穿支为蒂难以满足临床上对于血管蒂长度及口径的要求，如携带腓肠内侧动脉主干，血管蒂可切取长度为（8.37±0.88）cm，血管外径可达（2.43±0.31）mm，可满足临床上皮瓣游离移植对血管长度和血管口径的要求。主穿支与腓肠内侧皮神经的水平距离平均为（3.23±0.20）cm，设计皮瓣修复中、大面积的创面，可同时吻合腓肠内侧皮神经重建皮瓣感觉（图14-1-1）。

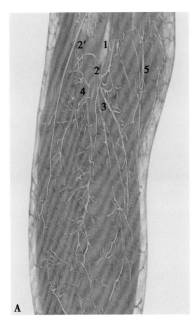 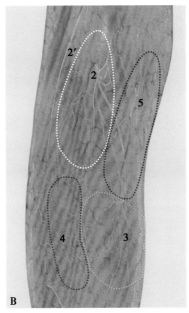 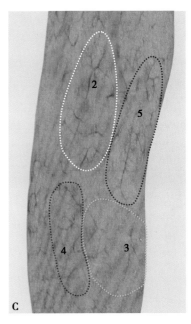

图 14-1-1　小腿后部穿支的来源与分布（左侧后面观）

一次性整体血管造影，Mimics 层次三维重建，由深至浅：A. 深层，示小腿后区血供来源；B. 中层，示穿支血管干，C. 浅层，示皮下血管网。1. 腘动脉；2. 腘动脉穿支；2′. 腘动脉另一穿支（下行至小腿后外侧中部，与胫后动脉穿支吻合）；3. 腓肠内侧动脉；4. 腓肠外侧动脉；5. 隐动脉穿支。

三、适应证

MSAP 带蒂转移适合于修复膝关节周围的浅表创面，游离移植适合于修复头颈部、四肢等区域中、小面积的浅表创面。

四、手术方法

1. 皮瓣设计　术前常规采用超声多普勒血流仪或彩超于腓肠肌内侧头起点的外侧缘和腘皱褶交点与内踝顶点的连线近端 6～18cm 附近探测标记腓肠内侧动脉穿支穿出深筋膜点。

点：以探测标记的第一穿支点为皮瓣的关键点。带蒂转移可选择腓肠内侧动脉第一穿支穿出深筋膜点至腓肠内侧动脉起始部之间的合适平面为旋转点（图 14-1-2）。

线：以探测到的腓肠内侧动脉相邻两个穿支穿出深筋膜点的连线为皮瓣轴线。

面：切取层面为深筋膜表面。

根据提捏法确定皮瓣可切取宽度，依据创面形状、大小设计布样，参阅上述"点、线、面"设计皮瓣，皮瓣较创面实际大小放大约 0.5cm。

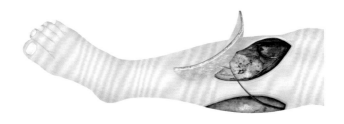

图 14-1-2　MSAP 带蒂转移示意图

2. 皮瓣切取　为避免术中改变体位，根据患者受区选择仰卧位或俯卧位，不驱血上气囊止血带。采用逆行四面解剖法切取皮瓣，俯卧位时，首先切开皮瓣的后侧缘，自深筋膜表面由后向前分离皮瓣至穿支点，确定穿支可靠后，先解剖穿支的第一个面（面对主刀医师的穿支面），于穿支穿出点旁开 3～5mm 切开深筋膜，向两侧牵开腓肠肌，于放大镜下沿穿支逆行解剖分离直至达到所需要的血管蒂长度和口径，然后解剖穿支的第二个面（主刀医师左手侧穿支面），以双极电凝或钛夹处理沿途分支，直至第一个面解剖所及平面，同法解剖穿支的第三个面（主刀医师右手侧穿支面），然后切开皮瓣前侧缘，解剖穿支的第四个面（主刀医师对侧的穿支面）。解剖过程中显露腓肠内侧皮神经，根据感觉重建需要携带腓肠内侧皮神经。必要时可分离至腓肠内侧动脉主干起始部，以获得足够的血管蒂长度与口径。皮瓣解剖完成后检查皮瓣血供情况。仰卧位时取屈膝小腿外旋位，先做皮瓣前缘切口，按上述逆行四面解剖法分离腓肠内侧动脉穿支。

3. 皮瓣移位或移植　带蒂转移时可通过皮下隧道或明道转移至受区；游离移植时根据受区所需血管蒂长度结扎、切断腓肠内侧血管。将皮瓣移植至受区创面，调整好皮瓣位置后将皮瓣与创缘临时缝合数针予以固定，在手术显微镜下修整血管断端，将腓肠内侧动、静脉分别与受区血管吻合，腓肠内侧皮神经与受区皮神经缝合。

4. 皮瓣供区与受区创口闭合　皮瓣供区创面彻底止血后，留置负压引流管，采用可吸收线缝合腓肠肌与深筋膜，采用精细减张美容缝合法闭合皮肤切口。受区创缘间断缝合，皮瓣下放置多根硅胶半管低位引流。

五、典型病例

病例一　患者，男性，32 岁。车祸致左胫、腓骨多段骨折，钢板内固定术后创口不愈 1 个月入院。清创后胫骨上段骨与钢板外露，设计腓肠内侧动脉穿支皮瓣顺行转移修复，皮瓣切取面积为 7.0cm×5.0cm，游离后通过皮下隧道转移至受区，供区直接缝合。术后皮瓣顺利成活，创口一期愈合，术后 9 个月随访，皮瓣色泽正常、质地柔软、外形不臃肿（图 14-1-3～图 14-1-6）。

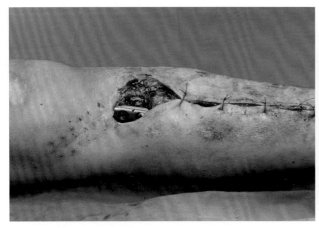

图 14-1-3　术前创面情况

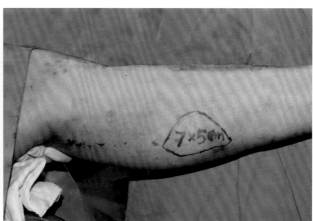

图 14-1-4　皮瓣设计

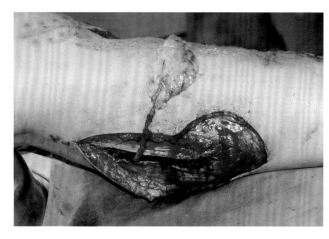

图 14-1-5　皮瓣切取

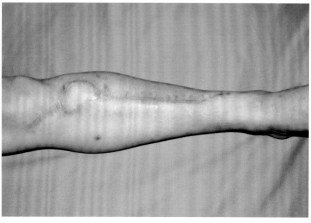

图 14-1-6　术后 9 个月随访皮瓣受区恢复情况

　　病例二　患者，女性，40 岁。车祸致右足多发骨折，内固定术后创口不愈 3 周入院。清创后第一跖骨、楔骨外露，内侧、背侧韧带与关节囊缺损，将第一跖跗关节融合、以克氏针固定，采用同侧腓肠内侧动脉穿支皮瓣游离移植，皮瓣切取面积为 10.0cm×4.0cm，将腓肠内侧动脉与跗内侧动脉吻合，其伴行静脉与足背浅静脉吻合，皮瓣供区直接缝合。术后皮瓣顺利成活，12 个月后随访，皮瓣外形良好、色泽正常、质地柔软并恢复保护性感觉，皮瓣供区仅遗留线性瘢痕，小腿功能无影响（图 14-1-7～图 14-1-12）。

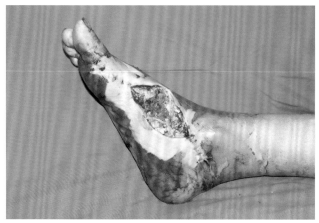

图 14-1-7　右足内侧皮肤软组织缺损

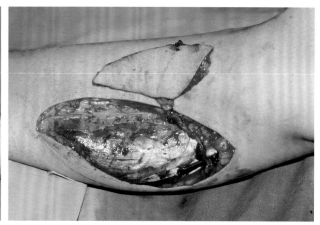

图 14-1-8　皮瓣切取

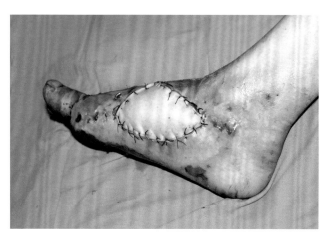

图 14-1-9　术后皮瓣血运良好

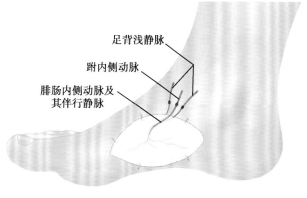

足背浅静脉
跗内侧动脉
腓肠内侧动脉及
其伴行静脉

图 14-1-10　皮瓣血液循环重建示意图

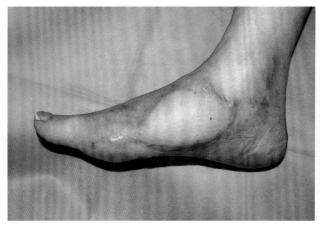
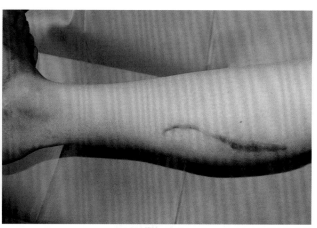

图 14-1-11　术后 1 年随访皮瓣受区恢复情况　　　图 14-1-12　术后 1 年随访皮瓣供区恢复情况

六、术式评价

MSAP 具备以下优点：①皮瓣质地薄，毛发少，适合修复头颈、颌面及四肢中、小面积皮肤软组织缺损；②穿支的解剖位置相对恒定；③腓肠内侧血管口径较为粗大，并可获得较长的血管蒂；④皮瓣携带皮神经可重建皮瓣感觉；⑤皮瓣的切取通常在一个体位下完成，术中无须变更体位，特别适合重建足跟后区皮肤软组织缺损。但该术式亦存在以下缺点：①供区不够隐蔽，术后供区瘢痕对小腿外观有一定影响；②穿支口径较为细小，腓肠内侧动脉口径与静脉口径不匹配，动脉相对较小，而静脉粗大；③仰卧位解剖操作不太方便。

七、注意事项

开展 MSAP 的注意事项如下，①皮瓣设计：虽然腓肠内侧动脉穿支出现相对恒定，且穿支位于腘皱褶下 6～18cm 节段内，但具体穿出深筋膜点很不确定，因此，术前采用超声多普勒血流仪探测确定腓肠内侧动脉穿支的穿出部位有助于皮瓣设计与切取，增加手术安全性。②皮瓣切取：采取俯卧位时，适合首先切开皮瓣的后侧缘，而采用仰卧位时，适合首先切开皮瓣前侧缘，穿支显露解剖更为方便；手术时宜采取不驱血上气囊止血带，伴行静脉充盈有助于寻找腓肠内侧动脉穿支；解剖穿支时亦宜以显微器械在放大镜或显微镜下解剖，穿支保留少量的血管周围组织，可减少血管牵拉损伤和血管痉挛的发生。③皮瓣的静脉回流：静脉回流障碍是导致皮瓣坏死的常见原因，腓肠内侧动脉伴行静脉外径粗大，与供区血管口径多不匹配，并且伴行静脉间有丰富的梯形静脉交通支，两伴行静脉之间不可过多分离，这类静脉的吻合难度较大，要求术者具备过硬的血管吻合技术。为解决腓肠内侧动脉穿支皮瓣的静脉回流问题，提高其成功率，临床上应注意：a. 选择受区较粗大的浅静脉或静脉分叉口吻合；b. 保留皮瓣较粗的皮下浅静脉以备吻合；c. 如找不到匹配的静脉吻合，可将受区静脉吻合口修剪成鱼口状（扩大受区静脉口径）或将腓肠内侧动脉伴行静脉成形（缩小皮瓣静脉口径）再做吻合；d. 尽可能重建 2 条静脉回流通路；e. 足踝部创面切取同侧腓肠内侧动脉穿支皮瓣修复时，皮瓣供区切口的直接闭合可能影响远端肢体和皮瓣的静脉回流，务必避免张力缝合。④皮瓣供区处理：避免皮肤移植，以免遗留难看的瘢痕和造成第二供区损害。皮瓣切取宽度在 5cm 以内多可直接缝合，个别病例伤前腓肠肌发达，伤后失用性肌萎缩严重时，皮瓣切取宽度达 8cm 亦可无张力缝合，因此，术前应仔细评估，根据具体情况来决定皮瓣切取宽度，术前采用提捏法测量皮瓣可切取宽度是非常简便实用的方法，建议常规应用；对于年轻女性患者，术后线性瘢痕会破坏小腿外观，儿童的小腿脂肪致密厚实，临床应慎用。

第二节　血流桥接腓肠内侧动脉穿支皮瓣

一、概述

血流桥接腓肠内侧动脉穿支皮瓣（flow-through medial surae artery perforator flap，F-MSAP）是指利用腓肠内侧动脉近端与受区主干动脉近端吻合，其远端（或粗大肌支）与受区主干脉远端吻合，在重建腓肠内侧动脉穿支皮瓣血液循环的同时重建（或避免牺牲）受区主干动脉的一种特殊形式腓肠内侧动脉穿支皮瓣。

二、适应证

F-MSAP适合于合并（或不合并）主干动脉缺损的四肢中、小面积皮肤软组织缺损修复。

三、手术方法

1. 皮瓣设计　同腓肠内侧动脉穿支皮瓣。

2. 皮瓣切取　同腓肠内侧动脉穿支皮瓣。

3. 皮瓣移植　确认皮瓣血供可靠后，结扎、切断血管蒂。皮瓣断蒂后转移至受区，将腓肠内侧动脉及其伴行静脉的近端与受区主干血管近端吻合，腓肠内侧动脉远端（或粗大肌支）与受区主干动脉远端吻合。

4. 皮瓣供区与受区创口闭合　同腓肠内侧动脉穿支皮瓣。

四、典型病例

患者，女性，59岁。因左前踝骨折术后创面不愈6个月入院，清创后局部骨与肌腱外露，于同侧小腿设计F-MSAP移植修复，皮瓣切取面积为6.5cm×3.5cm，采用逆行四面解剖法切取皮瓣，皮瓣断蒂后，将腓肠内侧动脉近端与受区胫前动脉吻合，其远端与胫前动脉远端吻合，将腓肠内侧动脉伴行静脉与胫前动脉伴行静脉吻合，皮瓣供区美容缝合。术后皮瓣顺利成活，术后6个月随访，皮瓣外形不臃肿，供区仅遗留线性瘢痕（图14-2-1～图14-2-8）。

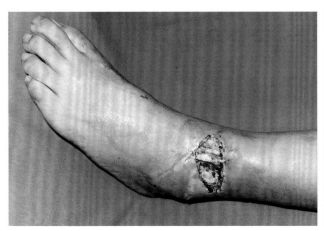

图 14-2-1　术前创面情况

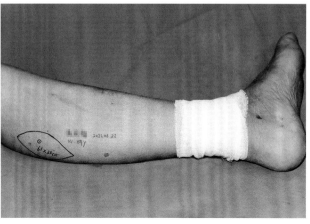

图 14-2-2　皮瓣设计

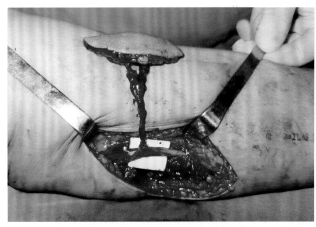

图 14-2-3 皮瓣切取（断蒂前）

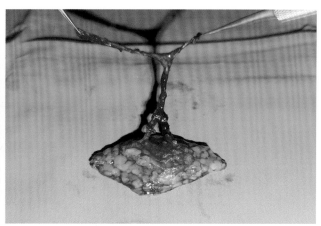

图 14-2-4 皮瓣携带 T 形血管蒂

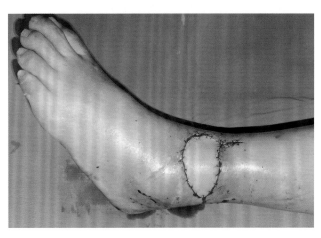

图 14-2-5 术后皮瓣血运良好

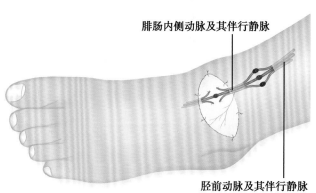

腓肠内侧动脉及其伴行静脉

胫前动脉及其伴行静脉

图 14-2-6 皮瓣血液循环重建示意图

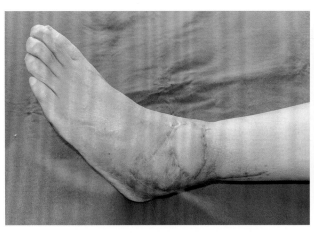

图 14-2-7 术后 6 个月随访皮瓣受区恢复情况

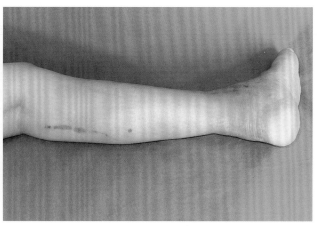

图 14-2-8 术后 6 个月随访皮瓣供区恢复情况

五、术式评价

F-MSAP除具备MSAP的优点外，还可同时重建受区主干动脉或避免牺牲受区主干动脉。但该术式与传统MSAP比较，需要增加一个血管吻合口，相应延长了手术时间。

六、注意事项

部分腓肠内侧动脉远端管径细小，无法重建受区主干动脉。其他注意事项参阅腓肠内侧动脉穿支皮瓣章节。

第三节　显微削薄腓肠内侧动脉穿支皮瓣

一、概述

显微削薄腓肠内侧动脉穿支皮瓣（microdissected thin medial surae artery perforator flap，M-MSAP）是指在放大镜或显微镜下以显微器械沿腓肠内侧动脉穿支在浅筋膜层分支的走行解剖分离直至穿入真皮下血管网，保留腓肠内侧动脉穿支及其在浅筋膜层内分支与真皮下血管网的连续性，根据受区需要去除其多余浅筋膜层脂肪的一种特殊形式腓肠内侧动脉穿支皮瓣。

二、适应证

M-MSAP适合于小腿皮下脂肪肥厚患者的四肢与颌面中、小面积浅表创面修复。

三、手术方法

1. 皮瓣设计、切取　同腓肠内侧动脉穿支皮瓣。

2. 皮瓣显微削薄　皮瓣游离完成，确认血供可靠后，将皮瓣翻转，在放大镜或手术显微镜下沿腓肠内侧动脉穿支血管继续分离解剖至穿支进入真皮下血管网层面，显露穿支血管在浅筋膜内的走行后，根据受区需要去除多余的浅筋膜层脂肪组织，去脂后以双击电凝彻底止血。

3. 皮瓣移植　同腓肠内侧动脉穿支皮瓣。

4. 皮瓣供区与受区创口闭合　同腓肠内侧动脉穿支皮瓣。

四、典型病例

患者，女性，64岁。右胫骨骨折术后皮肤软组织缺损合并骨与钢板外露，于对侧小腿设计切取M-MSAP移植修复创面，皮瓣切取面积为12.0cm×6.0cm，断蒂前行显微削薄去除多余脂肪组织。断蒂后将皮瓣覆盖受区创面，腓肠内侧动脉与胫前动脉行端侧吻合，2条伴行静脉分别与胫前动脉伴行静脉吻合，将皮瓣携带的皮下静脉与大隐静脉吻合，皮瓣供区直接缝合，术后18个月随访，皮瓣色泽、质地、感觉良好，皮瓣供区遗留一线性瘢痕（图14-3-1～图14-3-12）。

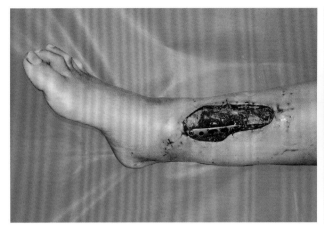

图 14-3-1　术前创面情况

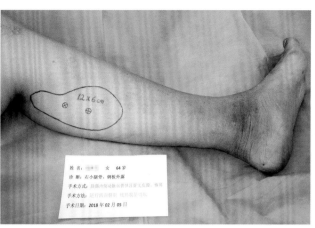

图 14-3-2　皮瓣设计

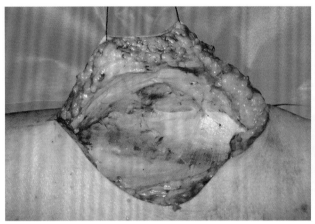

图 14-3-3　深筋膜表面显露穿支

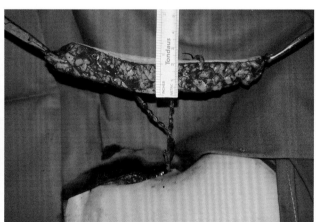

图 14-3-4　皮瓣削薄前

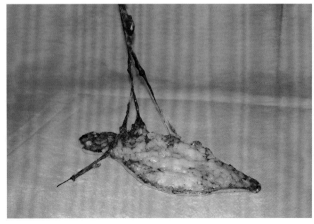

图 14-3-5　皮瓣显微削薄后

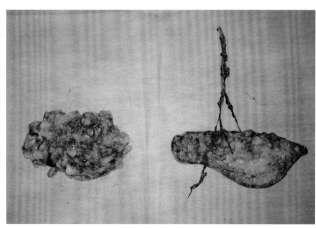

图 14-3-6　皮瓣断蒂后（浅筋膜面观）

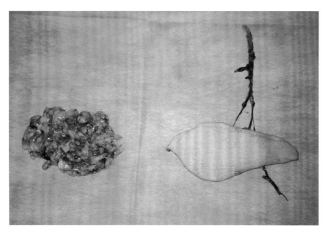

图 14-3-7　皮瓣断蒂后（皮肤面观）

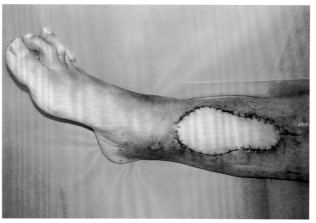

图 14-3-8　术后皮瓣血运良好

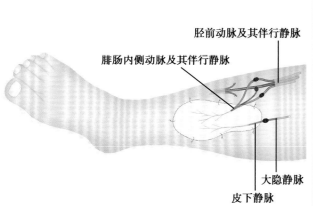

胫前动脉及其伴行静脉

腓肠内侧动脉及其伴行静脉

大隐静脉

皮下静脉

图 14-3-9　皮瓣血液循环重建示意图

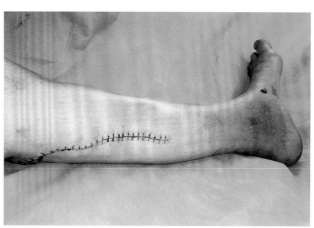

图 14-3-10　皮瓣供区直接闭合

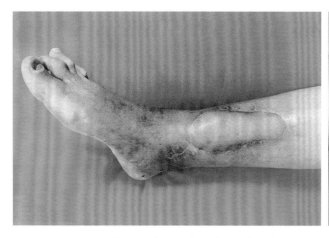

图 14-3-11　术后 18 个月随访皮瓣受区恢复情况

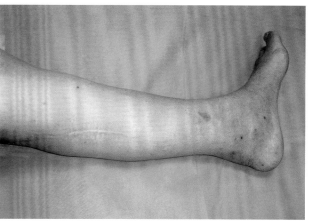

图 14-3-12　术后 18 个月随访皮瓣供区恢复情况

五、术式评价

M-MSAP 系一次性均匀削薄皮瓣,皮瓣受区可以获得满意的外观,避免了二次手术削薄整形,同时也减少了皮瓣供区损害(不削薄则需要切取更大面积的皮瓣方能覆盖同样大小的创面)。但腓肠内侧动脉穿支及其在浅筋膜内的分支细小,显微解剖分离有一定的难度与风险,显微削薄可能损伤感觉神经的部分分支,影响皮瓣的感觉功能恢复。

六、注意事项

开展 M-MSAP 的注意事项如下:①显微削薄操作须在断蒂前进行,断蒂前保留皮瓣的血流灌注,穿支及其分支的伴行静脉充盈容易辨认,断蒂后皮瓣穿支血管显示不清,削薄时容易误伤;②腓肠内侧动脉穿支及其浅筋膜内分支外径细小,其解剖分离必须在放大镜或显微镜下以显微器械完成,同时注意在穿支及其浅筋膜分支血管周围留有少量组织以保护血管蒂免受损伤;③根据受区需要去除多余的浅筋膜层脂肪,去脂时保留真皮下 3~5mm脂肪组织以保护真皮下血管网的完整;④遇到穿支在浅筋膜内分支弥散时,要沉着、冷静,有耐心,需在显微镜下逐一摘除血管蒂周围脂肪球方能达到均匀削薄的目的;⑤显微削薄时仔细止血,术毕充分引流,防止血肿形成;⑥其他注意事项参阅腓肠内侧动脉穿支皮瓣章节。

第四节　嵌合腓肠内侧动脉穿支皮瓣

一、概述

嵌合腓肠内侧动脉穿支皮瓣(chimeric medial surae artery perforator flap, Ch-MSAP)由Hallock 等于 2003 年首先报道,是指在腓肠内侧动脉血管体区内切取的包含两个或两个以上不同种类的独立组织瓣(如肌瓣、筋膜瓣、穿支皮瓣),其供血动脉均起源于腓肠内侧动脉,这些独立组织瓣中至少含有一个穿支皮瓣,移植时只需吻合腓肠内侧动、静脉即可同时重建所有独立组织瓣的血液循环。临床多选择携带部分腓肠肌形成嵌合穿支皮瓣修复合并深部死腔的创面。

二、适应证

Ch-MSAP 适合于合并深部死腔的中、小面积创面修复和前臂屈肌缺损功能重建。

三、手术方法

1. 皮瓣设计　Ch-MSAP 包含穿支皮瓣和肌瓣或筋膜瓣,皮瓣设计同腓肠内侧动脉穿支皮瓣,肌瓣设计要参阅受区创面深部组织缺损的体积来确定切取肌瓣的大小。

2. 皮瓣切取　按逆行四面解剖法切取皮瓣,皮瓣游离后再根据受区需要分别以各分支为蒂切取肌瓣和筋膜瓣,各独立组织瓣完全游离后逐一检查其血运,确定血运可靠后依据所需血管蒂长度断蒂。

3. 皮瓣移植　将皮瓣转移至受区后,理顺血管蒂,将肌瓣填塞死腔,皮瓣覆盖浅表创面,间断缝合数针予以固定,然后将腓肠内侧动、静脉与受区备用动、静脉在显微镜下吻合。作为功能性肌肉移植时,需将携带的腓肠内侧神经与受区运动神经缝合,并重建腓肠肌起点,调节好肌张力后将腓肠肌远端腱性部分与拟重建肌腱编织缝合。

4. 皮瓣供区与受区创口闭合 同腓肠内侧动脉穿支皮瓣。

四、典型病例

患者,男性,28 岁。左侧足跟反复流脓 6 个月入院,诊断:左跟骨慢性骨髓炎。彻底清创后局部遗留皮肤软组织缺损,合并深部死腔形成。采用同侧 Ch-MSAP 游离移植,皮瓣切取面积为 11.0cm×4.0cm,肌瓣切取体积为 4.0cm×3.0cm×2.5cm。断蒂后将腓肠肌瓣填塞跟骨死腔,皮瓣覆盖浅表创面。将腓肠内侧动脉与胫后动脉吻合,腓肠内侧动脉的 2 支伴行静脉与胫后动脉伴行静脉吻合,皮瓣供区直接缝合。术后皮瓣成活良好,创口一期愈合。术后 6 个月随访,皮瓣外形不臃肿,皮瓣供区仅遗留线性瘢痕,感染未复发(图 14-4-1~图 14-4-8)。

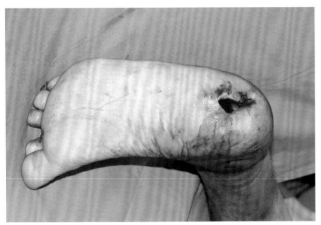

图 14-4-1 术前创面情况

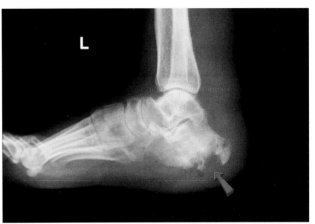

图 14-4-2 X 线片显示跟骨骨质破坏

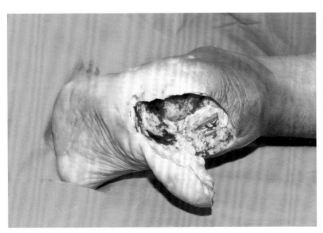

图 14-4-3 彻底清创后情况

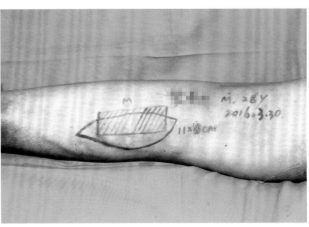

图 14-4-4 皮瓣设计

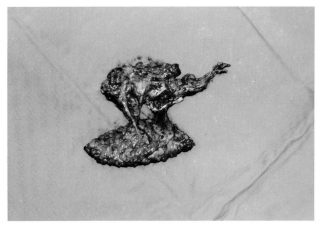

图 14-4-5 皮瓣切取

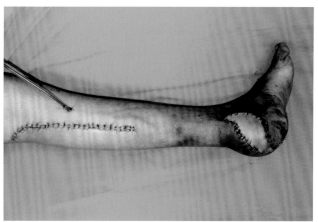

图 14-4-6 术后皮瓣血运良好

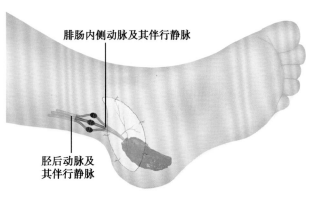

图 14-4-7 皮瓣血液循环重建示意图

腓肠内侧动脉及其伴行静脉

胫后动脉及其伴行静脉

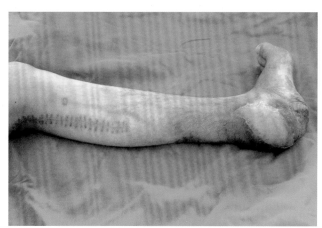

图 14-4-8 术后 6 个月随访皮瓣受区与供区恢复情况

五、术式评价

Ch-MSAP 包括多种组织成分,穿支皮瓣与腓肠肌瓣和 / 或筋膜瓣仅通过腓肠内侧血管穿支相连,各组织瓣均有一定自由度,腓肠肌瓣可自由填充死腔,穿支皮瓣修复浅表创面,实现创面的立体修复,同时吻合腓肠内侧神经的腓肠肌肌瓣还可重建动力肌缺损。但 Ch-MSAP 需要切取肌瓣或筋膜瓣,较传统腓肠内侧动脉穿支皮瓣增加了局部组织损伤、手术难度及风险。

六、注意事项

开展 Ch-MSAP 移植应精准评估深部死腔的体积（术中可用容积法测量），以切取合适大小的腓肠肌瓣或筋膜瓣，过小则不能有效填充，过大会导致局部臃肿，创面闭合困难，且增加供区损伤；移植时需理顺每一组织瓣血管蒂，防止扭转与卡压；动力肌重建需选择可靠的动力神经与腓肠内侧神经缝合，同时携带腓肠肌近、远端腱性组织。其他注意事项参阅腓肠内侧动脉穿支皮瓣章节。

第五节　血流桥接 - 显微削薄腓肠内侧动脉穿支皮瓣

一、概述

血流桥接 - 显微削薄腓肠内侧动脉穿支皮瓣（flow-through microdissected thin medial surae artery perforator flap，F-M-MSAP）系血流桥接腓肠内侧动脉穿支皮瓣与显微削薄腓肠内侧动脉穿支皮瓣两种技术组合而衍生，指在皮瓣供区脂肪肥厚患者切取腓肠内侧动脉穿支皮瓣时，应用放大镜或显微镜以显微器械沿腓肠内侧动脉穿支及其在浅筋膜层的分支解剖分离直至真皮下血管网，保留腓肠内侧动脉穿支及其在浅筋膜内分支与真皮下血管网的连续性，根据受区需要去除多余的浅筋膜层脂肪组织，移植时将腓肠内侧动、静脉近端与受区主干动脉及其伴行静脉近端吻合，腓肠内侧动脉远端（或粗大肌支）与受区主干动脉远端吻合，在重建腓肠内侧动脉穿支皮瓣血液循环的同时一期重建受区主干动脉的一种特殊形式腓肠内侧动脉穿支皮瓣。

二、适应证

F-M-MSAP 适合于皮瓣供区脂肪肥厚患者合并（或不合并）主干动脉缺损的手部、足部、腕部、踝部等区域中、小面积的浅表创面修复。

三、手术方法

1. **皮瓣设计、切取**　同腓肠内侧动脉穿支皮瓣。
2. **显微削薄**　同显微削薄腓肠内侧动脉穿支皮瓣。
3. **皮瓣移植**　皮瓣断蒂后移植至受区，将腓肠内侧动、静脉近端与受区主干动脉及其伴行静脉近端吻合，腓肠内侧动脉远端（或粗大肌支）与受区主干动脉远端吻合。
4. **皮瓣供区与受区创口闭合**　同腓肠内侧动脉穿支皮瓣。

四、典型病例

患者，女性，34 岁。右足背瘢痕切除后皮肤软组织缺损，于同侧设计切取 F-M-MSAP 移植修复，皮瓣切取面积为 15.0cm×5.0cm，采用逆行四面解剖法切取皮瓣，由于供区皮下脂肪肥厚，断蒂前行显微削薄术，移植时将腓肠内侧动脉近端与足背动脉近端吻合，其远端与足背动脉远端吻合，同时将腓肠内侧动脉的一条伴行静脉与足背动脉伴行静脉吻合，另一条伴行静脉与足背皮下静脉吻合。供区美容缝合，术后皮瓣顺利成活，创口一期愈合。术后 7 个月随访，受区移植皮瓣外形、质地恢复良好，供区线性瘢痕不明显（图 14-5-1～图 14-5-12）。

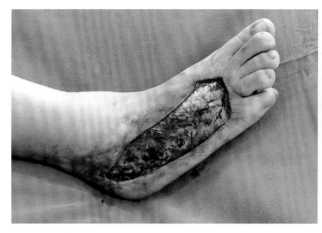

图 14-5-1　术前创面情况

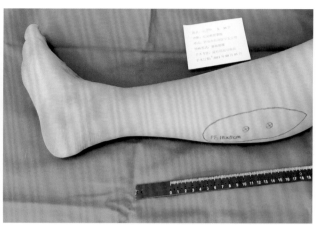

图 14-5-2　皮瓣设计

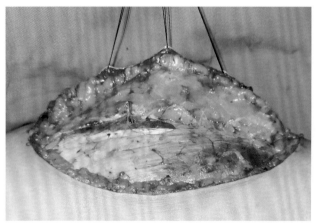

图 14-5-3　穿支显露

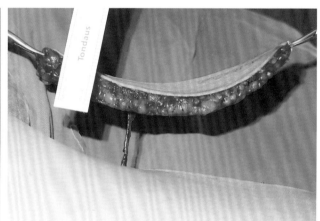

图 14-5-4　皮瓣切取(削薄前)

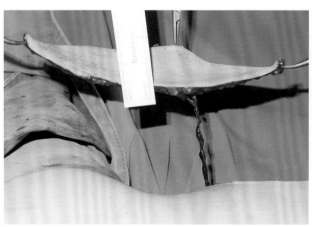

图 14-5-5　皮瓣削薄后

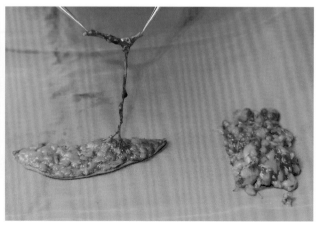

图 14-5-6　皮瓣断蒂后(浅筋膜面观)

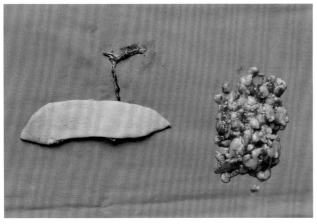

图 14-5-7　皮瓣断蒂后（皮肤面观）

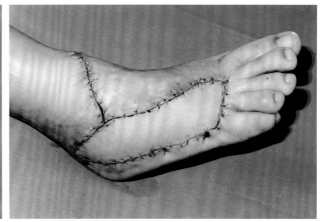

图 14-5-8　术后皮瓣血运良好，外形不臃肿

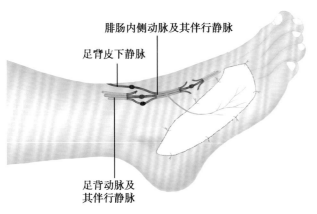

图 14-5-9　皮瓣血液循环重建示意图

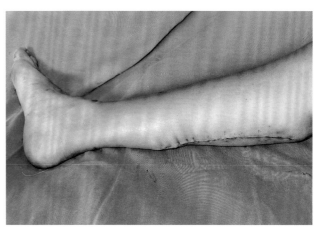

图 14-5-10　供区直接闭合

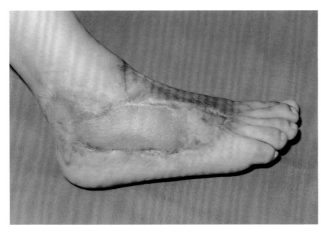

图 14-5-11　术后 7 个月随访皮瓣受区恢复情况

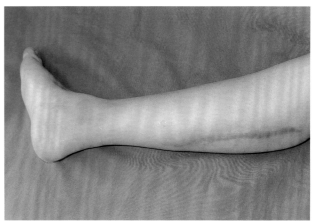

图 14-5-12　术后 7 个月随访皮瓣供区恢复情况

五、术式评价

F-M-MSAP 除具备传统腓肠内侧动脉穿支皮瓣的优点外，还具备血流桥接腓肠内侧穿支皮瓣和显微削薄腓肠内侧穿支皮瓣的优点，系一次性均匀削薄皮瓣，皮瓣受区可以获得满意的外观，避免了二次手术修薄整形，减少了皮瓣供区损害（不削薄则需要切取更大面积的皮瓣方能覆盖同样大小的创面），同时整合了血流桥接穿支皮瓣可重建受区主干动脉缺损（或避免牺牲受区主干血管）的优点。但该术式与传统腓肠内侧动脉穿支皮瓣相比，增加了手术时间、难度及风险，皮瓣削薄可能影响皮瓣的感觉功能恢复。

六、注意事项

腓肠内侧动脉穿支及其在浅筋膜层内的分支细小，解剖穿支及其在浅筋膜内的分支应于断蒂前在放大镜或手术显微镜下进行；穿支在浅筋膜层分支弥散时，皮瓣削薄要有足够的耐心；腓肠内侧动脉口径细小，发出穿支后远端更加纤细，多数情况不适合桥接四肢主干动脉；其他注意事项参阅血流桥接腓肠内侧动脉穿支皮瓣、显微削薄腓肠内侧动脉穿支皮瓣和腓肠内侧动脉穿支皮瓣章节。

第六节　血流桥接-嵌合腓肠内侧动脉穿支皮瓣

一、概述

血流桥接-嵌合腓肠内侧动脉穿支皮瓣（flow-through chimeric medial surae artery perforator flap，F-Ch-MSAP）系血流桥接腓肠内侧动脉穿支皮瓣与嵌合腓肠内侧动脉穿支皮瓣两种技术组合而衍生，是指在腓肠内侧动脉血管体区切取的包含两个或两个以上不同种类的独立组织瓣（如穿支皮瓣、筋膜瓣、肌瓣），移植时将腓肠内侧动、静脉近端与受区主干动脉及其伴行静脉近端吻合，腓肠内侧动脉远端（或粗大肌支）与受区主干动脉远端吻合，在重建多个组织瓣血液循环的同时一期重建受区主干动脉的一种特殊形式腓肠内侧动脉穿支皮瓣。

二、适应证

F-Ch-MSAP 适合于手、足等部位合并深部死腔与主干动脉缺损的创面修复与前臂屈肌缺损的功能重建。

三、手术方法

1. 皮瓣设计　同嵌合腓肠内侧动脉穿支皮瓣。

2. 皮瓣切取　按照逆行四面解剖法切取皮瓣，皮瓣游离后解剖分离腓肠内侧血管及其肌支，选择合适的肌支切取肌瓣，再向近心端游离腓肠内侧血管主干，遇粗大肌支时做部分游离，确认各个组织瓣血运可靠后，根据受区所需血管蒂长度结扎、切断血管蒂。行功能性肌肉移植时，需切取合适大小的腓肠肌内侧头（包括其近、远端腱性部分），同时携带腓肠内侧神经。

3. 皮瓣移植　皮瓣转移至受区后，将肌瓣填塞死腔，皮瓣覆盖浅表创面，将腓肠内侧动、静脉近端与受区主干血管吻合，腓肠内侧动脉远端或粗大肌支与受区主干动脉远端吻合。重建前臂屈肌缺损（功能性肌肉移植）时，则将腓肠肌内侧头近端腱性部分固定于肱骨内髁，调整肌张力，将腓肠肌内侧头远端腱性部分与前臂屈肌腱编织缝合，再将腓肠内侧动、静脉近端与受区主干血管近端吻合，腓肠内侧动脉远端（或其粗大肌支）与受区主干动脉远端吻合，将腓肠内侧神经与受区运动神经支缝合。

4. 皮瓣供区与受区创口闭合 同嵌合腓肠内侧动脉穿支皮瓣。

四、典型病例

患者，男性，47岁。左足跟外伤后皮肤软组织缺损，跟骨部分骨缺损并骨外露。设计同侧F-Ch-MSAP移植修复，皮瓣切取面积为12.5cm×8.5cm，携带体积为8.0cm×3.0cm×2.5cm的腓肠肌瓣。皮瓣切取完成后，将腓肠肌瓣填充跟骨骨缺损区域，皮瓣覆盖浅表创面，将腓肠内侧动脉近端与胫后动脉近端吻合，腓肠内侧动脉远端与胫后动脉远端吻合，其2支伴行静脉与胫后动脉伴行静脉吻合，将腓肠内侧皮神经与跟内侧神经吻合重建皮瓣感觉，供区直接闭合。术后皮瓣顺利成活，创口一期愈合。术后4个月随访，皮瓣无臃肿，供区切口中段瘢痕稍有增宽（图14-6-1～图14-6-14）。

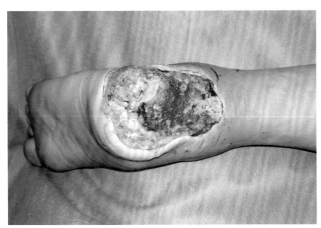

图 14-6-1 术前创面情况（后侧观）

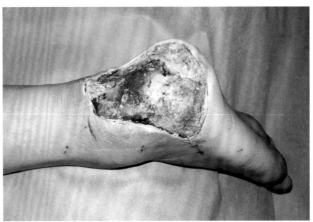

图 14-6-2 术前创面情况（后外侧观）

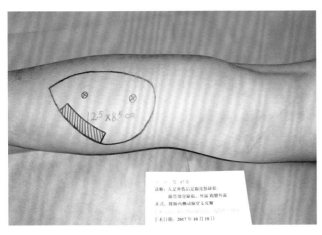

图 14-6-3 皮瓣设计

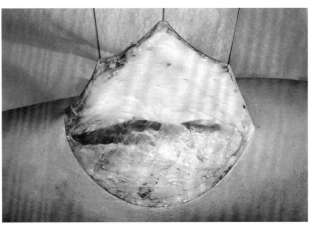

图 14-6-4 显露穿支

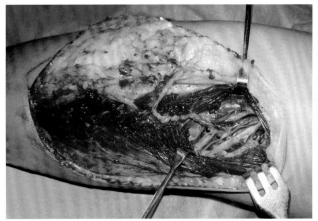

图 14-6-5 显露源血管

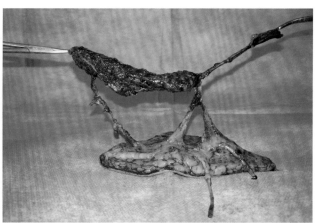

图 14-6-6 皮瓣携带 3 条穿支

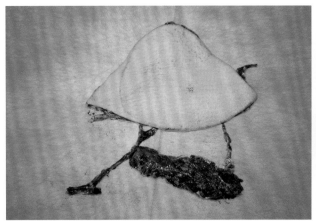

图 14-6-7 皮瓣切取(断蒂后)

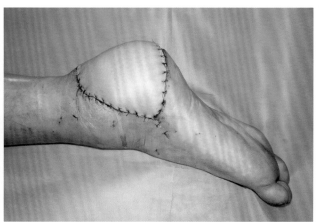

图 14-6-8 术后皮瓣外形与血运良好(后外侧观)

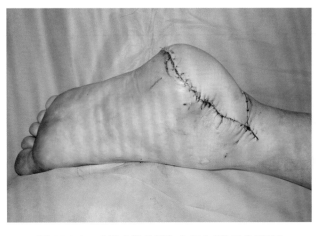

图 14-6-9 术后皮瓣外形与血运良好(后内侧观)

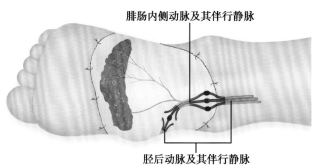

图 14-6-10 皮瓣血液循环重建示意图

腓肠内侧动脉及其伴行静脉

胫后动脉及其伴行静脉

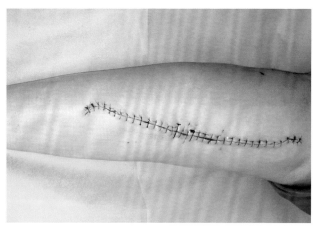

图 14-6-11　皮瓣供区直接闭合

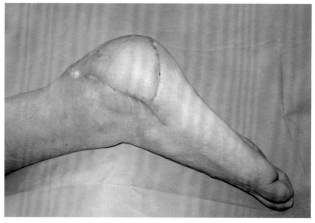

图 14-6-12　术后 4 个月随访皮瓣受区恢复情况（后外侧观）

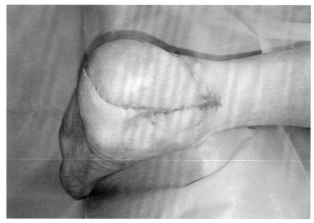

图 14-6-13　术后 4 个月随访皮瓣受区恢复情况（后内侧观）

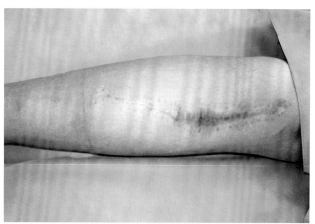

图 14-6-14　术后 4 个月随访皮瓣供区恢复情况

五、术式评价

F-Ch-MSAP 除具备传统腓肠内侧动脉穿支皮瓣的优点外，还具备血流桥接腓肠内侧动脉穿支皮瓣和嵌合腓肠内侧动脉穿支皮瓣的优点，整合了嵌合腓肠内侧动脉穿支皮瓣可实现创面立体修复和重建动力肌缺损及血流桥接腓肠内侧动脉穿支皮瓣可重建受区主干动脉缺损或避免牺牲受区主干动脉的优点。但该术式较传统腓肠内侧动脉穿支皮瓣增加了局部创伤和出血，也增加了手术耗时、难度与风险。

六、注意事项

皮瓣设计前要精准评估深部死腔的大小,以切取合适大小的腓肠肌瓣,过小则不能有效填充,过大会导致局部臃肿,创面闭合困难,且增加供区损伤;腓肠肌内静脉丰富且管径粗大,切取腓肠肌瓣时要注意止血,将双极电凝应用于肌内止血大多效果不佳,尽量采用丝线结扎止血;腓肠内侧动脉口径细小,发出穿支后远端更加纤细,多数情况不适合桥接四肢主干动脉。其他注意事项参阅血流桥接腓肠内侧动脉穿支皮瓣、嵌合腓肠内侧动脉穿支皮瓣和腓肠内侧动脉穿支皮瓣章节。

第七节　显微削薄-嵌合腓肠内侧动脉穿支皮瓣

一、概述

显微削薄-嵌合腓肠内侧动脉穿支皮瓣(microdissected thin chimeric medial surae artery perforator flap,M-Ch-MSAP)系显微削薄腓肠内侧动脉穿支皮瓣和嵌合腓肠内侧动脉穿支皮瓣两种技术组合而衍生,是指在一侧腓肠内侧动脉血管体区切取的包含两个或两个以上不同种类的独立组织瓣(如穿支皮瓣、肌瓣、筋膜瓣等),再于放大镜或显微镜下应用显微外科器械顺穿支分离其在浅筋膜内的分支直至真皮下血管网,妥善保护好穿支及其在浅筋膜内分支,根据受区需要去除多余的浅筋膜层脂肪,吻合一组腓肠内侧血管即可重建多个组织瓣血液循环的一种特殊形式腓肠内侧动脉穿支皮瓣。

二、适应证

M-Ch-MSAP适合于小腿皮下脂肪肥厚患者合并深部死腔的浅表创面修复或重建前臂屈肌缺损。

三、手术方法

1. **皮瓣设计与切取**　同嵌合腓肠内侧动脉穿支皮瓣。
2. **皮瓣削薄**　皮瓣断蒂前,依据受区所需皮瓣厚度削薄皮瓣,削薄方法同显微削薄腓肠内侧动脉穿支皮瓣。
3. **皮瓣移植**　同嵌合腓肠内侧动脉穿支皮瓣。
4. **皮瓣供区与受区创口闭合**　同嵌合腓肠内侧动脉穿支皮瓣。

四、典型病例

患者,男性,32岁。右足背皮肤软组织缺损合并深部死腔,清创后设计同侧M-Ch-MSAP移植,皮瓣切取面积13.0cm×7.0cm,携带肌瓣体积为6.0cm×2.5cm×1.8cm,采用逆行四面解剖法切取皮瓣,断蒂前根据受区需要行皮瓣削薄术。皮瓣断蒂后,将肌瓣填充死腔,穿支皮瓣覆盖浅表创面,将腓肠内侧动脉与足背动脉吻合,其中一条伴行静脉与足背动脉伴行静脉吻合,另一条伴行静脉与大隐静脉吻合。术后皮瓣顺利成活,创口一期愈合。术后3个月随访,受区皮瓣不臃肿,供区仅遗留不明显的线性瘢痕(图14-7-1～图14-7-12)。

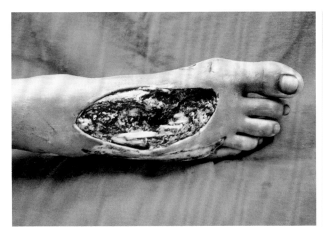

图 14-7-1　术前创面情况

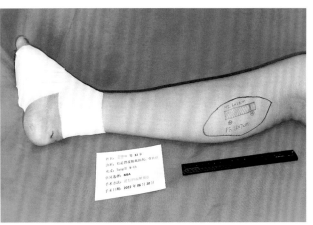

图 14-7-2　皮瓣设计

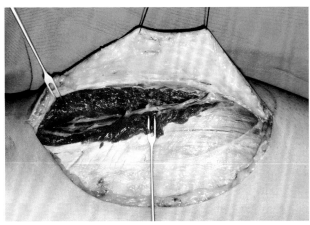

图 14-7-3　沿穿支逆行解剖至源血管

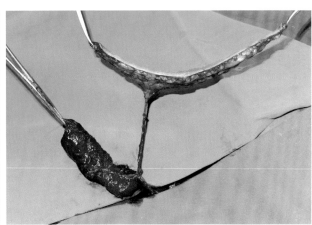

图 14-7-4　皮瓣切取（断蒂前）

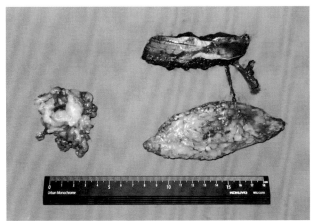

图 14-7-5　皮瓣断蒂后（浅筋膜面观）

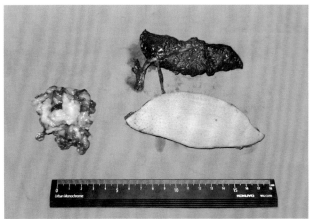

图 14-7-6　皮瓣断蒂后（皮肤面观）

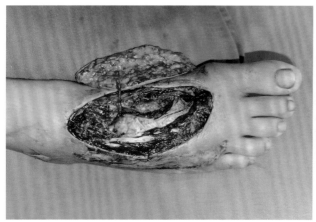

图 14-7-7　肌瓣填充死腔

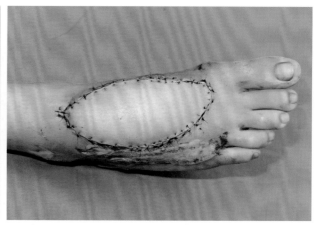

图 14-7-8　术后皮瓣外形与血运良好

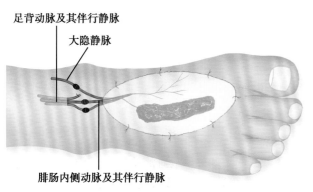

足背动脉及其伴行静脉

大隐静脉

腓肠内侧动脉及其伴行静脉

图 14-7-9　皮瓣血液循环重建示意图

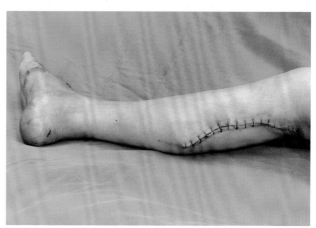

图 14-7-10　供区直接缝合

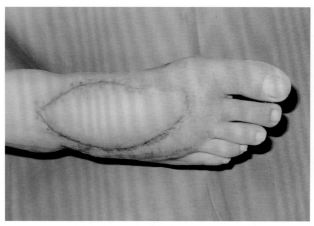

图 14-7-11　术后 3 个月随访皮瓣受区恢复情况

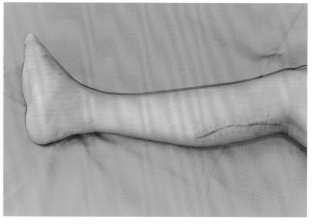

图 14-7-12　术后 3 个月随访皮瓣供区恢复情况

五、术式评价

M-Ch-MSAP 除具备传统腓肠内侧动脉穿支皮瓣的优点外,还吸取了嵌合腓肠内侧动脉穿支皮瓣血供好、抗感染能力强、术式多样、可实现创面立体修复和重建动力肌缺损等优点,同时也整合了显微削薄腓肠内侧动脉穿支皮瓣可改善皮瓣受区外形,避免二次皮瓣削薄整形的优点。但该术式包括不同的组织瓣成分,肌瓣、筋膜瓣与穿支皮瓣彼此之间只通过血管蒂相连,各组织瓣均有一定的自由度,给创面修复带来方便的同时,却增加了血管蒂扭转、卡压和牵拉损伤的发生率,部分病例显微削薄费力耗时,有损伤穿支的风险。

六、注意事项

开展 M-Ch-MSAP 的注意事项如下:①设计、切取 M-Ch-MSAP 需具备立体构想力;②操作次序:建议先切取穿支皮瓣,再显露、分离源血管,根据源血管分支情况切取肌瓣或筋膜瓣,然后再行皮瓣显微削薄术;③要求在断蒂前完成皮瓣削薄术,削薄要求在放大镜或显微镜下完成;④皮瓣移植时要注意理顺和保护好血管蒂,避免血管蒂扭转、卡压和意外损伤;⑤其他注意事项参阅显微削薄腓肠内侧动脉穿支皮瓣、嵌合腓肠内侧动脉穿支皮瓣和腓肠内侧动脉穿支皮瓣章节。

第八节 血流桥接-显微削薄-分叶腓肠内侧动脉穿支皮瓣

一、概述

血流桥接-显微削薄-分叶腓肠内侧动脉穿支皮瓣(flow-through microdissected thin polyfoliate medial surae artery perforator flap,F-M-P-MSAP)系血流桥接腓肠内侧动脉穿支皮瓣、显微削薄腓肠内侧动脉穿支皮瓣和分叶腓肠内侧动脉穿支皮瓣三种技术组合而衍生,是指在一侧腓肠内侧动脉血管体区切取两个或两个以上的穿支皮瓣,每一穿支皮瓣在放大镜(或显微镜)下应用显微外科器械分离并保护好穿支血管及其浅筋膜内的分支,根据受区需要去除多余的浅筋膜层脂肪,移植时将腓肠内侧动、静脉的近端与受区主干动脉及其伴行静脉近端吻合,将腓肠内侧动脉远端(或其粗大肌支)与受区主干动脉远端吻合,在重建两个或多个穿支皮瓣血液循环的同时重建受区主干动脉并一期获得良好外形的一种特殊形式腓肠内侧动脉穿支皮瓣。

二、适应证

F-M-P-MSAP 适合于具备以下条件的患者:①皮瓣供区皮下脂肪肥厚;②相邻的两处(或多处)浅表创面;③合并(或不合并)受区主干动脉缺损。

三、手术方法

1. 皮瓣设计、切取 同分叶腓肠内侧动脉穿支皮瓣。

2. 皮瓣显微削薄 皮瓣解剖完成确认血供可靠后,将皮瓣翻转,在放大镜或手术显微镜下沿腓肠内侧动脉穿支血管继续分离解剖,显露穿支在浅筋膜内的走行直至进入真皮下血管网层面后,根据受区需要去除多余的浅筋膜层脂肪组织。

3. 皮瓣移植 皮瓣断蒂后将皮瓣转移至对应部位,如为修复宽大或不规则创面则先按创面布样拼接，再转移至受区创面，显微镜下将腓肠内侧动脉及其伴行静脉与受区动静脉近端吻合，腓肠内侧动脉的远端（或粗大肌支）与皮瓣受区动脉远端吻合。

4. 皮瓣供区与受区创口闭合 同腓肠内侧动脉穿支皮瓣。

四、典型病例

患者，男性，41岁。左足外伤后第2、3趾缺损并足背皮肤软组织缺损，趾骨、肌腱外露。根据创面大小制作布样，依据穿支穿出位置和皮瓣可切取宽度，在同侧小腿设计F-M-P-MSAP移植修复创面，皮瓣切取面积分别为7.5cm×4.0cm、8.0cm×4.0cm。采用逆行四面解剖法切取皮瓣，断蒂前在显微镜下削薄皮瓣，证实各叶皮瓣血供可靠后断蒂，皮瓣拼接后移植至受区，将腓肠内侧动脉的近端与足背动脉近端吻合，腓肠内侧动脉远端与足背动脉远端吻合，2条伴行静脉与足背动脉伴行静脉吻合，将其中一叶皮瓣携带的皮下静脉与大隐静脉吻合，供区直接闭合。术后皮瓣顺利成活，创口一期愈合。术后3个月随访，皮瓣外形、质地恢复好，皮瓣供区遗留一线性瘢痕（图14-8-1～图14-8-16）。

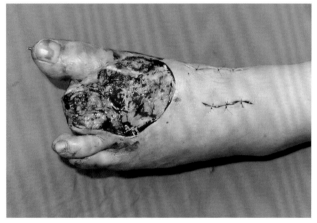

图 14-8-1 术前创面情况

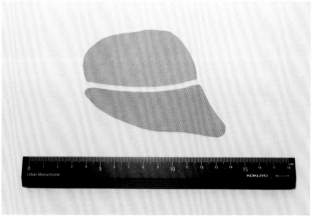

图 14-8-2 依据创面制作布样

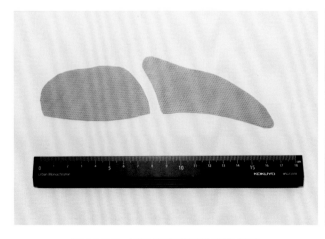

图 14-8-3 下位布样逆时针旋转 180°

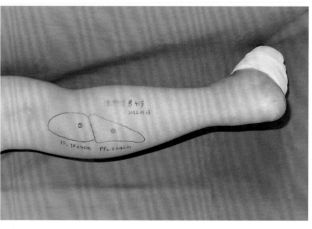

图 14-8-4 皮瓣设计

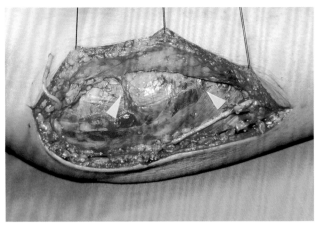

图 14-8-5　深筋膜表面显露穿支

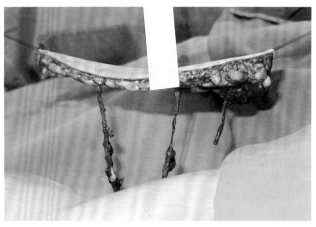

图 14-8-6　皮瓣切取（削薄前）

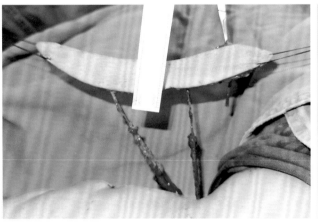

图 14-8-7　皮瓣切取（削薄后）

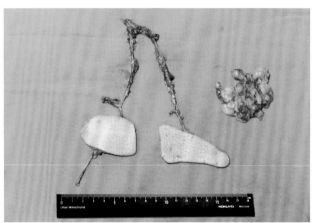

图 14-8-8　皮瓣断蒂后（皮肤面观）

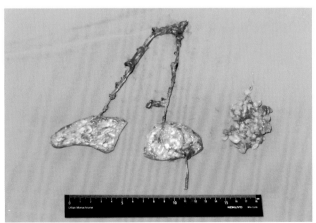

图 14-8-9　皮瓣断蒂后（浅筋膜面观）

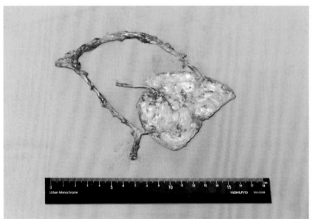

图 14-8-10　皮瓣拼接后（浅筋膜面观）

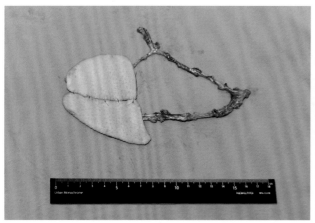

图 14-8-11　皮瓣拼接后（皮肤面观）

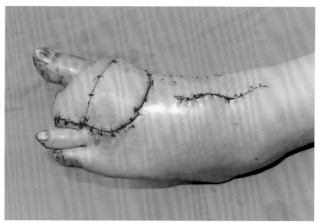

图 14-8-12　术后皮瓣血运良好

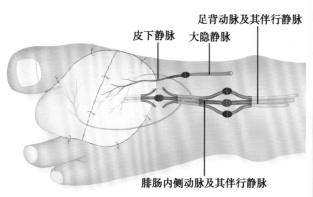

皮下静脉　　　足背动脉及其伴行静脉
　　　　　　大隐静脉

腓肠内侧动脉及其伴行静脉

图 14-8-13　皮瓣血液循环重建示意图

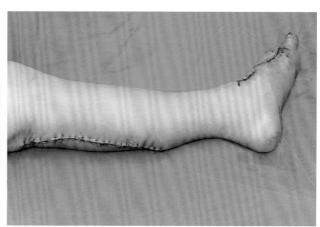

图 14-8-14　供区直接缝合

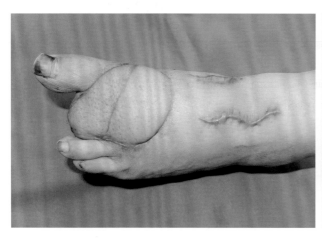

图 14-8-15　术后 3 个月随访皮瓣受区恢复情况

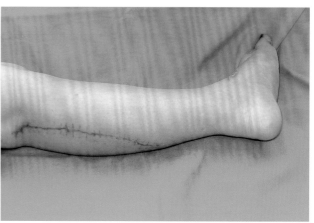

图 14-8-16　术后 3 个月随访皮瓣供区恢复情况

五、术式评价

F-M-P-MSAP 除具备传统腓肠内侧动脉穿支皮瓣的优点外,还具有以下优点:①该术式可重建(或避免牺牲)四肢主干动脉;②一期获得良好的皮瓣外形,避免二次皮瓣修薄整形;③吻合一组血管即可同时重建两个或多个腓肠内侧动脉穿支皮瓣血运,一次修复两个或多个创面;④修复宽大或不规则创面时,若按常规设计切取皮瓣,皮瓣供区无法直接缝合,而利用分叶穿支皮瓣技术可巧妙地将皮瓣化宽度为长度,从而达到皮瓣供区直接缝合、避免第二供区损害的目的。但分叶设计的感觉重建只能顾及其中一叶皮瓣,血流桥接与分叶均有一定的不确定性。

六、注意事项

该术式系血流桥接、显微削薄、分叶三种特殊形式穿支皮瓣技术的组合,对术者有较高的技术要求,手术具有一定的操作难度和风险,临床开展需量力而行。其他注意事项参阅血流桥接腓肠内侧动脉穿支皮瓣、显微削薄腓肠内侧动脉穿支皮瓣、分叶腓肠内侧动脉穿支皮瓣和腓肠内侧动脉穿支皮瓣章节。

参 考 文 献

[1] CAVADAS P C, SANZ-GIMÉNEZ-RICO J R, GUTIERREZ-DE L C A, et al. The medial sural artery perforator free flap[J]. Plast Reconstr Surg, 2001, 108(6): 1609-1615; discussion 1616-1617.

[2] CHEN S L, CHUANG C J, CHOU T D, et al. Free medial sural artery perforator flap for ankle and foot reconstruction[J]. Ann Plast Surg, 2005, 54(1): 39-43.

[3] UMEMOTO Y, ADACHI Y, EBISAWA K. The sural artery perforator flap for coverage of defects of the knee and tibia[J]. Scand J Plast Reconstr Surg Hand Surg, 2005, 39(4): 209-212.

[4] CHEN S L, CHEN T M, LEE C H. Free medial sural artery perforator flap for resurfacing distal limb defects[J]. J Trauma, 2005, 58(2): 323-327.

[5] KIM H H, JEONG J H, SEUL J H, et al. New design and identification of the medial sural perforator flap: an anatomical study and its clinical applications[J]. Plast Reconstr Surg, 2006, 117(5): 1609-1618.

[6] OKAMOTO H, SEKIYA I, MIZUTANI J, et al. Anatomical basis of the medial sural artery perforator flap in Asians[J]. Scand J Plast Reconstr Surg Hand Surg, 2007, 41(3): 125-129.

[7] XIE R G, GU J H, GONG Y P, et al. Medial sural artery perforator flap for repair of the hand[J]. J Hand Surg Eur Vol, 2007, 32(5): 512-517.

[8] CHEN S L, YU C C, CHANG M C, et al. Medial sural artery perforator flap for intraoral reconstruction following cancer ablation[J]. Ann Plast Surg, 2008, 61(3): 274-279.

[9] HALLOCK G G. Chimeric gastrocnemius muscle and sural artery perforator local flap[J]. Ann Plast Surg, 2008, 61(3): 306-309.

[10] KAO H K, CHANG K P, WEI F C, et al. Comparison of the medial sural artery perforator flap with the radial forearm flap for head and neck reconstructions[J]. Plast Reconstr Surg, 2009, 124(4): 1125-1132.

[11] 陈彦名, 唐举玉. 腓肠内侧动脉穿支皮瓣的研究进展 [J]. 中国临床解剖学杂志, 2010, 28(5): 586-588.

[12] KAO H K, CHANG K P, CHEN Y A, et al. Anatomical basis and versatile application of the free medial sural artery perforator flap for head and neck reconstruction[J]. Plast Reconstr Surg, 2010, 125(4): 1135-1145.

[13] LIN C H, LIN C H, LIN Y T, et al. The medial sural artery perforator flap: a versatile donor site for hand reconstruction[J]. J Trauma, 2011, 70(3): 736-743.

[14] WONG M Z, WONG C H, TAN B K, et al. Surgical anatomy of the medial sural artery perforator flap[J]. J Reconstr Microsurg, 2012, 28(8): 555-560.

[15] 陈彦名, 唐举玉, 谢松林, 等. 腓肠内侧动脉穿支皮瓣游离移植修复重度虎口瘢痕挛缩 [J]. 中华手外科杂志, 2017, 33(3): 190-192.

第十五章

腓动脉血管体区特殊形式穿支皮瓣

第一节　腓动脉穿支皮瓣

一、概述

1984 年 Yoshimura 等首先报道了以腓动脉皮支血管为蒂的小腿外侧皮瓣的临床应用，当时称为腓骨皮瓣，2004 年 Wolff 等首先报道了腓动脉穿支皮瓣应用于颌面重建。腓动脉穿支皮瓣（peroneal artery perforator flap，PAP）是指以腓动脉发出的穿支供血、在小腿后外侧切取的仅包括皮肤和浅筋膜组织的轴型皮瓣。该穿支皮瓣具有较多优点，目前在临床应用广泛，术式除传统的 PAP 带蒂转移与游离移植外，还衍生了嵌合、分叶、血流桥接 - 嵌合等特殊形式腓动脉穿支皮瓣新术式。

二、应用解剖

腓动脉供应腓骨、外侧筋膜间室的肌群以及约占下肢 5% 的皮肤，并与胫后动脉一起分布于跟腱附近。腓动脉穿支沿腓骨肌与比目鱼肌间沟穿出深筋膜，皮肤及皮下组织血管造影可见各穿支均发出升支、降支，相邻穿支的升支、降支互相吻合成小腿后外侧血管链。在大多数情况下，腓肠神经由来自胫神经的腓肠内侧皮神经和来自腓总神经的腓肠外侧皮神经在小腿中 1/3 段腓肠肌内、外侧头间的肌腱移行部会合下行而来。腓肠神经和小隐静脉除伴行动脉穿支外，神经和静脉的走行区域还存在血管丛为皮肤和筋膜供血，这就是腓动脉穿支蒂腓肠神经营养血管皮瓣的解剖学基础。其一恒定穿支穿外踝上方约 5cm 的骨间膜，直至小腿前部，并分为升支、降支。升支与腓浅动脉在小腿前部吻合形成小腿前外侧动脉链，与腓浅神经伴行；降支与踝前外侧动脉吻合走行于下胫腓联合前方，并发出分支至跗骨。降支与跟外侧动脉和 / 或跗外侧动脉吻合。腓动脉沿途发出（5±2）条穿支供应小腿外侧的皮肤，一般有两条伴行静脉，较穿动脉稍粗。穿支包括肌皮穿支与肌间隔穿支两种类型，其平均直径为（0.8±0.3）mm，单穿支供应面积（30±10）cm^2。腓动脉常用来作为相应皮瓣和骨皮瓣（特别是足跟再造、下颌重建）的血管蒂。腓动脉与胫前、胫后动脉穿支间存在丰富的吻合，这是在足跟重建手术中应用逆行骨（皮）瓣的解剖学基础。在外踝后上方 4～7cm 处，腓动脉穿支与腓浅动脉或动脉网形成广泛吻合。以腓动脉穿支为旋转轴点设计包含腓肠神经及其伴行的腓浅动脉和小隐静脉为蒂的岛状皮瓣，皮瓣的血供来自腓动脉穿支，跨过穿支与腓浅动脉的血管吻合网供养皮瓣（图 15-1-1）。

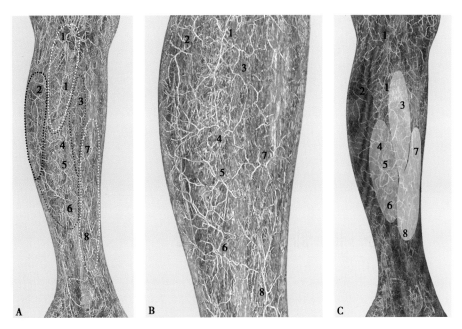

图 15-1-1　腓动脉穿支的定位与皮瓣设计（右侧）

一次性整体血管造影，Mimics 层次三维重建，右小腿外侧面观：A. 深层，示小腿外侧区血供来源；B. 重点区域特写，示各穿支间丰富的吻合；C. 浅层，示穿支间丰富的纵向吻合，尽管小腿外侧区各穿支的分布区不大，但根据此特点可化宽度为长度灵活设计皮瓣。1. 膝下外侧动脉；2. 腓肠外侧动脉穿支；3. 腓浅动脉穿支；4～6. 腓动脉穿支；7. 胫前动脉穿支；8. 腓动脉终末穿支升支。

三、适应证

PAP 带蒂逆行转移适合于修复小腿中、下段和足踝部创面，游离移植适合于四肢、口腔颌面等区域中、小面积创面修复。

四、手术方法

1. 皮瓣设计　术前沿腓骨小头后缘顶点和外踝后缘顶点做连线，以超声多普勒血流仪或彩超探测标记位于该连线附近腓动脉穿支穿出深筋膜的位置。

点：以术前探测标记的粗大腓动脉穿支穿出小腿后外侧深筋膜点为皮瓣关键点，逆行转移选择靠近创面的穿支穿出深筋膜点为皮瓣的旋转点。

线：以术前探测标记的腓动脉在小腿后外侧相邻穿支穿出深筋膜点的连线为皮瓣轴线。

面：皮瓣切取层面位于深筋膜表面，切取范围主要是小腿中 1/3 段，皮瓣切取宽度不超过术前提捏法测量的可切取宽度。

依据受区创面大小、形状设计布样，根据确定的"点、线、面"及所需血管蒂长度设计皮瓣，皮瓣较布样放大约 0.5cm。

2. 皮瓣切取　采用逆行四面解剖法切取皮瓣。首先切开皮瓣后缘，达深筋膜表面，自深筋膜表面向皮瓣轴线分离，注意保护沿途穿支，当确定穿支后，于穿支穿出点旁开约 3mm 切开深筋膜，先解剖穿支的第一个剖面（即面对术者的一面），自深筋膜层面顺穿支血管表面向深层解剖，剪开部分腓骨肌，处理细小肌支，直至分离所需血管蒂长度和合适口径，然后解剖穿支的第二个面（即术者左侧的穿支血管剖面），保留约 3mm 的血管周围组织，同法解剖第三个面（术者右侧的穿支血管剖面），最后切开皮瓣前缘，于深筋膜表面由前至后会师至穿支处，接着解剖穿支的第四个面（术者对侧的穿支剖面），直至所需要的血管蒂平面。

3. 皮瓣移位或移植　皮瓣游离后，带蒂转移则将皮瓣以明道转移至受区。游离移植则结扎、切断血管蒂，将皮瓣移植至受区并与创缘缝合数针予以临时固定，在显微镜下将腓动脉穿支及其伴行静脉与受区血管吻合。

4. 皮瓣供区与受区创口闭合　彻底止血后，皮瓣供区放置负压引流管，分层闭合切口，采用精细减张美容缝合法闭合皮肤切口。皮瓣受区采用间断缝合，皮瓣下放置多根硅胶半管低位引流。

五、典型病例

病例一　患者，男性，28岁。外伤致右胫前肌腱缺损并局部贴骨瘢痕。彻底清除贴骨瘢痕后，采用同种异体肌腱桥接胫前肌腱，设计腓动脉穿支皮瓣逆行转移修复创面，皮瓣切取面积为11.0cm×4.0cm。皮瓣切取仅包含皮肤和浅筋膜组织，术中解剖见腓动脉3个穿支供养皮瓣，以血管夹阻断近端两个穿支，证实皮瓣血供良好，结扎处理近端穿支，以最远端的穿支为蒂逆行转移，转移后供区予以直接缝合。术后皮瓣成活良好，创口一期愈合。术后3个月随访，皮瓣外形良好，右踝关节背伸功能部分恢复（图15-1-2～图15-1-9）。

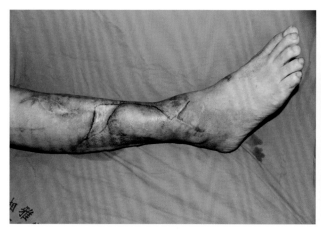

图 15-1-2　术前贴骨瘢痕

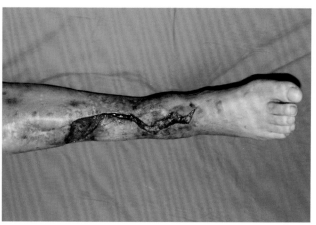

图 15-1-3　瘢痕切除后创面情况

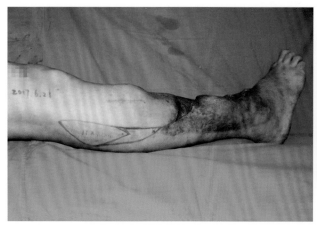

图 15-1-4　皮瓣设计

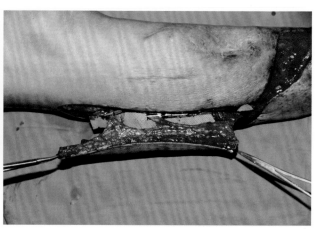

图 15-1-5　阻断近端两条穿支后皮瓣血运良好

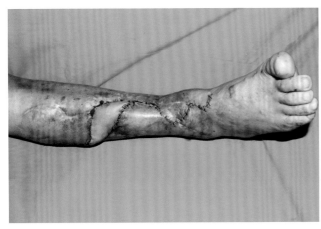

图 15-1-6　术后皮瓣血运良好（前侧观）

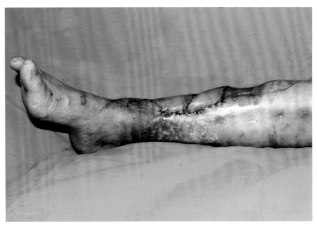

图 15-1-7　术后皮瓣血运良好（内侧观）

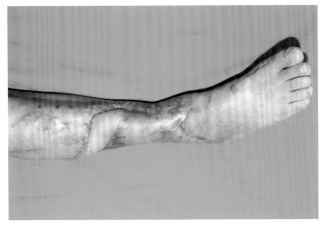

图 15-1-8　术后 3 个月随访皮瓣受区恢复情况（前侧观）

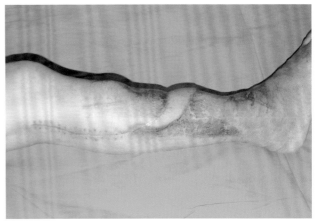

图 15-1-9　术后 3 个月随访皮瓣受区恢复情况（外侧观）

　　病例二　患者，男性，39 岁。外伤致右踇趾趾背皮肤坏死。彻底清创后，设计 PAP 游离移植修复创面，皮瓣切取面积 9.0cm×3.0cm。皮瓣切取仅包含皮肤和浅筋膜组织，将皮瓣断蒂后转移至受区，将腓动脉穿支及其伴行静脉分别与第一跖背动脉及足背皮下静脉吻合，皮瓣供区予以直接缝合。术后皮瓣成活良好，创口一期愈合。术后 12 个月随访，皮瓣外形满意，供区仅留线性瘢痕（图 15-1-10～图 15-1-17）。

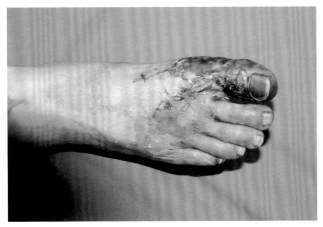

图 15-1-10　术前情况

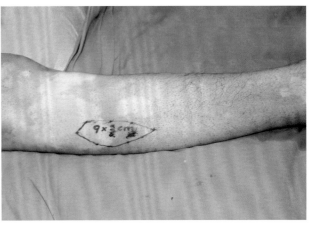

图 15-1-11　皮瓣设计

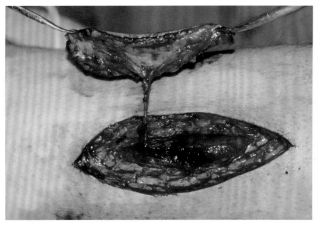

图 15-1-12　皮瓣切取

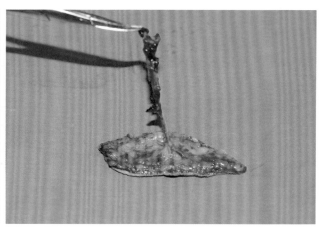

图 15-1-13　皮瓣断蒂后

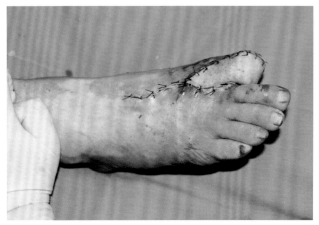

图 15-1-14　术后皮瓣血运良好

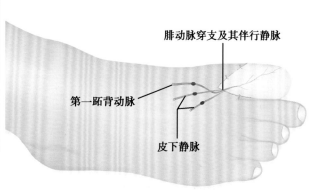

腓动脉穿支及其伴行静脉

第一跖背动脉

皮下静脉

图 15-1-15　皮瓣血液循环重建示意图

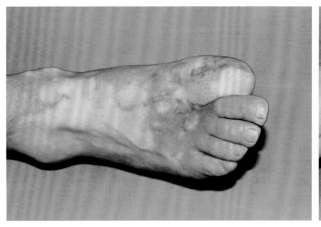

图 15-1-16　术后 1 年随访皮瓣受区恢复情况

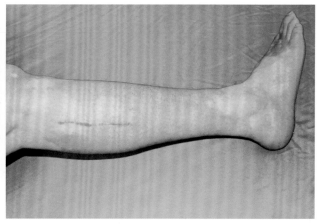

图 15-1-17　术后 1 年随访皮瓣供区恢复情况

六、术式评价

PAP 是目前临床常用的穿支皮瓣之一,具有众多优点:①腓动脉穿支相对恒定,口径较粗,皮瓣血供可靠;②皮瓣质地好,厚薄适中;③术式多样,既可带蒂转移,又能游离移植;④携带腓肠神经和小隐静脉营养血管可扩大皮瓣的切取范围。但该皮瓣也存在一些缺点,如供区不够隐蔽,术后局部瘢痕影响小腿外观,皮瓣切取宽度有限,部分腓动脉穿支口径较为细小,血管吻合需要较高的技术要求,穿支蒂较短,带蒂转移修复范围有一定限制。

七、注意事项

开展 PAP 的注意事项如下:①腓动脉在小腿后外侧恒定有穿支发出供养体表皮肤,但穿支穿出的部位并非十分恒定,术前常规应用超声多普勒血流仪或彩超检查了解腓动脉穿支穿出的具体部位,穿支的数目、口径、走行与穿支质量,有助于皮瓣设计与切取,可以降低手术盲目性,提高手术安全性,特别是皮瓣切取面积较小时尤为实用;②采用侧卧位或俯卧位操作较为方便,先切开皮瓣后缘,采用逆行四面解剖法分离穿支;仰卧位时,需助手协助保持屈髋屈膝内旋位,显露与穿支解剖分离相对困难;③腓动脉穿支口径较为细小,游离移植时,对显微吻合技术要求较高;④腓动脉穿支皮瓣切取宽度的个体差异明显,要重视术前提捏法精确评估皮瓣可切取宽度(皮瓣供区创口直接闭合),对于缝合有张力的供区切口,不可强行拉拢缝合(以免发生小腿筋膜间隔综合征或皮缘坏死),可采用皮肤延展器辅助闭合,如果闭合仍然困难,则采用植皮、接力皮瓣修复,亦可采用皮肤闭合器延期闭合;⑤皮瓣切取面积较小时,可以不牺牲腓肠神经和小隐静脉,但单一腓动脉穿支供养皮瓣的长度有限,由于腓肠神经和小隐静脉营养血管与腓动脉穿支形成的链式吻合,携带腓肠神经和小隐静脉则可明显增加皮瓣的切取面积;⑥腓动脉穿支皮瓣带蒂转移时,应尽量选择靠近创面的腓动脉穿支穿出深筋膜点为皮瓣旋转点,可以减少皮瓣供区损害(旋转点向创面靠近 1cm,皮瓣切取长度即可缩短 2cm);⑦带蒂转移时只宜携带一组可靠穿支,切开深筋膜向深部游离 1~2cm,并切断蒂部质韧的筋膜组织,可避免皮瓣旋转后穿支血管蒂卡压,增加手术安全性;⑧术中万一遭遇穿支蒂短或旋转点较术前设计远离时,顺穿支向深层解剖游离至腓血管主干,顺行转移时结扎、切断腓血管远端,向近端游离,逆行转移时结扎、切断腓血管近端,向远端游离,可以增加血管蒂长度,实现皮瓣的成功转移,但腓血管位于腓骨后内侧,位置深,解剖较为困难,故改为游离移植亦是可选的解决办法。

第二节　分叶腓动脉穿支皮瓣

一、概述

分叶腓动脉穿支皮瓣(polyfoliate peroneal artery perforator flap,P-PAP)是指在一个腓动脉血管体区切取两个或两个以上的穿支皮瓣,移植时只需吻合一组血管蒂即可重建两个或多个穿支皮瓣血液循环的一种特殊形式腓动脉穿支皮瓣。由于腓动脉主干紧贴腓骨后内侧走行,解剖分离困难,目前临床应用多为吻合腓动脉穿支的分叶穿支皮瓣。

二、适应证

P-PAP 的适应证包括：①相邻的两个或两个以上中、小面积浅表创面修复；②中、小面积不规则创面修复；③手、足及面颊中、小面积洞穿性缺损修复。

三、手术方法

1. 皮瓣设计 皮瓣主要设计在小腿中、上段，术前常规采用超声多普勒血流仪或彩超确定腓动脉穿支的数目及其穿出深筋膜的部位并标记，设计以腓动脉穿支为蒂的分叶穿支皮瓣时，术前应以彩超确认相邻的穿支是否汇入同一腓动脉穿支。以各主要的穿支点分别设计每一叶穿支皮瓣。修复不规则创面时，根据皮瓣的穿支数目和穿出部位来剪裁布样，化皮瓣宽度为长度，实现皮瓣供区创面的直接闭合。

2. 皮瓣切取 采用逆行四面解剖法切取皮瓣，皮瓣需携带 2 支或 2 支以上的腓动脉亚穿支。如相邻的亚穿支汇入同一上一级腓动脉穿支，则以腓动脉穿支为蒂切取分叶穿支皮瓣，如穿支共干于腓动脉，则需继续向深层解剖，分离出合适长度的腓血管。

3. 皮瓣移植 皮瓣断蒂后移植至受区创面，理顺血管蒂，将分叶穿支皮瓣的各叶转移至创面，调整位置后缝合数针予以临时固定。修复不规则创面时，则先将皮瓣依据术前设计重新组合拼接成与创面形状一致的皮瓣，然后移植至受区，吻合血管。

4. 皮瓣供区与受区创口闭合 同腓动脉穿支皮瓣。

四、典型病例

患者，女性，33 岁。左手被机器绞伤致示指、中指缺损，环指近节部分皮肤软组织缺损，指骨、肌腱外露。因患者拒绝行足趾移植，彻底清创后，设计 P-PAP 游离移植修复创面，按创面形状制作布样，裁剪布样化宽度为长度，两叶皮瓣的面积分别为 4.5cm×3.5cm、6.0cm×3.5cm。皮瓣切取仅包含皮肤和浅筋膜组织，皮瓣断蒂后拼接成创面形状转移至受区，将腓动脉近端与第一指总动脉吻合，腓动脉伴行静脉远端与手背皮下静脉吻合，皮瓣供区美容缝合。术后皮瓣成活，创口一期愈合。术后 2 个月随访，皮瓣外形满意，供区仅留线性瘢痕（图 15-2-1～图 15-2-18）。

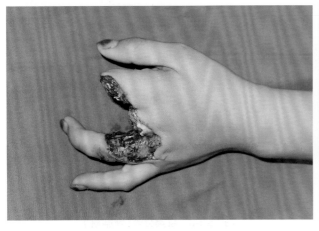

图 15-2-1 术前创面情况（背侧观）

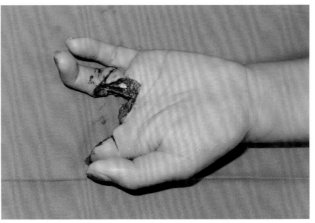

图 15-2-2 术前创面情况（掌侧观）

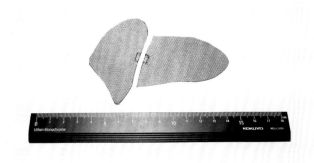

图 15-2-3　根据创面制作布样

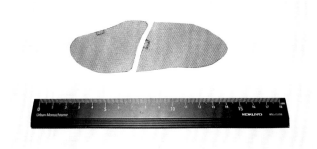

图 15-2-4　左侧布样逆时针旋转 90°

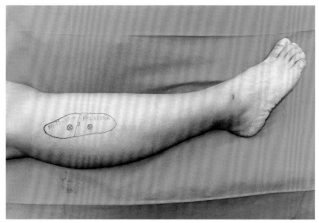

图 15-2-5　皮瓣设计

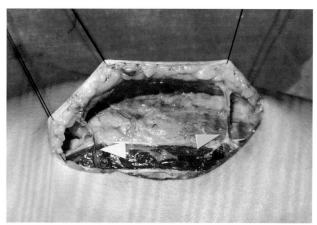

图 15-2-6　深筋膜表面显露穿支逆行解剖

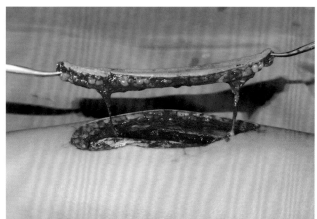

图 15-2-7　皮瓣切取（断蒂前）

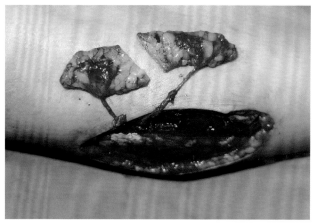

图 15-2-8　皮瓣分叶（断蒂前）

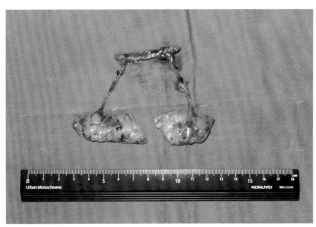

图 15-2-9 皮瓣断蒂后

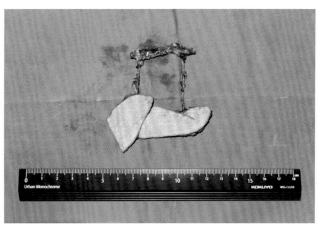

图 15-2-10 皮瓣拼接

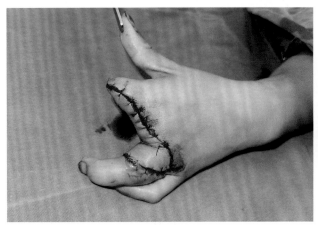

图 15-2-11 术后皮瓣血运良好(背侧观)

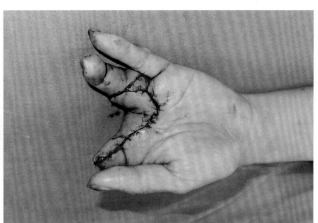

图 15-2-12 术后皮瓣血运良好(掌侧观)

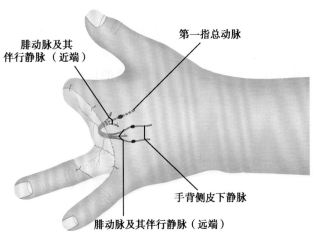

腓动脉及其
伴行静脉（近端）

第一指总动脉

手背侧皮下静脉

腓动脉及其伴行静脉（远端）

图 15-2-13 皮瓣血液循环重建示意图

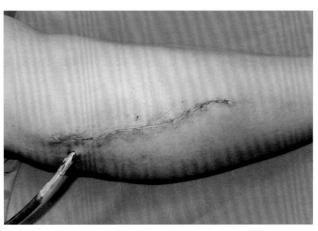

图 15-2-14 供区美容缝合

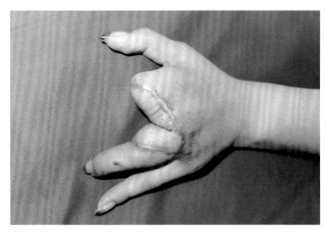

图 15-2-15　术后 2 个月随访皮瓣受区恢复情况（背侧观）

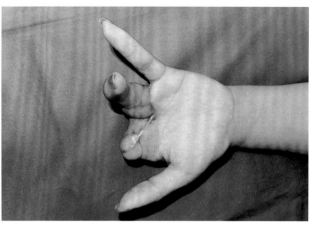

图 15-2-16　术后 2 个月随访皮瓣受区恢复情况（掌侧观）

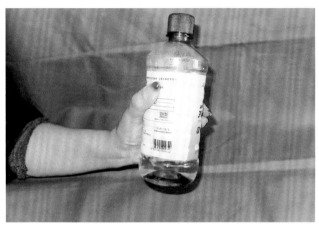

图 15-2-17　患手握持功能良好

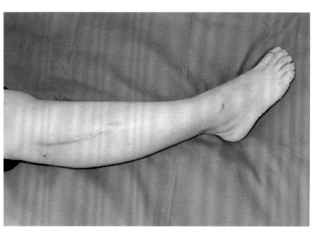

图 15-2-18　术后 2 个月随访皮瓣供区恢复情况

五、术式评价

P-PAP 除具备传统腓动脉穿支皮瓣的优点外，其突出的两大优点是：①仅需吻合一组血管即可同时重建两个或多个腓动脉穿支皮瓣血运，一次修复两个或多个创面；②修复不规则创面，若按常规设计切取皮瓣，皮瓣供区无法直接缝合，而利用分叶穿支皮瓣技术巧妙地将皮瓣化宽度为长度，从而达到皮瓣供区直接缝合、避免第二供区损害的目的。该术式对术者的设计、切取水平有一定的技术要求，穿支共干于腓动脉主干时，切取较为困难。

六、注意事项

开展 P-PAP 的注意事项如下：①由于腓动脉穿支数目、穿出深筋膜位置及穿支会合部位均不确定，术前常规采用超声多普勒血流仪和彩超检查，必要时行 CTA 或 MRA 检查，了解穿支穿出深筋膜的位置，穿支数目、口径和走行，以降低手术盲目性；②修复同一不规则创面时，皮瓣设计过程中应在分割布样前标记皮瓣接合部位，否则可能导致皮瓣不能原位对合而影响皮瓣受区创面的闭合；③以腓动、静脉为蒂切取分叶穿支皮瓣，解剖分离困难，但血管口径粗，穿支血管蒂长，便于吻合、旋转拼接及相邻创面的精准修复；以腓动脉穿支为蒂开展分叶穿支皮瓣移植，切取相对简单，但存在血管口径相对细小、亚穿支长度有限等问题，需要较高的小血管吻合技术要求，亚穿支蒂短会影响皮瓣的旋转拼接和相邻创面的精准覆盖；④各叶穿支皮瓣旋转拼接时可能导致穿支血管的扭转和卡压，拼接前应仔细理顺血管蒂。

第三节　嵌合腓动脉穿支皮瓣

一、概述

2008 年 Daya 等首先报道了由皮瓣与腓骨瓣组成的嵌合腓动脉穿支皮瓣的临床应用，实现了口腔颌面缺损的三维立体修复。嵌合腓动脉穿支皮瓣（chimeric peroneal artery perforator flap，Ch-PAP）是指在腓动脉血管体区切取的包含两个或两个以上不同种类的独立组织瓣（如穿支皮瓣、腓骨瓣、比目鱼肌瓣等），这些独立组织瓣中至少含有一个穿支皮瓣，且供血动脉均起源于腓动脉，吻合腓动、静脉即可同时重建两个或多个独立组织瓣的血液循环。临床常用的嵌合腓动脉穿支皮瓣为穿支皮瓣与腓骨瓣的嵌合，广泛应用于颌面与四肢大段骨缺损合并皮肤软组织缺损的一期重建。

二、适应证

Ch-PAP 适合于合并大段骨缺损的创面修复。

三、手术方法

1. **皮瓣设计**　皮瓣设计同腓动脉穿支皮瓣，根据骨缺损的长度设计腓骨瓣的切取范围。

2. **皮瓣切取**　皮瓣切取方法同腓动脉穿支皮瓣。皮瓣解剖完成后，保护好皮瓣与穿支血管，紧贴骨膜锐性分离腓骨附着肌肉组织，用摆锯或线锯于拟定的截骨平面截断腓骨，将腓骨瓣向外旋转，切开骨间膜，分离出腓血管，离断结扎其远端，向近端游离腓血管直至其与胫后血管会合处，处理沿途分支；皮瓣与骨瓣完全游离后，松解止血带，逐一检查皮瓣与骨瓣的血运情况，确定血运可靠后依据所需血管蒂长度断蒂。

3. **皮瓣移植**　皮瓣移植至受区创面，仔细理顺血管蒂，将腓骨瓣嵌合骨缺损处，以克氏针或螺钉固定，将穿支皮瓣覆盖浅表创面，然后将腓血管与受区血管吻合。

4. **皮瓣供区与受区创口闭合**　同腓动脉穿支皮瓣。

四、典型病例

患者，男性，52 岁。因车祸致左胫、腓骨开放性粉碎性骨折，术后反复窦道流脓 2 年入院。术前 X 线片示胫骨中、上段骨质吸收、缺损。入院诊断：左胫骨创伤后骨髓炎。一期彻底清除贴骨瘢痕、死骨与感染组织，测量胫骨缺损 10.0cm，皮肤软组织缺损面积为 15.0cm×5.0cm。二期于对侧小腿设计 Ch-PAP 移植修复，切取腓骨瓣长 12.0cm，皮瓣切取面积为 16.0cm×5.5cm，腓骨瓣与皮瓣仅以穿支血管相连。断蒂后将腓骨瓣嵌入胫骨骨缺损处，上下连接处各用一枚克氏针固定，将穿支皮瓣覆盖浅表创面。将胫后动、静脉自远端结扎、切断，翻转后与腓动、静脉吻合。术后皮瓣顺利成活，创口一期愈合。术后 16 个月随访，骨髓炎未复发，皮瓣外观满意，供区仅遗留线性瘢痕，X 线片复查显示移植腓骨与受区胫骨已达骨性愈合，负重行走功能恢复正常（图 15-3-1～图 15-3-16）。

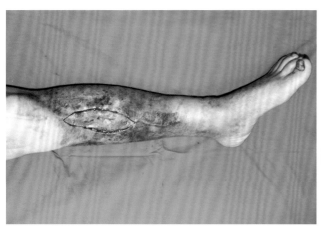

图 15-3-1 切除窦道、贴骨瘢痕

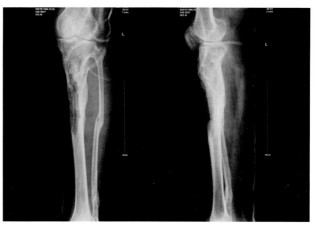

图 15-3-2 术前 X 线片情况

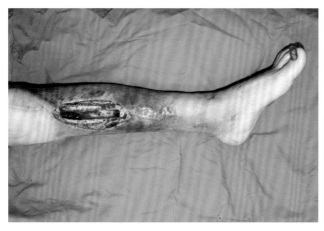

图 15-3-3 扩创后情况

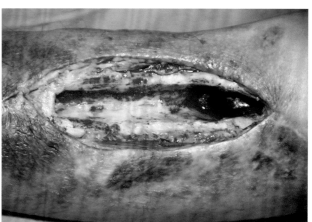

图 15-3-4 清除死骨至正常骨质

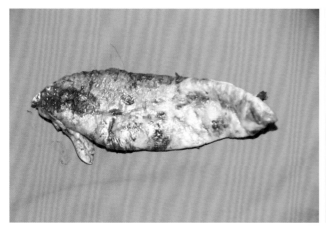

图 15-3-5 切取的贴骨瘢痕组织

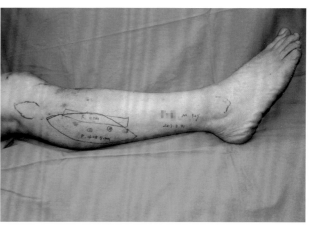

图 15-3-6 皮瓣设计

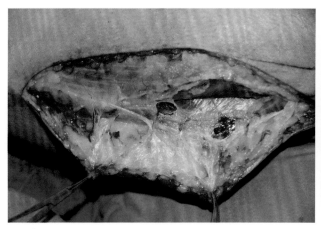

图 15-3-7 于深筋膜表面寻至穿支

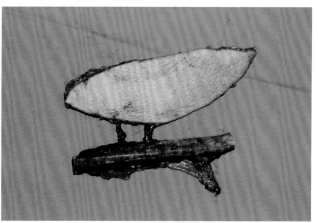

图 15-3-8 皮瓣断蒂后(皮肤面观)

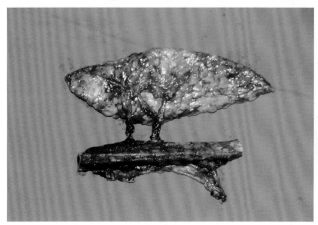

图 15-3-9 皮瓣断蒂后(浅筋膜面观)

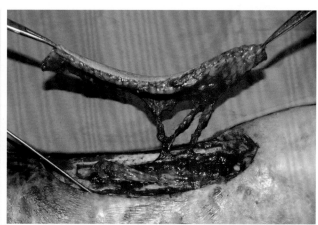

图 15-3-10 腓骨瓣嵌入胫骨缺损部位

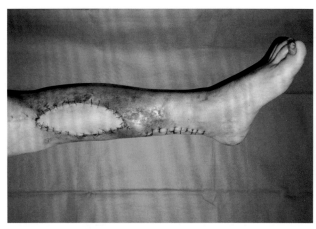

图 15-3-11 术后皮瓣血运良好

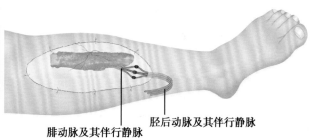

腓动脉及其伴行静脉 胫后动脉及其伴行静脉

图 15-3-12 皮瓣血液循环重建示意图

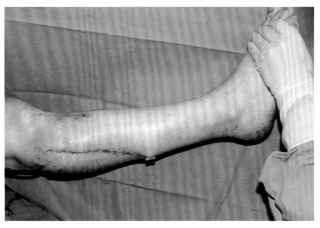

图 15-3-13　供区美容缝合

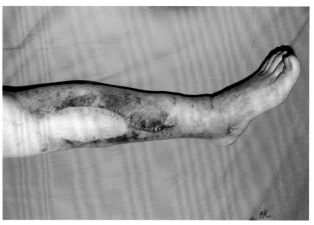

图 15-3-14　术后 16 个月随访皮瓣受区恢复情况

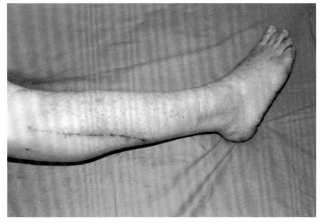

图 15-3-15　术后 16 个月随访皮瓣供区恢复情况

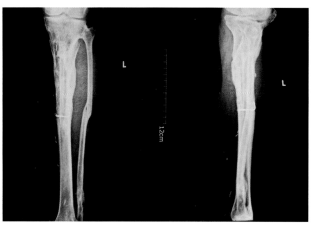

图 15-3-16　术后 16 个月随访 X 线片示骨性愈合良好

五、术式评价

Ch-PAP 除具备传统腓动脉穿支皮瓣的优点外，还可实现骨与皮肤软组织缺损的一期重建，同时由于穿支皮瓣与腓骨瓣之间仅以穿支血管相连，有足够的自由度，可实现深部骨缺损与浅表创面的点对点立体重建，提高了此类复杂创面的修复质量，此外，腓骨瓣上、下截骨后便于腓血管的显露与解剖。但该术式需要切取腓骨瓣，增加了供区损害和手术难度，腓骨瓣切取过长时，可能损伤腓总神经和影响踝关节的稳定性。

六、注意事项

开展 Ch-PAP 的注意事项如下：①腓骨是细长管状骨，腓骨瓣移植适合重建大段骨缺损（＞6cm），尤其是胫骨或股骨的半皮质骨缺损，对于下肢负重的股骨和胫骨长段骨缺损，小儿腓骨瓣移植重建胫骨（或股骨）骨缺损可以实现胫骨化（或股骨化），可选择单节段腓骨瓣移植，但成人腓骨瓣移植后难以实现胫骨化（或股骨化），单节段移植术后容易发生应力性骨折，建议选择双节段腓骨瓣移植；②腓骨小头下有腓总神经跨越，腓骨下段与踝关节的稳定性密切相关,设计 Ch-PAP 时,骨瓣设计尽量选取腓骨中段,腓骨上端保留约 5cm 以保护腓总神经,腓骨下段保留 7cm 以上以维持踝关节稳定性;③移植时应仔细理顺血管蒂,防止血管蒂扭转与卡压;④切取腓骨瓣增加了供区损伤,供区闭合要避免强行拉拢缝合,防止局部肌肉坏死和小腿筋膜间隔综合征的发生;⑤供区应彻底止血,充分引流,防止血肿形成和感染。

第四节　血流桥接 - 嵌合腓动脉穿支皮瓣

一、概述

血流桥接 - 嵌合腓动脉穿支皮瓣(flow-through chimeric peroneal artery perforator flap,F-Ch-PAP)系血流桥接腓动脉穿支皮瓣和嵌合腓动脉穿支皮瓣两种技术组合而衍生,是指在腓动脉血管体区内切取包含两个或两个以上不同类型独立组织瓣(如穿支皮瓣、腓骨瓣、比目鱼肌瓣等),这些独立组织瓣中至少含有一个穿支皮瓣,且供血动脉均起源于腓动脉,移植时利用腓动脉、静脉的近端与受区主干动、静脉近端吻合,将腓动脉远端与受区主干动脉远端吻合,在重建多个独立组织瓣血液循环的同时一期重建(或避免牺牲)受区主干动脉的一种特殊形式腓动脉穿支皮瓣。

二、适应证

F-Ch-PAP 适合于合并大段骨缺损和四肢主干动脉损伤的创面修复。

三、手术方法

1. 皮瓣设计　同嵌合腓动脉穿支皮瓣。

2. 皮瓣切取　同嵌合腓动脉穿支皮瓣。

3. 皮瓣移植　皮瓣断蒂后转移至受区创面,仔细理顺血管蒂,将腓骨瓣嵌入骨缺损处并予以克氏针或螺钉内固定,穿支皮瓣覆盖浅表创面,然后将腓动、静脉与受区主干动、静脉的近端吻合,腓动脉远端与受区主干动脉远端吻合。

4. 皮瓣供区与受区创口闭合　同嵌合腓动脉穿支皮瓣。

四、典型病例

病例一　患者,男性,35 岁。因车祸致右胫、腓骨开放性粉碎性骨折,术后反复流脓 10 个月入院。术前 X 线片示右胫骨中、上段部分骨缺损。入院诊断:右胫骨创伤后骨髓炎并骨皮质缺损。彻底清除右小腿胫前贴骨瘢痕、失活胫骨及髓腔炎性肉芽组织,测量胫骨缺损为 12cm,皮肤软组织缺损面积为 20.0cm×4.0cm。于对侧小腿设计面积为 20.0cm×4.0cm 的 F-Ch-PAP 移植修复,切取腓骨瓣长 16.0cm。断蒂后将腓骨瓣近端嵌入胫骨髓腔,远端嵌入缺损处,以螺钉内固定。将皮瓣覆盖浅表创面,将腓动脉及其伴行静脉脉近端与受区胫前动脉及其伴行静脉近端吻合,腓动脉远端与胫前动脉远端吻合。术后皮瓣顺利成活,创口一期愈合。术后 11 个月随访,皮瓣外观满意,骨髓炎未复发,供区遗留线性瘢痕,X 线片复查显示移植腓骨与受区胫骨已达骨性愈合(图 15-4-1~图 15-4-12)。

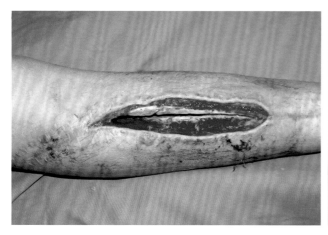

图 15-4-1 入院时创面情况

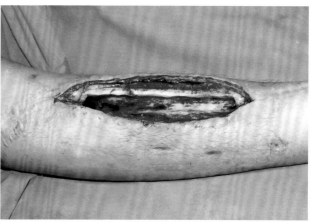

图 15-4-2 扩创清除死骨

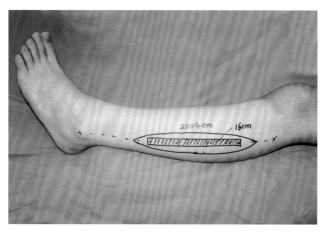

图 15-4-3 皮瓣设计

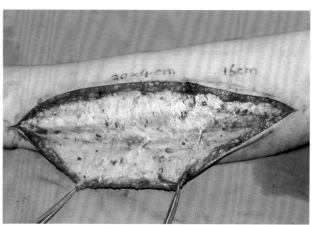

图 15-4-4 于深筋膜表层寻找穿支

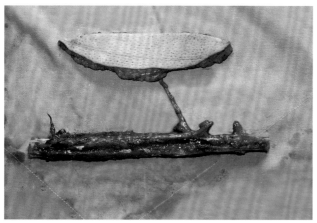

图 15-4-5 皮瓣断蒂后(皮肤面观)

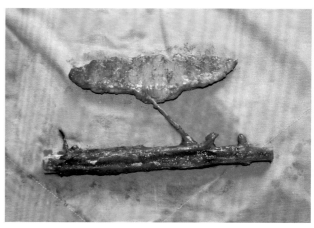

图 15-4-6 皮瓣断蒂后(浅筋膜面观)

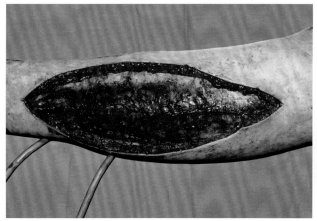

图 15-4-7 深筋膜完整保留

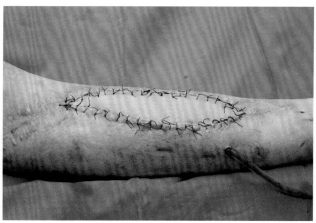

图 15-4-8 术后皮瓣血运良好

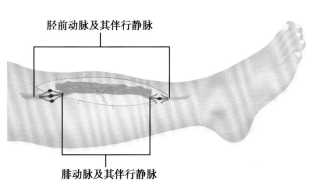

胫前动脉及其伴行静脉

腓动脉及其伴行静脉

图 15-4-9 皮瓣血液循环重建示意图

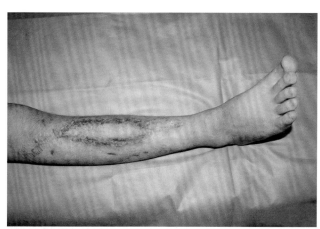

图 15-4-10 术后 11 个月随访皮瓣受区恢复情况

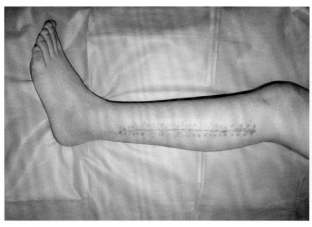

图 15-4-11 术后 11 个月随访皮瓣供区恢复情况

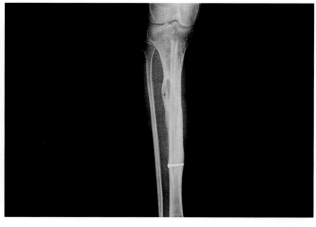

图 15-4-12 术后 11 个月随访 X 线片示移植腓骨与胫骨愈合良好

病例二 患者,男性,48岁。因车祸致左胫、腓骨开放性粉碎性骨折,术后功能障碍18个月入院。左小腿外固定支架固定,左小腿下段贴骨瘢痕,术前X线片示左胫骨下段长段骨缺损。彻底清除左小腿中、下段胫前贴骨瘢痕及失活胫骨,测量胫骨缺损为7.5cm,皮肤软组织缺损面积为25.0cm×8.0cm。于对侧大腿设计面积为25.0cm×8.0cm的血流桥接旋股外侧动脉降支穿支皮瓣,对侧小腿设计F-Ch-PAP移植修复,皮瓣切取面积为6.0cm×2.0cm,腓骨瓣切取长度为9.0cm。断蒂后将腓骨瓣嵌入胫骨骨缺损处,用克氏针和钢板内固定。将皮瓣覆盖浅表创面,将腓动脉近端与受区胫后动脉吻合,腓动脉远端与旋股外侧动脉降支近端吻合,旋股外侧动脉降支远端与受区胫后动脉远端吻合,同时吻合伴行静脉。术后腓动脉穿支皮瓣出现静脉危象,及时手术探查取栓并将腓静脉和大隐静脉重新吻合,皮瓣成活,创口一期愈合。术后1年随访,皮瓣外观满意,供区遗留线性瘢痕,X线片复查显示移植腓骨与受区胫骨已达骨性愈合,患者恢复负重行走功能(图15-4-13~图15-4-26)。

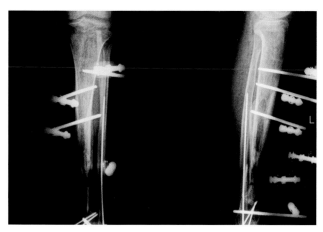

图15-4-13 入院X线片示胫骨下段骨吸收、大段骨缺损

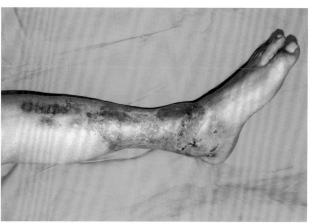

图15-4-14 入院时拆除外固定支架后患肢外观

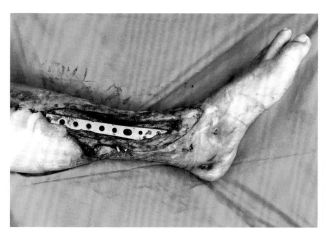

图15-4-15 切除瘢痕组织,清除死骨,胫骨钢板内固定

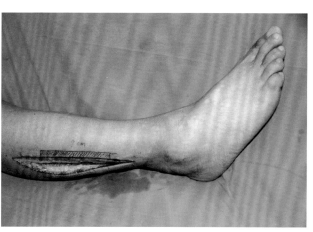

图15-4-16 设计切取血流桥接-嵌合腓动脉穿支皮瓣

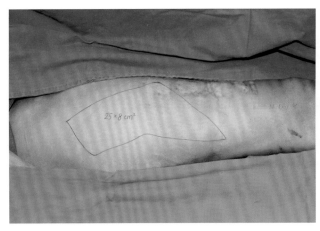

图 15-4-17　设计旋股外侧动脉降支穿支皮瓣

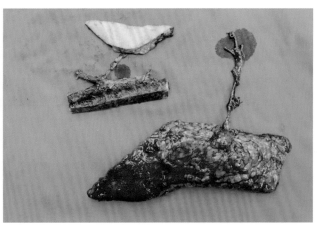

图 15-4-18　皮瓣断蒂后

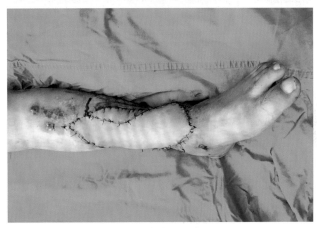

图 15-4-19　术后皮瓣血运良好

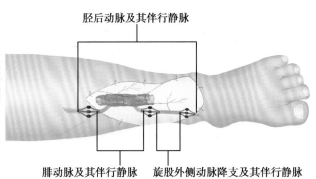

图 15-4-20　皮瓣血液循环重建示意图

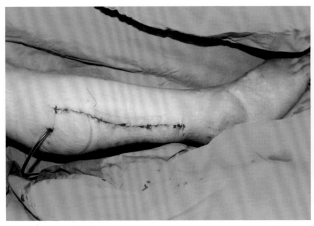

图 15-4-21　小腿供区美容缝合

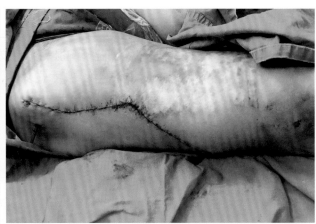

图 15-4-22　大腿供区美容缝合

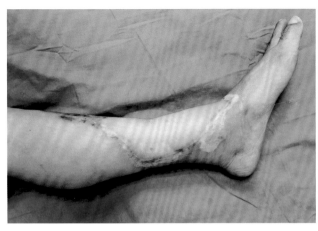

图 15-4-23　术后 1 年随访皮瓣受区恢复情况

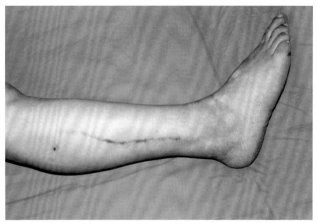

图 15-4-24　术后 1 年随访小腿供区恢复情况

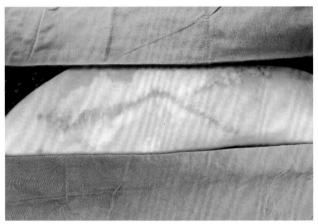

图 15-4-25　术后 1 年随访大腿供区恢复情况

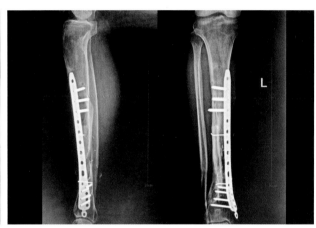

图 15-4-26　术后 1 年随访 X 线片示移植腓骨与胫骨获得骨性愈合

五、术式评价

F-Ch-PAP 除具备传统腓动脉穿支皮瓣的优点外，还汲取了嵌合腓动脉穿支皮瓣（腓骨瓣）骨瓣长、骨皮质强度高、术式多样、可实现立体修复等优点，同时可重建受区缺损的主干动脉或避免牺牲受区主干动脉。但该术式与传统腓动脉穿支皮瓣比较，增加了供区损害与手术难度，也延长了手术时间。

六、注意事项

对于合并胫骨大段骨缺损的小腿 Gastilo ⅢC 型损伤，采用该术式可以一期重建胫骨大段骨缺损、修复局部创面，同时可以一期重建小腿一支主干动脉，恢复肢体血供，F-Ch-PAP 是最为理想的重建术式；但对于患肢仅存一根主干动脉时，选择该术式修复创面的同时，用腓动脉来桥接重建肢体唯一的供血动脉，具有一定手术风险，临床需慎重使用，避免因动脉栓塞而致肢体坏死。其他注意事项参阅嵌合腓动脉穿支皮瓣和腓动脉穿支皮瓣章节。

参 考 文 献

[1] YOSHIMURA M，IMURA S，SHIMAMURA K，et al. Peroneal flap for reconstruction in the extremity：preliminary report[J]. Plast Reconstr Surg，1984，74（3）：402-409.

[2] WOLFF K D，HÖLZLE F，NOLTE D. Perforator flaps from the lateral lower leg for intraoral reconstruction[J]. Plast Reconstr Surg，2004，113（1）：107-113.

[3] DAYA M. Peroneal artery perforator chimeric flap: changing the perspective in free fibula flap use in complex oromandibular reconstruction[J]. J Reconstr Microsurg，2008，24（6）：413-418.

[4] 李匡文，唐举玉. 以腓动脉穿支为蒂的相关皮瓣的研究进展 [J]. 中国现代医生，2009，47（7）：37-39.

[5] CHAI Y M，WANG C Y，ZENG B F，et al. Peroneal artery perforator chimeric flap for reconstruction of composite defects in extremities[J]. Microsurgery，2010，30（3）：199-206.

[6] 李匡文，唐举玉，刘昌雄，等. 腓动脉穿支皮瓣的应用解剖 [J]. 中国临床解剖学杂志，2011，29（4）：382-385.

[7] 李匡文，唐举玉，刘昌雄，等. 游离腓动脉穿支皮瓣的临床研究 [J]. 中华显微外科杂志，2011，34（5）：403-405.

[8] 刘鸣江，许云华，吴攀峰. 游离腓骨瓣嵌合腓动脉穿支皮瓣的应用解剖 [J]. 中南医学科学杂志，2012，40（6）：563-566.

[9] 董凯旋，徐永清，范新宇. 腓动脉穿支皮瓣的临床研究进展 [J]. 临床骨科杂志，2014（2）：227-230.

[10] 段超鹏，何俊娥，梁高峰，等. Flow-through 腓动脉嵌合穿支皮瓣治疗上肢感染性骨缺损 [J]. 中华手外科杂志，2019，35（4）：303-304.

[11] ALTINKAYA A，YAZAR S，BENGUR F B. Reconstruction of soft tissue defects around the Achilles region with distally based extended peroneal artery perforator flap[J]. Injury，2021，52（7）：1985-1992.

[12] 王伟，艾合买提江·玉素甫. 腓动脉穿支皮瓣的术前 3D 可视化研究 [J]. 中华显微外科杂志，2022，45（2）：157-161.